Inhaltsverzeichnis.

HANDBUCH DER NEUROLOGIE

BEGRÜNDET VON

M. LEWANDOWSKY

ERGÄNZUNGSBAND

HERAUSGEGEBEN VON

O. BUMKE UND O. FOERSTER

ZWEITER TEIL

BEARBEITET VON

PROFESSOR DR. O. FOERSTER
BRESLAU

MIT 570 ZUM TEIL FARBIGEN ABBILDUNGEN

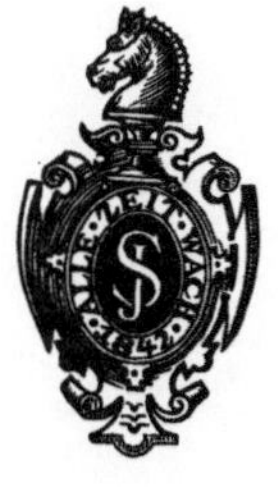

BERLIN
VERLAG VON JULIUS SPRINGER
1929

ISBN 978-3-642-88882-3   ISBN 978-3-642-90737-1 (eBook)
DOI 10.1007/978-3-642-90737-1

Inhaltsverzeichnis.

Die traumatischen Läsionen des Rückenmarkes auf Grund der Kriegserfahrungen.
(Der Mechanismus ihres Zustandekommens und die pathologisch-anatomischen Veränderungen.)

Von

O. Foerster-Breslau.

Mit 9 Abbildungen.

Wenn auch die absolute Zahl der traumatischen Schädigungen des Rückenmarks die der peripheren Nerven bei weitem nicht erreicht, so ist dieselbe immerhin recht beträchtlich. In meinem Material stehen 3963 traumatischen Läsionen des peripheren Nervensystems 395 Fälle traumatischer Schädigung des Rückenmarks und seiner Wurzeln gegenüber. Petermann und Hancken berechnen die Häufigkeit der Rückenmarksschüsse auf 1,25%. Guleke sah 26 Rückenmarksverletzte unter 3200 Verwundeten (= 0,8%), Eiselsberg unter 17 000 Verwundeten 10% Rückenmarksverletzte. Eiselsberg gibt aber selbst an, daß der von ihm beobachtete Prozentsatz darum relativ hoch erscheine, weil die Mehrzahl aller nach Wien gelangenden Rückenmarksverletzungen ihm zugeführt wurde. Meines Erachtens ist die Zahl der traumatischen Rückenmarksaffektionen wesentlich größer, als gemeinhin angenommen wird und es in den von Guleke und Petermann und Hancken angegebenen Prozentzahlen zum Ausdrucke kommt. Denn die zahlreichen medullären Schädigungen im Anschluß an Verschüttungen, Granatkontusionen, Granatexplosionen und ähnliche Noxen, die oft nur recht geringfügige bleibende Symptome hinterlassen, sind in diesen Statistiken nicht mit berücksichtigt worden.

Die von mir beobachteten 395 Fälle umfassen alle diejenigen Fälle, in welchen ich überhaupt organische Symptome seitens des Rückenmarkes im Gefolge einer traumatischen Schädigung feststellen konnte, von den schwersten totalen Querschnittsparaplegien angefangen bis zu den ganz leichten, rein monosymptomatischen Läsionen, bei denen etwa nur das Fehlen eines Patellar- oder Achillesreflexes, ein Babinskischer Großzehenreflex, ein einseitiges, paradoxes Trizepsphänomen u. a. das einzige faßbare Residium des Rückenmarkstraumas darstellt. Mir fehlen aber die Unterlagen für die Berechnung des Verhältnisses dieser Rückenmarksverletzungen zu den Kriegsverletzungen überhaupt, weil in meine Hände nur Verletzungen des Nervensystems kamen. Zu den Fällen, in welchen organische Symptome als Folge der Verletzung festgestellt werden konnten, kommt aber noch eine gar nicht zu übersehende Zahl von medullären Schädigungen, besonders nach Verschüttungen und Granatexplosionen, in welchen die ursprünglichen Symptome restlos und meist sehr rasch schwinden (Commotio spinalis). Die größte Mehrzahl dieser Fälle ist der fachmännischen Beobachtung entgangen. Besonders unter den „Neurotikern" finden sich recht viele Fälle, in welchen die Wirbelsäule, das Rückenmark und seine Wurzeln primär betroffen gewesen sind und bei denen die hieraus ursprünglich resultierenden Symptome trotz der völligen oder fast restlosen Rückbildung

des organischen Prozesses in der neurotischen Reaktion verarbeitet worden
sind. Die primäre Rückenmarksschädigung spielt in der speziellen Symptomatologie der während des Krieges beobachteten neurotischen Krankheitsbilder
eine mindestens ebenso große Rolle, als das für die traumatischen Schädigungen
der peripheren Nerven gilt.

I. Mechanismus der traumatischen Rückenmarkschädigung.

Je nach der Natur des schädigenden Agens unterscheiden wir: 1. Schußverletzungen, 2. Stichverletzungen, 3. Verletzungen durch sogenannte stumpfe Gewalten (direkter Schlag oder Stoß gegen die Wirbelsäule, Sturz, Aufprall bei der sogenannten Granatkontusion, Absturz aus großer
Höhe, Verschüttung usw.), und schließlich 4. Schädigungen durch plötzliche enorme Luftdruckschwankungen, die beim Platzen von Granaten
oder bei der Explosion von Minen auftreten und welche gelegentlich schon von
einer in großer Nähe vorbeieilenden Granate (sogenannter Luftstreifschuß)
bewirkt wurden. 5. Schädigung durch Einwirkung des elektrischen
Starkstromes.

Die Schußverletzungen nehmen numerisch die erste Stelle ein. Unter
142 von Marburg und Ranzi operierten Rückenmarksverletzungen war
nur 9 mal eine stumpfe Gewalt die Ursache der Schädigung, 131 mal lag eine
Schußverletzung zugrunde. In der von Eiselsberg gegebenen Statistik, die
zum größten Teil mit der bereits von Marburg und Ranzi veröffentlichten
identisch ist, sind unter 155 Fällen 145 Schußverletzungen und nur 10 durch
stumpfe Gewalt (Steinschlag oder Sturz) bedingt. Cassirer gibt an, daß
sich unter seinen 184 Fällen nur 10 Fälle finden, die nicht auf Schußverletzung
beruhten, darunter eine Stichverletzung. In meinem Material nehmen die
Schußverletzungen zwar auch den breitesten Raum ein, immerhin sind doch
in 116 Fällen, also in 29%ₒ der Fälle die organischen Rückenmarkssymptome
nicht auf Schußverletzung zurückzuführen. Die Marburgsche Statistik, die
sich auf operierte Fälle gründete, gibt darum kein reines Bild, weil die Symptome bei den durch andere Gewalten im weitesten Sinne des Wortes hervorgerufenen Läsionen vielfach weit rückbildungsfähiger sind, als bei den Schußverletzungen und sie darum viel seltener Gegenstand der operativen Therapie
werden. Ob Cassirer die leichtesten Formen medullärer Schädigung in seiner
Aufstellung mit berücksichtigt hat, entzieht sich der Beurteilung.

1. Mechanismus der Schußverletzungen.

Der Mechanismus der Geschoßwirkung auf das Rückenmark ist zweifellos
ein recht komplizierter. Zu berücksichtigen ist hierbei zunächst der Umstand,
daß die Schädigung des Markes nicht immer allein auf das Konto der Geschoßwirkung zu setzen ist, sondern daß sich die Folgen des Sturzes, der im Augenblick der Verwundung eintritt und oft mit großer Heftigkeit erfolgt, hinzugesellen können, worauf besonders Cassirer hinweist. Ich habe einen Fall
beobachtet, bei dem ein Durchschuß durch die Wirbelsäule in der Höhe des
dritten Brustwirbels und außerdem eine Fraktur der Querfortsätze des dritten
und vierten Lendenwirbels linkerseits vorlag; letztere ist offenbar im Momente
des Hinstürzens entstanden und als Abrißfraktur, hervorgerufen durch die starke
plötzliche Zusammenziehung des Erector trunci der einen Seite, zu deuten.
Schagwitz hat einen Fall von Schuß durch das rechte Herz beschrieben,
bei dem durch das Zurückschleudern des Kopfes im Momente des Zusammen-
bruches eine agonale Fraktur des siebenten Halswirbels eingetreten ist.

Mauß berichtet über einen einschlägigen höchst bemerkenswerten Fall:

Verwundung durch Granatschuß an der rechten Halsseite und am rechten Oberschenkel, sofort bewußtlos, danach rechtes Bein vollständig gelähmt, tags darauf Einsetzen heftiger Schmerzen im ganzen rechten Bein, Stuhl- und Urinbeschwerden. Wiederkehr der Beweglichkeit im Hüft- und Kniegelenk. Zwei Monate nach der Verletzung wird eine totale Lähmung des Ischiadikus festgestellt, faradisch alle Muskeln unerregbar, Achillesreflex negativ, Anästhesie im gesamten Gebiete des Ischiadikus und Cutaneus femoris posterior. Im Röntgenbild ein Geschoß im Verlaufe des N. ischiadicus in der Höhe der Glutäalfalte. Wegen der starken Schmerzen und wegen der totalen Lähmung des Hüftnerven wird das Projektil 2 Monate nach der Verletzung entfernt, es sitzt dem Hüftnerven direkt auf, Nerv nicht verletzt, auch nicht verdickt, oberhalb der Stelle des Geschosses verwachsen. Durch die Operation Befund in keiner Weise verändert. Schmerzen im Bein bestehen fort. $3^1/_2$ Monate nach der Verletzung starke Gastralgie, öfters mit Brechreiz; Beschwerden deuten auf Ulcus duodeni, deswegen $1^1/_2$ Jahr nach der Verwundung Laparotomie, die normale Verhältnisse aufdeckt. Gastralgie dauert fort. $1^1/_2$ Jahre nach der Verwundung wird totale Lähmung der Dorsal- und Plantarflexoren des rechten Fußes, rechts Schwäche der Kniebeugung, besonders aber der Kniestreckung, hochgradige Schwäche des Glutaeus maximus rechts, geringe Schwäche der rechten Hüftbeugung festgestellt. Im rechten Ischiadikusgebiet totale E. R., galvanische Erregbarkeit fast total erloschen, quantitative Herabsetzung der elektrischen Erregbarkeit im Quadrizeps und den Adduktoren rechts. Patellarreflex rechts erhöht, links normal, Achillesreflex und Sohlenreflex rechts fehlend, Totalanästhesie im Gebiete L_5—S_2, starke Hypästhesie auch in L_3—L_4 und S_3—S_5; starke Schmerzen besonders im rechten Fuß. Röntgenologisch Luxation des 4. Lendenwirbels gegen den 5. Lendenwirbel nach rechts, rechts zwischen 4. und 5. Lendenwirbel Kallusmassen. Zeichnung des 4. Lendenwirbels unscharf, am unteren Rande des 4. Lendenwirbels links bogenförmig vorspringende Knochenmasse. Bei der Operation findet sich im Innern des Wirbelkanals ein von rechts her vorspringender Knochensporn, oberhalb wölbt sich die Dura ballonartig vor. Bei der Eröffnung entleert sich Liquor unter hohem Druck. Im Innern einige Verwachsungen zwischen den Wurzeln und der Dura.

In diesem Falle ist, offenbar durch die Granatverletzung im Halsteil, der Kranke bewußtlos zusammengebrochen und hat sich dabei eine Luxationsfraktur der Wirbelsäule zwischen viertem und fünftem Lendenwirbel zugezogen, wodurch eine rechtsseitige Schädigung der Cauda equina zustande kam. Die Wirbelfraktur ist anfangs ganz übersehen worden und ebenso wurde die Kaudaschädigung wegen der vorwiegenden Beteiligung des Hüftnerven verkannt, was um so begreiflicher war, als ein Steckschuß neben dem rechten N. ischiadicus festgestellt wurde, dessen Entfernung nicht den geringsten Nutzen brachte. Etwa $3^1/_2$ Monate nach der Verletzung traten gastrointestinale Reizerscheinungen auf, die höchstwahrscheinlich auf eine Meningitis serosa im Bereiche des mittleren Thorakalmarkes (D_9—D_7) zurückzuführen waren, die aber ebenfalls, da die Wirbelsäulenverletzung damals noch unbekannt war, falsch gedeutet wurden und sogar zu einer ergebnislosen und erfolglosen Laparotomie führten. Erst $1^1/_2$ Jahre nach der Verletzung wurde durch richtige Würdigung aller anamnestischen Daten und aller Einzelheiten des Nervenbefundes die Kaudaverletzung diagnostiziert und deren Ursprung aus der Luxationsfraktur aufgedeckt.

Wir gehen nun dazu über, den Mechanismus der Geschoßwirkung in seinen Einzelheiten ins Auge zu fassen. Ich bemerke ausdrücklich, daß die Zergliederung der Geschoßwirkung in ihre einzelnen Komponenten, die Betrachtung der unmittelbaren Folgezustände und der hinzutretenden akzessorischen Noxen keineswegs als Einteilungsprinzip für die Rückenmarksschädigungen nach Schußverletzungen dienen soll. Dazu liegen die Verhältnisse, wie ohne weiteres ersichtlich sein wird, viel zu kompliziert, es wirken oft mehrere Faktoren gleichzeitig und es ist oft gar nicht im Einzelfalle abzuwägen, wieviel der einen und wieviel der anderen Noxe zur Last fällt. Und wenn auch in vielen Fällen die Verhältnisse relativ klar und eindeutig zutage treten, so ist es in mindestens ebensovielen Fällen ganz unmöglich, anzugeben, welcher Einzelmechanismus im speziellen Falle in Betracht kommt. Trotzdem ist natürlich eine möglichst genaue Analyse der Geschoßwirkung und eine genaue Kenntnis aller Folgezustände sowie der sich aus diesen erhebenden sekundären Noxen für die klinische Betrachtung der traumatischen Rückenmarksschädigungen unentbehrlich. Sie ist vor allem für die Prognose und für die Therapie von ausschlaggebender Bedeutung.

a) Die primäre unmittelbare Wirkung des Geschosses.

α) Die direkte Kontaktschädigung (Kontusion).

Diese tritt zutage in Fällen, bei denen das Geschoß in den Wirbelkanal eindringt, wobei das Mark oder seine Wurzeln, insbesondere die Stränge der Cauda equina, ganz oder partiell durchtrennt werden, oder eine Kontusion, d. h. eine Zerlegung in Bruchstücke, zum mindesten aber eine Verschiebung des Gewebsverbandes erleiden. Dabei sind im einzelnen folgende Möglichkeiten gegeben.

Erstens: Das Projektil durchsetzt die Dura vollständig und das Mark oder die Stränge der Cauda werden durch die direkte Stoßwirkung des Geschosses durchschlagen (Rückenmarksdurchschuß mit Kontinuitätstrennung). Die Kontinuitätstrennung des Markes kann eine totale oder auch nur eine partielle sein.

Die Zahl der aus der Vorkriegszeit bekannten Fälle von totaler Kontinuitätstrennung des Markes nach Durchschüssen ist sehr beschränkt. Die bekanntesten Fälle sind die von Schmidt, Fowler, de Quervain, Stewart und Harte, F. Rose, Babinski und Sicard. Während des Krieges ist eine große Anzahl solcher Fälle beobachtet worden. Besonders Head und Riddoch, Claude und L'Hermitte, Dejerine und Mouzon, Dejerine, Lévy - Valensi und Long, Roussy, Roussy und L'Hermitte, Guillain und Barré, A. Thomas, Mauß und Krüger, Licen, Benda, Borst, Ricker, G. Holmes, Collier, Buzzard, Pieri, Marinesco u. a. haben über solche Fälle berichtet. Dupérié hat unter 15 Fällen, die unmittelbar hinter der Front zur Autopsie kamen, 5, Guillain und Barré unter 146 Autopsien 19, Pieri unter 89 Autopsien 2 mal anatomische Totaltrennungen verzeichnet.

Im Falle der Partialtrennung kann der äußerlich erhaltene Teil des Markes sehr verschieden groß sein (Licen, Dupérié, Pieri). Roussy und L'Hermitte beschreiben einen Fall, von Rückenmarksdurchschuß in der Höhe des siebenten Halswirbels, bei dem nur ein kleiner Rest des Vorderseitenstranges stehen geblieben war; die Pia und die Gefäße waren bemerkenswerterweise in größerer Ausdehnung erhalten. Pieri beobachtete einen richtigen Knopflochschuß des Markes. Aber auch im Falle der Partialtrennung wird der äußerlich erhaltene Teil des Markes zumeist durch den Seitendruck des Geschosses zunächst so stark mitgeschädigt, daß auch in diesen Fällen wenigstens zu Anfang klinisch das Bild der totalen Leitungsunterbrechung vorliegt, die sich allerdings je nach dem Grade der Reversibilität der Veränderungen des nicht durchtrennten Teiles früher oder später mehr oder weniger weit zurückbilden kann. Ein einwandfreier Fall von Durchschuß, bei dem das durchschlagende Geschoß das Mark partiell durchsetzt hat und bei dem nicht, wenigstens zu

Anfang, das Bild der totalen Leitungsunterbrechung bestanden hätte, ist mir wenigstens bisher nicht bekannt geworden und auch in der Literatur nicht verzeichnet. Im Falle des Durchschusses besitzt das Geschoß allemal eine große lebendige Energie und eine beträchtliche Seitendruckwirkung und dadurch ist die Mitschädigung desjenigen Teiles, der bei makroskopischer Betrachtung nicht durchtrennt erscheint, ohne weiteres verständlich. Höchstens bei sehr kleinen Projektilen, z. B. bei kleinen Granatsplittern oder Fliegerbombensplittern wäre es theoretisch denkbar, daß bei partieller Kontinuitätstrennung des Markes der Seitendruck des durchschlagenden Splitters nicht ausreicht, um eine Mitschädigung des nicht durchschlagenen Teiles des Markes hervorzurufen.

Etwas anders liegen die Verhältnisse an der Cauda equina. Kaudadurchschüsse sind von Oppenheim und Borchardt, Benda, Gamper, Herzog, Mauß und Krüger, Marburg und Ranzi, Head u. a. beschrieben worden. Entweder werden alle Kaudastränge, welche im Bereiche des Durchschusses im Innern des Duralsackes gelegen sind, vom Geschoß zerrissen. Ich gebe aus meinem Material nur ein Beispiel wieder.

Fall 1: Infanterieprojektildurchschuß; hat in frontaler Ebene den Wirbelkanal im oberen Bereiche des Kreuzbeins durchsetzt. Bei der Operation finden sich einzelne kleine Knochensplitter, die zweite bis fünfte Sakralwurzel sind total durchtrennt, die zweite endet beiderseits mit einem zentralen Neurom, die anderen Wurzeln laufen als kompakter Strang in eine bindegewebige Membran aus, die am Periost des Wirbelkanals endet. Klinisch besteht totale Lähmung der Blase mit Incontinentia completa, Mastdarmlähmung, totale Impotenz, atrophische Lähmung der kleinen Fußmuskeln mit totaler E. R. Hohlklauenfuß. Achillesreflexe +, Sohlenreflex +, Totalanästhesie von S_3—S_5. Thermanalgesie in S_2.

Sehr oft aber weicht ein mehr oder weniger beträchtlicher Teil der Wurzeln dem Geschosse aus. In dem von Oppenheim beschriebenen Falle, dem „Menschen ohne Cauda equina", bei dem das Geschoß den Wirbelkanal in der Höhe des vierten Lendenwirbels durchsetzt hatte, waren sämtliche an dieser Stelle gelegenen Wurzeln durchtrennt, nur ein dünner Strang, der in Beziehung zur Innervation der Blase, des Mastdarms, und der Genitalsphäre stand, war erhalten geblieben. Oft werden beim Kaudadurchschuß auch die nicht direkt vom Geschoß berührten, oberhalb der Schußlinie austretenden Wurzeln durch den Seitendruck des Geschosses geschädigt und infolgedessen pflegt in sehr vielen Fällen selbst bei tiefem Sitz der Geschoßbahn anfangs totale schlaffe Lähmung der Beine, verbunden mit Blasen- und Mastdarmlähmung zu bestehen. Aber fast stets erholt sich ein mehr oder weniger beträchtlicher Teil der lediglich durch den Seitendruck des Geschosses geschädigten Wurzeln früher oder später in mehr oder weniger weitgehendem Grade, und jedenfalls geht bei ihnen die Restitution meist beträchtlich weiter als bei den Durchschüssen mit partieller Kontinuitätstrennung des Markes.

Zweitens: Das Projektil dringt in die Dura und in das Mark ein, bleibt aber innerhalb des letzteren liegen (echter intramedullärer Steckschuß). Bei großem Geschoßkaliber ist das Mark meist total durchtrennt und das Projektil füllt die Diastase zwischen den Markstümpfen aus. So beobachteten Claude und Petit einen Schrapnellkugelsteckschuß in der Höhe des vierten Lendensegmentes. Ich beobachtete eine Schrapnellkugel in der Höhe des ersten und zweiten Lendensegmentes; es war vom Rückenmark nur auf der linken Seite eine schmale, aus Pia und Markfetzen bestehende Wand stehen geblieben. Buzzard beschreibt einen Fall, in welchem in der Höhe des vierten Dorsalwirbels das Mark durch eine Schrapnellkugel ersetzt war. Die Diastase zwischen den Markstümpfen entsprach genau dem Durchmesser des Projektils. In anderen Fällen bewahrt aber ein mehr oder weniger beträchtlicher Teil des Markes seine Kontinuität. Es ist bei der Biopsie gar nicht immer leicht zu entscheiden, wie groß der erhaltene Teil des Markes ist; es kann eine völlige oder nahezu völlige Kontinuitätstrennung vorgetäuscht werden, während in Wahrheit ein beträchtlicher Teil des Markes erhalten geblieben ist. Lortat - Jacob beschreibt einen Fall von Granatsplittersteckschuß in der Höhe zwischen 11. und 12. Brustwirbel. Man fand bei der Operation das Mark angeblich total durchtrennt und den Splitter in der Lücke zwischen beiden Markfragmenten; man überbrückte die Diastase von 15 mm durch mehrere Katgutfäden, da eine völlige Adaptation der durchtrennten Markabschnitte unmöglich war. Die rasche Wiederkehr der willkürlichen Beweglichkeit und die Besserung der Sensibilität, welche hierauf folgte, beweist, daß das Mark sicher in beträchtlichem Umfange seine Kontinuität bewahrt hatte. Pozzi hat ähnliche Beobachtungen mitgeteilt und hervorgehoben, daß es oft sehr schwer sei, bei der Operation zu entscheiden, wie groß der erhaltene Teil des Markes de facto sei, und daß man sich hüten müsse, in solchen Fällen von scheinbarer Totaltrennung eine echte Totaltrennung des Markes anzunehmen. Dejerine und Mouzon erwähnen einen Fall von intramedullärem Steckschuß im Halsmark mit nur partieller Durchtrennung, von Frisch beschreibt einen Fall, bei dem ein Infanterieprojektil bei der Operation völlig vom Mark umschlossen gefunden wurde und nur mit der Spitze hindurchschimmerte, die wirkliche Trennung betraf aber nur die Vorderseitenstränge. Engelhardt beschreibt einen Fall von Granatsplittersteckschuß im zweiten Zervikalsegment, Frangenheim einen Fall, bei dem ein Fliegerbombensplitter in der Höhe des 11. Brustwirbels in das Rückenmark eingedrungen war. Marburg und Ranzi sahen unter 145 operierten Fällen von Rückenmarkschuß zwei intramedulläre Steckschüsse; in einem Falle handelte es sich um ein Infanterieprojektil, im anderen um einen Granatsplitter, der eine betraf das Dorsalmark, der andere den Konus. Ricker erwähnt mehrere autoptisch belegte Fälle von intramedullärem Granatsplittersteckschuß.

In der Mehrzahl der Fälle von intramedullärem Steckschuß ist die Schädigung des gesamten Markquerschnittes eine so beträchtliche, daß zu Anfang klinisch das Bild der totalen Leitungsunterbrechung vorliegt. Aber die Veränderungen der nicht durchschlagenen Markpartie sind unter Umständen reparabel; in den Fällen von Dejerine und Mouzon und von Engelhardt bildete sich sehr bald das Bild einer Brown-Séquardschen Halbseitenlähmung aus. Das im Mark liegende Projektil kann durch Druck oder reaktives Ödem eine dauernde Noxe für die nicht durchtrennten Markteile bilden. Letztere erholen sich nach der operativen Entfernung des Projektils oft weitgehend. So kam es in dem von Frisch mitgeteilten Falle nach der Operation zu einer so erheblichen Besserung, daß der Verwundete weite Spaziergänge machen konnte. Die definitive Zerstörung betraf im wesentlichen nur beide Vorderseitenstränge und mehrere hintere Wurzeln. Auch in einem Falle von Marburg und Ranzi kam es nach der Entfernung des Projektils zu einer geringen Besserung, während der andere Fall nach der Operation starb. In dem von Frangenheim mitgeteilten Falle soll es sogar zu völliger Wiederherstellung nach der Entfernung des Splitters gekommen sein. Es kommt aber bei diesen echten Rückenmarksteckschüssen gelegentlich auch vor, daß von vornherein nur eine Schädigung der direkt durchtrennten Markpartie vorliegt, der nicht durchtrennte Teil aber in seiner Funktion ganz intakt bleibt. Das wird durch folgende zwei Fälle meines Materials bewiesen.

Fall 2: Granatsplittersteckschuß in der Höhe des 7. Brustwirbels. Sofort nach der Verletzung bestand nur eine Lähmung des rechten Beines, die sich nur wenig besserte. Es besteht spastische Lähmung des rechten Beines, rechts Babinski, Oppenheim, Rossolimo +, Fuß- und Patellarklonus, keine Störung der Bauchreflexe, keine nukleare Lähmung der Bauchmuskulatur. Rechts Thermanalgesie in der 9. Thorakalzone. Links Thermanalgesie von D_{10}—S_3. Keine Störung der Tiefensensibilität im rechten Bein. Röntgenbild vgl. Abb. 1. Bei der Operation (6 Monate nach der Verletzung) findet sich ein intramedullärer Granatsplitter von 4 mm Länge und 3 mm Breite im Bereiche des rechten Vorderseitenstranges im Bereiche des 9. Thorakalsegmentes, er schimmert unter der Pia mater vor. Seine Entfernung gelingt ohne Mühe. Danach nicht die geringste Besserung im Status.

Fall 3: Armeerevolververletzung; Einschuß vorne links neben dem vorderen Rand des Sternocleido mastoideus. Projektil röntgenologisch im Wirbelkanal nachgewiesen, an der Grenze des 5. und 6. Halswirbels. Sofort nach dem Schuß nur Lähmung des linken Beines, sowie der Finger der linken Hand. Heftige Schmerzen im Bereiche der Außenseite des linken Oberarms, Vorderarms und des Daumens. Objektiver Status: Lähmung des linken Beines, Sehnenreflexe erhöht, Andeutung von Fußklonus, Babinski +, gesteigerter Beugereflex, Bauchreflexe links abgeschwächt, am linken Arm totale Lähmung der Finger und des Daumens, der Handbeuger und des Trizeps. Extensor carpi radialis longus, Pronator teres, Pectoralis major, Latissimus, Teres major, Subskapularis etwas paretisch; Bizeps, Brachialis internus, Supinator longus et brevis, Deltoideus und Außenrotatoren vollkommen erhalten. Lange Fingerflexoren reflektorisch erregbar. Starke Hauthyperästhesie im linken Bein und der linken Bauch- und Brusthälfte und in der medialen Hälfte der Hand, des Vorderarms und Oberarms, Aufhebung des Lagegefühls am ganzen linken Bein und den Fingern der linken Hand, mit Ausnahme des Daumens und Zeigefingers. Druckempfindung am Bein und Rumpf links stark herabgesetzt. Thermanalgesie rechts von C_8—S_3. S_4 und S_5 nur Thermanästhesie. Bei der Operation, welche 24 Stunden nach der Verletzung ausgeführt wird, findet sich das Projektil in einer Kontusionshöhle, welche die linke Hälfte des Markes einnimmt, in der Höhe des 7. Zervikalsegmentes die linke hintere Cervicalis VII ist teilweise durchrissen. Die Entfernung gelingt ohne Mühe. Außerdem findet sich ein extraduraler Knochensplitter, welcher ein Stück der Umrandung des Foramen intervertebrale darstellt, an der Austrittsstelle der sechsten Zervikalwurzel, zwischen Dura und Wand des Wirbelkanals ein geklemmt, und die sechste Wurzel etwas komprimierend. Nach der Operation Schmerzen an der Außenseite des linken Armes sofort beseitigt. Sonst keine Änderung. Nach 2 Tagen plötzliche Schwäche des rechten Beines, die in völlige Lähmung übergeht. Totale Lähmung des ganzen linken Armes, danach auch des rechten. Tod durch Atemlähmung 4 Tage nach der Operation.

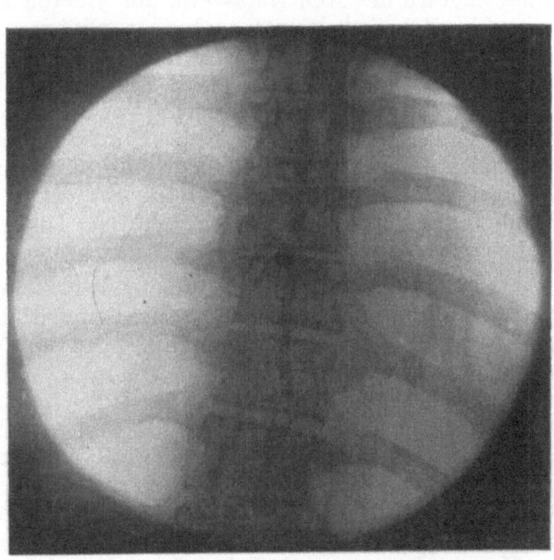

Abb. 1. Intramedullärer Granatsplittersteckschuß im 9. Thorakalsegment. (Fall 2.)

Echte Kaudasteckschüsse, bei denen das Geschoß einen Teil der Kaudawurzeln durchtrennt hat und in die übrigen Stränge der Kauda mehr oder weniger fest eingebettet liegt, sind von Dejerine und Mouzon, Auvray, Bellot, Benda, Marburg und Ranzi u. a. beschrieben worden. Letztere sahen sie unter ihren 145 operierten Rückenmarkverletzungen 12 mal.

Benda fand bei der Autopsie mehrfach Geschosse und Geschoßteile in die Kaudawurzeln eingeschlossen und fest eingekapselt. Ich habe eine größere Zahl solcher Fälle von echtem Kaudasteckschuß beobachtet.

Fall 4: Einschußöffnung unterhalb und rechts vom Dorn des dritten Lendenwirbels. Röntgenologisch Granatsplitter im Wirbelkanal in der Höhe des Dorns des dritten Lendenwirbels. Nach dem Schuß sofortige Lähmung beider Beine, der Blase und des Mastdarms, rasche Besserung der Lähmung, aber allmählich zunehmende wahnsinnige Schmerzen im rechten Bein, besonders im Gebiete des Ischiadikus und Pudendus. Objektiv besteht rechts Lähmung des Tibialis anticus, Tibialis posticus, Glutaeus medius und minimus, Extensor hallucis et digitorum, Peroneus brevis, Peroneus longus, Glutaeus maximus, Semitendinosus, Semimembranosus, Bizeps, Glutaeus maximus, Pediaeus, Gastroknemius, Flexor digitor. et hallucis long. und der Sohlenmuskeln mit starker Atrophie und totaler E. R. Patellarreflex rechts erhalten, aber abgeschwächt, links normal, Achillesreflex beiderseits negativ, Sohlenreflex nur rechts fehlend, Detrusor Lähmung, Potenz abgeschwächt, Mastdarm o. B. Anästhesie rechts von L_5—S_5, Thermanalgesie in L_4. Linkes Bein völlig normal. Bei der Operation 6 Monate nach der Verletzung findet sich an der Austrittsstelle der vierten Lendenwurzel rechts ein $1^1/_2$ cm langer, $^1/_2$ cm breiter, intraduraler Granatsplitter. Die vierte Lendenwurzel ist an ihrer Austrittsstelle durchschlagen, die fünfte Lendenwurzel sowie alle Sakralwurzeln der rechten Seite sind fest miteinander verbacken und adhärieren dem Splitter fest, so daß die Lösung sehr erschwert ist. Beträchtliche Arachnitis über der ganzen Cauda equina. Nach der Operation Schmerzen völlig beseitigt, Blasenlähmung wesentlich gebessert. Wiederkehr der Funktion im Glutaeus maximus nach sechs Monaten, Semitendinosus und Bizeps nach 8 Monaten, nach 12 Monaten in geringem Grade auch im Gastroknemius. Die übrigen Muskeln unverändert. Weiterer Verlauf unbekannt.

Fall 5: Granatsplittersteckschuß zwischen zweiten und dritten Lendenwirbel im Wirbelkanal. Von Anfang an nur partielle Lähmung des rechten Beines, aber Blasen- und Mastdarmstörungen. Starke Wurzelschmerzen im rechten Unterschenkel, die allmählich stark zunehmen. Objektiv besteht nur rechts totale Lähmung des Tibialis anticus und posticus mit totaler E.R. Atrophie und Schwäche des rechten Tensor fasciae und Glutaeus medius, alle anderen Muskeln bis auf geringe Atrophie ganz normal. Patellarreflex rechts abgeschwächt, links normal, Achilles- und Sohlenreflex beiderseits normal. Detrusorschwäche, keine Störung des Mastdarmes, keine Potenzstörung. Totale Anästhesie im Gebiete von L_5, Thermanalgesie im Gebiete von L_4. Linkes Bein ganz normal. Bei der 5 Monate nach der Verwundung ausgeführten Operation findet sich ein intraduraler Granatsplitter, welcher die rechte vordere vierte und die hintere fünfte Lendenwurzel durchtrennt hat, die hintere vierte zieht stark verdünnt über den Splitter hinweg. Die anderen Wurzeln der rechten Seite sind nur mäßig verbacken und adhärent. Mäßige Arachnitis. Nach der Operation, bei der der Splitter entfernt wurde und die hintere vierte und fünfte Lendenwurzel reseziert wurden, Schmerzen beseitigt. Detrusorschwäche gebessert, sonst Status idem.

In beiden Fällen beschränkt sich die wirkliche Durchtrennung auf ein sehr enges Wurzelgebiet, im ersten Falle auf die rechte vierte Lumbalis, im zweiten auf die vordere vierte und hintere fünfte rechte Lumbalis. Im ersten Falle bestand anfangs totale Lähmung der gesamten Kauda, so daß der Seitendruck des Geschosses sowohl nach oben wie auf die linke Seite herüber stark gewirkt hat; im zweiten Falle dagegen sind alle Wurzeln der gegenüberliegenden Seite, sowie ein Teil der Wurzeln der der Verletzung entsprechenden Seite von vornherein dem Seitendruck des Geschosses entgangen. Aber auch im ersten Falle engte sich allmählich die Lähmung beträchtlich ein und beschränkte sich auf das Gebiet der durchtrennten vierten, sowie der stark gedrückten und verwachsenen tieferen Wurzeln auf der Seite der Verletzung, und im Gebiete dieser nur gedrückten Wurzeln trat nach der Entfernung des Splitters eine unmittelbare Besserung insofern ein, als die sehr heftigen Schmerzen sofort völlig schwanden, und es trat ferner eine weitere, aber langsam erfolgende Besserung zutage, indem die Lähmungserscheinungen zum Teil zurückgingen.

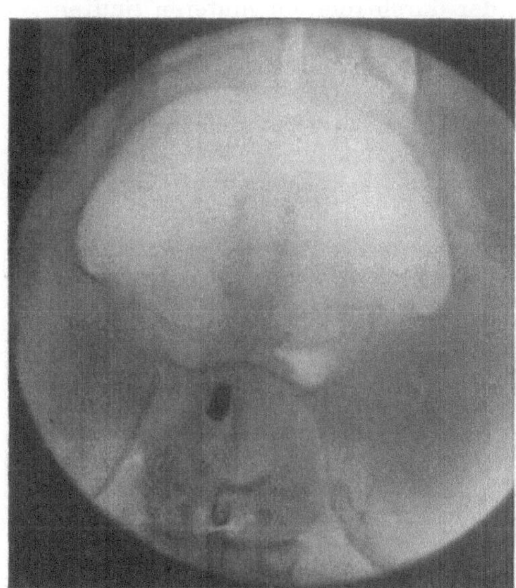

Abb. 2. Intraduraler Granatsplittersteckschuß in der Höhe des 1. Kreuzwirbels.
(Fall 6.)

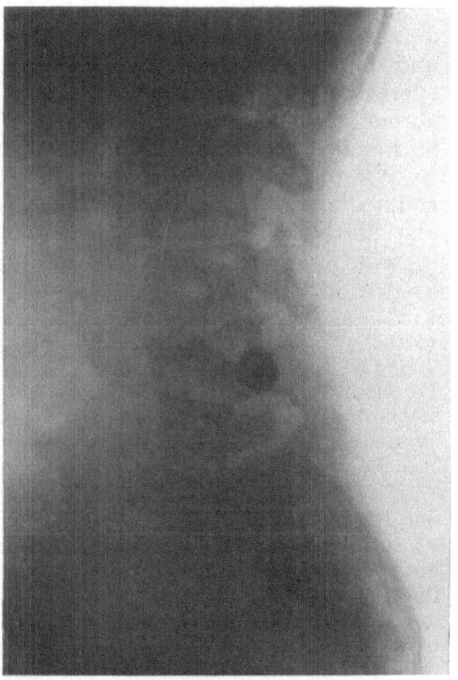

Abb. 3a.

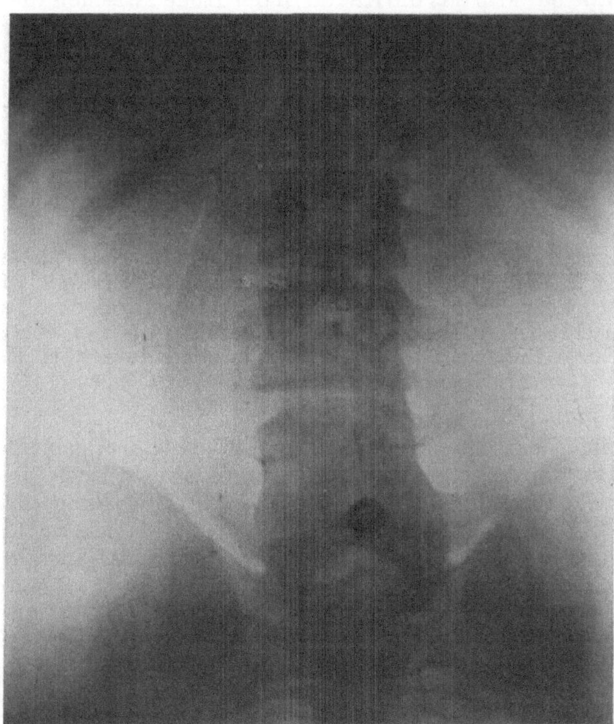

Abb. 3b.
Abb. 3a und b. Intraduraler Schrapnellkugelsteckschuß zwischen 4. und 5. Lendenwirbel.
Abb. 3a Seitenaufnahme, Abb. 3b Aufnahme in antero-posteriorer Richtung. (Fall 7.)

Im zweiten Falle beschränkte sich der definitive Ausfall auf das Gebiet der durchtrennten vorderen vierten Lumbalis, der durchtrennten hinteren fünften und der stark gedrückten hinteren vierten Lumbalis. Auch hier brachte die operative Entfernung des Projektils einen unmittelbaren Erfolg, indem die vorher bestehenden sehr heftigen Wurzelschmerzen sofort und dauernd verschwanden, während auf motorischem Gebiete keine Änderung eintrat.

Wie ungeheuer verschieden die durch den Seitendruck des Geschosses ausgeübte initiale Wirkung ist, das wird auch durch die folgenden beiden Fälle klar illustriert.

Fall 6: Granatsplittersteckschuß im Wirbelkanal in der Höhe des ersten Kreuzbeinwirbels (vgl. Abb. 2). Sofort an beiden Beinen vollkommen gefühllos, Lähmung von Blase und Mastdarm, keine Lähmung der Beine. Rasche Besserung der anovesikalen Störungen, allmählicher Rückgang der Gefühllosigkeit der Beine. Status 7 Monate nach der Verwundung. Keine Lähmung, keine Atrophie, Blase, Mastdarm, Potenz normal, Patellarreflex, Achilles- und Sohlenreflex beiderseits erloschen, starke Hypotonie der Muskeln, ausgesprochene Ataxie der Beine, besonders links, starker Romberg; kutane Anästhesie links von L_2—S_5, rechts nur im Gebiete von S_4 und S_5. Lagegefühl der Beine schwer alteriert.

Fall 7: Schrapnellkugelsteckschuß im Wirbelkanal, genau median gelegen in der Höhe zwischen dem Körper des vierten und fünften Lendenwirbels (vgl. Abb. 3a und b), sofortige Lähmung und Anästhesie beider Beine, der Blase und des Mastdarmes, langsamer Rückgang der Symptome. Der definitive Ausfall besteht in totaler Lähmung der Blase, des Mastdarms, der Potenz und der kleinen Fußmuskeln (ausgesprochener Hohlklauenfuß, der die Tenotomie der langen Zehenflexoren erfordert), alle anderen Muskeln völlig normal, Sohlenreflex und Achillesreflex beiderseits negativ, Patellarreflex erhalten. Totalanästhesie beiderseits im Gebiete von S_3—S_5, Thermanalgesie auch im Gebiete von S_2.

Im ersten Falle hat also das die Kauda in der Höhe zwischen fünften Lenden- und ersten Kreuzwirbel treffende Projektil von Anfang an nur eine Schädigung der Nerven für Blase, Mastdarm und Potenz, sowie sämtlicher hinteren Lumbosakralwurzeln hervorgerufen, aber die motorischen Wurzeln der gesamten Kauda bis auf das Ano-Vesikalgebiet ganz unberührt gelassen. Die definitive Schädigung betrifft nur die hinteren Wurzeln, und zwar bemerkenswerterweise trotz des tiefen Sitzes des Geschosses linkerseits von L_2 bis S_5. Der Seitendruck des Geschosses hat also hoch hinauf, und zwar definitiv destruktiv, aber ganz elektiv auf die hinteren Wurzeln gewirkt.

Dieses dissoziierte Kaudasyndrom wird uns noch mehrfach beschäftigen, es ist bei den traumatischen Rückenmarksschädigungen keine Seltenheit (vgl. Head, Riddoch, Mendicini, Nègre und Bourdet, Oppenheim, Cassirer u. a.). Auch das umgekehrte Verhalten, Schädigung der motorischen Wurzeln bei mehr oder weniger völliger Integrität der sensiblen Wurzeln kommt vor. Das dissoziierte motorische Kaudasyndrom ist aber seltener als das dissoziierte sensible.

Im zweiten Falle (Nr. 7), in dem das Geschoß die Kauda nur wenig höher getroffen hat, hat der Seitendruck zunächst eine viel allgemeinere Wirkung entfaltet und alle hinteren und vorderen Lumbosakralwurzeln gelähmt. Aber in der Folge ist die gesamte Nachbarschafts- und Fernwirkung spurlos verhallt, die definitive Schädigung ist streng lokal und bezieht sich auf die zweite bis fünfte Sakralwurzel, welche sensibel und motorisch total ausfallen.

Wir sehen also, daß sich die Fälle von Kaudasteckschuß sowohl in bezug auf die initiale Ausdehnung der Schädigung, als auch in bezug auf den Umfang der definitiven Schädigung außerordentlich verschieden verhalten. Bellot beschreibt einen Fall von Kaudasteckschuß, der anfangs totale Lähmung beider Beine, Blasen -und Mastdarmstörungen bot, dann aber rasch eine völlige spontane Wiederherstellung zeigte, bis plötzlich 17 Monate nach der Verwundung eine Meningitis auftrat, die durch Entfernung des Infanterieprojektils nicht mehr behoben werden konnte und rasch zum Tode führte. Auvray sah in einem Falle von Kaudasteckschuß nach der Entfernung der Schrapnellkugel eine fast völlige Wiederherstellung erst nach zwei Jahren eintreten. Dejerine und Mouzon hingegen sahen nach Entfernung eines Projektils aus der Kauda sehr rasch eine beträchtliche Besserung eintreten.

Drittens: Das Projektil dringt in die Dura ein, schädigt das Mark direkt durch Kontusion und bleibt innerhalb der Dura, aber außerhalb des Rückenmarks liegen (intraduraler-extramedullärer Steckschuß). Hier kann es durch Druck auf das Mark und reaktives Ödem eine dauernde Noxe für das Mark bilden. Solche Fälle sind vielfach beobachtet von Perthes, Oehlecker, Frangenheim, Ricker, Benda, Goldstein, Dejerine und Mouzon, Marburg und Ranzi, Glas, Eiselsberg, Heinecke, Simmonds, Saenger, Selberg, Jourdan, Claude, Mauß und Krüger. Teils handelte es sich um Infanterieprojektile, teils um Schrapnellkugeln, teils um Granatsplitter. Besonders die Infanterieprojektile liegen nicht immer in ganzer Ausdehnung im Duralsack, sondern ragen bisweilen nur mit einem Teil, besonders mit der Spitze in denselben herein. Einen besonders interessanten Fall beschreibt Benda:

Das Infanterieprojektil schien mitten im Bereiche des unteren Lendenmarkes zu liegen. Die genauere Untersuchung lehrte aber, daß es in einer Eiterhöhle der Meningen lag, von diesen mit einer Membran regelrecht eingehüllt war und das Mark in toto nach rechts verdrängt hatte und leicht komprimierte.

Marburg und Ranzi konstierten unter ihren 145 operierten Schußverletzungen des Rückenmarkes 17 intradurale extramedulläre Steckschüsse, Frangenheim unter 55 operierten Fällen 3 intradurale Steckschüsse.

Für den intraduralen extramedullären Steckschuß gilt bezüglich der primären Mitschädigung des nicht direkt kontundierten Abschnittes des Markquerschnittes und die eventuelle Reparabilität oder Reversibilität dieser durch den Seitendruck des Geschosses hervorgerufenen primären juxtaläsionellen Mitschädigung genau dasselbe wie für den intramedullären Steckschuß; eine initiale Mitschädigung des benachbarten Markabschnittes kann beim extramedullären Steckschuß noch öfter ganz fehlen, als beim intramedullären Steckschuß, und wenn vorhanden, so kann sie sich weitgehend zurückbilden.

Fall 8: Infanterieprojektilsteckschuß. Einschuß vorne seitlich am Hals, sofort totale Lähmung aller vier Extremitäten, der Blase und des Mastdarms, geringe Besserung der Beine, beträchtliche der Arme. Geschoß liegt in der Höhe des siebenten Halswirbels, mit der Spitze innerhalb der Dura, rechterseits vorne das Mark berührend. Nach der operativen Entfernung rascher Rückgang aller Lähmungserscheinungen, ausschließlich der Blasen- und Mastdarmstörungen. Als Residuum bleibt nur ein heftiger Schmerz an der Innenseite des rechten Vorderarms und rechtsseitige Sympathikuslähmung und Thermhypalgesie im Gebiete von D_1, rechts Babinski positiv. Links Thermanalgesie von D_3—S_5 einschließlich, sonst keinerlei Störungen.

Fall 9: Granatsplitterverletzung, intraduraler Granatsplittersteckschuß in der Höhe des dritten Halswirbels (vgl. Abb. 4). Von Anfang an nur Lähmung des rechten Beins, keinerlei Beteiligung des Armes und des linken Beines. In der Folge keinerlei Besserung. Objektiv 1 Jahr nach der Verletzung spastische Lähmung des rechten Beines, ausgesprochener Prädilektionstypus, starker Patellar- und Fußklonus, Babinski, Oppenheim, Rossolimo +. Bauchreflexe rechts abgeschwächt, rechte Pupille enger als linke, keine Lagegefühlsstörung im rechten Bein, keine Hyperästhesie, keine Störung der Druckempfindung, überhaupt, keine Sensibilitätsstörung rechts. Links besteht völlige Thermanalgesie von D_2—S_5. Ausgesprochenes reflektorisches Schwitzen und gesteigerter Pilomotorenreflex an der ganzen rechten

Körperhälfte, bei passiver Bewegung des rechten Armes erweitert sich die rechte
Pupille. Ausgesprochenes reflektorisches, flammendes Erythem an der ganzen rechten
Körperhälfte mit Temperaturerhöhung um 2 Grad gegenüber der linken Seite.

Im ersten Falle sehen wir, daß durch das gegen den rechten Vorderseitenstrang in der Höhe des ersten Dorsalsegmentes anprallende Infanterieprojektil
eine so starke Seitendruckwirkung entfaltet wird, daß nicht nur der gesamte
Querschnitt in dieser Höhe, sondern auch mindestens die vier unteren Halssegmente ganz ausgeschaltet werden, aber dieser schweren initialen Schädigung
steht ein geringer definitiver Ausfall gegenüber, welcher nur einer leichten

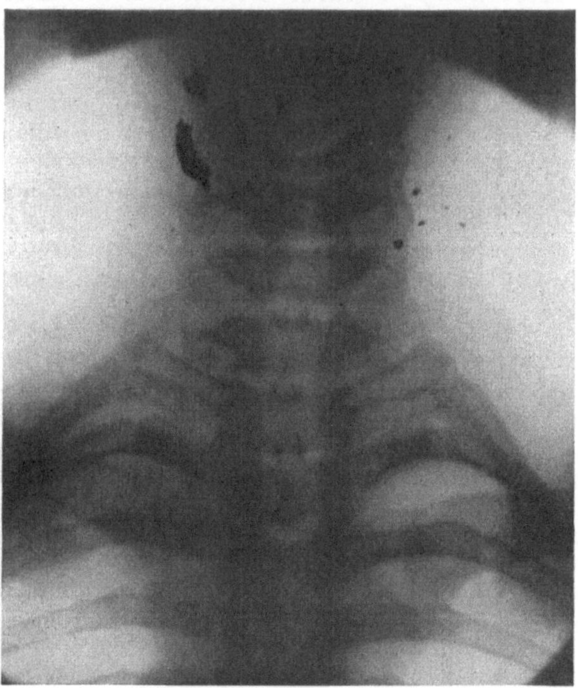

Abb. 4. Intraduraler Granatsplittersteckschuß in der Höhe des 3. Halswirbels. (Fall 9.)

Schädigung des ersten Dorsalsegmentes rechterseits und einer Leitungsunterbrechung des rechten Vorderseitenstranges entspricht, bei völliger Integrität
des übrigen Querschnittes und der oberhalb und unterhalb gelegenen Markabschnitte. Umgekehrt ist im zweiten Falle, in dem der Granatsplitter
gegen die rechte Markhälfte in der Höhe des dritten Halswirbels anprallte,
von vornherein nur diese Markhälfte betroffen und die daraus resultierende
typische Brown-Séquardsche Halbseitenlähmung bleibt dauernd unverändert. Glas hat einen Fall von intraduralem Steckschuß in der Oblongata-
gegend ohne jegliche Marksymptome beschrieben, ein sicherlich höchst
seltsames und seltenes Vorkommnis. Ein ganz ähnlicher derartiger Fall liegt
aus der Vorkriegszeit vor; er ist von Forster beschrieben worden. Die Kugel
war vom Munde aus zwischen Atlas und Epistropheus in den Duralsack eingedrungen, hatte aber keine Schädigung des Markes verursacht. Der Fall
ging an Meningitis zugrunde. Die verschieden große Reparabilität und Reversibilität der durch das Projektil gesetzten initialen Schädigung geht auch

aus den Resultaten der operativen Entfernung des Projektils deutlich hervor. Marburg und Ranzi stellten unter ihren 17 operierten Fällen 7 mal eine wesentliche, 8 mal eine merkliche und 2 mal nur eine geringe Besserung fest. Eiselsberg beschreibt einen Fall von intraduralem-extramedullärem Steckschuß, der Einschuß lag dicht an der Protuberantia occipitalis externa, zunächst bestand völlige linksseitige Lähmung, also jedenfalls auch nur eine Schädigung der einen Markhälfte, in der Folge engte sich die Lähmung noch weiter ein und betraf im wesentlichen nur die Muskeln der Schulter und des Oberarms. Bei der Operation fand sich ein 3 cm langer Granatsplitter in der Höhe des Atlas und Epistropheus, nach dessen Entfernung eine wesentliche Besserung eintrat. Dem Falle Jourdans, in welchem bereits zwei Tage nach der Entfernung des intraduralen Granatsplitters die willkürliche Beweglichkeit der Beine wiederkehrte, die Blase nach 4 Tagen normal funktionierte und der Kranke 6 Wochen später bereits mit Hilfe zweier Stöcke herumspazierte, stehen vier Beobachtungen Claudes gegenüber, in welchen die alsbaldige operative Entfernung des intraduralen Projektils ohne jeden Erfolg blieb. Daraus geht hervor, daß der Grad der definitiven Schädigung des Markes durch das Projektil außerordentlich wechselt und daß unter Umständen auch die Entfernung des Geschosses keinen Erfolg mit sich bringt. Wiederholt ist bei den intraduralen-extramedullären Steckschüssen ein Wandern des Geschosses beobachtet worden (Heinecke, Saenger, Simmonds, Selberg, Cortesi und Bonola, Auvray). Auvray schildert die Schwierigkeiten, die sich in einem Falle infolge der Verschieblichkeit des Projektils boten, als er dasselbe zwischen den Wurzeln der Cauda equina hervorzuholen suchte. Heinecke beschreibt ein Wandern des Infanterieprojektils vom oberen Brustmark zum Lendenmark, Saenger beobachtete es im Bereiche der Cauda equina. Simmonds beschreibt einen -Fall von Schußverletzung des ersten Lendenwirbels mit schwerer Kontusion des Conus terminalis, bei der Autopsie wurde das Infanterieprojektil 10 cm unterhalb seiner Eintrittsstelle in den Duralsack mit der Spitze nach abwärts gerichtet in die Stränge der Cauda equina eingebettet gefunden. Selberg bezieht in einem analogen Falle die nach Intensität und Lokalität äußerst wechselnden Schmerzen auf ein Wandern des Geschosses innerhalb des Gebietes der Cauda equina.

Viertens: Das Geschoß dringt zwar in den Wirbelkanal ein, aber seine Bahn verläuft extradural. Handelt es sich um einen Durchschuß, so wird durch die direkte Stoßwirkung des Geschosses die Dura mehr oder weniger eingedellt und gleichzeitig das Mark kontusioniert (extraduraler Wirbelkanaldurchschuß). Ein geringes Ausweichen der Dura und des Markes ist bei kleinem Geschoßkaliber und bei der relativ freien Beweglichkeit des Duralsackes innerhalb des Wirbelkanals möglich. Für das Thorakalmark gilt das in höheren Grade als für das Zervikalmark, in dessen Bereich die periostale Auskleidung des Wirbelkanals und die Dura meist eng einander anliegen. Die Dura kann dabei auch gelegentlich schlitzförmig bersten oder leicht durchlöchert werden. Ricker fand bei der Autopsie der Fälle, welche die zur Diskussion stehende Lokalisation der Geschoßbahn aufweisen, daß der Kontusionsherd in der Regel ein Drittel bis die Hälfte des Rückenmarksquerschnittes, selten diesen ganz einnahm. Es kommt aber auch vor, daß die Dura allein durchlöchert wird und daß das Mark keine direkte Kontusion erleidet. Benda hat derartiges beschrieben, es ist das aber zweifellos ein seltenes Vorkommnis. Ricker fand auch an dem nicht direkt kontusionierten Teile des Markquerschnittes stets Zeichen der Mitschädigung ohne Sprengung des Gewebsverbandes, und auch in dem von Benda beschriebenen Falle, der ohne jede Kontusion des Markes verlief, war der gesamte

Querschnitt schwer alteriert im Sinne der akuten Markpressung (siehe darüber später). Klinische Erfahrungen liegen meines Wissens bisher nicht darüber vor, ob bei dieser Lokalisation der Geschoßbahn, sofern es sich um Durchschüsse handelt, von Anfang an eine nur partielle Querschnittsschädigung vorkommt.

Gar nicht selten bleibt das in den Wirbelkanal eindringende Projektil in diesem außerhalb der Dura liegen (extraduraler Steckschuß). Auch hierbei erleidet das Mark oder die Cauda equina durch den Stoß des Geschosses eine mehr oder weniger umfangreiche Kontusion und in der Folge kann das Geschoß durch Kompression eine dauernde Noxe für das Mark darstellen. Solche extraduralen Steckschüsse sind von Coenen, Weiß, Goldstein, Frangenheim, Büscher, Wetzell, Albers-Schoenberg, Rumpel, Perthes, Tappeiner, Marburg und Ranzi, Eiselsberg u. a. beschrieben worden. Frangenheim beobachtete sie unter 55 operierten Fällen 5mal, Marburg und Ranzi trafen sie unter ihren 145 operierten Fällen 29mal an (10 Infanterieprojektile, 11 Schrapnellkugeln, 8 Granatsplitter), davon 20mal im Bereiche des Markes, 9mal im Bereiche der Cauda equina. Es kommt bei diesen extraduralen Steckschüssen offenbar nicht allzu selten vor, daß das Geschoß seine lebendige Kraft gerade in dem Augenblick, in welchem es in den Wirbelkanal eindringt und hier liegen bleibt, im wesentlichen eingebüßt hat, so daß die auf das Mark ausgeübte direkte Stoßwirkung nur noch sehr gering ist. Besonders ist das nach Coenen dann der Fall, wenn die Wirbelsäule in den Verlauf eines langen Schußkanals eingestellt ist und der letzte Rest der lebendigen Kraft des Projektils, die infolge des langen Weges durch die Weichteile bereits stark vermindert ist, dadurch aufgebraucht wird, daß dasselbe den knöchernen Widerstand des Wirbelbogens trifft. Daher bleibt gelegentlich jegliche Kontusion, ja bisweilen überhaupt jegliche initiale Markschädigung aus. Marburg und Ranzi sahen zwei Fälle von extraduralem Steckschuß, in denen Marksymptome von Anfang an völlig fehlten, und 6 weitere Fälle, mit nur sehr geringfügiger Markschädigung Wetzell beobachtete in einem Falle von extraduralem Granatsplittersteckschuß zwischen Atlas und Epitropheus eine initiale typische Brown-Séquardsche Halbseitenlähmung; $12^1/_2$ Stunden nach der Verletzung wurde das Projektil entfernt und nach 4 Wochen konnte eine wesentliche Besserung festgestellt werden. Frangenheim sah in zwei Fällen nach der Entfernung des extradural gelegenen Projektils eine Besserung eintreten. Marburg und Ranzi stellten sogar 14mal eine wesentliche und 2mal eine leichte Besserung fest. Es muß aber hervorgehoben werden, daß es gelegentlich, auch ohne daß das Geschoß entfernt wird, spontan zu weitgehender Rückbildung der Lähmungserscheinungen kommt, ein Beweis, daß nicht jedes Geschoß innerhalb des Wirbelkanals eine dauernde Kompression des Markes unterhält. Das hat besonders Cassirer hervorgehoben. Auch hierüber lagen bereits aus der Vorkriegszeit einschlägige Beobachtungen vor. So sah Forster nach einem Steckschuß innerhalb des Kanals der Halswirbelsäule eine anfangs alle vier Extremitäten betreffende Lähmung innerhalb eines Jahres bis auf ganz geringfügige Lähmungserscheinungen der linken Hand zurückgehen. Federmann sah bei einem Steckschuß innerhalb des Wirbelkanals ausgedehnte Motilitätsstörungen restlos verschwinden.

Es geht also schon aus diesen der Literatur entnommenen Angaben hervor, wie verschieden die Extensität und die Reparabilität der initialen Markschädigung beim extraduralen Steckschuß ist. Die folgenden Fälle meiner eigenen Beobachtung belegen das noch weiter bis ins Einzelste.

Fall 10: Schrapnellkugelsteckschuß in der Höhe des fünften Brustwirbels. Einschuß dicht links neben dessen Dorn. Projektil extradural links, Dura unverletzt, Mark stark nach rechts verdrängt, stark verschmälert. Sofort an den Beinen total gelähmt. Nach der Entfernung des Geschosses keine Besserung, die anfangs schlaffe Beinlähmung wandelt sich allmählich in eine spastische um. Nach $1\frac{1}{2}$ Jahren nicht die geringsten willkürlichen Beinbewegungen, lebhafte unwillkürliche Beuge- und Streckbewegungen der Beine, abwechselnd Beuge- und Streckkontrakturen der Beine. Lebhafter Patellar- und Fußklonus, Babinski, Oppenheim, Rossolimo beiderseits +. Automatische Blase, Sphincter ani-Kontraktions- und Erschlaffungsreflex stark ausgeprägt. Schlaffe totale Lähmung beider Recti abdominis, sowie der supraumbilikalen Abschnitte der Obliqui und Transversi mit totaler E.R., infraumbilikale Abschnitte der Obliqui und Transversi, elektrisch normal, letztere reflektorisch von der Bauchhaut nicht erregbar, wohl aber von den Beinen aus. Abwehrbeugereflexe der Beine auslösbar von S_5 an bis D_{11} aufwärts. Totale Anästhesie bis D_5 aufwärts.

In diesem Falle hat also das in der Höhe des siebenten Thorakalsegmentes das Mark treffende Projektil dieses so stark kontusioniert, daß es zu einer völligen oder fast völligen dauernden Leitungsunterbrechung des Markes gekommen ist, die sich auch nach der frühzeitig vorgenommenen Entfernung des Geschosses nicht nachweislich wieder hergestellt hat. Aber über die Stelle der Querläsion hinaus ist das Mark oberhalb des Kontusionsherdes bis D_5 aufwärts und bis D_{10} einschließlich abwärts so schwer mitgeschädigt, daß irgendeine Funktion dieser Segmente nicht nachweisbar ist. Das geht aus der bis D_5 aufwärts reichenden Anästhesie und der völligen, mit totaler E. R. einhergehenden Lähmung der Recti abdominis und der supraumbilikalen Abschnitte der Obliqui klar hervor. Nach abwärts reicht die Schädigung bis ins 10. Dorsalsegment.

Fall 11: Schrapnellkugelsteckschuß in der Höhe des 9. Brustwirbels, innerhalb des Wirbelkanals rechts vom Mark, Dura unverletzt. Einschuß rechts etwas oberhalb des Darmbeinkammes handbreit von der Dornreihe entfernt; also langer Schußkanal. Gleich nach dem Schuß nur Lähmung des rechten Beines, Status dauernd unverändert, auch nach Entfernung des Projektils. Rechtes Bein spastisch gelähmt, Prädilektionstypus, Patellar- und Fußklonus, Babinski und Rossolimo +, Lähmung des rechten Obliquus abdominis unterhalb des Nabels; es wölbt sich bei der Bauchpresse eine schmale, bandförmige Partie der seitlichen Bauchwand zwei Finger breit unterhalb des Nabels vor. Der suprainguinale Teil der Obliqui ist wieder erhalten. Bauchreflexe rechts etwas abgeschwächt, nur im Bereiche von D_{11} rechts nicht auslösbar. Abwehrreflex des rechten Beines bis D_{12} einschließlich auslösbar. Kremasterreflex normal. Totaler Verlust der Haut- und Tiefensensibilität rechterseits von D_{11}—S_3, in S_4—S_5 nur Thermanalgesie. Links Sensibilität und Motilität ganz normal.

Bemerkenswert ist, daß in diesem Falle von vornherein nur ein bestimmter Markbezirk geschädigt ist, während der übrige Teil des Markquerschnittes völlig unversehrt blieb. Zur Erklärung sei auf die beträchtliche Länge des Schußkanals hingewiesen. Betroffen ist in diesem Falle der rechte Hinterstrang, der rechte Hinterseitenstrang und der linke Vorderseitenstrang in der Höhe des elften Thorakalsegmentes, während der rechte Vorderseitenstrang intakt geblieben ist. Offenbar sind die ersteren beiden durch den direkten Stoß des von rechts hinten her eindringenden Projektils, der linke Vorderseitenstrang aber durch Contre coup getroffen worden. Dieser kombinierten Schädigung eines Hinterstranges und des gekreuzten Vorderseitenstranges werden wir noch vielfach begegnen. Sie scheint ein typisches Syndrom darzustellen. Auch die graue Substanz des 11. Dorsalsegments ist in dem eben mitgeteilten Falle durch den direkten Stoß dauernd mitgeschädigt worden.

Fall 12: Granatsplittersteckschuß im Wirbelkanal in der Höhe des zweiten Brustwirbeldorns, extradural rechts. Dura nicht verletzt. Sofort nach dem Schuß totale Lähmung der Beine, Schwäche der Arme, Blasenlähmung. Allmählicher Rückgang der Lähmung und der Blasenstörung. Dauernd bestehen bleibt nur eine Analgesie im Bereiche von L_1—S_5, sonst alles normal.

In diesem Falle von Granatsplittersteckschuß in der Höhe von D_4 hat sich die anfängliche Schädigung des gesamten Markquerschnittes sowie die bis ins Halsmark reichende Fernschädigung allmählich fast ganz zurückgebildet; der dauernde Ausfall entspricht einem kleinen umschriebenen Herde im rechten Vorderseitenstrang; er betrifft nur die langen gekreuzten Bahnen des Schmerz- gefühls, und nicht einmal alle an dieser Stelle nebeneinander liegenden Schmerz-

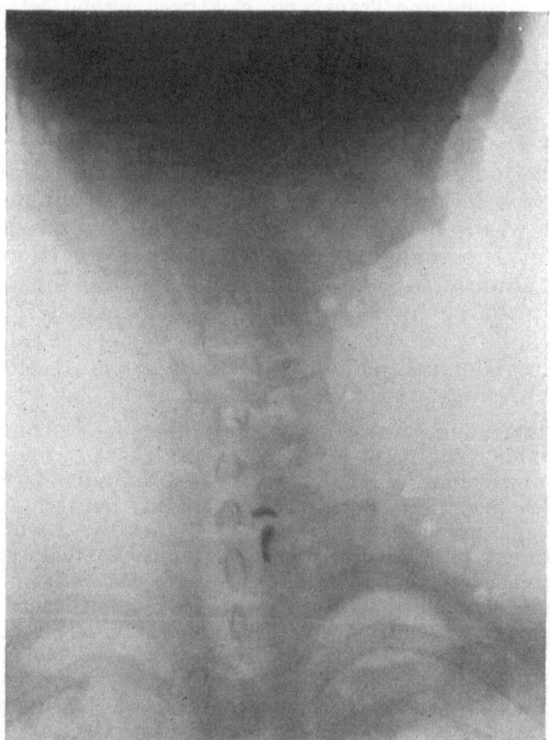

Abb. 5. Extraduraler Granatsplittersteckschuß in Höhe des 7. Halswirbels. (Fall 13.)

bahnen der infraläsionellen Segmentalzonen; die am meisten nach innen ge- legenen Bahnen für die fünfte bis zwölfte Thorakalzone sind nicht mitbetroffen, ebensowenig wie die benachbart liegenden der Temperaturempfindung dienenden Bahnen des rechten Vorderseitenstranges, die sämtlich intakt sind.

Fall 13: Granatsplittersteckschuß in der Höhe des siebenten Halswirbels, im Wirbelkanal gelegen, extradural (vgl. Abb. 5). Einschuß in der Höhe des dritten Halswirbels. Im Momente der Verletzung furchtbarer Schmerz in der linken Hand, vorübergehende Schwäche des linken Beines, welche aber schon nach einigen Tagen ganz beseitigt ist. Schmerzen in der Hand dauern fort. Anästhesie im Bereiche der siebenten und achten Zervikalzone und ersten Thorakalzone. Geringe Schwäche der Finger, leichte Atrophie der Muskeln der Hand und des Vorderarms, teils par- tielle E. R., teils nur quantitative Herabsetzung der elektrischen Erregbarkeit. Die Granatsplitter liegen extradural. Nach Entfernung Schmerzen allmählich beseitigt.

Der Fall ist dadurch charakterisiert, daß hier von Anfang an nur eine sehr umschriebene Schädigung, welche die siebente und achte Zervikal- und erste Thorakalwurzel betrifft, aufgetreten ist; die anfangs vorhandene leichte Mitschädigung des Seitenstranges, welche sich in einer Schwäche des linken Beines zu erkennen gab, ist schon nach wenigen Tagen beseitigt gewesen.

Ganz ähnliche Unterschiede bezüglich des Ausmaßes der initialen Schädigung und der Reparabilität bzw. der Reversibilität derselben treffen wir bei den extraduralen Kaudasteckschüssen an.

Fall 14: Schrapnellkugelsteckschuß in der Höhe des zweiten Lendenwirbels (vgl. Abb. 6). Projektil extradural im Wirbelkanal. Einschuß links neben dem Dorn des zweiten Lendenwirbels. Sofort totale Lähmung beider Beine, der Blase

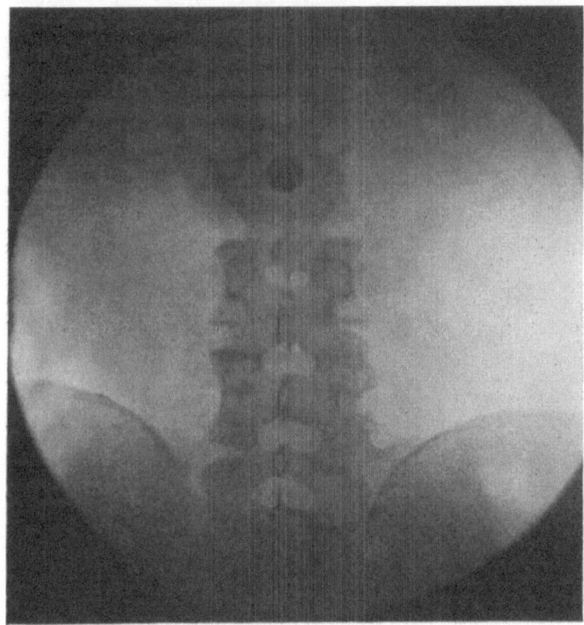

Abb. 6. Schrapnellkugelsteckschuß in Höhe des 2. Lendenwirbels. (Fall 14.)

und des Mastdarms. Allmählicher Rückgang der Erscheinungen nach Entfernung des Projektils. Als definitiver Ausfall bleibt am linken Bein eine totale Lähmung des Tibialis anticus et posterior, Glutaeus medius et minimus, Extensor hallucis, Extensor digitor., Peroneus longus et brevis, Glutaeus maximus, Semitendinosus, Semimembranosus, Bizeps, Gastroknemius, Flexor digitor. et hallucis Pediaeus und der Sohlenmuskulatur, starke Atrophie dieser Muskeln mit totaler E. R. Starke Ataxie beider Beine in allen Gelenken. Patellar-, Achilles-, Sohlenreflexe, Kremasterreflex beiderseits erloschen. Blasen-, Mastdarm-Potenzstörungen. Am linken Bein Anästhesie von L_5—S_5. Rechts Hautsensibilität normal. Tiefensensibilität in beiden Beinen bis zum Hüftgelenk schwer gestört.

Das Projektil hat hier also die Kauda in der Höhe des zweiten Lendenwirbels getroffen. Anfangs ist nicht nur der gesamte Kaudaquerschnitt in dieser Höhe, d. h. alle Kaudastränge von L_3 an abwärts ausgeschaltet, sondern die Fernschädigung erstreckt sich auch auf alle oberhalb austretenden Lumbosakralwurzeln. Allmählicher Rückgang der totalen Lähmung. Der definitive Ausfall erstreckt sich im wesentlichen auf die dem direkten

Stoß ausgesetzte linke Hälfte der Kauda, d. h. es besteht totale Lähmung aller von der linken vierten Lumbalis an bis zur fünften Sakralis versorgten Muskeln die Hautanästhesie entspricht annähernd dieser Stelle des Hauptherdes, nur die vierte hintere Lumbalis ist offenbar von dem Drucke des Projektils nicht definitiv geschädigt worden. Aber außerdem sind erstens auch die rechte erste bis fünfte vordere Sakralwurzel dauernd schwer mitalteriert, wie aus der hochgradigen Schwäche des Gastroknemius, Flexor hallucis et digitorum und der Sohlenmuskulatur, sowie aus der Blasen-, Mastdarm- und Potenzstörung hervorgeht, und zweitens besteht eine elektive Schädigung des

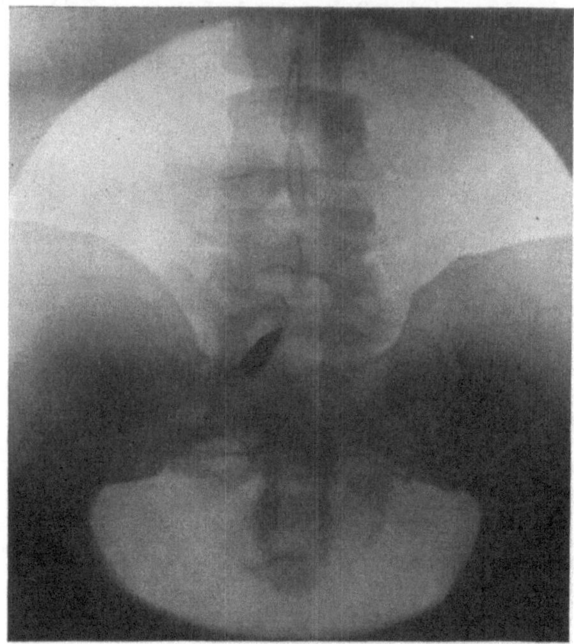

Abb. 7. Infanterieprojektilsteckschuß in Höhe des 5. Lendenwirbels. (Fall 15.)

der Tiefensensibilität dienenden Systems der gesamten hinteren Lumbosakralwurzeln, wie aus der starken Ataxie beider Beine, der Aufhebung der Tiefensensibilität, sowie dem Verlust beider Patellar- und Kremasterreflexe hervorgeht.

F all 15: Infanterieprojektilsteckschuß in der Höhe des fünften Lendenwirbels (vgl. Abb. 7). Einschuß rechts im oberen Teile des Sakrums. Projektil extradural rechts drückt auf die erste und zweite rechte Sakralis. Nach der Verwundung sofort Blasen- und Mastdarmstörungen, keine Lähmung der Beine. In der Folge gehen die anovesikalen Störungen sehr rasch zurück. Der definitive Ausfall besteht in doppelseitiger völliger Lähmung des Gastroknemius, Flexor digitorum et hallucis, Peroneus longus et brevis und das Pediaeus, während die Interossei pedis, Blase, Mastdarm und Potenz ganz intakt sind. Achillesreflex fehlt beiderseits. Tiefer Sohlenreflex beiderseits vorhanden, ausgesprochene Interosseuswirkung, Sohlenhautreflex fehlt. Hautsensibilität total erloschen in S_1 und S_2 sonst völlig intakt.

Das in den Kreuzbein-Lendenwirbelkanal rechterseits eindringende Projektil hat die rechte zweite und erste Sakralwurzel direkt gequetscht und offenbar ist durch Contre coup eine Kontusion der beiden homologen Wurzeln der gegen-

überliegenden Seite erfolgt. Der definitive Ausfall entspricht der doppelseitigen Ausschaltung nur dieser beiden Wurzeln. Das Erhaltensein der Interossei pedis erklärt sich aus der Innervation dieser Muskeln durch die dritte
Sakralis. Die in dieser Höhe des Kaudaquerschnittes verlaufende dritte bis
fünfte Sakralis sind zwar auch anfangs leicht mitgeschädigt worden, aber diese
Mitschädigung hat sich rasch ganz ausgeglichen, wenn wir von einer ganz
leichten Erschwerung des Wasserlassens absehen. Alle supraläsionellen Lumbosakralwurzeln sind dem Seitendruck des Geschosses von Anfang an entgangen.

Aus der bisherigen Betrachtung geht klar hervor, daß sich in der Mehrzahl
der Fälle die Schädigung des Markes keineswegs auf die Stelle beschränkt, an
welcher dasselbe durch den direkten Stoß des Projektils durchtrennt wird,
oder eine Kontusion erleidet, sondern daß durch den Seitendruck des Geschosses sowohl bei den partiellen Kontinuitätstrennungen beim Durchschuß
als auch bei den intramedullären, extramedullär-intraduralen und extraduralen
Steckschüssen der nicht direkt kontundierte Teil des Markquerschnittes in der
Höhe des Kontusionsherdes eine Mitschädigung erfährt (juxtaläsionelle Mitschädigung) und daß darüber hinaus auch eine mehr oder weniger große
Zahl von supraläsionellen und infraläsionellen Marksegmenten bzw.
Wurzeln ebenfalls eine Mitschädigung erleidet. Diese juxta-, supra- und infra-
läsionelle Mitschädigung ist bei der Autopsie in frischen Fällen meist schon
makroskopisch in beträchtlicher Höhenausdehnung an der hämorrhagischen
und ödematösen Infarcierung des nicht direkt kontundierten Abschnittes des
Markquerschnittes und an zahlreichen Petechien und Ekchymosen, in den
infra- und supraläsionellen Marksegmenten und Wurzeln deutlich zu erkennen. Borst fand durchschnittlich 2—3 Segmente proximal und distal
vom eigentlichen Kontusionsherde ergriffen. Ähnliches hat Dupérié fest-
-gestellt. Ricker fand in einem Falle von fast völliger Durchtrennung des
Markes in der Höhe des 10. Thorakalsegmentes solche Nachbarschafts- und
Fernherde in Gestalt von Ekchymosen und Petechien abwärts im 11. und
12. Dorsalsegment und innerhalb des gesamten Lendenmarkes, aufwärts durch
das gesamte Brust- und Halsmark bis zur unveränderten Oblongata hinauf.
In der Mehrzahl der Fälle ergibt allerdings die makroskopische Betrachtung
keine derartig umfängliche Höhenausdehnung der Fernherde, wie in dem
Rickerschen Falle. Mikroskopisch aber lassen sich dieselben einige Tage nach
der Verletzung und später regelmäßig in beträchtlicher Extensität feststellen.
Ihr histologisches Gepräge wird später eingehend geschildert werden. Marburg fand durchschnittlich 6—8 Segmente beteiligt, aber er sowohl wie Cassirer konnten in einem Falle sogar eine Ausdehnung der Neben- und Fernherde über 18 Segmente verfolgen.

Welch bedeutsame Rolle diese Nachbarschafts- und Fernherde in den
infra- und supraläsionellen Marksegmenten für die klinische Symptomatologie
der Rückenmarksverletzungen spielen, ist ja an der Hand der bisher zum Belege herangezogenen Fälle schon klar in Erscheinung getreten. Wir werden auf
sie in der Folge immer wieder zurückkommen und an der Hand zahlreicher
Beispiele erfahren, welche ungeheure Mannigfaltigkeit, und man kann nur
sagen Launenhaftigkeit in bezug auf die Reversibilität und Reparabilität dieser
Nachbarschafts- und Fernherde besteht. Nicht einmal die Oblongata und
das Großhirn bleiben von der Fernwirkung des Geschosses verschont. Bei
Halsmarkkontusionen ist initiale Bewußtlosigkeit, ein Oblongatasymptom,
keine Seltenheit. In einigen Fällen meines Materials ist sie aber auch bei Kontusionen des Brustmarkes verzeichnet. Fernherde im Bereiche der Kerne des
12., 11., 10., 8., 7., 5. Hirnnerven, oder an anderen Punkten der Oblongata
und der Pons (Nystagmus) sind mehrfach beobachtet worden. Welche Rolle

die Nachbarschafts- und Fernwirkung des Geschosses bei den Verletzungen der Cauda equina spielt, ist ja genugsam hervorgehoben. Sie gibt sich darin zu erkennen, daß in der Mehrzahl der Fälle mit Kaudaverletzung, einerlei, in welcher Höhe der Kaudaquerschnitt getroffen wird, zunächst eine totale Lähmung beider Beine und des Mastdarms besteht, ein Beweis, daß auch alle supraläsionellen Lumbosakralwurzeln eine initiale Mitschädigung erfahren haben. Allerdings engt sich im weiteren Verlaufe die Lähmung fast immer mehr oder weniger beträchtlich ein und es hinterbleiben nun je nach der Ausdehnung der definitiven Schädigung und je nach dem Grade der Reversibilität und Reparabilität der initialen Mitschädigung juxtaläsioneller, supra- und infraläsioneller Kaudawurzeln die mehr oder weniger umschriebenen Residuärlähmungen, deren Bild fast von Fall zu Fall ein verschiedenes ist.

β) Die akute Preßschädigung (Prellschädigung).

Bei der soeben erwähnten, durch den Seitendruck des Geschosses hervorgerufenen Mitschädigung zahlreicher infra- und supraläsioneller Marksegmente und Wurzeln handelt es sich nicht um eine primäre Sprengung des Gewebsverbandes durch Kontusion, sondern um eine Störung, die als das Resultat der akuten Pressung anzusehen ist, welcher mehr oder weniger das gesamte Rückenmark bei der Schußverletzung der Wirbelsäule unterliegt. Ehe wir auf das Wesen dieser akuten Rückenmarkspressung näher eingehen, müssen wir den Mechanismus der Rückenmarksschädigung in den Fällen ins Auge fassen, in welchen das Geschoß den Wirbelkanal nicht passiert und das in ihm liegende Rückenmark gar nicht berührt. Auf die ungemein große Häufigkeit dieser Art der Markschädigung ist von Anbeginn an von zahlreichen Autoren hingewiesen worden (Borchardt, Henneberg, Cassirer, Schuster, Licen, Leva, Beitzke, Mauß und Krüger Ricker, Borst, Benda, Marburg und Ranzi, Reinhardt, O. Foerster, Frangenheim, Kroh, Schultz und Knauer, Boettiger, Grisson, Maresch, Heineke, Bittorf, Troemner, Souques, Marie, Souques und Megevand, Guillain, Barré, Claude, L'Hermitte, Roussy, Léri, Cornil, Holmes, Collier, Buzzard, Pieri u. a.). Hierher gehören zunächst die Fälle, in welchen das Projektil den Wirbelkörper durchbohrt (Wirbelkörperdurchschuß), oder seine Oberfläche einfurcht (Wirbelkörpertangentialschuß), oder denselben nur gerade streift, ohne eine nennenswerte Knochenläsion zu setzen (echter Wirbelstreifschuß), ferner die Fälle, in welchen das Projektil Quer-, Dorn- oder Gelenkfortsatz durchbohrt, absprengt, oder auch nur oberflächlich streift. Auch Streifschüsse des Wirbelbogens, die nur zu einer geringen, und jedenfalls nicht in das Innere des Wirbelkanals eindringenden Knochensplitterung führen, müssen hier erwähnt werden. Ebenso die Streifschüsse des Wirbelbogens ohne jegliche Verletzung desselben. Ferner gehören hierher die zahlreichen Fälle, in welchen das Geschoß im Innern des Wirbelkörpers stecken bleibt (Wirbelsäulensteckschuß), und endlich Fälle, in welchen das Projektil auf den Wirbel aufprallt (Wirbelprellschuß im engeren Sinne) und ohne ihn nennenswert zu verletzen, teils in unmittelbarer Nachbarschaft liegen bleibt (paravertebraler Steckschuß), teils mehr oder weniger weit in das umliegende Gewebe weiterdringt. Ich habe einen sehr eigenartigen Fall beobachtet, bei dem das Infanterieprojektil die Zähne durchschlug, in den Mund eindrang, auf die Vorderfläche der Halswirbelsäule anprallte und dann verschluckt wurde und rektal später wieder erschien. Es bestand sofort nach der Verletzung völlige Lähmung aller vier Extremitäten, aber keine Bewußtlosigkeit.

In der Mehrzahl aller dieser Wirbelverletzungen kommt es, auch ohne daß das Geschoß den Wirbelkanal passiert, und ohne daß Knochenfragmente in den Wirbelkanal oder gar in den Duralsack und in das Rückenmark versprengt werden, gleichwohl zu einer mehr oder weniger schweren Schädigung des Markes oder der Cauda equina. Es muß aber hervorgehoben werden, daß durchaus nicht jede Schußverletzung der Wirbelsäule von einer medullären Schädigung begleitet zu sein braucht. Frangenheim behauptet zwar, daß das ein seltenes Vorkommnis sei, er sah es nur bei Schüssen im Bereich der Lendenwirbelsäule, und zwar vorwiegend bei Wirbelkörpersteckschüssen. Aber so selten wie Frangenheim glaubt, ist dieses Vorkommnis doch nicht. Kroh sah eine Absprengung des 1.—4. linken Lendenwirbelquerfortsatzes durch einen Granatsplitter und eine solche des 8.—11. Brustwirbeldornfortsatzes durch ein Infanterieprojektil, beide Fälle verliefen ohne medulläre Läsion. Dietlen beobachtete in einem Falle von Schußverletzung des dritten Lendenwirbels, daß ein seitliches keilförmiges Stück vom Wirbelkörper abgesprengt und nach oben verschoben war, und außerdem noch ein Defekt im Innern derselben Wirbelhälfte bestand. Klinisch lagen keine Marksymptome vor, es bestand nur eine Skoliose der Lendenwirbelsäule. In einem anderen Falle waren die Gelenkverbindungen zwischen zweitem und dritten Lendenwirbel nahezu völlig zerstört, der Dornfortsatz und der eine Querfortsatz des zweiten Lendenwirbels waren abgesprengt und nach unten rechts verlagert, der Bogen des zweiten Lendenwirbels war nicht sichtbar, dabei war das Rückenmark ganz unbeschädigt. Bergmann, Berger, Hoffmann, Grünewald und Cassirer haben ebenfalls Fälle mitgeteilt, in denen trotz schwerster Veränderungen der Wirbelsäule das Rückenmark gar nicht oder fast gar nicht tangiert wurde. Cassirer erwähnt unter anderem eine Absprengung der Dornfortsätze des 5. und 6. Halswirbels, ohne jegliche medulläre Erscheinungen, und drei weitere Fälle von Halswirbelschüssen mit sehr geringfügigen spinalen Symptomen. Ich selbst habe drei Fälle von Lendenwirbelkörpersteckschuß beobachtet, in denen von Anfang an nicht die geringste medulläre Läsion bestanden hatte. Auch Eiselsberg hebt das Vorkommen von Wirbelsäuleverletzungen ohne jegliche Beteiligung des Markes nachdrücklich hervor. Gamberini beschreibt zwei Fälle von Steckschuß; in dem einen Falle lag das Projektil zwischen Atlas und Okziput, im anderen zwischen Atlas und Epistropheus. Obwohl sogar der Atlas gebrochen war, bestanden keinerlei Symptome der Markschädigung.

Auch schon aus der Vorkriegszeit liegen derartige Beobachtungen in großer Zahl vor. Nach Chipault waren unter 104 Schußverletzungen der Wirbelsäule 22 reine Knochenschüsse ohne Markschädigung; sie betrafen fast ausnahmslos die Quer- oder Dornfortsätze. Bergmann hat drei Fälle beschrieben, in welchen die Kraft der in die Mundhöhle eindringenden Kugel im Momente des Aufpralls auf die Halswirbelsäule erschöpft war und keine Markschädigung eintrat. Auch Forster hat eine ähnliche Beobachtung gemacht.

Aber in der Mehrzahl der Fälle, in welchen das Projektil die Wirbelsäule berührt oder verletzt, kommt es zu einer Schädigung des Rückenmarks und seiner Wurzeln.

Außer der bisher besprochenen Gruppe von Fällen, welche alle das gemein haben, daß das Projektil mit der Wirbelsäule in Kontakt kommt, gibt es aber auch Fälle, in welchen das Geschoß nur eine oder mehrere Rippen trifft und dieselben frakturiert, oder nur auf sie aufprallt und als Steckschuß neben ihnen oder in ihrer Nachbarschaft liegen bleibt. Auch hierbei kann es zu einer schweren Rückenmarksschädigung kommen, worauf zuerst Schuster hingewiesen hat. Mauß berichtet über drei Fälle mit bioptisch festgestellten Rückenmarksveränderungen, bei denen das Geschoß in sagittaler Richtung den Thorax reichlich handbreit von der Mittellinie durchsetzt und eine Rippen- bzw. Schlüsselbeinfraktur bewirkt hatte. Aber weder röntgenologisch noch bioptisch ließ sich am Wirbel selbst eine Veränderung nachweisen. Ähnliche Beobachtungen haben Claude und L'Hermitte gemacht. Abb. 8 zeigt das Röntgenbild eines derartigen von mir beobachteten Falles; das Geschoß ist, nachdem es von vorne eingedrungen und den Thorax durchsetzt hatte, auf die 11. Rippe aufgeprallt, wobei es seine Spitze abgebogen hat, und ist in unmittelbarer

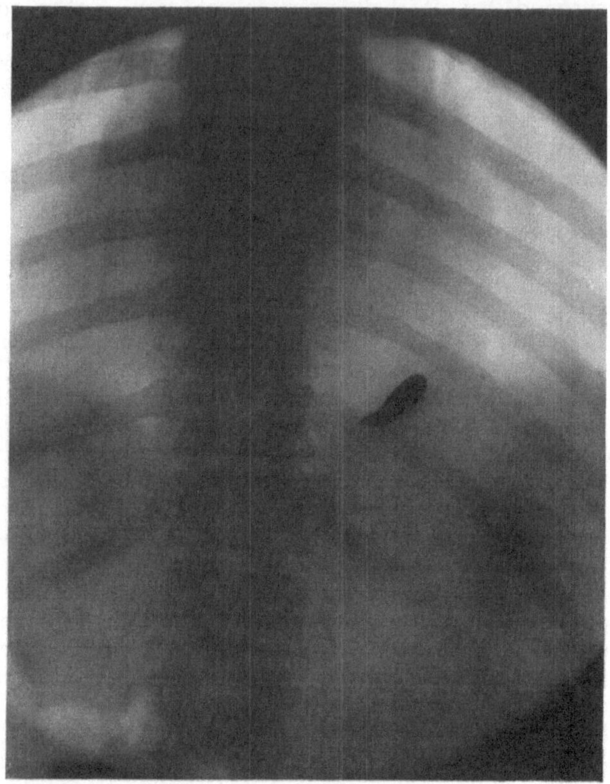

Abb. 8. Preßschädigung des Rückenmarks durch Prellschuß der 11. Rippe. (Fall 16.)

Nachbarschaft von der Rippe liegen geblieben. Es lag eine typische, totale Querschnittslähmung vor.

Fall 16: Einschuß vorne links außerhalb der Mamillarlinie, Infanterieprojektil links etwa 8 cm von der Wirbeldornlinie entfernt an der Innenseite der 11. Rippe (Abb. 8). Sofort nach dem Schuß totale Lähmung der Beine, der Blase und des Mastdarms. In der Folge wandelt sich die schlaffe Beinlähmung in eine spastische um. Es besteht totale spastische Beinlähmung, hochgradige Adduktions- und Streckkontraktur, lebhafter Patellar- und Fußklonus, Oppenheim, Babinski, Rossolimo beiderseits +. Blasen-, Mastdarm- und Potenzstörung. Lähmung der seitlichen Bauchmuskeln unterhalb des Nabels beiderseits, totale E.R. der gelähmten Bauchmuskeln. Abwehrreflexe der Beine auslösbar aufwärts bis D_{10} einschließlich. Totalanästhesie aufwärts bis D_8 einschließlich. Status im wesentlichen unverändert. $^3/_4$ Jahre nach der Verletzung Resektion hinterer Rückenmarkswurzeln, wodurch ausgezeichnete Gehfähigkeit erzielt wird.

Es ist also in diesem Falle durch den Anprall des Geschosses gegen die 11. Rippe eine Querläsion des Markes eingetreten, und zwar handelt es sich um eine schwere und nachhaltige Schädigung. Dieselbe reicht bis zum 8. Dorsalsegment aufwärts.

Auch der folgende Fall illustriert die kostale Prellschädigung des Markes sehr genau.

Fall 17: Infanterieprojektildurchschuß, Einschuß an der Seite des Thorax an der 12. Rippe, Ausschuß über Handbreit von der Wirbelsäule entfernt, etwas unterhalb der 12. Rippe. Diese ist frakturiert. Sofort totale Lähmung der Beine, der Blase und des Mastdarmes. In der Folge engt sich die Lähmung der Beine rasch ein, es bleibt eine beiderseitige vollkommene schlaffe atrophische Lähmung aller vom vierten Lumbalsegment bis zum fünften Sakralsegment innervierten Muskeln mit totaler E.R. bestehen (Tibialis anticus, Tibialis posticus, Glutaeus medius et minimus, Extensor hallucis, Extensor digitor., Peroneus brevis et longus, Glutaeus maximus, Semitendinosus, Semimembranosus, Bizeps, Gastroknemius, Flexor digitor. et hallucis, Sohlenmuskulatur), ferner totale Anästhesie rechts von L_4—S_5, links von L_5—S_5. Patellar-, Achilles-, Sohlenreflex beiderseits erloschen.

Es ist also durch den Stoß des Geschosses, welches die 12. Rippe durchschlagen hat, zu einer schweren Schädigung des gesamten Lumbosakralmarkes gekommen, die sich nur im Bereiche der obersten drei Lumbalsegmente ausgeglichen hat, während alle tieferen Lumbosakralsegmente definitiv destruiert bleiben.

Ricker gibt zwar an, daß er niemals, nach noch so schweren und ausgedehnten Rippenverletzungen, irgendwelche Befunde am Rückenmark angetroffen habe, und meint, daß die Gelenkverbindung zwischen Rippen und Wirbelsäule eine Übertragung der Geschoßwirkung auf die Wirbelsäule und das Rückenmark verhindere. Es kann aber nach den Beobachtungen von Schuster, Mauß und Krüger, von Porot, von Claude und nach meinen eigenen Beobachtungen kaum zweifelhaft erscheinen, daß eine solche Übertragung doch gelegentlich stattfindet.

Mauß und Krüger konnten sogar in Fällen, in welchen das Projektil nur den Extremitätengürtel durchbohrte, bioptisch Rückenmarksveränderungen feststellen. Sie sahen das unter 72 operierten Fällen bei zwei Durchschüssen durch den Deltamuskel und fünfmal bei hochsitzenden Extremitätenschüssen mit Verletzung der Nervenstämme. Auch Oppenheim weist darauf hin, daß Plexusschüsse gelegentlich mit medullären Symptomen gepaart sind, doch ist bei seinen Beobachtungen eine Wirbelsäulenverletzung nicht mit genügender Sicherheit auszuschließen. Auch Heineke, Reinhardt und Leva haben die Kombination von Plexusschüssen mit Rückenmarksschädigung beschrieben. Man kann in diesen Fällen, in welchen eine Verletzung des Plexus brachialis stattfindet, ebenso wie bei den hochsitzenden Extremitätenschüssen mit Beteiligung der großen Nervenstämme das Zustandekommen der medullären Läsion durch eine Zerrung erklären, welche die Wurzeln auf das Mark ausüben. Reinhardt fand in einem Falle, in welchem das Projektil einen Spinalnerven mitgerissen hatte, die Dura seitlich eingerissen und einen Herd im entsprechenden Hinter- und Seitenstrang des Rückenmarkes.

Dieser Erklärungsversuch versagt aber bei den von Mauß und Krüger beobachteten zwei Fällen von Durchschuß durch den Deltamuskel und in drei Fällen meines eigenen Materials gänzlich.

Fall 18: Infanterieprojektildurchschuß durch die linke Schulter, Einschuß im äußersten Teil der Klavikula, Ausschuß am Übergang der Spina scapulae in das Akromion. Beide Knochen frakturiert. Sofortige Lähmung beider Beine, der Blase und des Mastdarms. Totalanästhesie rechterseits aufwärts bis D_4, linkerseits bis C_3

aufwärts. Keine Lähmung des linken Armes. In der Folge rasche wesentliche Besserung der Lähmung, allmählicher Rückgang aller Lähmungserscheinungen, es hinterbleibt nur eine Anästhesie für alle Qualitäten linkerseits von C_3—D_5 und linksseitiger Babinski, sowie Andeutung von Fußklonus.

In diesem Falle ist es also bei einem Durchschuß durch den Schultergürtel (Klavikula und Skapula), ohne daß eine Verletzung des Armnervengeflechtes erfolgte, zu einer schweren Markläsion in der Höhe des vierten Dorsalsegmentes gekommen. Außerdem ist aber linkerseits eine Schädigung der oberhalb und unterhalb des Transversalherdes gelegenen Segmente, C_3—D_5, eingetreten. Und zwar betrifft diese letztere Schädigung ausschließlich die Hinterhörner und die Wurzeleintrittszonen dieser Segmente; denn nur so ist die bleibende totale Anästhesie von C_3—D_5 zu erklären. Während die Transversalschädigung im Bereiche des vierten Dorsalsegmentes sich bis auf geringe Reste (positiver Babinski, Andeutung von Fußklonus) völlig restituiert hat, ist in dem säulenartig von C_3 bis D_5 reichenden Herde linkerseits keine Änderung ad melius eingetreten.

Fall 19: Schrapnellkugelsteckschuß der rechten Beckenschaufel. Einschuß rechts außen im Bereich des Glutaeus medius. Sofortige Lähmung beider Beine, der Blase und des Mastdarms, rascher Rückgang aller Lähmungserscheinungen. Als definitives Residuärsymptom ist nur doppelseitiger Verlust des Patellar- und Achillesreflexes übriggeblieben.

Fall 20: Durchschuß durch linke Beckenschaufel, Einschuß vorne unten am Bauch, Ausschuß hinten im äußeren Bereiche der Beckenschaufel. Sofortige Lähmung beider Beine, der Blase und des Mastdarmes. Allmählicher Rückgang der Lähmung. Der definitive Ausfall betrifft alle von der linken vierten Lenden- bis fünften Sakralwurzel versorgten Muskeln, also Tensor fasciae, Tibialis anticus et posticus, Glutaeus medius et minimus, Extensor hallucis, Extensor digitor., Peroneus longus et brevis, Glutaeus maximus, Semimembranosus, Semitendinosus, Bizeps, Pediacus, Gastroknemius, Flexor digitor. et hallucis und die Sohlenmuskulatur. Alle diese Muskeln sind stark atrophisch und zeigen totale E.R. Außerdem besteht schwere Blasen- und Potenzstörung. Achillesreflex fehlt beiderseits. Thermanalgesie beiderseits von S_1—S_5.

In beiden Fällen hat das Projektil die eine Beckenschaufel getroffen und es trat sofortige Lähmung beider Beine, der Blase und des Mastdarms ein. Während im ersten Falle die Störung rasch zurückgeht und bis auf doppelseitigen Verlust der Patellar- und Achillesreflex sich völlig ausgleicht, bleiben im zweiten Falle eine dauernde Lähmung aller von der vierten Lendenwurzel bis zur fünften Sakralwurzel versorgten Muskeln auf der Seite der Verletzung, eine Blasen- und Potenzstörung, doppelseitiger Verlust des Achillesreflexes und eine dissoziierte Sensibilitätsstörung (Thermanalgesie) von S_1—S_5 beiderseits als Residuärsymptome bestehen.

Es bleibt meines Erachtens in den zwei von Mauß und Krüger mitgeteilten Fällen von Durchschuß durch den Deltamuskel, sowie in meinen drei Fällen von Verletzung des Schultergürtels bzw. der Beckenschaufel nichts anderes übrig, als anzunehmen, daß sich gelegentlich, unter nicht näher feststellbaren Bedingungen, die Stoßwirkung des Geschosses vom Extremitätengürtel auf die Wirbelsäule und das Rückenmark übertragen kann. Und zwar ist die hierbei entstehende Schädigung des Markes bzw. der Cauda equina, wie meine Beobachtungen lehren, unter Umständen eine recht schwere und nachhaltige.

Man bezeichnet die Rückenmarks- oder Kaudaschädigung, welche bei Schußverletzungen der Wirbelsäule ohne Eröffnung des Wirbelkanals, oder bei Schußverletzungen der Rippen und eventuell sogar des Extremitätengürtels zustande kommt, als Prellschädigung des Markes, oder auch als Commotio spinalis im weiteren Sinne des Wortes. Die letztere Bezeichnung halte ich für wenig glücklich und werde mich ihrer nicht bedienen.

Wenn wir den Mechanismus dieser Prellschädigung näher analysieren, so müssen wir erstens berücksichtigen, daß die, aus elastischen Knochen bestehende Wandung des Wirbelkanals unter der Wirkung des Stoßes, den ihr das Geschoß versetzt, eine Bewegung auszuführen vermag, ohne daß es dabei zur Berstung des Knochens zu kommen braucht. Besonders dürfte dies für den Wirbelbogen bei der Einwirkung eines Stoßes von hinte oder von der Seite her gelten; aber auch der Seitendruck eines den Bogen streifenden Geschosses vermag diesen temporär einzubiegen, ohne daß ein Einbruch erfolgt (Kroh). Durch den plötzlichen gewaltsamen Anprall der knöchernen Wandung des Wirbelkanals gegen das in seinem Innern gelegene und sich der Bewegung des Knochens nicht prompt genug anpassende Mark kann es zu einer Kontusion desselben kommen. So dürften sich z. B. die an der Dorsalseite des Markes gelegentlich festgestellten Kontusionsherde bei einem Prell- oder Streifschuß eines Wirbelbogens oder eines Dornfortsatzes (ohne jegliche Verletzung des Knochens) erklären. Aber die Möglichkeit einer temporären Einbiegung des Knochens ohne Frakturierung desselben muß im Prinzip für die gesamte knöcherne Wandung des Wirbelkanals anerkannt werden. Das epidurale Fettgewebe und die epiduralen Venengeflechte wirken offenbar nur als geringer Stoßdämpfer; sie können unter der Stoßwirkung ihrerseits eine Kontusion erleiden bzw. bersten, so daß es zur hämorrhagischen Infiltration des Fettes und zu epiduralen Blutungen kommt. Im Bereiche der Halswirbelsäule fehlt das epidurale Fettgewebe oft ganz, hier liegt die Dura der periostalen Auskleidung des Wirbelkanals mehr oder weniger eng an. Durch den Stoß des Geschosses erfährt nicht nur der direkt getroffene Abschnitt der knöchernen Wandung des Wirbelkanals eine temporäre Einbiegung, sondern es erleidet auch die gesamte Zirkumferenz der ja röhrenförmig geschlossenen, teils knöchernen, teils ligamentösen Wandung des Wirbelkanals eine temporäre Gestaltsveränderung. Insbesondere kann es bei der Rückbewegung, welche die durch den Stoß aus ihrer Gleichgewichtslage verschobene, dem Angriffspunkt der Gewalt gegenüberliegende Wandung des Wirbelkanals infolge ihrer Elastizität ausführt, zu einem Anprall desselben gegen das Mark kommen. Oder das durch den Stoß in dessen Richtung in Bewegung versetzte Mark prallt an die dem Angriffspunkte des Stoßes gegenüberliegende Wandung des Wirbelkanals an, sei es, daß letztere sich gerade in ihrer Ruhelage befindet, sei es, daß sie die soeben erwähnte Rückbewegung ausführt.

Wir müssen also bei der Prellschädigung des Markes durch Schußverletzungen mit der Möglichkeit einer Kontusion durch Coup und Kontrecoup rechnen. Am Gehirn sind ja diese Kontusionen durch Coup und Kontrecoup bei der Einwirkung stumpfer Gewalten, die den Schädel treffen, ohne ihn zu frakturieren, seit langem bekannt und sie sind bei den Kopfschüssen, welche die knöcherne Wandung des Gehirnschädels einbiegen, ohne sie zu frakturieren, zahlreiche Male festgestellt worden. Auf die temporäre Einbiegung der knöchernen Wandung des Wirbelkanals durch den Stoß des Geschosses und eine hierdurch bedingte Markkontusion ist möglicherweise die Tatsache zurückzuführen, daß gar nicht selten bei der Prellschädigung des Markes die klinischen Ausfallserscheinungen von vornherein nur der Seite entsprechen, auf welcher das Projektil an der Wirbelsäule angegriffen hat, oder daß, wenn die anfänglich den ganzen Markquerschnitt betreffende Schädigung sich zurückbildet, die definitiven Ausfallsymptome der Seite des Angriffspunktes des Projektils entsprechen. Doch ist auch eine gekreuzte Beziehung zwischen dem Angriffspunkt des Geschosses und dem Markherde mehrfach beobachtet worden, wobei an eine Kontrecoupwirkung gedacht werden kann. Doch darf in dieser Wechselbeziehung zwischen dem Angriffspunkt des Geschosses und der Lokalisation des Markherdes durchaus nicht ohne weiteres ein Beweis erblickt werden, daß letzterer stets auf einer Kontusion durch den temporär eingebogenen Knochen beruhen müsse. Wir werden vielmehr alsbald erfahren, daß auch die durch die Stoßwirkung des Projektils hervorgerufene Steigerung des Liquordruckes und die damit verbundene akute Markpressung, die nichts mit einer echten Kontusion zu tun hat, einen vorwiegend lokalen Angriffspunkt besitzt und meist an Ort und Stelle die schwerste Markschädigung hervorruft.

Fickler und besonders Leva nehmen an, daß unter der Wirkung des Stoßes des Projektils die Wirbelsäule in eine große Zahl von Schwingungen versetzt wird, und daß diese das Mark dadurch beschädigen, daß sich dessen Schwingungen anders verhalten, als die der Wirbelsäule. Letztere schwinge bereits zurück, während sich das Rückenmark noch nach vorwärts bewegt, und umgekehrt, so daß es zu fortgesetzten Stößen gegen die ventralen und dorsalen Partien des Markes kommt. Die Halswirbelsäule, welche nicht wie die übrigen Teile der Wirbelsäule mit der Umgebung durch Knochen fest verbunden, sondern frei und nach allen Seiten ausgiebig beweglich ist, verhält sich wie ein langer Stab, der an einem Ende festgeklemmt ist, und macht infolgedessen Ausschläge von beträchtlicherer Schwingungsbreite, aber geringerer Schwingungszahl in der Zeiteinheit. Die Brust- und Lendenwirbelsäule dagegen soll kürzere, aber um so schnellere Einzelschwingungen in der Zeiteinheit ausführen. Diese letzteren sollen dem Rückenmark viel gefährlicher sein als die großen langsamen Schwingungen der Halswirbelsäule.

Außer der durch temporäre Verschiebung der knöchernen Wand des Wirbelkanals herbeigeführten Kontusion des Markes kommt aber bei der Prellschädigung auch noch eine Aufhebung des Gewebsverbandes durch Zerrung in Betracht. Wir haben bereits für die Schüsse, welche den Plexus oder die großen Nervenstämme im Bereiche des Extremitätengürtels treffen, darauf hingewiesen, daß die hierbei gelegentlich beobachtete Markschädigung durch eine Zerrung der Nervenwurzeln, die bis ins Mark reicht, erklärt werden kann. Reinhardt stellte in einem solchen Falle, in welchem das Geschoß einen Interkostalnerven mitgerissen hatte, fest, daß die Dura seitlich regulär eingerissen war. Ich möchte an dieser Stelle einen Fall eigener Beobachtung anführen, der zwar keine Schußverletzung darstellt, sondern eine Verletzung durch stumpfe Gewalt, der aber illustriert, welche schwere Markläsion gelegentlich durch Zerrung der Nervenstämme entstehen kann.

Fall 21: Angeborene Hüftgelenksluxation, forcierter Einrenkungsversuch, der nach langen Bemühungen erfolglos verläuft. Nach dem Erwachen aus der Narkose fast völlige Lähmung des Beines, an dem der Einrenkungsversuch unternommen war, aber auch das andere Bein zeigt totale Lähmung im Gebiete des Hüftnerven des Glutaeus maximus, medius et minimus und Tensor fasciae, hochgradige Schwäche des Quadrizeps, der Adduktoren, geringere Schwäche des Grazilis, Sartorius und Ileopsoas. Schwere Blasenstörung. Anästhesie beiderseits von L_5—S_5. Es ist also durch starke anhaltende Zerrung an den Nervenstämmen des einen Beines eine schwere Läsion des Rückenmarks zustande gekommen, die sich in ihren Folgen nur langsam und nur sehr partiell ausglich.

Um zu übersehen, auf welchen Wegen eine die Wirbelsäule treffende Gewalt durch Zerrung eine Markschädigung herbeiführen kann, müssen wir bedenken, daß zwischen dem Periost des Wirbelkanals und den die austretenden Nervenwurzeln begleitenden Durascheiden überall eine bindegewebige Verbindung besteht; ferner adhäriert das peridurale Fettgewebe sowohl an dem Periost des Wirbelkanals, als an der Dura und gibt zahlreiche Gefäße nach beiden Seiten ab. An der Innenfläche der Dura inserieren die Ligamenta denticulata, welche ihrerseits auf der Oberfläche des Markes verankert sind. Es sind also trotz der scheinbar freien Suspension des Markes im Wirbelkanal reichlich Verbindungen zwischen Wirbelsäule und Rückenmark vorhanden, durch welche sich eine Bewegung der Wirbelsäule, bzw. eine Bewegungsserie von raschester Folge auf das Mark übertragen und auf dieses eine Zerrung ausüben kann.

Es darf ferner nicht übersehen werden, daß in dem Momente, in welchem das Geschoß die Wirbelsäule trifft, wahrscheinlich reflektorisch eine plötzliche, forcierte übermäßige Bewegungsexkursion des betroffenen Teiles der Wirbelsäule, vielleicht auch eine starke Zusammenstauchung mehrerer Wirbel durch krampfhafte Muskelkontraktion erfolgen kann, welche zu einer Zerrung des Markes auf dem angegebenen Wege, aber auch zu einer Quetschung führen kann. Es ist also die Möglichkeit vorhanden, daß es bei den Schußverletzungen der Wirbelsäule, welche ohne Eröffnung des Wirbelkanals verlaufen, zu einer Kontusion des Markes oder zu einer Aufhebung des Gewebsverbandes durch Zerrung kommt. Manche Autoren erblicken in Übereinstimmung mit den älteren Auffassungen von Thorburn, Kocher, Fickler, Luxemburger in dieser grobmechanischen Beeinflussung (im Sinne der Quetschung oder Zerrung) sogar den wesentlichen Mechanismus der Prellschädigung. Borst rechnet ebenso wie Benda bei der Prellschädigung des Markes wenigstens zum Teil mit Quetschungen und Zerrungen seiner Substanz. Demgegenüber behauptet Ricker, daß er bei reiner Prellschädigung des Markes niemals eine wirkliche Kontusion, d. h. eine primäre Sprengung des Gewebsverbandes oder eine Zerlegung in Bruchstücke beobachtet habe. Man wird auch unzweifelhaft Ricker recht geben müssen, daß die Entscheidung hierüber nur unmittelbar oder höchstens in den ersten Tagen nach der Einwirkung des Traumas getroffen werden kann, weil infolge der durch die Prellschädigung erzeugten Zirkulationsstörung, von welcher sogleich die Rede sein wird, sehr rasch eine sekundäre Lösung des Gewebsverbandes (Erweichung) eintritt.

Mit einer echten Kontusion. d. h. einer primären Sprengung des Gewebsverbandes durch Quetschung oder Zerrung dürfte der Mechanismus der Prellschädigung keineswegs erschöpft sein. Ja es ist damit das Wesentliche dieses Schädigungsmechanismus nicht berührt. Sowohl der die Wirbelsäule treffende Stoß, wie der Seitendruck des Geschosses pflanzen sich auf den Inhalt des Wirbelkanals fort und treffen hier auf den Liquor cerebrospinalis. Es kommt dadurch zu einer plötzlichen enormen Drucksteigerung im gesamten zerebrospinalen Liquorsystem (Duret, Gussenbauer, Jakob, Claude und L'Hermitte). Diese ruft eine starke, akute Pressung des Rückenmarks hervor, die nicht nur von der Zirkumferenz her auf dasselbe einwirkt, sondern infolge der zahlreichen Kommunikationen, welche vom Subarachnoidealraum durch die Pia hindurch auf den feinen Lymphbahnen des Markes in dessen Inneres und Innerstes führen, auch intramedullär angreift. Derjenige Markabschnitt, welcher dem Angriffspunkte des Geschosses an der Wirbelsäule entspricht, ist in der Regel der stärksten Pressung ausgesetzt. Hier findet sich in der Regel die wesentlichste Schädigung, der sog. Hauptherd. Dabei kann es sich um eine dauernde Schädigung des gesamten Querschnittes handeln. Nicht selten nimmt die Markschädigung von vornherein nur einen Teil des Querschnittes ein, welcher dabei meist der Seite entspricht, auf welcher das Projektil an der Wirbelsäule angreift. Oder wenn sich die anfangs den gesamten Markquerschnitt betreffende Schädigung zurückbildet, so zeigt die definitive Schädigung oft eine Lokalisation, welche der Stelle des Angriffspunktes des Geschosses an der Wirbelsäule entspricht. Klinisch entsprechen dieser Beschränkung der Markschädigung Bilder, die wir als Halbseitensyndrome, doppelseitiges oder auch einseitiges Hinterstrangsyndrom, kombiniertes Hinterstrang-Hinterseitenstrangsyndrom, isoliertes Vorderseitenstrangsyndrom, oder kombiniertes Vorderseitenstrang-Hinterseitenstrangsyndrom bezeichnen können. Auch einseitiges Hinterstrang- oder Hinterstrang-Hinterseitenstrangsyndrom, verbunden mit gekreuztem Vorderseitenstrangsyndrom ist keine Seltenheit. Diese lokalisierten Markschädigungen bei der akuten Markpressung lehren, daß wir bei letzterer geradeso wie bei der Kontusion mit einem mehr oder weniger lokalisierten Liquorstoß, mit Coup und Kontrecoup zu rechnen haben. Aber die den Liquor treffende Stoßwirkung des Projektils pflanzt sich nach hydraulischen Gesetzen mehr oder weniger über die ganze Liquorsäule fort und es unterliegen infolgedessen auch die der unmittelbaren Einwirkungsstelle benachbarten Partien des Markes, ja mehr oder weniger alle Abschnitte desselben einer akuten Pressung, so daß es zur Mitschädigung mehr oder weniger zahlreicher supra- und infraläsioneller Segmente und Wurzeln kommt. Selbst die Oblongata und manchmal sogar das Gehirn entgehen der akuten Pressung nicht, so daß es manchmal klinisch zu entsprechenden Ausfallssymptomen von seiten dieser Abschnitte des Nervensystems kommt.

Ich erwähne nur die Bewußtlosigkeit, welche bei Halswirbelschüssen beobachtet wird, die ich auch bei Verletzungen der Brustwirbelsäule beobachtet habe, die wir als ein Oblongatasymptom ansehen können. Ich erwähne ferner aphatische Störungen, welche Cassirer und ich im Anschluß an Verletzungen der Halswirbelsäule beobachtet haben.

Ich möchte aber auch schon an dieser Stelle darauf hinweisen, daß sich die akute Pressung nicht immer an der Stelle des Markes am stärksten auswirkt, welche dem Angriffspunkte des Geschosses an der Wirbelsäule entspricht, sondern daß die Hauptpressung an einer mehr oder weniger weit abgelegenen Stelle des Markes erfolgen kann. Aus welchen Gründen dies geschieht, ist im Einzelfall nicht analysierbar. Gar nicht selten wirkt die Pressung überhaupt mehr diffus und ruft infolgedessen an verschiedenen Stellen des Markes teils leichtere, tiels tiefgreifendere Schädigungen hervor.

Es fragt sich nun zunächst, auf welchem Wege sich die akute Pressung, welcher das Mark bei der Prellschädigung ausgesetzt ist, an diesem auswirkt.

Obersteiner und Schmauß vertreten die Ansicht, daß es in erster Linie durch die Pressung zu einer primären Schädigung des nervösen Parenchyms kommt. Diese primäre Parenchymschädigung kann die verschiedensten Grade aufweisen, von der einfachen, mikroskopisch nicht erkennbaren, rasch reversiblen und mit restloser Wiederherstellung der Funktion einhergehenden Schädigung des Nervengewebes (Commotio s. str.), über die mit feineren histologischen Methoden feststellbaren degenerativen Veränderungen an den Ganglienzellen, Markscheiden und Nervenfasern, bis zur totalen primären, traumatischen Nekrose aller ektodermalen Elemente, d. i. der Nervensubstanz und der Glia, mit konsekutiver Malazie.

Eine andere Gruppe von Autoren verlegt den primären Angriffspunkt der Pressung nicht in das Nervengewebe, sondern in den Gefäßapparat des Rückenmarkes (Hartmann, Henneberg, Lépine, Ricker u. a.). Henneberg nimmt hauptsächlich eine Störung der Kapillarfunktion an, die zur anämischen Nekrose führe. Besonders vertritt Ricker ähnlich wie Lépine sowohl auf Grund von experimentellen Studien, als von zahlreichen, sehr sorgfältigen pathologisch-anatomischen Untersuchungen am Gehirn und Rückenmark bei Schußverletzungen die Ansicht, daß die Geschoßwirkung an dem nervösen Apparat der Blutgefäße angreift und daß dadurch eine Veränderung in der Funktion der Gefäße erzeugt werde, welche zunächst eine Verlangsamung des Blutstromes, den prästatischen Zustand, und weiterhin auch einen völligen Stillstand desselben, die Stase, mit sich bringt. Durch diese Störung der Blutzirkulation kommt es zu einer Aufhebung der Beziehung des strömenden Blutes zum Nervengewebe und damit zur Aufhebung der Funktion des letzteren. Stellt sich die Zirkulation rasch genug, ehe es zu morphologischen Veränderungen am Nervengewebe gekommen ist, wieder her, so kehrt auch die Funktion des Nervengewebes rasch und vollkommen wieder (Commotio spinalis). Hält aber die Stase an, so führt sie zur Nekrose der Nervensubstanz und damit zum irreparablen Funktionsverlust. Die Beeinflussung des nervösen Apparates der Blutgefäße stellt sich Ricker als einen langanhaltenden, variablen Zustand vor, wodurch er die fortlaufenden, zum Teil in frischen Schüben einsetzenden pathologischen Spätveränderungen erklärt.

Die Bedeutung der Gefäßprozesse wird von fast allen Autoren, die sich mit den Veränderungen des Markes durch Prellschädigung beschäftigt haben, stark betont (Jakob, Borst, Licen, Marburg, Lépine u. a.). Aber die Mehrzahl steht doch auf dem Standpunkt, daß neben der Einwirkung auf die Blutgefäße auch eine direkte Einwirkung auf die nervöse Substanz, eine primäre Parenchymschädigung angenommen werden muß. Licen und besonders Marburg räumen der primären Alteration der Gefäße den breitesten Spielraum ein. Marburg führt aus, daß eine primäre Schädigung des nervösen Parenchyms durch die Prellschädigung bisher mit Sicherheit nicht nachgewiesen werden konnte.

Wie dem nun auch sein mag, als Folge der akuten Pressung des Markes sehen wir die verschiedengradigsten Veränderungen auftreten. Den leichtesten Grad der Schädigung stellt eine, selbst mikroskopisch wenigstens durch unsere heutige Methodik noch nicht erfaßte Alteration der nervösen Elemente dar, welche sich gleichwohl in einer im Momente der akuten Pressung akut einsetzenden, völligen Aufhebung der Funktion der Nervenelemente kundgibt, aber leicht reversibel ist, so daß die Funktion rasch vollkommen zur Norm zurückkehrt. Dieser Grad der schädigenden Wirkung der akuten Pressung des Markes stellt die echte Commotio spinalis s. str. dar.

Wir müssen uns darüber klar sein, daß die Commotio s. str. ein rein klinischer, auf die Verlaufseigentümlichkeit, d. h. die plötzliche Aufhebung der Funktion und die rasche Rückkehr zur vollen Norm, gegründeter Begriff ist. In diesem Sinne ist der Terminus commotio cerebri kreiert worden, und ich bin in dem den Schußverletzungen der peripheren Nerven gewidmeten Abschnitte dieses Handbuches bei der Begriffsbestimmung der Commotio nervi von demselben Gesichtspunkte ausgegangen, im Gegensatz zu den meisten Autoren, welche die Bezeichnung Commotio nervi in ganz anderem Sinne anwenden. Das morphologische Substrat der echten Commotio ist, wie gesagt, bisher noch nicht erfaßt. Wir wissen nicht, welche physikalischen Veränderungen sich in dem kommotionierten Nervenparenchym abspielen. Obersteiner nimmt an, daß es sich um eine histologisch nicht erkennbare Alteration der kolloid-chemischen Konstitution des Nerven handle, Marburg weist darauf hin, daß möglicherweise ein verändertes Verhalten des Nerven im polarisierten Lichte, wie es Ambron und Held, und neuerdings Spiegel festgestellt haben, als der Ausdruck dieses leichtesten Grades der Parenchymschädigung anzusehen ist, und daß es sich hierbei um eine Störung in der Anordnung der im Innern des Nerven radiär zur Achse desselben gelagerten Lezithinkristallchen handeln könne. Ricker nimmt an, daß die akute Pressung des Markes eine Beeinflussung des nervösen Eigenapparates der Blutgefäße, damit eine plötzliche Lahmlegung der Zirkulation, damit eine Störung der für die Funktion des Nervengewebes unbedingt erforderlichen Beziehung desselben zum strömenden Blute und damit eine Aufhebung der Funktion des Nervengewebes bewirkt. Stellt sich im Falle, daß die Beeinflussung des nervösen Eigenapparates der Blutgefäße keine tiefgreifende und nachhaltige ist, die Zirkulation bald wieder her, noch ehe es zu einer Veränderung der morphologischen Beschaffenheit des Nerven oder gar zum Gewebstod gekommen ist, so kehrt auch die Funktion alsbald vollkommen zur Norm zurück. Manche Autoren erblicken in den zahlreichen kleinen Hämorrhagien und Lymphorrhagien, welche im Gefolge der akuten Rücken-

marks- oder Gehirnpressung so oft gefunden werden, die Ursache der kommotionellen Lähmung. Es ist sicher richtig, daß diese selten fehlen. Ich habe sie in über
40 von mir untersuchten tödlich verlaufenen Fällen von Schädeltrauma kein einziges
Mal vermißt. Besonders reichlich fand ich die Hämorrhagien an der Basis des Stirnlappens, am Temporalpol, aber auch in anderen Gegenden des Hemisphärenmarkes
und der Hirnrinde, am spärlichsten im Okzipital- und Parietookzipitallappen; ferner
sehr reichlich im Hirnstamm, in der Pons und Oblongata, wo sie bekanntlich schon
Duret fast konstant angetroffen hatte. Auch Jakob fand bei experimenteller
Erzeugung akuter Hirn- und Rückenmarkspressung diese Petechien und Ekchymosen besonders reichlich am Boden der Rautengrube und um den Zentralkanal
des Halsmarkes herum. Auch eine starke Erweiterung der perivaskulären Lymphräume fällt fast in jedem Falle von Commotio cerebri in die Augen und oft ist
schon bei makroskopischer Betrachtung der ödematöse Zustand des Gehirns recht
sinnfällig. Auch Rupturen der die perivaskulären Lymphräume einhüllenden zarten
gliösen Membran sind beobachtet worden. Indessen, die eigentliche Basis der
kommotionellen Schädigung des nervösen Parenchyms stellen diese Hämorrhagien
und Lymphorrhagien nicht dar; sie sind nach Intensität und Extensität von Fall
zu Fall viel zu variabel und oft so spärlich gesät, daß durch sie die vollkommene
Ausschaltung der Tätigkeit des gesamten Kortex nicht bedingt sein kann. Selbst
wenn wir uns, wie ich selbst, auf den Boden der Oblongatatheorie zur Erklärung
der bei der Commotio cerebri eintretenden Bewußtlosigkeit stellen, haben wir
noch kein Recht, in den oft nur spärlich gesäten Hämorrhagien die eigentliche
Ursache der Schädigung der Oblongata zu suchen; denn sie können auch hier
ganz fehlen. Meines Erachtens sind die Hämorrhagien und Lymphorrhagien vielmehr nur ein besonders häufiger und in die Augen springender Co-Effekt der akuten
Pressung, welcher die Lahmlegung des Nervenparenchyms nur begleitet. Sie sind
nicht die Ursache der kommotionellen Schädigung des Nervengewebes, Gehirns
und Rückenmarks, sondern nur ein, allerdings häufiges, Indizium derselben. Speziell
bei der Commotio spinalis, und gerade bei rasch tödlich verlaufenden Fällen, vermißte Ricker die Petechien und Ekchymosen mehrfach ganz. Auch er sieht in
ihnen nicht die Ursache der kommotionellen Lähmung, sondern nur einen allerdings
häufig vorhandenen und besonders greifbaren Ausdruck der durch die Pressung
hervorgerufenen Lahmlegung der Zirkulation, der Prästase und der Stase. Die
Blutungen entstehen nach seiner Ansicht per diapedesin infolge des verlangsamten
Blutstromes, und zwar speziell im prästatischen Zustande. Eine gewisse, wenn
auch sehr verlangsamte Strömung muß noch oder schon wieder vorhanden sein,
sie ist eine Conditio sine qua non für das Zustandekommen der Diapedesisblutungen.
Tritt im Momente der Kommotio der Tod ein, wenn z. B. gleichzeitig die Aorta
durchschossen wird, so fehlen die Diapedesisblutungen, weil die zu ihrer Entstehung
erforderliche Blutzirkulation zu schnell total sistiert wird.

Sehr oft führt die akute Pressung des Markes zu histologisch sehr wohl
greifbaren, ja sehr oft schon makroskopisch ohne weiteres erkennbaren Veränderungen der Rückenmarkssubstanz, wie dies ja schon mehrfach angedeutet
wurde. Wir werden diese Veränderungen in dem nächsten Kapitel im einzelnen
genau schildern.

Hier sei nur summarisch erwähnt, daß es sich erstens um Veränderungen der
ektodermalen Bestandteile des Markes, also des nervösen Parenchyms und
der Glia handelt. Die schwerste Veränderung besteht in einer totalen Nekrose
aller ektodermalen Bestandteile, der Nervenfasern, Nervenzellen und der Gliaelemente; sie führt zu konsekutiver Erweichung und bei einiger Ausdehnung des
nekrotischen Bezirkes zur makroskopisch erkennbaren Höhlen- und Zystenbildung.
Den Abbau und Abtransport der zerfallenen ektodermalen Elemente besorgt in erster
Linie das mesenchymale Gewebe der Blutgefäße und der Pia. Dieses liefert auch
das Substrat, welches das zugrunde gegangene ektodermale Gewebe ersetzt. Doch
beteiligt sich hieran, besonders an der Bildung der sogenannten Abschlußmem-
branen, auch die Glia der Umgebung. Der nächste etwas geringere Grad der Schädigung besteht in einer Nekrose des nervösen Parenchyms, während die Glia mehr
oder weniger erhalten bleibt; sie ersetzt durch reparatorische Proliferation das

zugrunde gegangene Nervengewebe und so entsteht die Glianarbe. Ein noch geringerer Grad der Schädigung besteht darin, daß zwar die nervösen Elemente grobmorphologisch betrachtet erhalten bleiben, daß aber eine immer noch deutlich erkennbare Veränderung der Struktur, sei es im Fibrillengefüge des Achsenzylinders sei es im Gefüge des Hyaloplasmas desselben, sei es an der Markscheide, sei es an der Ganglienzelle, hervortritt. An letzterer sieht man Schwellung des Zelleibes, Randstellung des Kerns, Auflösung der Tigroidsubstanz, Vakuolisation, wabigen Zerfall, Homogenisation der Zellen und des Kerns, Zellschrumpfung, Zellschatten. Man sieht ferner besonders häufig — und wie es scheint, ist das der Ausdruck einer leichten chronischen Zellschädigung — fettig pigmentöse Degeneration, die sogenannte Lipochromatose der Ganglienzellen.

Die Glia zeigt, wie schon angedeutet, teils schwerste Veränderungen in Gestalt totaler Nekrose, teils leichtere Grade des regressiven Zerfalls, andererseits aber ausgesprochen reaktive und reparatorische Proliferationserscheinungen (Auftreten von Reizglia, Bildung von Riesengliazellen, Synzytial- und Synplasmabildung Körnchenzellbildung, Bildung von Gliamembranen und Glianarben). Regressive und reaktiv-reparatorische progressive Erscheinungen gehen an der Glia oft lange Zeit nebeneinander her.

Zweitens treffen wir charakteristische Veränderungen des Gefäßapparates an. In erster Linie fällt eine starke Erweiterung der Kapillaren und Venen, eine Gefäßlähmung, in die Augen, die Gefäße sind strotzend gefüllt, daneben bestehen zahlreiche kleinere und größere Blutungen, die per diapedesin zustande kommen und welche teils nur mikroskopisch erkennbar sind, teils aber bereits makroskopisch in Gestalt von Petechien, Ekchymosen und hämorrhagischer Infarcierung in die Augen springen. Marburg stellte mehrfach Einrisse der Intima und Elastika fest, mit und ohne konsekutive Thrombosierung der Gefäße. Auch völlige Ruptur eines Gefäßes mit konsekutiver Blutung per rhexim wird beobachtet. In der weiteren Folge weisen die Gefäße ausgesprochene Wandveränderungen in Gestalt von Endothelwucherungen auf (Vasopathien, Marburg). Die Bedeutung, welche die Gefäße beim Abbau und Abtransport des zerfallenen nervösen Gewebes und eventuell auch der nekrotisierten Glia, und fernerhin bei der Bildung der mesodermalen Ersatznarben haben, sei nur kurz erwähnt. Am Lymphgefäßapparat fällt die starke Erweiterung der perivaskulären Lymphscheiden auf, die zarten, gliösen Membranen dieser Lymphbahnen sind vielfach eingerissen, es kommt zu Lymphorrhagien und zu mehr oder weniger reichlicher Ödematisierung des Gewebes.

An den Veränderungen partizipieren schließlich auch die Rückenmarkshäute, die Pia, die Arachnoidea und zum Teil auch die Dura in beträchtlichem Grade, nicht nur mit Veränderungen ihrer Gefäße, mit Blutungen per rhexim, mit Ödembildung, sondern auch mit einem durch das Trauma ausgelösten Proliferationsprozeß ihrer endothelialen und bindegewebigen Bestandteile, welcher chronischprogressiv ist und in der weiteren Folge eine sekundäre Noxe für das Mark darstellt.

An den Wurzeln treffen wir im Prinzip genau dieselben Veränderungen des nervösen Parenchyms, der Blutgefäße, des begleitenden meningealen Überzuges, wie am Marke selbst an. Hier kommen aber unter Umständen noch echte Regenerationserscheinungen dazu.

Von den durch die akute Pressung hervorgerufenen Schädigungen ist die rein kommotionelle Alteration, wie schon hervorgehoben, rasch und vollkommen reversibel. Aber auch ein Teil der histologisch erkennbaren morphologischen Veränderungen ist vollkommen rückbildungsfähig. Das gilt wenigstens für einen Teil der feineren Strukturveränderungen der Nervenfasern und Ganglienzellen, bei welchen diese Elemente grob morphologisch erhalten geblieben sind. Ferner sind die interstitiellen Blutungen und besonders das interstitielle Ödem, welche ihrerseits eine akzessorische Noxe für das an sich schon geschädigte Nervenparenchym darstellen, ebenfalls in hohem Grade rückbildungsfähig. Dementsprechend sehen wir, daß ein Teil der durch die akute Pressung des Markes hervorgerufenen initialen klinischen Ausfalls- und Reizerscheinungen sich teils schnell und vollkommen, teils langsam und allmählich mehr oder weniger weitgehend zurückbildet, und daß nur da, wo es zu einer definitiven Nekrose des Nervenparenchyms gekommen ist, dauernde klinische Residuärsymptome resultieren. Letztere sind naturgemäß, je nach dem Umfang und der Lokalisation der destruktiven Herde, von Fall zu Fall äußerst verschieden. Die rein kommotionelle Schädigung, ohne faßbare morphologische Unterlage, die histologisch erkennbaren, aber völlig rückbildungsfähigen Veränderungen der feinen Struktur des Nervenparenchyms, die histologisch erkennbaren und nur bis zu einem gewissen Grade reparablen Veränderungen desselben und die völlige irreparable definitive Destruktion der Nervenfasern und Ganglienzellen stellen gleichsam eine Stufenleiter dar, deren Glieder fließend ineinander übergehen.

Zu berücksichtigen ist ferner, daß es sehr oft infolge der akuten Pressung des Markes gleichzeitig an einer oder an mehreren Stellen zu schwerer, definitiver Destruktion, an anderen Stellen zu morphologisch erkennbaren, aber langsam vollkommen rückbildungsfähigen Veränderungen und endlich drittens an einzelnen oder mehreren Stellen zu rasch und vollkommen reversibler, rein kommotioneller Alteration des Nervenparenchyms kommt. Diese beiden Faktoren, der nach Schnelligkeit und Ausmaß äußerst verschiedene Grad der Rückbildungsfähigkeit der durch die akute Pressung hervorgerufenen Veränderungen einerseits, und die äußerst verschiedene Lokalisation und Ausdehnung des definitiven destruktiven Prozesses andererseits sind es, welche die große Mannigfaltigkeit im Verlaufe des klinischen Bildes und in bezug auf die Ausdehnung und die Schwere der definitiven Residuärsymptome beim Rückenmarksschuß bedingen.

Derjenige Markabschnitt, welcher dem Angriffspunkt des Geschosses an der Wirbelsäule entspricht, ist, wie bereits weiter oben erwähnt wurde, in der Regel der stärksten Pressung ausgesetzt und an dieser Stelle findet sich in der Regel der eigentliche Haupt herd. Diesem entspricht, wenigstens bei schwerer Prellschädigung, in der Regel eine initiale Aufhebung der Leitung des gesamten Rückenmarksquerschnittes in der Höhe des Herdes. Das Durchschnittsbild der schweren Prellschädigung des Rückenmarks ist die Querschnittsparaplegie, oder richtiger gesprochen, das totale Transversalsyndrom.

Die Schädigung kann eine rein kommotionelle sein, das im Momente der Schußverletzung akut auftretende Transversalsyndrom kann bereits nach kurzer Zeit vollkommen und restlos schwinden. Diese rein kommotionellen Schädigungen sind naturgemäß, gerade wegen ihrer Flüchtigkeit, in den Heimatlazaretten kaum rein zur Beobachtung gekommen. Ich kann nur zwei Fälle anführen, welche den Bedingungen einer reinen Commotio spinalis etwa entsprechen dürften.

Fall 22: Prellschädigung des Markes in der Höhe des sechsten Brustwirbels; der Dorn des sechsten und siebenten Wirbels sind durch Granatsplitter fortgerissen. Sofort an beiden Beinen gelähmt. Retentio urinae. Am fünften Tage nach der Verletzung eingeliefert. Hochgradige Parese beider Beine, keine Spasmen, Babinski beiderseits +. Hypästhesie für alle Qualitäten bis D_8 aufwärts, Grenze scharf! Sehr erschwertes Wasserlassen. Lähmung der seitlichen Bauchmuskeln oberhalb des Nabels. Bauchreflexe in der achten und neunten Thorakalzone nicht auslösbar. Rascher Rückgang aller Erscheinungen. Am 10. Tage nach der Verletzung nur noch Babinski rechts +, in den nächsten Tagen schwindet auch dieser letzte Rest des Transversalsyndroms.

Fall 23: Paravertebraler Schrapnellkugelsteckschuß in der Gegend des Bogens des zweiten Lendenwirbels. Sofort Lähmung beider Beine, der Blase und des Mastdarms. Rasche Besserung. Bei der Einlieferung 5 Tage nach der Verletzung keine Lähmung mehr nachweisbar, nur Abstumpfung des Gefühls am Fuß. Patellar-

und Achillesreflex beiderseits negativ. 11 Tage nach der Verletzung sind auch diese letzten Reste ganz geschwunden.

Unter den in meine Abteilung eingelieferten Fällen mit ausgesprochen hysterischen Lähmungen und Bewegungsstörungen finden sich Fälle, bei denen im Anschluß an eine Schußverletzung der Wirbelsäule sofort totale Lähmung der Beine, der Blase, und zum Teil auch der des Mastdarms bestand. Entweder wich diese anfangs rein kommotionell bedingte Lähmung schnell ganz und es kam erst nach einem freien Intervall zur Entwicklung der hysterischen Erscheinungen. Oder aber die Lähmung ging nicht zurück, es ließ sich aber nicht das geringste Anzeichen einer organischen Markläsion mehr feststellen, vielmehr hatte die Lähmung ein echt hysterisches Gepräge. In diesen Fällen hat sich also die anfangs rein kommotionell bedingte Lähmung trotz des Rückganges der zugrunde liegenden Schädigung des Markquerschnittes in eine rein hysterische Lähmung umgewandelt.

In der größten Mehrzahl der Fälle aber bleibt die der Prellschädigung des Markes folgende Querschnittslähmung mehr oder weniger lange Zeit bestehen und je nach der Schwere der an der Stelle des Hauptherdes durch die Pressung erzeugten Markveränderungen, je nach dem Grade der Reversibilität der hervorgerufenen Alteration ist das totale Transversalsyndrom ein bleibendes, oder kommt es früher oder später zu einer mehr oder weniger beträchtlichen Besserung, welcher klinisch die verschiedensten Grade des inkompletten Transversalsyndroms, von der totalen spastischen Beinlähmung mit totaler Anästhesie im Gebiete sämtlicher infraläsionellen Segmentalzonen an bis zu den leichtesten Graden des Pyramidenbahnsyndroms mit kaum nachweisbaren Störungen der Sensibilität oder selbst vollkommen ohne solche, entsprechen. Folgende Fälle mögen das illustrieren.

Fall 24: Wirbelkörpersteckschuß des achten Brustwirbels. Keine nachweisbare Knochenverletzung, sofort totale Lähmung der Beine, der Blase und des Mastdarms. Allmählich wandelt sich die schlaffe Beinlähmung in eine dauernde totale spastische Beinlähmung um, Blasen-, Mastdarm-, Potenzstörung bestehen fort. Lähmung des untersten Rektusabschnittes und der seitlichen Bauchmuskeln unterhalb des Nabels. Abwehrreflex der Beine bis D_{12} aufwärts auslösbar. Totalanästhesie bis D_{10} aufwärts. Wurzeldurchschneidung wandelt die spastische Beinlähmung in eine schlaffe um. Es handelt sich also um ein bleibendes komplettes Transversalsyndrom in der Höhe des 10. Thorakalsegmentes.

Fall 25: Infanterieprojektildurchschuß, vierter Brustwirbel gestreift. Rechter Querfortsatz abgeschossen. Sofort totale Lähmung der Blase und des Mastdarms. In der Folge geringe Besserung, schwere spastische Beinlähmung besteht fort, ebenso Blasenstörung. Sensibilitätsstörung quantitativ gering, aber bis D_6 aufwärts feststellbar. Beugereflex bis D_7 aufwärts auslösbar, völlige Lähmung aller Bauchmuskeln. Wurzeldurchschneidung bringt erhebliche Besserung der willkürlichen Beweglichkeit der Beine. Es handelt sich also um ein inkomplettes Transversalsyndrom in der Höhe des sechsten Thorakalsegmentes.

Fall 26: Infanterieprojektildurchschuß, Streifschuß des ersten Brustwirbels, anfangs totale Lähmung der Beine, der Blase und des Mastdarms und totale Anästhesie bis D_3 aufwärts. Rascher Rückgang. Es hinterbleiben nur leichte spastische Symptome der Beine (Babinski +, Rossolimo +, leichter Fußklonus, Abstumpfung der Haut-Sensibilität an den Füßen, Aufhebung des Lagegefühls in den Zehen. Es handelt sich also um ein sehr weitgehend zurückgebildetes Transversalsyndrom im Gebiete von D_3.

Gar nicht selten kommt es vor, daß die Sensibilitätsstörung, welche anfangs vollkommen der Höhe der Läsion entspricht, sich allmählich stark einengt, am häufigsten ist es, daß die Sensibilität innerhalb der unteren Sakralzonen wiederkehrt in S_3—S_5, oder auch in S_2—S_5, doch kommt es auch gar nicht selten vor, daß gerade in den oberen Segmentalzonen die Sensibilität wiederkehrt, im übrigen aber erloschen bleibt.

Fall 27: Prellschädigung des Markes in der Höhe des zweiten Brustwirbels. Sofort totale Lähmung der Beine, der Blase und des Mastdarms. Anästhesie von D_4—S_5. Schwere spastische Beinlähmung besteht fort, ebenso Blasen- und Mastdarmstörung. Dagegen zeigt die Sensibilität eine sukzessive Wiederkehr in den oberen Segmentalzonen, und zwar bleibt als Dauerausfall eine Anästhesie für Berührung beiderseits im Gebiete von L_1—S_4, eine Analgesie von D_{10}—S_4, eine Thermanästhesie von D_5—S_5. Lagegefühl an den Beinen erloschen. Raumwahrnehmung der Haut bis D_4 aufwärts schwer gestört.

Das Bemerkenswerte des Falles ist der Umstand, daß bei einem Sitze der Läsion in D_4 die Bahnen der Berührungsempfindung nur für die Segmentalzonen L_1—S_4, die Bahnen der Schmerzempfindung für die Segmentalzonen D_{10}—S_4 definitiv ausfallen, während die Störung der Temperaturempfindung annähernd die der Läsionshöhe entsprechende Ausdehnung bewahrt. Diese eigenartige Dissoziation, die keine Seltenheit bei inkomplettem Transversalsyndrom darstellt, kommt dadurch zustande, daß die Bahnen der einzelnen Sensibilitätsqualitäten im Markquerschnitt gesonderte Areale einnehmen und daß ferner innerhalb eines einzelnen Qualitätsareals die Bahnen der einzelnen Segmentalzonen des Körpers gesondert liegen (Segmentallamellen). Nach anfänglicher Schädigung des gesamten Querschnitts können sich innerhalb jedes Qualitätsareals bestimmte Segmentallamellen wieder herstellen, während die anderen dauernd geschädigt bleiben.

Ein besonderes Interesse kommt den Fällen zu, in welchen das initiale Transversalsyndrom auffallend lange unverändert fortbesteht und die Restitution erst sehr spät beginnt, dann aber mehr oder weniger schnell fortschreitet und zu einer vollen Wiederherstellung führt. Diese eigentümliche Verlaufsform wird durch den folgenden Fall illustriert.

Fall 28: Prellschädigung des Markes in der Höhe des zehnten Brustwirbels. Sofortige Lähmung beider Beine, der Blase und des Mastdarms. $1/_2$ Jahr nach der Verletzung besteht noch völlige Lähmung der Beine, starke Blasenschwäche. Fast völlige Anästhesie bei D_{11} aufwärts. Lähmung der seitlichen Bauchmuskeln in ihren untersten Abschnitten. Bauchreflexe im Bereiche der 11. und 12. Thorakalzone nicht auslösbar. Beugereflexe der Beine bis L_2 aufwärts auslösbar. Patellar- und Achillesreflexe fehlen. Babinski beiderseits +, Kremasterrefex +. 7 Monate nach der Verletzung beginnt ziemlich plötzlich eine Besserung, die anfangs rasch fortschreitet, dann aber stockt. Trotzdem ist in diesem Falle $1^1/_2$ Jahre nach der Verletzung eine fast restlose Heilung festzustellen. Das einzig nachweisbare Symptom ist beiderseitiger positiver Babinski.

Solche spät einsetzende und doch weitgehende Besserungen eines anfangs vorhandenen totalen Transversalsyndroms sind allerdings relativ selten. Doch sind sie auch von anderen Autoren beobachtet worden. Marie und Foix betonen, daß die früher angenommene schlechte Prognose der initialen totalen Leitungsunterbrechung keineswegs für alle Fälle Gültigkeit hat. Viele Fälle bessern sich beträchtlich, selbst wenn die totale Lähmung sehr lange bestanden hat. Sie erwähnen insbesondere, daß Fälle von Halsmarkläsion, die wochen-, ja monatelang an allen vier Extremitäten gelähmt waren, weitgehend gebessert, ja geheilt sind. Marburg und Ranzi berichten über Querschnittslähmungen, bei denen erst nach Jahresfrist die Besserung einsetzte und befriedigende Fortschritte machte. Die Ansicht Dejerines, daß Fälle, in welchen 3—4 Wochen lang die Zeichen der totalen Leitungsunterbrechung vorhanden sind, keiner Besserung mehr zugänglich seien, ist jedenfalls vom prognostischen Standpunkte aus als viel zu pessimistisch zu bezeichnen. Vollends gilt das für die von Lewandowsky vertretene Meinung, die dahin geht, daß es in Fällen, in denen anfangs alle Zeichen der völligen Leitungsunterbrechung bestehen, überhaupt zu keiner Restitution komme.

Auch im Gebiete der Cauda equina stoßen wir auf dieselben Unterschiede in bezug auf den Grad der Rückbildung des ursprünglichen Transversalsyndroms. Ein Fall von reiner Kommotio der Kauda ist ja bereits weiter oben mitgeteilt worden (Fall 23). Das Gegenstück bildet der folgende Fall.

Fall 29: Schrapnellkugelsteckschuß des ersten Lendenwirbelkörpers, sofortige Lähmung beider Beine, der Blase und des Mastdarms. Die Lähmung besteht in der Folge fort, schwerste Atrophie, totale E.R., nur minimale Kontraktion des Ileopsoas beiderseits, schwere dauernde Blasen-, Mastdarm-, Potenzstörung, Kremaster-, Patellar-, Achilles-, Sohlenreflexe beiderseits erloschen. Anästhesie beiderseits von L_2—S_4. Es besteht also ein dauerndes, fast komplettes Transversalsyndrom der Cauda equina.

Eine derartige dauernde totale Lähmung beider Beine stellt aber bei den Prellschädigungen der Kauda eine große Ausnahme dar. Die folgenden Fälle demonstrieren die außerordentlich große Verschiedenheit des Grades der Rückbildungsfähigkeit bei den Prellschädigungen der Cauda equina.

Fall 30: Infanterieprojektildurchschuß durch dritten Lendenwirbelkörper, sofort totale Lähmung beider Beine, der Blase und des Mastdarms, sehr rascher Rückgang der Lähmung der von den obersten drei Lendenwurzeln versorgten Muskeln, dagegen besteht eine dauernde totale Lähmung sämtlicher von der vierten Lendenwurzel bis zur fünften Sakralwurzel versorgten Muskeln beiderseits, mit stärkster Atrophie und totaler E.R., schwere Blasen-, Mastdarm-, Potenzstörungen. Patellarreflexe beiderseits erhalten, Achillesreflexe erloschen, Anästhesie beiderseits von L_5—S_5, Thermanästhesie in L_4. Es besteht also ein dauerndes fast komplettes Transversalsyndrom der Cauda equina von L_4 an abwärts.

Fall 31: Prellschuß des zweiten Lendenwirbelkörpers durch Schrapnellkugel, paravertebraler Steckschuß, sofort totale Lähmung beider Beine, der Blase und des Mastdarmes, allmähliche weitgehende Besserung; es hinterbleibt nur eine diffuse Schwäche aller Muskeln, nur quantitative Herabsetzung der elektrischen Erregbarkeit. Patellar- und Achillesreflex beiderseits erloschen, keine Blasen-, Mastdarm-, Potenzstörungen, keinerlei Sensibilitätsstörungen.

Fall 32: Schußverletzung des ersten Lendenwirbels durch Infanteriegeschoß, Dornfortsatz abgeschossen. Sofort totale Lähmung beider Beine, der Blase und des Mastdarms, völlige Gefühllosigkeit der Beine, anfangs starke Atrophie der Beine mit teils partieller, teils totaler E.R. Allmählicher Rückgang aller Erscheinungen; es hinterbleibt nur eine Schwäche im rechten Bein und doppelseitige, allerdings sehr heftige Schmerzen, besonders im Ischiadikusgebiet.

Fall 33: Abschuß des Dornes des zweiten und dritten Lendenwirbels durch Granatsplitter, sofort Lähmung beider Beine, der Blase und des Mastdarms. Langsamer Rückgang, es hinterbleibt nur doppelseitiger Verlust beider Patellar-, Achilles- und Sohlenreflexe, sowie eine Lähmung des Flexor digitorum et hallucis und der Sohlenmuskulatur rechterseits mit E.R. Sonst alles normal.

Fall 34: Paravertebraler Infanterieprojektilsteckschuß des dritten Lendenwirbels linkerseits, sofort Lähmung der Beine, konnte aber die Oberschenkel gut bewegen, totale Blasen- und Mastdarmlähmung. Als Dauerausfall besteht nur linkerseits totale Lähmung des Tibialis anticus et posticus mit totaler E.R., geringe Blasen-, Mastdarm-, Potenzstörung, Verlust des linken Achillesreflexes.

Fall 35: Durchschuß durch Dornfortsatz des fünften Lendenwirbels. Sofort Lähmung beider Füße, der Blase und des Mastdarms, allmählicher Rückgang. Es hinterbleibt lediglich Verlust des linken Achillesreflexes und doppeltseitige Ischias.

Während wir also in den beiden ersten Fällen (29 und 30) das durch die Prellschädigung erzeugte komplette Transversalsyndrom der Cauda equina fast in vollem Umfang dauernd fortbestehen sehen, kommt es in den fünf anderen Fällen zu einer sehr weitgehenden Rückbildung, so daß nur sehr spärliche Reste der ursprünglichen Lähmungserscheinungen übrig bleiben. Zwischen beiden Extremen gibt es die zahlreichsten Übergangsbilder, es würde aber zu weit führen, alle diese auch noch durch Beispiele zu illustrieren. Kaum ein Fall von anfänglich kompletten Transversalsyndrom der Cauda equina gleicht nach Abschluß der Restitution dem anderen, so verschieden ist der Grad der Rückbildung der ursprünglichen Lähmungserscheinungen, der Anästhesie, der Blasen-, Mastdarm- und Potenzstörungen, und der Störungen der Reflexe.

Besonderes Interesse beanspruchen wieder die allerdings sehr seltenen Fälle von totaler Kaudalähmung, in welchen die Restitution sehr spät beginnt, dann aber doch zur vollen Heilung führt. Diese eigenartige Verlaufsform wird durch folgenden Fall illustriert.

Fall 36: Prellschädigung der Kauda in der Höhe des zweiten Lendenwirbels, sofortige Lähmung beider Beine, der Blase und des Mastdarms. Lähmung besteht unverändert fort. 7 Monate nach der Verletzung nur Spuren von Bewegung im Ileopsoas, Sartorius, Grazilis und Pektineus. Alle anderen Muskeln total gelähmt. Starke Atrophie der Beine, teils vollkommene, teils partielle E. R. Patellar-, Achilles-, Sehnenreflex erloschen. Blasen-, Mastdarmstörungen. Anästhesie von L_2—S_5 beiderseits. Vom achten Monat ab beginnt die Restitution, sie schreitet deutlich von proximal distalwärts fort. $1^1/_4$ Jahr nach der Verletzung besteht nur noch diffuse Atrophie der Beine, Krallenstellung der Zehen, Achillesreflex fehlt beiderseits. $^1/_2$ Jahr später sind auch diese letzten Störungen ganz beseitigt. Die Restitution beginnt also in diesem Falle erst etwa 7—8 Monate nach der Verletzung und endet nach 21 Monaten mit einer völligen Heilung.

Einen ähnlichen Fall haben Roussy und Bertrand mitgeteilt. Es lag eine totale Lähmung der Beine, verbunden mit schwerem Dekubitus und Zystopyelitis vor; die totale Lähmung hielt 4 Monate an, dann begann allmählich die Besserung und $8^1/_2$ Monate nach der Verletzung war der Fall fast geheilt.

Ein besonderes Interesse beanspruchen die Fälle, in welchen nach der Rückbildung des anfangs totalen Transversalsyndroms des Markes bzw. der Cauda equina ganz bestimmte physiologisch differente Areale des Mark- oder Kaudaquerschnittes ausgeschaltet bleiben, bei völliger oder nahezu völliger Wiederherstellung der anderen Querschnittsareale. Daraus resultieren die sogenannten dissoziierten Transversalsyndrome. Daß bei der Rückbildung der anfangs totalen Leitungsunterbrechung des Markes die motorischen Bahnen bisweilen schwer geschädigt bleiben, während die sensiblen Bahnen sich ganz wiederherstellen, ist bekannt. Am stärksten bleiben von den letzteren im allgemeinen die Hinterstrangbahnen betroffen.

Fall 37: Prellschußverletzung in der Höhe des 9. Brustwirbels, sofortige totale Lähmung der Beine, der Blase und des Mastdarms, Totalanästhesie bei D_{11} aufwärts, bei der Restitution kehren die einzelnen Qualitäten der Hautsensibilität rasch ganz wieder, die Blasenstörung bessert sich weitgehend, es hinterbleibt aber eine schwere spastische Beinlähmung und eine Aufhebung des Lagegefühls in allen Gelenken beider Beine. Schwere Störung der Wahrnehmung aller räumlichen Momente an den Beinen und dem untersten Abschnitt des Abdomens bis D_{11}; unterer Abdominalreflex fehlt, Lähmung der seitlichen Bauchmuskeln in ihrem unteren Abschnitt. Abwehrbeugereflex bis L_1 einschließlich auslösbar.

Es hat sich also in diesem Falle das anfangs totale Transversalsyndrom des Markes in der Höhe von D_{11}/D_{12} in der Weise eingeengt, daß die Hinterstränge und Hinterseitenstränge beiderseits ausgeschaltet bleiben, während die Vorderseitenstränge ihre Leitung rasch vollkommen wieder aufgenommen haben.

Fall 38: Prellschädigung des Markes in der Höhe des dritten Halswirbels. Sofort bewußtlos, Lähmung aller vier Extremitäten, der Blase und des Mastdarms. Am ganzen Körper gefühllos, mit Ausnahme des Gesichtes. Allmähliche Besserung. Es hinterbleibt eine spastische Tetraplegie, d. h. eine spastische Parese aller vier

Extremitäten, verbunden mit Ataxie und ausgesprochenen Störungen des Lagegefühls und der Raumwahrnehmung der Haut am ganzen Körper mit Ausnahme
des Gesichts. Sonst keine Sensibilitätsstörung. Keine Blasen- und Mastdarmstörungen.

Es hat sich also auch in diesem Falle die Hautsensibilität vollkommen
wiederhergestellt.

Dieses kombinierte Hinterstrang - Hinterseitenstrangsyndrom ist
ein häufiges Vorkommnis. Demgegenüber ist das kombinierte Vorderseitenstrang - Hinterseitenstrangsyndrom bei Integrität der Hinterstränge
nach meiner Erfahrung wesentlich seltener. Folgende Fälle sind Belege dafür.

Fall 39: Prellschädigung des Markes in der Höhe des achten Brustwirbels, sofort
totale Lähmung der Beine, der Blase und des Mastdarms, Totalanästhesie bis D_{10}
aufwärts. In der Folge bleibt eine totale spastische Lähmung beider Beine und
eine dissoziierte Thermanalgesie von D_{10}—S_4 übrig, bei völliger Integrität der Berührungsempfindung, der Raumwahrnehmung der Haut und der Bewegungsempfindungen. Blasenstörungen sehr gering.

Fall 40: Prellschädigung des Markes in der Höhe des 10. Brustwirbels. Totale
Lähmung der Beine, der Blase und des Mastdarms, Anästhesie von D_{12}—S_5. Lähmung des untersten Abschnittes der seitlichen Bauchmuskeln, Bauchreflex fehlt
in D_{12} und D_{11}. Abwehrreflex der Beine bis L_2 aufwärts auslösbar, in der Folge
Rückgang der Lähmung des linken Beines und der Blasen-Mastdarmstörungen;
es hinterbleibt nur eine spastische Lähmung des rechten Beines, sowie eine Analgesie
von L_1—S_5. Im übrigen ist die Sensibilität völlig wieder hergestellt.

An dem zweiten Falle ist noch besonders hervorzuheben, daß im Bereiche
der Vorderseitenstränge nur die Bahnen der Schmerzempfindung ausgeschaltet
bleiben, während die der Temperaturempfindung sich völlig wiederhergestellt
haben (dissoziiertes Vorderseitenstrangsyndrom).

Aber es kommt auch, wie schon bemerkt, gar nicht selten vor, daß alle
sensiblen Leitungsbahnen ihre Funktion wieder übernehmen und nur die Hinterseitenstränge ausgeschaltet bleiben, also eine doppelte spastische Beinlähmung
ohne alle Sensibilitätsstörung bestehen bleibt. Das illustriert der folgende Fall.

Fall 41: Prellschädigung des Markes in der Höhe des 8. Brustwirbels, anfangs
totale Lähmung der Beine, der Blase und des Mastdarms, Anästhesie bis D_{10}. Anfangs Lähmung des untersten Rektusabschnittes und der infraumbilikalen Abschnitte der seitlichen Bauchmuskeln. Beugereflex der Beine bis L_1 einschließlich
auslösbar. Später völlige Wiederherstellung der Sensibilität, Bauchmuskellähmung
schwindet ganz. Bauchreflexe alle auslösbar. Blase, Mastdarm und Potenz ganz
normal. Schwere bleibende spastische Parese beider Beine.

Dieses isolierte doppelseitige Hinterseitenstrangsyndrom habe ich
des öfteren angetroffen.

Äußerst selten ist dagegen das doppelseitige isolierte Vorderseitenstrangsyndrom, das ich nur einmal angetroffen habe.

Fall 42: Prellschädigung des Markes in der Höhe des dritten Brustwirbels.
Sofort Lähmung beider Beine, der Blase und des Mastdarms. Anästhesie bis D_5
aufwärts. Sehr rasche Wiederkehr der Motilität, der Berührungsempfindung des
Raumsinnes der Haut und der Bewegungsempfindungen an den Beinen. Es bleibt
als einziges dauerndes Ausfallssymptom eine Thermanalgesie von D_5—S_4, bei absoluter Integrität aller übrigen Funktionen.

Dieses isolierte doppelseitige Vorderseitenstrangsyndrom kommt, wie gesagt, in reiner Ausprägung nur selten zur Beobachtung. Jumentié, Souques
und Mégevand und Boursier und Ducastéing haben Fälle mitgeteilt, in
denen es sich meiner Ansicht nach um eine mehr oder weniger isolierte Affektion
der beiden Vorderseitenstränge handelt. Im Falle Jumentiés bestand Thermanalgesie von D_6—S_2, kombiniert mit doppelseitigem Babinski, im Falle von

Souques und Mégevand Thermanalgesie von D_5 an abwärts, verbunden mit Blasen- und Potenzstörungen, im Falle von Boursier und Ducastéing nur Thermanästhesie etwa von D_{11} an abwärts, verbunden mit einem Herpes zoster im Gebiete von D_6—D_9. Die Autoren nehmen auf Grund der Dissoziation der Sensibilitätsstörung an, daß es sich in ihren Fällen um Hämatomyelie in der grauen Substanz handle, was aber nicht erwiesen ist und schon deshalb höchst unwahrscheinlich erscheint, weil, die Richtigkeit dieser Annahme unterstellt, eine Blutung ausschließlich in die Hinterhörner, und zwar von der Stelle der Läsion an abwärts bis ins Sakralmark herab, angenommen werden müßte. Mit der viel näher liegenden Erklärung, daß die dissoziierte Empfindungslähmung auf eine Läsion der Vorderseitenstränge zu beziehen ist, wird von den Autoren gar nicht gerechnet.

Im Gegensatz dazu ist das isolierte doppelseitige Hinterstrangsyndrom nach meiner Erfahrung keine allzu große Seltenheit.

Fall 43: Prellschädigung des Markes in der Höhe des siebenten Dorsalwirbels, sofortige Lähmung beider Beine, der Blase und des Mastdarms, Anästhesie bis D_9. Rasche Wiederherstellung der groben Kraft und der Hautsensibilität. Es bleibt eine hochgradige Ataxie der Beine zurück und eine Aufhebung des Lagegefühls an allen Gelenken der Beine, sowie eine schwere Störung der Raumwahrnehmung der Haut bis D_9 aufwärts. Die obere Grenze ist eine sehr scharfe. Berührungs-, Schmerz-, Temperaturempfindung völlig normal. Geringe Blasenstörung.

Fall 44: Prellschuß des Dorns des Epistropheus. Sofortige Lähmung beider Arme und Beine, außerdem lang anhaltende Bewußtlosigkeit. Rascher Rückgang der Lähmung, zuerst in den Armen, später in den Beinen. Ausgesprochene Ataxie der Arme und Beine. Lagegefühl an den Armen und Beinen erloschen, schwere Störung der Raumwahrnehmung am ganzen Körper mit Ausnahme des Gesichts. Hautsensibilität im übrigen normal. Sonst völlig normaler Befund.

Solche Fälle werden auch in der Literatur mehrfach erwähnt (Roussy und L'Hermitte).

Auch Kombination eines ausgeprägten Hinterstrangsyndroms mit sehr geringfügiger Beteiligung des Hinterseitenstranges kommt vor, und ferner nicht selten Kombination eines ausgesprochenen Hinterstrang- und Vorderseitenstrangsyndroms mit nur sehr geringer Beteiligung der Hinterseitenstränge. Diese letztere Kombination, die sich klinisch in Ataxie bei geringer Ausprägung der spastischen Symptome und in Anästhesie der Haut und der tiefen Teile zu erkennen gibt, wird durch folgende Fälle illustriert.

Fall 45: Prellschußschädigung des Markes in der Höhe des neunten Brustwirbels. Sofort Lähmung beider Beine, der Blase und des Mastdarms. Rascher Rückgang der Blasen- und Mastdarmstörung, sowie Wiederkehr der groben Kraft der Beine. Es bleibt bestehen nur schwere Ataxie beider Beine, Aufhebung der Haut- und Tiefensensibilität von D_{11}—S_3. Geringe spastische Erscheinungen an den Beinen (Babinski +, leichter Fußklonus), Gang vorwiegend ataktisch. Bauchreflexe fehlen im Bereiche der elften und zwölften Thorakalzone. Bauchmuskeln aber nicht gelähmt.

Fall 46: Prellschädigung des Markes in der Höhe des vierten und fünften Brustwirbels, Lähmung beider Beine, Blasen- und Mastdarmstörungen, Anästhesie bis D_6 aufwärts. In der Folge keine Lähmung, Spasmen gerade angedeutet, Babinski beiderseits +, hochgradige Ataxie der Beine, Aufhebung des Lagegefühls an den Beinen, Störung der Raumwahrnehmung bis D_6 aufwärts, Berührungsempfindung und Schmerzgefühl überall intakt, aber völlige Thermanästhesie von D_6—S_4.

Beide Fälle sind dadurch gekennzeichnet, daß im wesentlichen nur hochgradige Ataxie der Beine, sowie Haut- und Tiefensensibilitätsstörungen bestehen. Im zweiten Falle betrifft die Sensibilitätsstörung der Haut aber nur die Temperaturempfindung. Die Qualitätsareale für Berührung und Schmerz haben sich innerhalb der Vorderseitenstränge völlig wiederhergestellt (dissoziiertes Vorderseitenstrangsyndrom).

Ich habe keinen einzigen Fall von doppelseitiger Läsion beobachtet, in welchem die Hinterseitenstränge völlig intakt und nur die Hinterstränge und Vorderseitenstränge ganz ausschließlich betroffen gewesen wären.

Gar nicht selten kommt es vor, daß sich das anfängliche totale Transversalsyndrom in ein Halbseitensyndrom umwandelt. Doch ist die absolut typische Brown - Séquardsche Halbseitenlähmung hierbei nicht allzu häufig.

Fall 47: Prellschußschädigung des Markes in der Höhe des vierten Brustwirbels, sofort totale Lähmung beider Beine, der Blase und des Mastdarms. Nach wenigen Tagen ist die rechte Seite wieder frei beweglich. Es hinterbleibt ein dauernder Brown-Séquard. Linkes Bein spastisch gelähmt. Aufhebung des Lagegefühls am linken Bein, Störung der Raumwahrnehmung links bis D_6 aufwärts, geringe Hyperästhesie der Haut links, Lähmung des obersten Abschnittes des Rectus abdominis links, Thermhypalgesie in der sechsten und siebenten Thorakalzone links. Rechterseits besteht Thermanalgesie bis D_7 aufwärts.

Der mitgeteilte Fall ist ein absolut typisches Beispiel des kombinierten halbseitigen Hinterstrang-, Hinterseitenstrang-Vorderseitenstrangsyndroms. Es fehlt kein einziges Symptom des klassischen Brown - Séquardschen Symptomkomplexes. Häufiger besteht aber nur ein halbseitiges kombiniertes Hinterseitenstrang-Vorderseitenstrangsyndrom, wie es der folgende Fall illustriert.

Fall 48: Prellschädigung des Markes an der Grenze von fünften und sechsten Brustwirbel. Sofort Lähmung beider Beine, der Blase und des Mastdarms. Rasche Wiederkehr der Beweglichkeit des linken Beins. Zurückbleibt spastische Parese des rechten Beins, keine Ataxie, keine Hyperästhesie, keine Störung des Lagegefühls und der Raumwahrnehmung der Haut, dagegen links Thermanalgesie von D_8—S_4.

Auch halbseitiges kombiniertes Hinterstrang-Hinterseitenstrangsyndrom habe ich mehrfach beobachtet.

Fall 49: Prellschädigung des Markes in der Höhe des neunten Brustwirbels, sofort Lähmung beider Beine, der Blase und des Mastdarms. Lähmung des rechten Beins rasch gebessert. Es hinterbleibt spastische Lähmung des linken Beines, Aufhebung des Lagegefühls am linken Bein und Störung der Raumwahrnehmung der Haut bis D_{11} aufwärts. Sonst Hautsensibilität völlig normal.

Wiederholt habe ich einseitiges Hinterstrang-Hinterseitenstrangsyndrom, kombiniert mit Läsion des gekreuzten Vorderseitenstranges gesehen. Es resultiert daraus eine Halbseitenlähmung des Beines mit homolateraler Haut- und Tiefenanästhesie.

Fall 50: Prellschädigung des Markes in der Höhe des sechsten Brustwirbels, sofort totale Lähmung der Beine, der Blase und des Mastdarms. Rascher Rückgang der Lähmung des rechten Beins; es hinterbleibt eine spastische Lähmung des linken Beines und eine Hemianästhesie der Haut für alle Qualitäten und der Tiefensensibilität von D_8—S_3.

Auch Kombination eines einseitigen Hinterstrangsyndroms mit gekreuztem Vorderseitenstrangsyndrom, ohne Beteiligung des Hinterseitenstranges, habe ich mehrfach beobachtet. Die Folge ist eine reine Hemianästhesie für alle Qualitäten der Haut und der tiefen Teile.

Fall 51: Prellschädigung des Markes in der Höhe des vierten Brustwirbels. Sofort Lähmung beider Beine. Rascher Rückgang der Lähmung des rechten Beines, langsame Besserung des linken Beines. Es hinterbleibt nur eine rechtsseitige Hemianästhesie für alle Qualitäten der Haut und der tiefen Teile von D_6—S_5. Ataxie des rechten Beines. Lähmung des linken oberen Rektusabschnittes.

Einseitige Kombination einer Läsion des Hinterstranges und des gleichseitigen Vorderseitenstranges bei völliger Integrität des zwischen beiden liegenden

Hinterseitenstranges habe ich kein einziges Mal beobachtet. Sehr häufig ist aber isoliertes einseitiges Hinterseitenstrangsyndrom, also isolierte einseitige spastische Beinlähmung.

Fall 52: Prellschädigung des Markes in der Höhe des siebenten Brustwirbels. Anfangs totale Lähmung beider Beine, der Blase und des Mastdarms. Rasche Wiederkehr der Beweglichkeit des linken Beins. Es hinterbleibt eine isolierte spastische Lähmung des rechten Beines, ohne jegliche Sensibilitätsstörung.

Derartige Fälle stellen ein häufiges Residuärsyndrom des totalen Transversalsyndroms dar.

Bei Prellschädigungen im Bereiche des Halsmarkes, die mit anfänglicher totaler Lähmung aller vier Extremitäten einhergehen, habe ich mehrfach rasche Wiederherstellung der einen Körperhälfte beobachtet, während Arm und Bein der anderen Seite spastisch gelähmt blieben.

Fall 53: Prellschädigung des Markes im Bereiche des zweiten Halswirbels, anfangs lange Bewußtlosigkeit, danach totale Lähmung aller vier Extremitäten, völliger Rückgang der Lähmung des linken Beins nach zwei Tagen, des linken Armes nach vier Tagen, rechte Körperhälfte bleibt spastisch gelähmt, anfangs besteht leichte Hypästhesie der rechten Seite, später schwindet auch diese.

Wir haben es also mit einem isolierten halbseitigen Hinterseitenstrangsyndrom im Bereiche des Halsmarkes zu tun. Ich habe mehrere derartige Fälle beobachtet. In anderen Fällen meines Materials kombinierte sich dieses halbseitige Hinterseitenstrangsyndrom mit gleichseitigem Hinterstrang- oder Vorderseitenstrangsyndrom, oder auch mit gekreuztem Vorderseitenstrangsyndrom. Da innerhalb des Areals der Pyramidenbahn die Fasern für den Arm eine von den Bahnen des Beines gesonderte Lage einnehmen (Fabritius, P. Marie, Sittig, O. Foerster, Spiller), so kann es bei räumlich umschriebenen Residuärherden des oberen Halsmarkes zu dissoziierter Monoplegia cruralis oder Monoplegia brachialis kommen. Letztere habe ich mehrfach beobachtet.

Fall 54: Prellschuß des Markes in der Höhe des ersten und zweiten Halswirbels. Sofort Bewußtlosigkeit von mehreren Stunden, danach an allen vier Extremitäten gelähmt. Blasen- und Mastdarmstörung. Rascher Rückgang der Lähmung beider Beine, es besteht längere Zeit doppelseitige spastische Armlähmung. Doch geht im Laufe von einigen Monaten auch die Lähmung des linken Armes ganz zurück, es hinterbleibt nur eine völlige spastische Lähmung des rechten Armes. Keinerlei Sensibilitätsstörungen. Keine Blasenstörungen. Beine ganz intakt, Babinski beiderseits negativ. Am linken Arm alle einzelnen Bewegungen präzis und ohne Mitbewegungen ausführbar, grobe Kraft vorzüglich. Sehnen- und Knochenhautreflexe am linken Arm etwas gesteigert.

In einem Falle meiner Beobachtung blieb ausschließlich eine spastische Lähmung beider Arme zurück (Diplegia spastica brachialis) bei völliger Wiederherstellung der Motilität beider Beine.

Fall 55: Prellschädigung des Markes in der Höhe des vierten Halswirbels. Bewußtlos, Lähmung aller vier Extremitäten. Rasche Besserung des rechten Beins, langsamere des linken Beines. Allmählich beide Beine ganz normal. Es hinterbleibt eine totale spastische Lähmung des linken Armes und eine spastische Parese des rechten Armes. Keine Sensibilitätsstörungen, keine Blasenstörungen, an den unteren Extremitäten nicht die geringsten Zeichen von Pyramidenbahnerkrankung.

In einem anderen Falle blieb außer der spastischen Lähmung beider Arme auch noch eine geringe spastische Parese eines Beines und in einem weiteren Falle eine schwere spastische Lähmung eines Beines zurück (Triplegia spastica).

Fall 56: Prellschädigung des Markes in der Höhe des Atlas. Lange Zeit bewußtlos. Lähmung des Kopfes, Rumpfes und aller vier Extremitäten, konnte aber Wasser lassen. Allmähliche Besserung im linken Bein. Es hinterbleibt spastische Lähmung des rechten Armes und Beines und spastische Parese des linken Armes. Linkes Bein ganz normal. Keine Sensibilitätsstörung. Keine Blasenstörung.

Dauernde spastische Lähmung beider Arme und Beine (Tetraplegia spastica) habe ich nur einmal beobachtet. Zweimal sah ich bei Prellschädigung im Bereiche des oberen Halsmarkes lediglich eine spastische Lähmung eines Beines zurückbleiben (Monoplegia cruralis spastica cervicalis).

Fall 57: Prellschädigung des Markes in der Höhe des dritten Halswirbels. Bewußtlos, an allen vier Extremitäten gelähmt. Sehr rasche Besserung der Lähmung der linken Körperhälfte. Allmählich auch Rückgang der Lähmung des linken Beines. Es hinterbleibt ausschließlich eine spastische Parese des rechten Beines. Keine Sensibilitätsstörungen, keine Blasen-Mastdarmstörungen.

Auch im folgenden Fall hinterbleibt von der anfänglichen Tetraplegie nur eine Monoplegia spastica cruralis dextra. Gleichzeitig aber bestehen noch Sensibilitätsstörungen.

Fall 58: Prellschuß des dritten Halswirbels. Sofort Lähmung aller vier Extremitäten und schwere Blasenstörung. Linker Arm bald gebessert, rechter langsam besser. Längere Zeit besteht spastische Paraplegie, aber auch die Lähmung des linken Beines schwindet ganz und es hinterbleibt nur spastische Lähmung des rechten Beines. Außerdem Lagegefühl im rechten Bein erloschen. Berührungsempfindung und Schmerzgefühl überall normal, mit Ausnahme von L_5 rechts. Thermanästhesie beiderseits von D_2—S_5.

Der letztere Fall stellt allerdings kein reines Hinterseitenstrangsyndrom dar, der rechte Gollsche Strang ist ebenfalls mitbeteiligt, und ferner besteht eine Schädigung der thermischen Areale beider Vorderseitenstränge, sowie eine ganz isolierte Zerstörung der der fünften Lendenzone entsprechenden Lamelle des Areals der Berührungs- und Schmerzempfindung im linken Vorderseitenstrang. Der Fall zeigt, wie scharf die Lokalisation sowohl für die einzelnen Sensibilitätsqualitäten, als auch für die einzelnen Segmentalzonen innerhalb des Vorderseitenstranges sein muß und wie umschrieben die definitiven Ausfallssymptome sein können. Derartige elektive Befunde sind nur bei fast punktförmigen Herden denkbar, wie sie der Rückenmarksschuß hervorbringt.

Marie und M$^{me.}$ Bénisty beschreiben ein Rückbildungssyndrom, das sie besonders bei Halsmarkschüssen beobachtet haben, welche von einer Seite zur anderen, also in annähernd frontaler Richtung verlaufen. Es besteht zunächst Lähmung aller vier Extremitäten, Blasen- und Mastdarmstörungen, nach kurzer Zeit treten Schmerzen, besonders in den Armen auf, dann geht die Lähmung der einen Körperhälfte zurück und es hinterbleibt zunächst eine Hemiplegie; dann weicht auch die Beinlähmung und es hinterbleibt eine Monoplegia brachialis. Die Blasenstörungen können langsam oder schnell weichen. Die Hemiplegie bzw. Monoplegia brachialis ist mit gekreuzter Thermanalgesie vergesellschaftet, am stärksten ist die Kaltempfindung betroffen. Außerdem besteht Lähmung des Dilatator pupillae auf der Seite der Hemiplegie, aber von wechselnder Intensität (Myosis à bascule), bisweilen besteht sogar Mydriasis auf der gelähmten Seite. Dieses Syndrom, das auch von Faure-Beaulieu mit einer Beobachtung belegt wird, stellt in der Tat eine nicht seltene Rückbildungsform des totalen zervikalen Transversalsyndroms dar. Doch lehren die von mir mitgeteilten Fälle, daß die definitiven Ausfallssymptome nicht selten auch andere Kombinationen bieten und daß die Sensibilitätsstörungen ganz fehlen können. Die Pupillenstörungen, auf welche Marie anspielt, sind außerordentlich charakteristisch. Sie bestanden in der Mehrzahl meiner Fälle; auf sie werde ich an anderer Stelle im Zusammenhang zurückkommen. Sie sind in den kurzgehaltenen Auszügen der Krankengeschichten, die dieser Abschnitt enthält, nicht besonders mit erwähnt, weil es zunächst nur darauf ankommt, die ungeheure Mannigfaltigkeit der Rückbildungsformen des akuten Transversalsyndroms zu skizzieren.

Genau wie im Bereiche des Rückenmarks sehen wir auch im Bereiche der Cauda equina, daß sich das anfängliche Transversalsyndrom mehr oder weniger rasch einengt und daß ein dissoziiertes Kaudasyndrom zurückbleibt. Es ist unmöglich, wie dies ja schon früher betont wurde, die ungeheure Mannigfaltigkeit, welche in bezug auf den Umfang und die Lokalisation der definitiven Ausfallserscheinungen bei den Kaudaläsionen besteht, auch nur annähernd durch Beispiele zu belegen. Ich möchte nur zwei Gruppen anführen. In einem Teil der Fälle betrifft die Rückbildung im wesentlichen die eine Hälfte der Kauda so, daß im wesentlichen nur Lähmung eines Beines bestehen bleibt.

Fall 59: Prellschädigung der Kauda in der Höhe des zweiten Lendenwirbels. Sofortige Lähmung beider Beine, der Blase und des Mastdarmes. Rascher Rückgang der Lähmung des linken Beines. Das rechte Bein bleibt vom Ileopsoas bis zur Sohlenmuskulatur herab dauernd gelähmt (enorme Atrophie, totale E.R.). Am linken Bein bleibt nur der Gastroknemius gelähmt. Geringe Blasen- und Mastdarmstörungen. Patellar- und Achillesreflexe beiderseits erloschen, Sohlenreflex links erhalten. Rechts Anästhesie von L_1—S_2, links von S_1—S_2.

Absolut einseitig ist die Lähmung allerdings in dem angeführten Falle nicht. Aber eine streng einseitige totale Lähmung sämtlicher Muskeln eines ganzen Beines habe ich nach Schußverletzungen der Kauda nicht ein einziges Mal beobachtet. Wohl aber kommt es sehr oft vor, daß sich die Lähmung ganz auf ein Bein zurückzieht und an diesem nur bestimmte Muskelgruppen betrifft. Seltener handelt es sich dabei um die von den oberen Lendenwurzeln versorgten Muskeln, wofür der folgende Fall einen Beleg gibt.

Fall 60: Prellschädigung der Cauda equina in der Höhe des zweiten Lendenwirbels. Sofort totale Lähmung beider Beine, der Blase und des Mastdarms. Letztere Störungen gehen schon nach wenigen Tagen zurück, bald verschwindet auch die Lähmung des linken Beines und auch am rechten Bein engt sich die Lähmung beträchtlich ein. Dauernd gelähmt bleiben Ileopsoas, Sartorius, Grazilis, die Adduktoren und der Quadrizeps. Vom Tensor fasciae an abwärts sind alle Muskeln normal. Patellarreflex rechts erloschen, Achillesreflex und Sohlenreflex beiderseits normal. Keine Blasen-Mastdarmstörung. Anästhesie nur rechts von L_1—L_4.

Viel häufiger ist es, daß die Residuärlähmung des einen Beines die von den unteren Lendenwurzeln und den Sakralwurzeln versorgten Muskeln betrifft.

Fall 61: Prellschädigung der Kauda im Bereiche des zweiten Lendenwirbels. Totale Lähmung der Beine, der Blase und des Mastdarms. Rascher Rückgang der Lähmung des linken Beines, danach auch Wiederherstellung des Ileopsoas, Sartorius, Grazilis, der Adduktoren und des Quadrizeps rechterseits, während alle Muskeln vom Tensor fasciae an bis zur Sohlenmuskulatur herab dauernd gelähmt bleiben. Patellarreflex beiderseits erhalten, Achilles- und Sohlenreflex rechts erloschen. Anästhesie nur rechts von L_5—S_5.

Auch bei tieferem Sitz treffen wir auf die gleichen Arten der Dissoziation.

Fall 62: Prellschädigung der Kauda im Bereiche des dritten Lendenwirbels. Anfangs fast totale Lähmung beider Beine, konnte nur die Oberschenkel bewegen und das Knie etwas strecken. Blasen- und Mastdarmlähmung. Später völliger Rückgang der Lähmung, es hinterbleibt nur Lähmung des Tibialis anticus, Tibialis posticus, Glutaeus medius und minimus, Extensor hallucis und Extensor digitor. Peron. l. et br. der rechten Seite, und geringe Blasenschwäche. Keine Sensibilitätsstörung. Patellarreflex beiderseits erhalten, ebenso Achillesreflex beiderseits erhalten.

In diesem Falle, in welchem anfangs ein Transversalsyndrom der Kauda vorlag, engt sich die Lähmung ein auf die im wesentlichen von der vierten und fünften Lendenwurzel innervierten Muskeln eines Beines. Die von den tieferen Wurzeln versorgten Muskeln stellten sich völlig wieder her, ebenso wie das gesamte andere Bein. Die Sensibilität ist gar nicht betroffen.

Fall 63: Prellschädigung der Kauda im Bereiche des dritten Lendenwirbels. Lähmung beider Beine, aber Hüftbewegungen und Kniestreckung erhalten. Alle anderen Muskeln gelähmt. Blasen- und Mastdarmlähmung. Rascher Rückgang der Lähmung; es hinterbleibt nur linkerseits eine Lähmung des Pediäus Flexor digitor. et hallucis longus und der Sohlenmuskulatur. Sohlenreflex fehlt. Achillesreflex erhalten. Keine Blasen-Mastdarmstörung, keine Sensibilitätsstörung.

In diesem Falle haben sich also im Gegensatz zu dem vorigen die im Kaudaquerschnitt enthaltenen oberen Wurzeln völlig restituiert, es hinterbleibt nur ein geringfügiger Ausfall im Gebiete der unteren Sakralwurzeln.

Die andere Gruppe umfaßt diejenigen Kaudaläsionen, bei welchen entweder allein die vorderen Wurzeln geschädigt und die hinteren unversehrt aus der Initialschädigung hervorgehen (dissoziiertes motorisches Kaudasyndrom), oder umgekehrt nur die hinteren Wurzeln geschädigt bleiben, während sich die vorderen vollkommen wiederherstellen (dissoziiertes sensibles Kaudasyndrom).

Fall 64: Prellschädigung der Cauda equina in der Höhe des dritten Lendenwirbels. Sofort totale Lähmung beider Beine, der Blase und des Mastdarms. Wänrend sich in der Folge die Sensibilität vollkommen wieder herstellt, bleibt die Lähmung der Beine fast im vollen Umfang dauernd bestehen. Hochgradige Atrophie, totale E.R. Patellar-, Achilles-, Sohlenreflex erloschen. Keine nennenswerten Blasen-Mastdarmstörungen.

Einen ähnlichen Fall hat Cassirer beschrieben.

Schußverletzung des ersten Lendenwirbels. Sofort totale Lähmung beider Beine, der Blase und des Mastdarms, allmähliche Besserung. Über ein Jahr später gewisse Detrusorschwäche, keine Incontinentia alvi, sehr starke Atrophie des ganzen linken Beins, geringere des rechten, fast völlige Lähmung des linken Beines, nur Erhebung im Hüftgelenk gut, Innenrotation etwas möglich, rechts völlige Lähmung der Beuger und Strecker des Fußes und der Zehen. Totale E.R. in den gelähmten Muskeln. Patellar- und Achillesreflexe fehlen. Sensibilitätsstörungen nur in ganz geringem Maße in L_5 linkerseits, sonst Sensibilität völlig normal.

Auch Head erwähnt einen analogen Fall.

Das Gegenstück zu diesen Fällen von mehr oder weniger reinem dissoziierten motorischen Kaudasyndrom bilden die Fälle von dissoziiertem sensiblem Kaudasyndrom.

Fall 65: Prellschädigung der Cauda equina in der Höhe des vierten Lendenwirbels. Anfangs totale Lähmung der Beine, der Blase und des Mastdarms. Rascher Rückgang der Lähmung, es hinterbleibt eine doppelseitige Anästhesie von L_4—S_3. Lagegefühl in beiden Beinen aufgehoben. Keine Blasen-Mastdarmstörungen. Patellar- und Achillesreflex, ebenso Sohlenreflex beiderseits erloschen. Hochgradige Ataxie der Beine.

Oppenheim und Cassirer beschreiben folgenden Fall.

Schrapnellsteckschuß in der Höhe des zweiten Lendenwirbels. Sofort Lähmung beider Beine, der Blase und des Mastdarms. Keine Schmerzen. Allmählicher Rückgang der Lähmung, aber starkes Hervortreten von Schmerzen, die sogar zeitweilig zu reflektorischen, krampfhaften Spannungen in der Beinmuskulatur führen. Fast ein Jahr nach der Verletzung und auch später mäßige Atrophie der Beine, aber keine Spur einer Parese, elektrisch alles normal. Atonie der Muskeln, Achilles- und Patellarreflexe fehlen, ebenso Kremasterreflexe, hochgradige Ataxie der Beine, schwere Blasen-Mastdarmstörungen, dauernd Schmerzen und Parästhesien in den

Beinen, fast völlige Anästhesie der Beine, rechts in L_1, links in L_2 beginnend. Schwerste Störung des Lagegefühls.

Oppenheim ist geneigt, dieses Syndrom auf eine Läsion der Hinterstränge des Lendenmarks zu beziehen, obwohl das Geschoß im Bereiche der Kauda saß, weil es nach seiner Ansicht gegen jede Erfahrung sei, daß bei einer Läsion der Cauda equina nur die Symptome von seiten der hinteren Wurzeln in so starker Ausprägung erhalten bleiben, während alle Symptome von seiten der vorderen Wurzeln sich völlig zurückbildeten. Cassirer hält die Deutung des Falles für äußerst schwierig. Es kann aber meines Erachtens auch auf Grund meiner eigenen Beobachtungen, sowie nach analogen Beobachtungen von Head, Riddoch, Mendicini, Nègre und Bourdet keinem Zweifel unterliegen, daß ein derartig dissoziiertes sensibles Kaudasyndrom, ebenso wie ein dissoziiertes motorisches Kaudasyndrom tatsächlich existiert. Ja wir werden später sehen, daß diese Dissoziation sogar gelegentlich bereits von Anfang an bestehen kann.

Der folgende Fall zeigt die Dissoziation nicht in solch reiner Ausprägung wie der Fall 65, aber doch überwiegt bei ihm die definitive Schädigung der hinteren Wurzeln weit über die der vorderen.

Fall 66: Prellschädigung der Kauda in der Höhe des zweiten Lendenwirbels. Anfangs totale Lähmung der Beine, der Blase und des Mastdarms. Rascher Rückgang der Lähmung der Beine. Es hinterbleibt nur doppelseitige Lähmung des Gastroknemius, des Flexor digitor. et hallucis, des Pediäus, der Sohlenmuskulatur, der Blase, des Mastdarms, der Potenz, und doppelseitige Anästhesie von L_1—S_5. Hochgradige Ataxie beider Beine. Aufhebung des Lagegefühls in allen Gelenken der unteren Extremitäten, alle Reflexe erloschen.

Bei der bisherigen Betrachtung der Prellschädigung des Markes haben wir zunächst nur solche Fälle ins Auge gefaßt, in denen anfangs eine Schädigung des gesamten Markquerschnittes bzw. der Cauda equina vorliegt, die sich dann in der Folge mehr oder weniger weitgehend zurückbildet und die verschiedenartigsten Residuärsyndrome hinterläßt. Es kommt nun aber gar nicht selten vor, daß die initiale Schädigung von vornherein nicht den gesamten Markquerschnitt tangiert, sondern daß nur ein Teil desselben betroffen wird. Es besteht dann von vornherein kein totales Transversalsyndrom, sondern je nach der physiologischen Bedeutung des betroffenen Areals ein Halbseitensyndrom, oder andere kombinierte oder isolierte Strangsyndrome.

Fall 67: Prellschädigung des Markes in der Höhe des ersten bis dritten Zervikalwirbels. Sofort nur Lähmung der rechten Körperhälfte. Geringe Besserung im rechten Bein, doch bleibt dasselbe spastisch-paretisch. Rechts schlaffe, atrophische Lähmung des Kukullaris, der Nackenmuskeln, Sternocleidomastoideus, Rhomboideus, Supraspinatus, Infraspinatus, Teres minor, Deltoideus, Bizeps, Brachialis internus, mit E.R. Phrenikus ausgespart! Spastische Lähmung aller anderen Muskeln des rechten Armes mit Ausnahme der langen Fingerflexoren, die ebenfalls schlaffatrophische Lähmung zeigen und totale E.R. bieten. Später Bizeps und Brachialis internus auch spastisch gelähmt. Lagegefühl am rechten Arm und Bein gestört. Rechts Anästhesie, Analgesie und Thermanästhesie von C_3—C_5, links Kaltanästhesie von C_4—S_5, Warmanästhsie von D_{10}—S_5, Analgesie von D_{11}—S_5.

Es handelt sich also um eine typische initiale Brown - Séquardsche Halbseitenlähmung, der Herd nimmt die rechte Hälfte des obersten Halsmarkes (C_1—C_6) ein. Bemerkenswert ist, daß im rechten Vorderseitenstrang von den Bahnen des Schmerzgefühls und der Warmempfindung nur die den unteren Segmentalzonen (D_{11} bzw. D_{10}—S_5) entsprechenden Lamellen betroffen sind, während das Areal der Kaltempfindung ganz ausfällt.

Ähnlich geartete Fälle habe ich mehrere beobachtet. Mouzon und Paulian erwähnen einen Fall von Brown - Séquardscher Spinallähmung, verbunden mit einer Segmentalläsion des dritten und vierten Halssegmentes infolge eines Wirbelsteckschusses des dritten Halswirbels.

Unvollständig ausgeprägtes initiales Brown-Séquardsches Halbseitensyndrom habe ich mehrfach beobachtet.

Fall 68: Prellschädigung des Markes in der Höhe des dritten und vierten Brustwirbels. Es besteht von vornherein nur Lähmung des linken Beines, die sich in der Folge nur wenig bessert. Keine Blasenstörungen. Dauernd bestehen bleibt eine spastische Parese des linken Beines und eine Thermanästhesie der rechten Körperhälfte von D_6—S_4. Keine Störung der tiefen Sensibilität am linken Bein.

Es handelt sich also in diesem Falle um ein initiales einseitiges Hinterseitenstrang-Vorderseitenstrangsyndrom. Fraglich bleibt nur, ob anfangs auch der Hinterstrang mitbeteiligt war. Hervorgehoben muß werden, daß aber der Vorderseitenstrang nicht in toto definitiv ausgeschaltet bleibt, sondern daß nur die der Temperaturempfindung dienenden Bahnen definitiv ausfallen, während die der Schmerzempfindung dienenden Vorderseitenstrangbahnen sich restituiert haben.

Fall 69: Prellschädigung des Markes in der Höhe des vierten und fünften Brustwirbels, von vornherein nur Lähmung des linken Beines. Anfangs bestand inkomplettes Brown-Séquardsches Halbseitensyndrom: links spastische Beinlähmung, rechts Thermanalgesie von D_2—S_4. In der Folge engt sich aber das Symptomenbild noch mehr ein, indem die spastische Beinlähmung ganz verschwinde und auch die gekreuzte Analgesie weicht und nur eine rechtsseitige Thermanästhesie übrig bleibt.

Fall 70: Prellschädigung des Markes in der Höhe des siebenten Halswirbels. Von vornherein nur Schwäche des rechten Armes, Lähmung des rechten Beines. Es besteht atrophische Lähmung der kleinen Handmuskeln und des Extensor pollicis brevis mit E.R. rechts. Sympathikuslähmung rechts. Lagegefühl am rechten Bein erloschen. Spastische Beinlähmung rechts. Thermanalgesie links von C_8—S_5; in der Folge schwindet die linksseitige Analgesie und später auch die Warmanästhesie; es hinterbleibt nur eine Kaltanästhesie mit paradoxer Warmempfindung links von C_8—S_5.

Die letzten drei Fälle sind, abgesehen davon, daß von Anfang an nur ein Halbseitensyndrom besteht, noch besonders dadurch bemerkenswert, daß innerhalb des Vorderseitenstranges nur die Bahnen der Temperaturempfindung ausgeschaltet bleiben, während die der Schmerzempfindung sich völlig wiederherstellen. Ja im dritten Falle bleiben nur die Bahnen der Kaltempfindung ausgeschaltet. Im zweiten Falle 69 besteht dieses dissoziierte Vorderseitenstrangsyndrom ganz isoliert für sich, indem auch der Hinterseitenstrang völlig wiederhergestellt wird.

Auch die Kombination von halbseitigem Hinterstrangsyndrom mit gekreuztem Vorderseitenstrangsyndrom, welche sich klinisch in einer totalen Halbseitenanästhesie zu erkennen gibt, kann gelegentlich die einzige wesentliche initiale Läsion darstellen.

Fall 71: Prellschädigung des Markes in der Höhe des achten Brustwirbels. Keine Lähmung, spürte im Momente der Verletzung nur einen heftigen Schmerz im rechten Bein, ging aber weiter. Es besteht eine totale Anästhesie der rechten Körperhälfte für alle Qualitäten von D_{10}—S_5, Babinski rechts +. Lähmung der seitlichen Bauchmuskeln rechts unterhalb des Nabels, ebenso unterster Rektusabschnitt gelähmt. Bauchreflex im Bereiche von D_{10} und D_{11} nicht auslösbar. In der Folge schwindet die Bauchmuskellähmung und der rechtsseitige Babinski, während die isolierte Hemianästhesie unverändert bestehen bleibt. Ataxie des rechten Beines.

Auch ein isoliertes halbseitiges Hinterseitenstrangsyndrom kann die einzige initiale Schädigung darstellen.

Fall 72: Prellschädigung des Markes in der Höhe des fünften Brustwirbels. Sofort nur Lähmung des linken Beines, welche bestehen bleibt. Keine Sensibilitätsstörung. Keine Blasenstörung.

Fall 73: Prellschädigung des Markes in der Höhe des zweiten und dritten Halswirbels. Sofort nur Lähmung des rechten Armes und Beines. Die rechtsseitige Hemiplegie wird spastisch, besteht aber im übrigen dauernd unverändert fort. Keinerlei Sensibilitätsstörung.

In beiden Fällen hat also die Prellschädigung des Markes von Anfang an nur ein einseitiges Hinterseitenstrangsyndrom, im ersten Falle entsprechend der Höhe der Läsion im mittleren Brustmark nur eine Lähmung des Beines, im zweiten Falle, dem Sitze der Läsion im oberen Zervikalmark entsprechend, eine Hemiplegie von Arm und Bein zur Folge gehabt.

Roussy und L'Hermitte sowie Roussy und Cornil beschreiben als eine häufige Folge der Prellschädigung des oberen Halsmarkes eine isolierte Hemiplegie, verbunden mit gleichseitiger Akzessoriuslähmung, ohne Sensibilitätsstörungen.

Es kommt aber entsprechend der gesonderten Lage der Arm- und Beinfasern innerhalb des Hinterseitenstrangs auch vor, daß sich die initiale Hemiplegie einengt und daß nur eine Monoplegia brachialis cervicalis spastica übrig bleibt.

Fall 74: Prellschädigung des Markes in der Höhe des dritten Zervikalwirbels. Sofort nur rechtsseitige Lähmung, das Bein ist schon nach wenigen Tagen wieder hergestellt. Der rechte Arm bleibt dauernd spastisch paretisch. Keine Sensibilitätsstörung.

In einem meiner Fälle bestand von vornherein nur eine Lähmung beider Arme, die Beine waren nicht beteiligt.

Fall 75: Prellschädigung des Markes in der Höhe des dritten Halswirbels. Sofort nur Lähmung des rechten Armes, große Schwäche des linken Armes. Keine Beinlähmung, keine Blasenstörung. Es hinterbleibt eine totale spastische Lähmung des rechten, eine spastische Parese des linken Armes. Keinerlei andere Störungen.

Das Eigenartige dieses Falles liegt darin, daß hier von vornherein innerhalb des Pyramidenbahnareals im Bereiche des oberen Halsmarkes beiderseits nur die Fasern für den Arm von der Läsion ergriffen worden sind. Der Fall stellt in dieser Hinsicht ein Unikum dar. Es wird zwar von mehreren Autoren das Vorkommen der Diplegia spastica brachialis bei Prellschüssen des Halsmarkes erwähnt (L'Hermitte, Claude, Didet). Ich vermag aber nicht recht zu ersehen, ob in den Fällen, auf welche diese Autoren anspielen, von vornherein nur diese Diplegia brachialis bestanden hat, oder ob sie sich aus einer initialen Tetraplegie heraus entwickelt hat.

Der folgende Fall weicht von den bisher mitgeteilten darin etwas ab, daß außer dem Hinterseitenstrang auch noch andere Markbezirke mitgeschädigt werden.

Fall 76: Prellschädigung in der Höhe des vierten Halswirbels. Bewußtlos. Sofort nur rechtsseitig gelähmt. Rechtes Bein nach wenigen Wochen normal. Am rechten Arm bleibt schlaffe atrophische Lähmung des Trizeps, Extensor carpi radialis longus et brevis und Extensor digitor. communis bestehen mit E. R. Trizepsphänomen paradox. Die Handbeuger, Fingerbeuger und Daumenstrecker, sowie Extensor indicis proprius und alle kleinen Handmuskeln bleiben spastisch gelähmt. Rechts Analgesie von C_8—C_5, Thermanästhesie von C_7—C_8, keine weiteren Störungen. Rechte Pupille enger als linke.

Bei den Läsionen des oberen Halsmarkes kann es auch vorkommen, daß anfangs nur eine Lähmung beider Arme und eines Beines, oder beider Beine und eines Armes, also eine Triplegie besteht, während die vierte Extremität von vornherein freibleibt. In der Folge engt sich die Lähmung dann noch weiter ein.

Fall 77: Prellschädigung des Markes in der Höhe des dritten Halswirbels. Bewußtlos. Lähmung beider Arme und des rechten Beines. Linker Arm nach wenigen Tagen wieder völlig normal. Es hinterbleibt eine schwere rechtsseitige Hemiplegie, mit geringen Störungen des Lagegefühls in den Fingern und den Zehen rechterseits.

Fall 78: Prellschädigung in der Höhe des ersten Halswirbels. Sofort bewußtlos. Lähmung beider Beine und des rechten Armes. Nach drei Tagen Beinlähmung verschwunden. Es hinterbleibt nur eine schwere spastische Lähmung des rechten Armes und eine linksseitige Thermanästhesie von L_1—S_5.

Das Gemeinsame beider Fälle ist die initiale Triplegie, die sich im ersten Falle auf eine bleibende spastische Hemiplegie, im zweiten auf eine Monoplegia brachialis cervicalis spastica reduziert. In beiden Fällen sind aber außer den Hinterseitensträngen auch noch andere Markbezirke mitgeschädigt, im ersteren der Hinterstrang, im letzteren der Vorderseitenstrang, aber nur mit dem der Temperaturempfindung dienenden Areal und auch innerhalb dieses nur mit den exzentrisch gelagerten Bahnen der kaudalen Segmentalzonen (L_1—S_5).

Auch isolierte Nuklearlähmungen können die wesentliche initiale Schädigung des Markes bilden.

Fall 79: Prellschädigung des Markes in der Höhe des siebenten Halswirbels. Zunächst keine Lähmung. Im Laufe weniger Stunden entwickelt sich eine Lähmung der Finger der rechten Hand, verbunden mit starkem Ameisenlaufen an der Innenseite der rechten Hand und des rechten Vorderarms. Die Fingerlähmung geht in der Folge etwas zurück. Es hinterbleibt atrophische Lähmung der kleinen Handmuskeln und des Extensor pollicis brevis rechts mit totaler E.R., doppelseitige Sympathikuslähmung. Thermanalgesie rechts im Bereiche von C_8 und D_1. Babinski links +.

Fall 80: Prellschädigung des Markes in der Höhe des dritten Halswirbels. Keine Lähmungserscheinungen, aber Schmerzen in der rechten Halsseite. Es besteht eine dauernde Gefühlsstörung im Bereiche von C_2—C_4, welche alle Qualitäten betrifft, die taktile Anästhesie zeigt etwas geringere Ausdehnung als die Thermanalgesie. Babinski beiderseits +.

In beiden Fällen bezieht sich also die initiale Schädigung fast lediglich auf die graue Substanz. Im ersten Falle ist nur das rechte Vorderhorn im Bereiche des ersten Brustsegmentes und achten Zervikalsegmentes, das Hinterhorn im Bereiche derselben Segmente betroffen, zum geringen Teil ist auch das linke Vorderhorn des ersten Thorakalsegmentes beteiligt (Sympathikuslähmung). Im zweiten Falle sind von vornherein nur die Hinterhörner der rechten Seite im Bereiche des zweiten bis vierten Zervikalsegmentes sowie die entsprechenden Wurzeleintrittszonen betroffen.

Die beiden folgenden Fälle illustrieren, daß auch bei den Prellschädigungen der Kauda von vornherein nur eine partielle Schädigung des Kaudaquerschnittes erfolgen kann.

Fall 81: Prellschädigung der Kauda in der Höhe des zweiten Lendenwirbels. Von vornherein nur Lähmung des linken Beines, keine Blasen- und Mastdarmstörung. In der Folge engt sich die Lähmung des linken Beines rasch ein und es hinterbleibt eine totale Lähmung des linken Ileopsoas, Sartorius, Grazilis, der Adduktoren und des Quadrizeps. Anästhesie links von L_2—L_4. Patellar- und Achillesreflex links erloschen, Fußsohlenreflex links schwach.

Fall 82: Prellschädigung der Kauda in der Höhe des dritten Lendenwirbels. Keine Lähmung der Beine, nur starke Schmerzen im linken Bein und Blasenmastdarmstörungen. Es besteht völlig normale Kraft aller Muskeln, keine Atrophie, keine elektrischen Störungen. Hochgradige Ataxie der Beine. Anästhesie beiderseits von L_5—S_3. Lagegefühl in allen Gelenken aufgehoben. Starke dauernde Schmerzen im linken Fuß, Patellar- und Sehnenreflexe beiderseits erloschen, ebenso Sohlenreflex. Blasen-Mastdarmstörungen.

Im ersten Falle 81 ist also von vornherein nur die linke Kaudahälfte tangiert und in der Folge engt sich die Störung auf eine dauernde Ausschaltung der ersten bis vierten motorischen und der zweiten bis vierten hinteren Lendenwurzel ein.

Im zweiten Falle 82 sind von vornherein die motorischen Wurzeln der Kauda verschont und die Schädigung erstreckt sich nur auf die hinteren Wurzeln (initiales dissoziiertes sensibles Kaudasyndrom), die auch in der Folge schwer geschädigt bleiben. Daneben bestehen Blasen- und Mastdarmstörungen.

Ein Überblick über die bisher mitgeteilten Fälle führt uns die große Verschiedenheit des Umfangs und der speziellen Lokalisation der initialen Schädigung innerhalb des Mark- oder Kaudaquerschnittes vor Augen, aber ebenso ersehen wir, wie ungemein groß die Mannigfaltigkeit in bezug auf den Umfang und die Lokalisation des definitiven Destruktionsprozesses innerhalb des anfangs geschädigten Mark- oder Kaudabezirkes ist, einerlei, ob dieser von vornherein den gesamten Querschnitt oder nur einen Teil desselben einnimmt. Es zeigt das, daß die akute Pressung des Markes, sowohl der Intensität als auch der Extensität nach ungeheuer verschieden wirkt.

Die Stelle, an welcher sich die Wirkung der Markpressung in erster Linie zu erkennen gibt, entspricht in der Regel ziemlich genau dem Punkte, an welchem das Geschoß an der Wirbelsäule angreift. In dieser Höhe findet sich in der Regel der sogenannte Hauptherd. Dieser Hauptherd ist nun aber nicht immer, wie schon erwähnt wurde, an der Stelle des Markes gelegen, welche dem Angriffspunkt des Geschosses an der Wirbelsäule entspricht. Er kann mehr oder weniger weit entfernt liegen. Das ist von vielen Autoren (Henneberg, Cassirer, P. Marie, Marburg, Schuster, Borchardt, Bruns u. a.) hervorgehoben worden. Besonders demonstrativ ist ein Fall von Henneberg, in welchem das Projektil etwa den achten Brustwirbel traf und der Hauptherd bei der Autopsie im Konus und Epikonus festgestellt wurde, und ein anderer Fall desselben Autors, in welchem das Geschoß den vierten und fünften Lendenwirbel gestreift hatte und sich der Hauptherd im achten Dorsalsegment fand.

Cassirer hat bereits bald nach Kriegsausbruch einen Fall beschrieben, bei dem Schußlinie und Röntgenbild auf den siebenten Brustwirbel hinwiesen, während die klinischen Symptome einer Querschnittsunterbrechung in der Höhe des zweiten Dorsalsegmentes entsprachen. In einem anderen Falle seiner Beobachtung ergab das Röntgenbild eine Splitterfraktur des achten und neunten Brustwirbels, die Symptome entsprachen aber einer kompletten Unterbrechung der Rückenmarksleitung in der Höhe des fünften Dorsalsegmentes. Marie erwähnt einen Fall, in welchem nach Verletzung des Kreuzbeins eine Rückenmarksläsion im mittleren Brustmark auftrat, Bruns einen Fall, in welchem das Geschoß an der oberen Brustwirbelsäule ansetzte und eine Läsion im Konus auftrat. Marburg und Ranzi heben die häufige Diskrepanz zwischen dem Angriffspunkte des Geschosses an der Wirbelsäule und der Höhe der Markläsion ganz besonders hervor. Nach ihren Feststellungen soll der moduläre Herd meistens abwärts von der Verletzungsstelle der Wirbelsäule gelegen sein. In ähnlichem Sinne hat sich Bruns geäußert.

Für diese Diskrepanz zwischen der Stelle der Wirbelsäulenverletzung und der Höhe des medullären Hauptherdes möchte ich einige Beispiele anführen.

Fall 83: Prellschuß des 12. Brustwirbels durch Schrapnellkugel, paravertebraler Steckschuß. Sofortige Lähmung beider Beine, der Blase und des Mastdarms. Es bleibt eine schwere spastische Beinlähmung sowie eine Lähmung der gesamten Bauchmuskeln zurück. Blasenmastdarmlähmung. Anästhesie von $D_1 - S_2$. Beugereflex der Beine bis D_4 einschließlich auslösbar. In der Folge geht nur die Bauchmuskellähmung etwas zurück.

Wir finden hier also bei einem Prellschuß des zwölften Brustwirbels den medullären Herd im Bereiche des fünften Dorsalsegmentes, und zwar handelt es sich um eine bleibende tiefgreifende Läsion.

Fall 84: Durchschuß durch fünfte Rippe. Ob Wirbelsäule berührt, ist zweifelhaft. Sofort Lähmung beider Beine, der Blase und des Mastdarms. Langsamer Rückgang der Beinlähmung, der Blasen- und Mastdarmlähmung. Es hinterbleibt nur eine schlaffe, atrophische Lähmung des untersten Abschnittes der seitlichen Bauchmuskeln links, des Kremaster, des Ileopsoas, des Sartorius, Grazilis, der Adduktoren, des Quadrizeps und Tensor fasciae latae der linken Seite, mit totaler E.R. Schwäche des Tibialis anticus, posticus, sowie des Glutaeus medius, alle anderen Muskeln intakt, rechtes Bein ganz normal, Patellarreflex beiderseits erloschen, Achillesreflex nur links erloschen, Kremaster und unterster Epigasterreflex fehlen links, keine Blasenstörung, keine Sensibilitätsstörung.

In diesem Falle greift das Geschoß an der fünften Rippe an, der Hauptherd liegt im Lumbosakralmark, der obere Abschnitt des Lendenmarks und des zwölften Dorsalsegmentes bleiben linkerseits dauernd ausgeschaltet, die definitive Destruktion betrifft aber nur die Vorderhörner.

Fall 85: Prellschuß des zweiten Brustwirbeldorns. Spürte nur einen Schmerz in der rechten Schulter, kann den rechten Arm nicht heben. Es besteht völlige Lähmung des rechten Deltoideus, Supra- und Infraspinatus und Teres minor mit E.R. Anästhesie in C_5. Außerdem fehlt der Bizeps-, Trizeps- und Supinator longus-Reflex. Babinski rechts +. In der Folge engt sich die Lähmung etwas ein und es hinterbleibt nur eine Lähmung des rechten Deltoideus, besonders dessen vordere Portion betreffend, und Anästhesie in C_5. Ebenso bleiben die erwähnten Reflexe erloschen.

Es ist also in diesem Falle bei einem Schuß, welcher den zweiten Brustwirbel traf, ein Herd, der von vornherein im wesentlichen nur das fünfte und sechste Zervikalsegment betraf, aufgetreten.

Fall 86: Prellschuß des sechsten Dorsalwirbels. Sofort an Armen und Beinen gelähmt, schwere Blasenstörung. Rascher Rückgang aller Lähmungserscheinungen, Es hinterbleibt aber eine ausgesprochene Ataxie der Arme und Beine bei durchweg erhaltenen Sehnen- und Knochenhautreflexen, Aufhebung des Lagegefühls an Armen und Beinen, schwere Störung der Raumwahrnehmung am ganzen Körper mit Ausnahme des Gesichtes.

Die Schußverletzung greift am sechsten Dorsalwirbel an, die initiale Markläsion liegt im Halsmark, der definitive Ausfall betrifft das Areal beider Hinterstränge im oberen Halsmark. Es besteht ein reines doppelseitiges Hinterstrangsyndrom.

Fall 87: Prellschuß des dritten Brustwirbels. Sofort Lähmung des linken Armes und Beines. Besserung im linken Bein, doch bleibt es spastisch paretisch. Im linken Arm gehen die Lähmungserscheinungen zurück, es hinterbleibt aber eine schlaffe, atrophische Lähmung der vom siebenten und achten Zervikal- und ersten Thorakalsegment versorgten Muskeln. Von den Muskeln des sechsten Segmentes ist auch der Pronator teres und Extensor carpi radialis longus in die Lähmung ganz einbezogen, während Pektoralis und Latissimus, die längere Zeit sehr paretisch waren, sich allmählich wieder herstellen. Alle gelähmten Muskeln zeigen totale E. R. Es besteht Lähmung des Halssympathikus. Am linken Arm taktile Anästhesie in C_7 und C_8, Analgesie in D_1, C_8, C_7, Warmanästhesie in D_1, C_8, C_7, C_6, Kaltanästhesie in D_2, D_1, C_8, C_7, C_6. Rechts besteht Thermanalgesie von D_3—S_5.

Das Geschoß hat in diesem Falle den dritten Brustwirbel getroffen, der medulläre Herd betrifft das Halsmark im Bereiche des sechsten bis achten Zervikal- und ersten Dorsalsegmentes linkerseits.

Fall 88: Prellschädigung des Markes im Bereiche des siebenten Brustwirbels. Von vornherein nur Lähmung des linken Armes, ganz geringfügige Parese beider Beine, welche schon nach zwei Tagen ganz weicht. Es hinterbleibt eine nukleare

Lähmung des linken Biceps brachii und des linken Flexor carpi ulnaris mit totaler E.R. und eine spastische Lähmung der Flexores digitorum des linken Armes. Keine Sensibilitätsstörung, am linken Bein Babinski +.

Das Geschoß greift am siebenten Brustwirbel an, der Herd liegt im Halsmark und betrifft in elektiver Weise die Kerne des Bizeps und Flexor carpi ulnaris, ferner den Hinterseitenstrang im Bereiche des ersten Dorsalsegmentes.

Fall 89: Prellschuß des Kreuzbeins. Sofort an beiden Beinen gelähmt. Blasen-, Mastdarmstörung. Beinlähmung engt sich rechts etwas ein. Es hinterbleibt eine dauernde totale Lähmung des linken Beines mit stärkster Atrophie und totaler E.R., rechts stellen sich Ileopsoas, Sartorius, Grazilis, die Adduktoren und teilweise auch der Quadrizeps wieder her, ferner der Flexor digitor. et hallucis und die Sohlenmuskeln, die anderen Muskeln des rechten Beines bleiben gelähmt. Blasen-, Mastdarm-, Potenzstörung. Patellar- und Achillesreflexe fehlen, am rechten Bein ausgesprochener Rossolimo, Anästhesie von D_{12}—S_5 beiderseits.

Die Schußverletzung betrifft das Sakrum, der medulläre Herd betrifft das Lumbosakralmark, zum Teil auch noch den untersten Abschnitt des Dorsalmarkes.

Die Gründe, warum in einzelnen Fällen die akute Pressung an einer Stelle des Markes am stärksten zur Geltung kommt, welche weit ab von der Stelle liegt, an welcher das Geschoß an der Wirbelsäule ansetzt, sind uns vorläufig nicht bekannt. Etwas verständlicher wird uns aber diese Diskrepanz, wenn wir berücksichtigen, daß sich die akute Pressung des Markes überhaupt so gut wie niemals auf eine zirkumskripte Stelle des Markes beschränkt, sondern daß sie auch oberhalb und unterhalb des Hauptherdes eine mehr oder weniger beträchtliche, von Fall zu Fall sehr verschieden große Zahl von supra- und infraläsionellen Marksegmenten und Wurzeln mit beteiligt. Außer dem Hauptherd bestehen zahlreiche multiple, teils disseminierte, teils untereinander und mit dem Hauptherd konfluierende Nebenherde, Nachbarschafts- und Fernherde (Henneberg, Borchardt, G. Holmes, Cassirer, Schuster, Gamper, Licen, Marburg, Leva, Ricker, Borst, Benda, O. Foerster u. a.), die manchmal über das ganze Rückenmark ausgedehnt sind und bis zur Oblongata und bis in die Pons hineinreichen (Schuster, Marburg, Ricker, Cassirer, O. Foerster, Leva). Ricker fand bei der Autopsie zahlreicher Fälle von frischer Prellschädigung des Markes, daß schon die Ausdehnung des Hauptherdes beträchtlich schwankt, von $1/_2$ bis 4 cm. Die Extensität der sich anschließenden Nebenherde beträgt sowohl aufwärts wie abwärts 1, 2, 3, ja 6 cm, aber in einzelnen Fällen fand er, daß sich die Nebenherde durch das ganze Mark hindurch erstreckten. In bezug auf die Anordnung und die Zahl der makroskopisch erkennbaren Nebenherde fand er eine große Mannigfaltigkeit, nicht selten fällt eine deutliche Diskontinuität in der Anordnung auf. In späteren Entwicklungsstadien hat besonders Marburg die Ausdehnung der Nebenherde an zahlreichen Fällen mikroskopisch genau verfolgt. Die Hauptschädigung nimmt danach durchschnittlich 2—3 Segmente ein, der Gesamtumfang der Schädigung einschließlich der Nebenherde umfaßt durchschnittlich 6—9 Segmente. Marburg hat in einem Falle eine Ausdehnung der Herde über 18 Rückenmarksegmente festgestellt. Veränderungen an den Ganglienzellen, besonders eine ausgesprochene Lipochromatose derselben fand er zumeist in der gesamten Höhenausdehnung des Rückenmarkes. Im allgemeinen fand Marburg, daß bei Läsionen des Halsmarkes die Ausdehnung der Herde geringer ist und durchschnittlich 2—4 Segmente beträgt, gegenüber den Läsionen des Brustmarkes, bei denen 6—10 Segmente ergriffen sind. Eine besonders hochgradige Ausdehnung des Hauptherdes fand Cassirer in einem Falle von Prellschädigung des Markes in der

Höhe des siebenten Brustwirbels. Das Mark war über weite Strecken erweicht, so daß im Bereiche des gesamten unteren Dorsalmarkes und oberen Lendenmarkes überhaupt nur die meningeale Hülle erhalten war, nach unten zu reichte die Erweichung bis in den Konus, der blasig aufgetrieben war, nach oben zu bis ins dritte Dorsalsegment. Aber auch noch im zweiten Dorsalsegment fanden sich nekrotische Nebenherde.

Solche Neben - und Fernherde finden sich nicht nur innerhalb des Markes, sondern auch an den Wurzeln desselben, und speziell auch an der Cauda equina. Nun ist zu berücksichtigen, daß die Mitschädigung der supra- und infraläsionellen Marksegmente und Wurzeln sich ja durchaus nicht nur in makroskopisch und mikroskopisch erkennbaren Veränderungen kundgibt, sondern daß ein mehr oder weniger beträchtlicher Teil der Segmente und Wurzeln oberhalb und unterhalb des Hauptherdes rein kommotionell geschädigt werden kann, so daß anfangs nicht nur bleibende, sondern auch ganz flüchtige Nachbarschafts- und Fernsymptome das totale Transversalsyndrom oder die partielle Markläsion begleiten können. Da ein beträchtlicher Teil der histologisch erkennbaren Strukturveränderungen des Nervenparenchyms und der Prozesse des Gefäß- und Lymphapparates gerade in den Nachbarschafts- und Fernherden reversibel ist, so sehen wir gar nicht selten, daß sich auch früher oder später zahlreiche Nachbarschafts- und Fernsymptome mehr oder weniger weitgehend zurückbilden können. In einer beträchtlichen Zahl von Fällen aber bestehen die Nachbarschafts- und Fernsymptome dauernd fort. Dadurch sind die klinischen Bilder oft so außerordentlich kompliziert und interessant. Es ist natürlich ganz unmöglich, alle auf die Mitschädigung der supra- und infraläsionellen Marksegmente und Wurzeln bezüglichen Erscheinungen im einzelnen anzuführen. Ich beschränke mich auf die Mitteilung einer Anzahl besonders charakteristischer Fälle, welche die ungeheure Mannigfaltigkeit in bezug auf die Lokalisation, Ausdehnung und Dauer der Nachbarschafts- und Fernsymptome illustrieren.

Bei den Prellschädigungen des Halsmarks pflegt in sehr vielen Fällen anfangs eine totale Lähmung beider Beine und beider Arme, bisweilen auch eine solche des Kopfes zu bestehen, auch dann, wenn die Verletzung die untersten Halswirbel betrifft. Es reicht also die initiale Schädigung bis ins mittlere, ja obere Halsmark hinauf.

Die initiale Lähmung des Kopfes und der Arme in ihrer gesamten Ausdehnung ist aber fast durchweg eine nur vorübergehende. Die der Lähmung des Kopfes zugrunde liegende Schädigung der oberen vier Halssegmente war in meinem Material nur in den Fällen eine bleibende, in welchen die Prellschädigung an den obersten Halswirbeln ansetzte, in einem Falle war sie doppelseitig, in drei anderen halbseitig.

Daß die Läsionen des Halsmarkes sehr oft mit Bewußtlosigkeit einhergehen, ist bekannt (Rosenfeld, Leva, O. Foerster u. a.). Diese Bewußtlosigkeit beruht offenbar auf einer Mitschädigung der Oblongata. Sie hält meist nur kurze Zeit, einige Minuten bis zu mehreren Stunden an; die längste Dauer in den Fällen meines Materials betrug 36 Stunden. Es handelt sich bei dieser Bewußtlosigkeit stets um eine rein kommotionelle Schädigung. Doch sind auch dauernde Ausfallsymptome seitens der Oblongata und der Pons bei Halsmarkschüssen beobachtet worden. Dahin gehören dauernde Störungen von seiten des Hypoglossus, welche ich in einem Falle von Prellschädigung im Bereiche des fünften Halswirbels beobachtet habe und deren Vorkommen auch Leva erwähnt, von seiten des Akzessoriuskernes, welche sich in Lähmung des Sternocleidomastoideus und der unteren und mittleren Portion des Kukullaris zu erkennen geben, die ich zweimal beobachtete; von seiten des Nucleus ambiguus, welche sich in Lähmung des Stimmbandes, der Schlundmuskulatur und des Gaumensegels zu erkennen gibt (Schuster, Leva, eigene Beobachtungen); von seiten des Fazialis, die ich und Schuster beobachteten. Ferner sah ich Störungen von seiten des Akustikus. Der Trigeminus war unter meinem Material in 4 Fällen von Halsmarkläsion mitgegriffen. Ähnliches ist von Schuster, Gamper u. a. beobachtet worden. Zweimal sah ich auch ausgesprochenen Nystagmus bei Prellschädigung des Halsmarkes. Derselbe wird auch von Leva erwähnt. Diese Beobachtungen lehren also, daß die Mitschädigung der Oblongata und der Pons gar nicht selten zu dauernden Veränderungen führt.

Folgende Beispiele sollen die große Mannigfaltigkeit, welche in bezug auf die Nachbarschafts- und Fernherde besteht, illustrieren.

Fall 90: Prellschädigung des zweiten Halswirbels. Sofort bewußtlos, danach Lähmung des Kopfes und linken Armes. Die Kopflähmung geht in 4—5 Tagen, die Armlähmung in 4 Wochen zurück. Es hinterbleibt eine Anästhesie von C_3—D_5 linkerseits, am linken Arm fehlen die Sehnen- und Knochenreflexe, sonst keinerlei Störungen.

Es handelt sich also um eine Prellschädigung des obersten Halsmarkes, bei welcher sich der Herd im Gebiete des linken Hinterhorns und der Wurzeleintrittszone bis ins fünfte Dorsalsegment herab erstreckt.

Fall 91: Prellschädigung des Halsmarkes in der Höhe des vierten Zervikalwirbels. Sofort Lähmung des rechten Armes. Dieselbe geht allmählich völlig zurück, es hinterbleibt eine Anästhesie von C_2—D_4 rechterseits, außerdem besteht im ganzen Trigeminusgebiete Thermanästhesie.

In diesem Falle erstreckt sich also der Herd ebenfalls im Gebiete des Hinterhorns und der Wurzeleintrittszone vom obersten Halssegmente bis zum vierten Dorsalsegmente. Ferner ist die der absteigenden Trigeminuswurzel anliegende Substantia gelatinosa mitgegriffen, aber nur mit den Elementen, welche der Temperaturempfindung dienen.

Fall 92: Prellschädigung des Halsmarkes durch Infanterieprojektil in der Höhe des fünften Halswirbels. Sofort bewußtlos. Totale Lähmung des Kopfes und aller vier Extremitäten. Blasen- und Mastdarmlähmung. Außerdem Taubheit des rechten Ohres. Kopflähmung weicht nach drei Tagen, die Beinlähmung dauerte ein halbes Jahr, die Armlähmung bleibt dauernd bestehen. und zwar handelt es sich um eine spastische Lähmung beider Arme (Diplegia spastica brachialis). Anfangs auch nukleare Lähmung der Interossei mit erloschener faradischer Erregbarkeit. Diese nukleare Interosseuslähmung weicht aber später ganz. Die spastische Armlähmung schränkt sich allmählich ein und es hinterbleibt lediglich eine spastische Lähmung vom Extensor digitor. communis an abwärts, also aller vom siebenten und achten Zervikal- und ersten Thorakalsegment versorgten Muskeln beiderseits. Aber auch diese erfährt noch eine weitere Einschränkung, indem der Extensor digitor. com. sich links ganz wieder herstellt und die spastische Lähmung mit dem Flexor carpi radialis beginnt, rechts beschränkt sie sich auf Adductor pollicis, die Interossei, die Muskeln des Daumenballens und den Extensor pollicis brevis.

Der definitive Herd findet sich in diesem Falle also links in der Höhe des siebenten Zervikalsegmentes im Hinterseitenstrang, links in der Höhe des ersten Thorakalsegmentes ebenfalls im Hinterseitenstrang. Die Nachbarschaftsherde haben sich aber anfangs innerhalb der Hinterseitenstränge bis zum vierten Zervikalsegment empor erstreckt, wie das die längere Zeit bestehende spastische Lähmung, die beide Arme in ganzer Ausdehnung betraf, beweist, und eine initiale kommotionelle Schädigung hat auch das oberste Halsmark und die Oblongata erfahren. Außerdem ist der rechte Kochlearis dauernd in Mitleidenschaft gezogen. Eine länger anhaltende Mitschädigung hatte auch der Kern der Interossei links erfahren, doch hat sich diese nach etwa $^3/_4$ Jahren ganz ausgeglichen.

Fall 93: Prellschädigung des Halsmarkes in der Höhe des fünften Zervikalwirbels. Nicht bewußtlos. Anfangs totale Lähmung des Gesichtes und der Zunge, konnte nicht sprechen und nicht schlucken. Lähmung beider Arme und Beine und des Kopfes. Kopflähmung weicht in 3—4 Tagen, ebenso die linke Beinlähmung, nur im rechten Bein bleibt eine leichte Spastizität und eine ausgesprochene Ataxie zurück. Auch die Lähmung des linken Armes geht im Laufe von wenigen Tagen ganz zurück; der rechte Arm bleibt dauernd spastisch gelähmt, vom Pronator teres an abwärts, außerdem Ataxie des rechten Arms. Alle Reflexe am rechten Arm lebhaft. Am rechten Arm Anästhesie in C_8, ferner auf der ganzen rechten Körperhälfte Thermanalgesie von C_2—S_5, Lagegefühl in allen Gelenken des Armes und Beines erloschen, Raumwahrnehmung der Haut am ganzen Körper rechterseits mit Ausnahme des Gesichts gestört.

. In diesem Falle liegt der Hauptherd im rechten Hinterseitenstrang im unteren Teil des sechsten Zervikalsegmentes, ein Nebenherd findet sich in der Wurzeleintrittszone des achten Zervikalsegmentes, ein weiterer im rechten Hinterstrang im obersten Teil des Zervikalmarkes, ein weiterer im gekreuzten linken Vorderseitenstrang ebenfalls im allerobersten Teil des Zervikalmarkes. Kommotionell war anfangs das gesamte Halsmark bis zum obersten Segmente geschädigt. Ferner besteht in diesem Falle ein bleibender Ausfall im rechten Nucleus ambiguus (rechtsseitige Stimmbandlähmung und Lähmung der Rachenmuskulatur rechts, Gaumensegel frei, Rachenreflex beiderseits erloschen). Kommotionell war anfangs das gesamte motorische Kerngebiet des Glossopharyngeus, Hypoglossus und Fazialis ergriffen, aber auffallenderweise bestand keine Bewußtlosigkeit.

Fall 94: Prellschädigung des Halsmarkes in der Höhe des siebenten Halswirbels. Sofort bewußtlos, Sprachverlust, totale Lähmung des Kopfes, der Arme und der Beine. Blasen- und Mastdarmlähmung. Rückgang der Kopflähmung und linksseitiger Arm- und Beinlähmung in wenigen Tagen. Es bleibt rechtsseitige Hemiplegie, am rechten Bein spastische Parese, am rechten Arm nur spastische Lähmung der vom siebenten Zervikalsegmente an abwärts versorgten Muskeln. Der Extensor carpi radialis longus ist noch intakt, die Lähmung beginnt mit dem Extensor carpi radialis brevis, rechts besteht Anästhesie von C_2—C_5 für alle Qualitäten, die Analgesie und Thermanästhesie reicht zum Teil in das Trigeminusgebiet herein, keine Störung des Lagegefühls am rechten Arm und rechten Bein. Links besteht Wärmeanästhesie von D_6—S_5, Kälteanästhesie von D_5—S_5.

Der Hauptherd sitzt hier also offenbar im rechten Hinterseitenstrang im Bereiche des siebenten Zervikalsegmentes, der Hinterstrang ist in dieser Höhe frei; der Vorderseitenstrang ist betroffen, aber nur in den der Temperaturempfindung dienenden Arealen, und auch in diesen bleiben die Lamellen der oberen Segmentalzonen C_8—D_5 bzw. D_6 frei. Ein ausgedehnter Nachbarschaftsherd findet sich im Hinterhorn und der Wurzeleintrittszone von C_5—C_2 aufwärts, außerdem ist die absteigende Trigeminuswurzel bzw. die Substantia gelatinosa derselben beteiligt. Kommotionell waren in diesem Falle anfangs auch das gesamte obere Halsmark und die Oblongata beteiligt.

Fall 95: Prellschuß des fünften Zervikalwirbels. Bewußtlos, an Kopf und beiden Armen und Beinen gelähmt. Die Kopflähmung und die rechtsseitige Beinlähmung gehen in wenigen Tagen zurück. Es hinterbleibt eine Triplegia spastica (linker Arm und beide Beine). Außerdem eine nukleare Lähmung der langen Fingerflexoren des linken Armes. Beiderseits Analgesie von L_1—S_4, Warmanästhesie von D_{10}—S_5, Kälteanästhesie von D_5—S_5. Keine Störung seitens der Hinterstränge.

Wir haben in diesem Falle jedenfalls einen doppelseitigen Herd im Hinterseitenstrange etwa im Bereiche des vierten Zervikalsegmentes vor uns; rechterseits ist aber nur das Armareal beteiligt. Ferner besteht ein Herd im Kern der langen Fingerflexoren (C_8—D_1) links, und eine Schädigung der Vorderseitenstränge beiderseits. In welcher Höhe die Unterbrechung derselben liegt, ist nicht sicher anzugeben, doch ist es am wahrscheinlichsten, daß sie ebenfalls in derselben Höhe liegt, wie die Läsion der Hinterseitenstränge und daß die Lamellen für die oberen Segmentalzonen von C_5 bis D_{12} bzw. D_9 bzw. D_4 freigeblieben sind. Das gesamte obere Halsmark und die Oblongata waren anfangs einer kommotionellen Schädigung unterworfen.

Fall 96: Wirbelsteckschuß des siebenten Halswirbels. Sofort bewußtlos, Lähmung des Kopfes und aller vier Extremitäten, längere Zeit Schluckbeschwerden. Lähmung des linken Armes verschwindet nach wenigen Tagen. Es hinterbleibt eine Lähmung des Gaumensegels, Fazialis und Hypoglossus rechterseits, eine schlaffe, atrophische Lähmung der oberen Trapeziusportion, des Rhomboideus, Supraspinatus, Infraspinatus und Teres minor. Ferner eine solche des Pectoralis major, Latissimus, Teres major und Pronator teres. Alle schlaff gelähmten Muskeln bieten E.R. Ferner besteht starke spastische Lähmung aller Armmuskeln rechterseits vom Extensor carpi radialis longus an. Leichte spastische Parese beider Beine. Keine nennenswerten Sensibilitätsstörungen.

Der Herd hat in diesem Falle eine große Ausdehnung, er nimmt einmal die Hinterseitenstränge beiderseits in der Höhe des siebenten Zervikalsegmentes ein, links bleibt das Armareal frei und ist nur das Beinareal ergriffen. Außerdem besteht ein Herd in den Vorderhörnern im Kerngebiet des Pectoralis major, Latissimus, Teres major und Pronator teres, ferner ein langausgedehnter Herd im Bereiche der Vorderhörner des fünften bis ersten Zervikalsegmentes (Rhomboideus, Supraspinatus, Infraspinatus, Teres minor, Trapezius obere Portion). An diesen Herd schließen sich nach oben Herde im Kern des Hypoglossus, Nucleus ambiguus und im Fazialiskern an.

Fall 97: Prellschädigung des Markes in der Höhe des siebenten Halswirbels. Es bestand von vornherein nur Schwäche der linken Hand und Lähmung des linken Beines. Letztere ging nach 8—10 Tagen zurück und hinterließ nur einen positiven Babinski. Zurückbleibt eine Lähmung der Interossei links mit E.R., am Arm alle Reflexe erhalten. Anästhesie der ganzen linken Körperhälfte mit Ausnahme des Gesichtes für alle Qualitäten, einschließlich der Tiefensensibilität.

Ein Herd nimmt das linke Vorderhorn des ersten Dorsalsegmentes ein, außerdem besteht je ein Herd im linken Hinterstrang und im rechten Vorderseitenstrang im Bereiche des ersten Zervikalsegmentes.

Fall 98: Prellschädigung des Markes in der Höhe des fünften Brustwirbels. Sofort an Armen und Beinen gelähmt, langsamer Rückgang der Armlähmung im Laufe von 3 Monaten; es hinterbleibt eine spastische Parese der Beine, leichte Blasenstörung und eine Hypästhesie von D_7 abwärts, am stärksten ausgesprochen in D_7—D_9. Außerdem eine Lähmung der Bauchmuskeln, welche den supraumbilikalen Teil des Rektus und den obersten Teil der seitlichen Bauchmuskeln betrifft. Bauchreflex nicht auslösbar in D_7—D_8. Abwehrreflex der Beine auslösbar bis D_{10} aufwärts.

Der Hauptherd liegt im Bereiche des siebenten Dorsalsegmentes. Außerdem sind ein oder mehrere Nebenherde im Halsmark aufgetreten, welche die anfängliche Armlähmung erklären. Diese haben sich aber nach 3 Monaten völlig zurückgebildet. Von D_7 erstreckt sich ein Nachbarherd in der grauen Substanz besonders in den Vorderhörnern bis D_6 bzw. D_5 aufwärts und bis D_8 abwärts, wodurch die Lähmung des supraumbilikalen Abschnittes der Rekti und der obersten Partie der seitlichen Bauchmuskeln erklärt wird. In den Hinterhörnern reicht dieser Nachbarschaftsherd auch noch ins neunte Dorsalsegment herein.

Fall 99: Prellschuß in der Höhe des 11. u. 12. Brustwirbels. Sofort bewußtlos, Lähmung beider Arme und Beine, Blasenlähmung. Bewußtlosigkeit dauert etwa 3—4 Stunden, Armlähmung 3—4 Wochen. Beinlähmung weicht im Laufe eines halben Jahres. Es hinterbleibt eine Lähmung der untersten Abschnitte der seitlichen Bauchmuskeln. Bauchreflex nicht auslösbar in D_{11} und D_{12}. Ferner dauernde starke Schmerzen im Gebiete des rechten Hüftnerven. Hypästhesie in L_5—S_2 rechterseits. Achillesreflex rechts negativ.

Der Hauptherd liegt hier im elften und zwölften Dorsalsegment. Die initiale Fernwirkung erstreckt sich bis zur Oblongata aufwärts (Bewußtlosigkeit!). Das Halsmark ist etwas nachhaltiger geschädigt, so daß 3—4 Wochen lang eine Lähmung der Arme besteht, aber diese bildet sich völlig zurück. Die Beinlähmung weicht im Laufe eines halben Jahres ebenfalls gänzlich. Es hinterbleibt eine der Stelle des Hauptherdes entsprechende Lähmung der untersten Partien der seitlichen Bauchmuskeln (D_{11} und D_{12}). Außerdem ist aber noch die Cauda equina oder das Lumbosakralmark rechterseits im Gebiete von L_5—S_2 beteiligt, was durch die dauernden Schmerzen und die Hypästhesie im Gebiete von L_5—S_2 und den Verlust des zugehörigen Achillesreflexes bewiesen wird.

Fall 100: Prellschädigung des Markes in der Höhe des 11. Brustwirbels. Sofort totale Lähmung der Beine. Es hinterbleibt eine spastische Lähmung des rechten Beines, Anästhesie beiderseits von D_7—S_5, Thermanalgesie von D_6—S_5. Lagegefühl an beiden Beinen erloschen. Bauchmuskellähmung betreffend den gesamten Rektus und den oberen und mittleren Teil der seitlichen Bauchmuskeln, der untere Teil bleibt frei. Bauchreflex nicht auslösbar von D_6—D_{10}. Patellarreflex rechts erloschen. Später engt sich die Sensibilitätsstörung ein, es bleibt nur eine Aufhebung des Lagegefühls am rechten Bein, sowie eine Thermanästhesie rechts von D_7—S_5.

In diesem Falle haben wir es mit einem ausgedehnten Herd zu tun, welcher vom zehnten Dorsalsegment aufwärts bis zum sechsten Dorsalsegment reicht. Außerdem besteht noch ein Nebenherd im Lumbalmark, welcher den dauernden Verlust des rechten Patellarreflexes erklärt. Der definitive Herd betrifft den rechten Hinterstrang und Hinterseitenstrang, das Vorderhorngebiet von D_6 bis D_{10} und den linken Vorderseitenstrang in der Höhe von D_6, aber nur mit dem der Temperaturempfindung dienenden Areal. Auch der Herd im Lumbalmark ist ein bleibender.

Fall 101: Prellschädigung des Markes in der Höhe des siebenten Brustwirbels. Sofort totale Lähmung beider Beine, der Blase und des Mastdarmes. Anästhesie von D_9 abwärts. Lähmung bleibt bestehen. Sie ist dauernd schlaff, vollkommene Areflexie, ausgesprochene Atrophie der Muskeln, teils totale, teils partielle E.R. Lähmung der gesamten Bauchmuskeln mit E.R. Kein Abwehrbeugereflex auslösbar, Bauchdeckenreflex fehlt vollständig. Totalanästhesie von D_9—S_5, Analgesie von D_6—D_8, Thermanästhesie von D_5—D_8.

Der Hauptherd liegt in der Höhe des neunten Dorsalsegmentes, von hier aus reichen die Nachbarschafts- und Fernherde durch das gesamte untere Brustmark und Lumbosakralmark nach abwärts und bis zum fünften Dorsalsegment nach aufwärts.

Fall 102: Prellschuß des achten Brustwirbels. Sofort totale Lähmung der Beine, der Blase und des Mastdarms. Beinlähmung bessert sich etwas, es hinterbleibt starke spastische Parese beider Beine. Lähmung des untersten Rektusabschnittes und der mittleren und unteren Partien der seitlichen Bauchmuskeln. Bauchreflex nicht auslösbar in D_5—D_9. Beugereflex der Beine auslösbar bis D_{11} aufwärts. Totale Anästhesie von D_{10}—S_4. Thermanalgesie in D_5—D_9, starke Gürtelschmerzen im Bereiche von D_9—D_5.

Der Hauptherd liegt im Bereiche von D_9 und D_{10}. Ein Nachbarschaftsherd reicht empor in der grauen Substanz der Hinterhörner bis D_5 aufwärts.

Fall 103: Prellschädigung des Markes in der Höhe des 11. Brustwirbels. Sofort totale Lähmung der Beine, der Blase und des Mastdarms. Es bleibt als dauernd zurück eine totale, rechtsseitige, schlaffe Beinlähmung mit Atrophie und totaler E.R. Links ist Tensor fasciae latae, Tibialis anticus et posticus, sowie das ganze Peroneusgebiet gelähmt, alle anderen Muskeln sind erhalten. Blasen- und Mastdarmlähmung. Ferner besteht totale Lähmung der seitlichen Bauchmuskeln rechts in ihrem infraumbilikalen Abschnitt. Bauchreflex rechts nicht auslösbar in D_{12} und D_{11}. Anästhesie beiderseits von L_4—S_5. Patellarreflexe fehlen beiderseits, Achillesreflex nur rechts.

Es handelt sich also um einen ausgedehnten Herd, welcher im Gebiete der Vorderhörner rechts von D_{11}, links von L_4 bis zum Konus herabreicht; die Hinterhörner sind einschließlich der Wurzeleintrittszone beiderseits von L_4 bis S_5 zerstört.

Fall 104: Prellschädigung des Markes in der Höhe des 12. Brust- und ersten Lendenwirbels. Sofort totale Lähmung der Beine, der Blase und des Mastdarms. Es hinterbleibt eine rechtsseitige Lähmung des Tibialis anticus und posticus, Verlust des Patellar-, Achilles- und Sohlenreflexes rechts. Rechts Babinski +. Taktile Anästhesie rechts von L_4—S_4, Analgesie und Warmanästhesie von L_1—S_5, Kaltanästhesie von D_4—S_5. Lagegefühl in Zehen und Fuß erloschen. Keine Blasen- und Mastdarmstörung.

Es handelt sich um einen zirkumskripten Herd im nukleären Gebiete des rechten Tibialis anticus und posticus (L_4), der etwas auf den Hinterseitenstrang übergreift. Außerdem besteht ein sehr ausgedehnter Herd im Hinterhorn bzw. der Wurzeleintrittszone von D_4—S_5.

Auf die Bedeutung der Fernschädigung bei Prellschüssen im Bereiche der Cauda equina ist bereits mehrfach Bezug genommen worden. In der Mehrzahl derselben besteht anfangs totale Lähmung beider Beine, der Blase und des Mastdarmes, einerlei, in welcher Höhe das Geschoß die Lendenwirbelsäule oder das Kreuzbein trifft. Aber teils handelt es sich bei dieser Mitschädigung der oberhalb abgehenden Wurzeln um rein kommotionelle Wirkungen, teils um mehr oder weniger weit reparable Veränderungen. Eine totale dauernde Lähmung der gesamten Cauda equina bei tiefem Angriffspunkt des Geschosses ist eine große Seltenheit.

Fall 105: Steckschuß des ersten Kreuzbeinwirbels. Sofort totale Lähmung beider Beine, der Blase und des Mastdarmes. Schon nach wenigen Tagen ist das linke Bein wieder völlig beweglich, am rechten Bein bessert sich die Lähmung sehr langsam. Es hinterbleibt Lähmung des Extensor hallucis, Extensor digitor., Peroneus brevis, Peroneus longus, Schwäche des Glutaeus maximus, Semitendinosus, Semimembranosus, Bizeps und Gastroknemius. Pediäus, Flexor digitor. et hallucis sowie die Sohlenmuskulatur stellen sich wieder völlig her. Blasen- und Mastdarmstörung. Achillesreflex fehlt beiderseits. Patellarreflex fehlt rechts. Anästhesie rechts von L_5—S_5, links von S_3—S_5.

Fall 106: Prellschuß des ersten Kreuzwirbels. Sofort totale Lähmung beider Beine, der Blase und des Mastdarms, rasche Besserung des rechten Beins, langsame des linken. Es hinterbleibt links Schwäche des Glutaeus medius und völlige Lähmung vom Ext. hallucis longus an abwärts, rechts nur Lähmung des Gastroknemius, Flexor digitor. et hallucis und der Sohlenmuskulatur, keine Blasen-, Mastdarm-, Potenzstörung. Patellarreflex rechts erloschen, ebenso Kremasterreflex; Achilles- und Sohlenreflex fehlt bederseits. Anästhesie links von L_5—S_5, rechts von S_2—S_5.

Ich begnüge mich mit der Mitteilung dieser beiden Fälle von Kaudaverletzung. Sie illustrieren zur Genüge die anfängliche totale Kaudalähmung bei einem Angriffspunkt des Projektils am Kreuzbein; sie illustrieren den teils sehr raschen, teils langsamen Rückgang der anfänglich weitausgedehnten Wurzelschädigung, sie illustrieren aber auch, daß selbst Wurzeln definitiv geschädigt bleiben können, welche weit oberhalb des Angriffspunktes des Geschosses den Duralsack verlassen. So bleiben im ersten Falle die vierte und fünfte Lendenwurzel dauernd schwer geschädigt, ja zum Teil sind auch die dritte und zweite mitbetroffen, wie es der dauernde Verlust des Patellarreflexes beweist. Im zweiten Falle reicht die definitive Schädigung sogar bis zur ersten Lendenwurzel empor, wie aus dem Verlust des Kremasterreflexes hervorgeht. Diesen beiden Fällen, welche der Mehrzahl der Fälle entsprechend eine initiale Lähmung der gesamten Kauda aufweisen, möchte ich zwei Fälle gegenüberstellen, welche von vornherein jede Nachbarschafts- und Fernwirkung vermissen lassen.

Fall 107: Prellschädigung des Kreuzbeins in der Gegend des zweiten Kreuzwirbels. Es besteht von vornherein nur totale Lähmung der Blase, des Mastdarms und der Potenz. Schwäche der Wade, des Flexor digitor. et hallucis, und Lähmung der Sohlenmuskeln. Achillesreflexe anfangs erloschen, später +, Sohlenreflex anfangs erloschen, später +, Gastroknemius und Flexor digitor. et hallucis stellen sich rasch völlig wieder her. Dauernd gelähmt bleibt nur die Sohlenmuskulatur sowie Blase, Mastdarm und Potenz. Anästhesie beiderseits von S_2—S_5.

Fall 108: Prellschuß des zweiten und dritten Kreuzwirbels. Von vornherein nur Blasen-, Mastdarm-, Potenzstörung, Schwäche der Wade, Flexores digitor et hallucis und der Sohlenmuskulatur links. Achillesreflex anfangs fehlend, später +. Starke Schmerzen im linken Plexus pudendus. Anästhesie links von S_2—S_5, rechts von S_3—S_5.

Die mitgeteilten Fälle 90—106 illustrieren auf das deutlichste, wie ungemein verschieden die Ausdehnung der Nachbarschafts- und Fernherde ist. Sie illustrieren aber auch, wie groß unter Umständen die Ausdehnung der kommotionellen Mitschädigung der supra- und infraläsionellen Segmente des Markes bei der Prellschädigung desselben sein kann. Den besten Beweis bietet der Fall von Prellschädigung des elften und zwölften Brustwirbels mit konsekutiver, 3—4stündiger Bewußtlosigkeit.

Nun gibt es aber noch eine letzte Gruppe von Fällen, in welchen die akute Pressung des Markes überhaupt mehr eine diffuse Wirkung ausübt und an verschiedenen Stellen nur einzelne mehr oder weniger umschriebene disseminierte Destruktionsherde setzt. In diesen Fällen haben wir nur spärliche verstreute Residuärsymptome, die zum Teil nur bei minutiöser Prüfung eruiert werden.

Fall 109: Prellschädigung des Markes in der Höhe des dritten Halswirbels. Sofort bewußtlos, danach einige Wochen Dysarthrie und Schluckbeschwerden, nur wenige Tage leichte Schwäche der Arme und Beine. An Residuärsymptomen besteht Verlust beider Patellarreflexe, dissoziierte Potenzstörung, Verlust des linken unteren Epigasterreflexes, rechts paradoxes Trizepsphänomen am Arm, häufig Schmerzen in beiden Armen und zeitweilig starker Gürteldruck im Bereiche des mittleren Brustmarkes.

Fall 110: Schrapnellkugelsteckschuß des neunten Brustwirbels. Mehrtägige Lähmung beider Beine, der Blase und des Mastdarms. Schwäche der Arme. Es hinterbleibt eine fast völlige Aufhebung beider Patellarreflexe und des rechten Achillesreflexes. Babinski rechts +, manchmal Blasenschwäche, Schmerzen im rechten Arm und rechtsseitiges paradoxes Trizepsphänomen.

Fall 111: Prellschuß in der Höhe des zehnten und elften Brustwirbels. Angeblich überhaupt keine Lähmung, nur starke Schmerzen und Parästhesien im ganzen Körper. Es hinterbleibt Verlust beider unterer Epigasterreflexe, beider Patellarreflexe, des linken Sohlenreflexes. Rechts Hypästhesie in C_8 und D_1; daselbst dauernde Parästhesien, manchmal krampfhafte Pfötchenstellung der Finger und der Hand rechts.

Claude hat ein Syndrom beschrieben, das er bei Prellschüssen der Halswirbelsäule häufig angetroffen hat. Es besteht in Bewußtlosigkeit, später Kopfschmerzen, Erbrechen, Schwindel, Hyperämie des Augenhintergrundes, eventuell sogar Stauungspapille, Hirnnervenlähmung, besonders Trochlearislähmung, Vestibulariserscheinungen, einseitigen Sympathikuserscheinungen zumeist in Form von Exophthalmus und Pupillenerweiterung, Sensibilitätsstörungen im Gebiete der Zervikalwurzeln (besonders C_8 und D_1), Wurzelerscheinungen in den Beinen, Verlust der Sehnenreflexe an den Beinen. Es handelt sich um ein kombiniertes, zerebro-medulläres, disseminiertes Syndrom. Es zeigt, wie die Prellschädigung des Halsmarkes sowohl eine Fernwirkung auf den Inhalt des Schädels, als auch auf das Lumbosakralmark ausübt. Wir werden auf dieses Syndrom später noch einmal bei Besprechung der akzessorischen Noxen zurückkommen.

Wir haben nunmehr den Mechanismus der Prellschädigung des Markes in seinen Einzelheiten und der Mannigfaltigkeit seiner Auswirkung kennen gelernt. Es ist erforderlich, nunmehr die Beziehungen der Prellschädigung und der direkten Kontaktschädigung zueinander zu beleuchten. Es ist klar, daß ein die Wirbelsäule treffendes Geschoß in erster Linie eine Prellschädigung des Markes erzeugt und daß es zu einer akuten Pressung des Markes kommt. Bei denjenigen Verletzungen, welche ohne Eröffnung des Wirbelkanals verlaufen, stellt die akute Pressung die wesentliche und meist die einzige Noxe dar. Bei denen, welche mit Eröffnung des Duralsackes einhergehen, tritt die primäre Sprengung des Gewebsverbandes in Gestalt der Kontinuitätstrennung durch die Kontusion an der Stelle des Kontaktes hinzu. Die juxtaläsionelle Mitschädigung des nicht direkt durchtrennten oder kontusionierten Teiles des Markquerschnittes, welche eine sehr häufige Begleiterscheinung der Kontusion ist, kann durch den unmittelbaren Seitendruck des durcheilenden oder steckenbleibenden Geschosses bedingt sein. Für die Mitschädigung der supra- und infraläsionellen Marksegmente und Wurzeln beim Kontaktschuß kommt aber in erster Linie die akute Pressung in Betracht, welche das Geschoß schon in dem Augenblicke, wo es die Wirbelsäule berührt, erzeugt. Doch ist es natürlich nicht ausgeschlossen, daß an ihrem Zustandekommen auch der Seitendruck, welchen das Geschoß in dem Momente entfaltet, wo es den Duralsack und das Rückenmark passiert, oder in seiner Nachbarschaft Halt macht, mitbeteiligt ist. In jedem Falle aber wirkt auch dieser Seitendruck auf dem Wege der akuten Pressung auf die benachbarten und abgelegenen Teile des Markes ein.

b) Die akzessorischen Noxen.

Wir haben bisher den Mechanismus der Schußverletzung des Rückenmarks nur so weit ins Auge gefaßt, als die primäre unmittelbare Wirkung des Geschosses in Betracht kommt, sei es, daß dasselbe durch direkten Kontakt eine Kontusion des Markes erzeugt, sei es, daß sich die die Wirbelsäule treffende Stoßwirkung des Geschosses auf das Mark überträgt und zu einer Pressung desselben führt. Ich möchte diesen Mechanismus den primären oder unmittelbaren, direkten nennen. Die meisten Autoren bezeichnen allerdings als direkte Verletzungen nur die durch direkten Kontakt zustande kommenden Kontusionen, und stellen ihnen die Prellschädigungen als indirekte Verletzungen gegenüber. Ich halte das nicht für zweckmäßig. Denn beide Schädigungen gehen, wie soeben erörtert wurde, innig Hand in Hand. Wohl bei keiner direkten Kontaktschädigung fehlt das Moment der Prellschädigung, und diese wiederum kann, wie oben ausgeführt wurde, sowohl zur Kontusion als zur Preßschädigung führen. Als akzessorische Noxen möchte ich erstens alle diejenigen bezeichnen, welche daraus resultieren, daß durch das Geschoß außer dem Rückenmark auch andere Gewebe verletzt oder beeinflußt werden und daraus dem Mark teils im Moment der Verletzung, teils später ein Schaden erwächst. Und zweitens alle diejenigen Noxen, welche aus einer sich erst allmählich auswirkenden Schädigung der Bestandteile des Rückenmarks, insbesondere der Gefäße und der Meningen entspringen.

α) Die Verletzungen des Knochens.

Zu der ersten Gruppe gehören in erster Linie Knochensplitter und Knochenfragmente, welche bei der Verletzung der Wirbelsäule in den Wirbelkanal versprengt oder hineingetrieben werden, sehr oft ihrerseits eine Kontusion des Markes erzeugen und eventuell eine dauernde Kompression desselben unterhalten. Die Knochensplitter können direkt durch die Dura hindurch gegen das Mark oder in dasselbe hineingetrieben werden. Solche Fälle sind von Borchardt, Licen, Meyer, Heincke, Tappeiner, Ricker, Benda, Borst, Rocher u. a. beschrieben worden. Frangenheim fand unter 58 operierten Rückenmarkschüssen 11 mal Knochensplitter durch die Dura ins Mark versprengt. Ich habe zwei Fälle mit intramedullären und einen Fall mit extramedullären Knochensplittern operiert. Mehrfach fand ich große Knochensplitter in die Stränge der Cauda equina eingebettet.

Fall 112: Schußverletzung des sechsten Halswirbels. Sofort Lähmung beider Beine und Arme. Blasen- und Mastdarmlähmung, Lähmung der rechten Körperhälfte geht rasch zurück, rechtsseitige spastische Hemiplegie bleibt bestehen, sehr starke Schmerzen in der rechten Hand, besonders im ulnaren Teil derselben. Anästhesie rechts in C_8. Im Röntgenbild ein Splitter in der Höhe des siebenten Halswirbels, im Wirbelkanal gelegen. Bei der Operation findet sich ein 1 cm langer, $^1/_2$ cm breiter Knochensplitter an der Eintrittsstelle der linken, hinteren, achten Zervikalwurzel ins Mark, welcher größtenteils intramedullär in der Marksubstanz selbst liegt; er nimmt den linken Hinterseitenstrang im Gebiete des siebenten Zervikalsegmentes ein. Seine Auslösung gelingt leicht. Nach der Operation Schmerzen ganz beseitigt, Anästhesie in C_8 besteht fort. Spastische Beinlähmung bessert sich etwas, die spastische Armlähmung engt sich ein, bleibt aber für alle vom siebenten Zervikalsegmente an abwärts versorgten Armmuskeln in vollem Umfange bestehen. Das Armareal der Pyramidenbahn ist also im Bereiche des siebenten Zervikalsegmentes vernichtet.

Fall 113: Paravertebraler Granatsplittersteckschuß in der Höhe des zweiten Halswirbels. Sofort Lähmung der rechten Körperhälfte. Projektil im Felde entfernt, rechtsseitige Lähmung wird allmählich spastisch. Im Röntgenbild Splitter im Wirbelkanal an der Grenze vom zweiten und dritten Halswirbel. Bei der Operation 3 Monate nach der Verletzung findet sich ein intraduraler, extramedullärer Knochensplitter, welcher den rechten Hinterseitenstrang etwas eindellt; er sitzt an der Dura fest. Nach Entfernung desselben sehr rasche Besserung der rechtsseitigen Lähmung.

Fall 114: Infanterieprojektilschuß des vierten Lendenwirbels. Sofort Lähmung beider Beine, der Blase und des Mastdarmes. Rückgang der linksseitigen Lähmung nach wenigen Tagen. Rechts bessert sich die Lähmung größtenteils im Laufe der nächsten 3—4 Monate; es hinterbleibt eine starke Parese des Gluteus maximus, Semitendinosus, und Semimembranosus, völlige Lähmung des Bizeps, Pediäus, Gastroknemius, Flexor digitor. et hallucis und der Sohlenmuskeln, völlige Blasen-, Mastdarm-, Potenzlähmung, hochgradige Schmerzen im Gebiete von L_4, L_5, S_1, S_2. Anästhesie rechts von L_5—S_5, links von S_3—S_5. Patellarreflex beiderseits +, Achillesreflex rechts —, links +, Sohlenreflex beiderseits —. Im Röntgenbild kein Splitter im Wirbelkanal erkennbar. Bei der Operation findet sich ein 3 cm langer, fast 1 cm breiter Knochensplitter in die Stränge der Cauda equina hereingetrieben; er ist ganz in dieselben eingebettet und reicht nach abwärts bis an die Austrittsstelle der rechten ersten Sakralis, deren vorderer Teil durchtrennt ist, die hintere erste Sakralis, fünfte und vierte Lumbalis reiten auf der Kante des Splitters und sind fest mit ihm verwachsen. Die vordere fünfte Lumbalis und vierte Lumbalis sind gut isolierbar und erscheinen wenig verändert. Die erste vordere Sakralis und die ganze zweite Sakralis rechterseits, sowie die dritte bis fünfte Sakralis beiderseits sind untereinander und mit dem Knochensplitter so fest verlötet, daß dessen Auslösung ohne schwere Schädigung der Wurzeln nicht möglich erscheint. Es wird daher von der Lösung des Splitters Abstand genommen, aber die hintere vierte und fünfte Lendenwurzel und hintere erste Sakralwurzel werden rechterseits reseziert. Schmerzen völlig und dauernd beseitigt. Blasen-Mastdarmstörung gebessert. Auch bessert sich die Lähmung des Gluteus maximus, Semimembranosus und Semitendinosus. Im übrigen status idem.

Häufiger werden Knochenfragmente in den Wirbelkanal versprengt oder hineingedrückt, bleiben aber außerhalb der Dura liegen (Frangenheim, Reitsch und Roeper, Dejerine und Mouzon, Asher, Meyer, Goldstein, Ehrenpreis, Mendelssohn, Dupérérié, Thompson und Stanley, Borchardt, Weichselbaum, Marburg und Ranzi u. a., vier eigene Beobachtungen). Finkelnburg beschreibt doppelte Kontusion des Markes durch zwei extradurale Knochensplitter.

Daß die intraduralen und extraduralen Knochensplitter und Knochenfragmente nicht nur durch ihre kontusionierende Wirkung das Mark schädigen, sondern daß auch die fortgesetzte Kompression, welche sie auf das Mark ausüben, eine permanente Noxe darstellt, geht aus den guten Erfolgen hervor, welche der operativen Entfernung der Knochenfragmente unter Umständen folgen. Solche Fälle sind von vielen Seiten mitgeteilt (Frangenheim, Eiselsberg, Marburg und Ranzi, Goldstein, Thompson und Stanley, Dejerine und Mouzon, Ehrenpreis, Mendelssohn u. a.). Je eher die Kompression beseitigt wird, um so besser sind unter Umständen die Erfolge.

Geßner beschreibt Fälle, bei denen das Geschoß die spröden Teile der Spongiosa durchdringt, vor der elastischen Kortikalis Halt macht und diese, ohne sie zu zersprengen, vor sich her in den Wirbelkanal hinein gegen die Dura und das Mark vortreibt. Ich habe einen derartigen Fall operiert.

Fall 115: Schrapnellkugelsteckschuß des dritten Lendenwirbelkörpers. Sofort Lähmung beider Beine, der Blase und des Mastdarms. Rascher Rückgang der Lähmung des linken Beines, allmähliche des rechten Beines. Es hinterbleibt eine Schwäche und Atrophie des rechten Quadrizeps und der rechten Adduktoren, rechter Patellarreflex negativ. Starke Kruralneuralgie rechterseits, besonders stark an der Innenseite des Unterschenkels und am inneren Knöchel. Der Kranke hält sich beim Stehen dauernd etwas vornübergebeugt; sobald er versucht, sich ganz aufzurichten, nehmen die Schmerzen einen unerträglichen Charakter an. Im Röntgenbild Schrapnellkugel im dritten Lendenwirbelkörper, scheinbar größtenteils im Wirbelkanal gelegen. Bei der Operation wölbt sich in den Wirbelkanal von vorn her ein kugeliges Gebilde stark vor; dasselbe ist von der Vorderwand der Dura überzogen, nach deren Inzision man aber auf Knochen stößt. Es zeigt sich, daß die Kugel von einer knöchernen Lamelle überzogen in den Wirbelkanal hineinragt. Über die Prominenz ziehen innerhalb des Duralsackes die rechte dritte und vierte Lendenwurzel hinweg.

Asher weist auf eine besondere Art der Absprengung hin, die durch Tangentialschüsse des Wirbelbogens verursacht wird. Es werden, ähnlich wie das von gewissen Tangentialschüssen des Schädels her bekannt ist, nur Teile der inneren Kortikalis abgesprengt und gegen die Dura oder ins Mark getrieben, während der übrige Bogen seine Kontinuität bewahrt. Es liegt in der Natur der Sache, daß fast in jedem Falle, in welchem das Projektil selbst in den Wirbelkanal eindringt, es auch Knochensplitter und Knochenfragmente mit sich reißt, darum werden letztere bei intraduralen und extraduralen Steckschüssen sehr oft gleichzeitig im Wirbelkanal oder Duralsack vorgefunden. Ricker macht aber darauf aufmerksam, daß bei Durchschüssen durch den Wirbelkanal fast stets Knochensplitter zwar mit in den Kanal hineingetrieben werden, daß sie aber in ihrer Bahn weiterbewegt werden können und dementsprechend bei der Biopsie oder Autopsie nicht mehr im Kontakt mit der Dura oder dem Marke aufgefunden werden. Er hebt hervor, daß manche Markkontusion, die dem durchschlagenden Geschoß zugeschrieben wurde, auf das Konto solcher weiterbewegter Knochensplitter zu setzen sei. Er weist ferner darauf hin, daß die Wirbelkörper mit Ausnahme der durch ihre Markarmut ausgezeichneten beiden ersten Halswirbel im wesentlichen aus Spongiosa bestehen, die, von einem Geschoß durchsetzt, keine gröberen Splitter liefert. Nur die dünne Kompakta kann allenfalls das Material für kleinere Splitter bilden. Um so ausgesprochener ist die Splitterung, wenn das Geschoß die übrigen Teile des Wirbels, die Bögen und Fortsätze, die aus dicker Kompakta und einer spärlichen und noch dazu grob gebauten Spongiosa bestehen, trifft. Daher stammen nach Ricker die meisten Knochensplitter, die in den Wirbelkanal versprengt werden, besonders die größeren, spitzen und scharfkantigen, aus den Bögen und den Fortsätzen.

Nicht jede Knochensplitterung der Wandung des Wirbelkanals führt zu einer Verletzung des Markes oder der Cauda equina. Jumon beschreibt einen Fall von Granatsplitterverletzung mit Zertrümmerung des vierten Lendenwirbelbogens; die Dura war eröffnet, das Loch war durch einen Knochensplitter verschlossen; nach Entfernung des letzteren lagen die Stränge der Cauda equina direkt zutage. Der Fall ist dadurch bemerkenswert, daß weder das Projektil selbst, noch die Knochenfragmente trotz des innigen Kontaktes, in den sie mit den Kaudawurzeln getreten waren, eine Schädigung derselben hervorgerufen hatten.

Nicht jedes Projektil, das in den Wirbelkanal eindringt, führt zur Knochensplitterung. Es sind Fälle bekannt geworden, in denen das Geschoß ohne jede Knochenverletzung durch ein Zwischenwirbelloch oder durch die Lücke zwischen zwei Bögen in den Wirbelkanal eindrang und zur Markverletzung führte (Laspeyres, Bunge, Perthes). Benda beschreibt einen Fall von Schußverletzung der Cauda equina, in welchem das Infanterieprojektil ohne nennenswerte Knochenverletzung die beiderseitigen Intervertebrallöcher passierte und nur die Hinterfläche des Wirbelkörpers streifte. Die vordere Duralwand wurde verletzt und die Kauda schwer tangiert. Eiselsberg beschreibt einen Fall, bei dem ein Infanterieprojektil im Foramen intervertebrale zwischen fünftem und sechstem Halswirbel saß und auf das Mark drückte. Es bestand schlaffe Lähmung des linken Armes, spastische Lähmung des linken Beines. Ricker erwähnt einen Fall, in welchem ein Infanteriegeschoß zwischen dem ersten und zweiten Brustwirbel, ohne diese im geringsten zu verletzen, hindurchpassierte und dabei das Mark selbst total durchtrennte. In einem anderen Falle fand er, daß das Geschoß am Bogen des fünften und sechsten Halswirbels lediglich kleinste flache Defekte setzte, in deren Nähe die zugehörigen feinsten Knochensplitter gefunden wurden. Auch hier war das Rückenmark selbst total durchtrennt. Das sind aber immerhin nur Ausnahmen.

Die Absprengung von Gelenken und Querfortsätzen oder von Teilen des Bogens führt nicht selten zu einem Druck von Knochenfragmenten und Splittern auf die austretenden Wurzeln, bzw. die Spinalnerven und ist oft die Ursache von sehr heftigen Wurzelschmerzen (Rumpel, Rumpf, Kroh, Sporl, Dejerine), die schon von Anfang an das klinische Bild beherrschen, und wenn die Splitter nicht entfernt werden, dauernd fortbestehen können. Es gibt Fälle, in welchen Marksymptome ganz fehlen oder nur gering sind und sich rasch zurückbilden, während die Reizerscheinungen von seiten der Wurzeln fortbestehen.

In dem bereits früher erwähnten, von mir beobachteten Falle (Nr. 3) von Armeerevolerverletzung mit Läsion des siebenten Zervikalsegmentes war das Projektil durch das linke siebente Foramen intervertebrale eingedrungen und hatte ein Stück der Umrandung desselben abgesprengt. Dieses Fragment war nach oben versprengt und saß zwischen Dura und periostaler Bekleidung des Wirbelkanals eingekeilt, gerade an der Austrittsstelle der sechsten linken Zervikalwurzel. Die Folge waren äußerst intensive Wurzelschmerzen im Bereiche der Außenseite des linken Armes, bis in den Daumen ausstrahlend. Die Entfernung des Splitters beseitigte die Schmerzen mit einem Schlage.

Der in den Duralsack zwischen die Stränge der Cauda equina versprengten Knochensplitter, welche sehr intensive Wurzelschmerzen im Gebiete der Lumbosakralnerven verursachen, ist bereits vorhin gedacht worden.

Gröbere Gestaltsveränderungen der Wirbelsäule, durch welche eine Quetschung des Markes hervorgerufen und in der weiteren Folge eine dauernde Kompression desselben unterhalten wird, sind im ganzen selten. Capelle berichtet über eine Kompressionsfraktur des vierten und fünften Lendenwirbels, Frangenheim sah unter allen seinen Fällen nur einmal einen Gibbus angedeutet, Weichselbaum beschreibt Quetschung des Markes durch einen vom Wirbelkörper in den Wirbelkanal hineingetriebenen Knochensplitter und durch die sich in den Wirbelkanal vorwölbende Bandscheibe. Bergmann beobachtete Zertrümmerung des dritten bis sechsten Halswirbelkörpers, die erst 4—6 Wochen nach der Verletzung die ersten Kompressionserscheinungen seitens des Rückenmarkes hervorrief. Ich sah in meinem Material viermal ausgesprochenen Gibbus. In allen Fällen waren zwei Wirbelkörper durch das Geschoß stark frakturiert. Ricker macht darauf aufmerksam, daß Steckschüsse des Wirbelkörpers und auch Durchschüsse mit geringerer lebendiger Energie des Geschosses im allgemeinen nur eine mäßige Zerstörung der Spongiosa erzeugen, die Kompakta aber mit Ausnahme der Stelle des Einschusses und eventuell auch des Ausschusses im wesentlichen intakt lassen. Es ist sehr oft einem Wirbelkörper einige Zeit nach der Verletzung von außen nicht anzusehen, daß er in seinem Innern ein Geschoß birgt, die Läsion an der Eintrittsstelle gleicht sich oft überraschend gut aus (Dreyer). Stärker sind die Zerstörungen der Kompakta des Wirbelkörpers bei Durchschüssen mit großer, lebendiger Kraft; in solchen Fällen ist die ganze Kompakta von zahlreichen Fissuren, die von der Ein- und Ausschußstelle ausgehen, durchzogen und die gesamte Spongiosa kann in einen blutigen Brei verwandelt sein. Wenn es trotzdem meist zu keiner nennenswerten Verschiebung der Wirbel gegeneinander kommt, so liegt das nach Ricker an den sehr starken Bandverbindungen der einzelnen Wirbel untereinander. Meines Erachtens spielt hierbei aber auch die allseitige Umgebung der Wirbelsäule mit dicken Muskelmassen eine Rolle. Nur sehr grobe Verletzungen durch Artilleriegeschosse oder durch Gewehrgeschosse aus sehr großer Nähe, insbesondere durch Querschläger oder durch Dum-dum-Geschosse können gelegentlich beträchtliche Verschiebungen der Wirbel gegeneinander hervorrufen (Ricker).

Sekundäre Kallusbildung oder sekundäre arkuäre Kyphose infolge von Destruktion eines oder mehrerer Wirbelkörper sollen nach Frangenheim so gut wie nie beobachtet werden. Asher beschreibt einen Fall, in dem das Mark durch einen verdickten Kallus des Wirbelbogens komprimiert wurde. Mauß und Krüger beobachteten einmal nach einem Tangentialschuß der Wirbelsäule mit Fraktur des Wirbelkörpers kallöse Verdickung des Knochens, die eine beträchtliche Verengerung des Kanallumens zur Folge hatte. Ich selbst fand in zwei Fällen das Rückenmark in feste Kallusmassen total eingemauert, in dem einen Fall bestand eine völlige Totaltrennung des Markes, die Kallusbrücke bildete eine 3 cm dicke Scheidewand zwischen dem oberen und dem unteren Stumpfe. Im anderen Falle ließ sich der Duralsack aus dem Kallus herausmeißeln, aber im Innern desselben erwies sich das Rückenmark gleichfalls total durchtrennt. In einem Falle von Granatsplitterverletzung der linken Kreuzbeinhälfte mit starker sekundärer Kallusbildung, den ich beobachtet habe, waren die auf dieser Seite austretenden Kreuzbeinwurzeln durch eine feste Kallusmasse komprimiert. Der Fall war dadurch charakterisiert, daß sich hier erst relativ spät äußerst heftige Wurzelschmerzen entwickelten.

Fall 116. Granatsplitterverletzung der rechten Kreuzbeinhälfte. Sofort totale Lähmung der Beine, der Blase und des Mastdarms. Rascher Rückgang der Lähmungserscheinungen; es hinterbleibt eine Detrusorschwäche, hochgradige Schwäche des rechten Glutaeus maximus, Semitendinosus und Semimembranosus. Rechter Bizeps ganz gelähmt, mit totaler E. R., Achillesreflex rechts negativ. Patellarreflex +. Anästhesie von S_1—S_5 rechts. Mehrere Monate nach der Verletzung allmählich zunehmende heftige Schmerzen im rechten Bein im Gebiete der Sakralwurzeln. Patient kann weder auf dem Rücken liegen, noch sitzen, er nimmt dauernd entweder die Bauchlage oder die linke Seitenlage ein, das rechte Bein wird dauernd krampfhaft im Knie- und Hüftgelenk gestreckt gehalten, zum Zwecke der Entspannung des rechten Hüftnerven. Allmählich schwerer Morphinismus. Im Röntgenbild erweist sich eine schwere Veränderung der ganzen rechten Kreuzbeinhälfte, der Kreuzbeinkanal erscheint völlig verschlossen. Der Versuch einer operativen Intervention am Kreuzbein selbst einzugehen, und die in den Knochenkallus eingemauerte Sakralwurzeln zu lösen, scheitert an der Festigkeit des Kallus. Es wird daher die Resektion der hinteren Sakralwurzeln an ihrer Eintrittsstelle ins Lumbosakralmark vorgenommen. Sie erscheinen hier schwer degeneriert, rötlich grau und heben sich dadurch scharf von den gesunden hinteren Lumbalwurzeln und den normal erscheinenden vorderen Sakralwurzeln ab. Schmerzen durch den Eingriff vollkommen beseitigt. Sonst keine Änderung des Status.

Eiselsberg beschreibt zwei Fälle, in denen es zur Ausbildung einer sekundären Kyphose kam. In einem Falle lag eine Zerstörung des sechsten Halswirbelkörpers im anderen eine solche des dritten bis sechsten Zervikalwirbels zugrunde. Im ersteren Falle waren von Anfang an spinale Symptome vorhanden, die aber allmählich zunahmen und $4^{1}/_{2}$ Monate nach der Verletzung zur Operation nötigten. Im zweiten Falle fehlten anfängliche spinale Symptome ganz, erst 3 Wochen nach der Verwundung trat eine Lähmung der Arme, 6 Wochen danach auch eine Lähmung der Beine auf, welche 10 Wochen nach der Verletzung zur Laminektomie führte. In beiden Fällen trat wesentliche Besserung nach der Operation ein.

Von den Veränderungen der Wirbelsäule ist ferner die eitrige Osteomyelitis zu erwähnen (Dietlen, Frangenheim, Wolff, Licen, Roeßle, Krause, Marburg und Ranzi, Eiselsberg, drei eigene Beobachtungen).

Die Infektionsmöglichkeit des Knochens an der Verletzungsstelle der Wirbelsäule ist dadurch gegeben, daß dem Geschoß in der Regel Bakterien anhaften. Eiselsberg hebt hervor, daß gar nicht selten latente Infektionen bei der operativen Entfernung von Steckschüssen, bei der Entfernung von Knochenfragmenten und der sogenannten Toilette des Knochens zu neuem Leben erweckt wurden, ohne daß es aber deshalb gleich zur Osteomyelitis zu kommen brauche. Der Wirbelknochen ist ebenso wie die Rippen in der Regel durch den ihn umspülenden Eiter nur wenig bedroht, im Gegensatz zu anderen Knochen des Körpers, wie z. B. die Tibia (Eiselsberg). In einem Falle von Dietlen führte das Umsichgreifen der Eiterung allmählich zur Einschmelzung von drei benachbarten Wirbelkörpern und ihren Bandscheiben. Frangenheim fand in einem Falle von Granatsplitterverletzung eine mächtige Totenlade, die einen großen Sequester und den Granatsplitter barg.

Eiselsberg beschreibt einen Fall von Schrapnellkugelsteckschuß mit Osteomyelitis des zehnten Brustwirbelkörpers und einer mannsfaustgroßen Abszeßhöhle, die prä- und paravertebral sich vom achten bis zum elften Brustwirbel ausdehnte, außerdem bestand gleichseitiges Pleuraempyem. Die operative Eröffnung der Empyemhöhle und des paravertebralen Abszesses führte auf den veränderten toten Brustwirbel, an dessen Vorderseite die Schrapnellkugel steckte.

Die Osteomyelitis kann bisweilen erst sekundär zur Kompression des Markes führen. So traten in dem Falle von Wolff, bei dem es im Anschluß an die operative Entfernung eines Granatsplitters zu einer Osteomyelitis des dritten Halswirbels kam, erst 6 Wochen nach der Verletzung die ersten Marksymptome auf; es kam zur raschen Entwicklung einer Lähmung der Beine und Arme und durch anschließende Meningitis zum Exitus. Einen ganz analogen Fall erwähnt Benda, eine Verletzung der Halswirbelsäule ohne Verletzung des Markes mit später anschließender Osteomyelitis und Meningitis.

Ich habe drei Fälle von Osteomyelitis der Wirbelsäule nach Schußverletzung beobachtet.

Fall 117: Granatsplitterverletzung an der linken Halsseite. Heftiger Schmerz im linken Arm, keine Lähmung. Das Projektil ist am vorderen Rande des linken Sternocleidomastoideus eingedrungen und gegen den Körper des vierten und fünften Halswirbels gestoßen. Im Felde wurde der Granatsplitter entfernt. Wunde heilt zu. Nach 4 Wochen hohe Temperaturen, starke Schmerzen in beiden Armen, allmählich zunehmende Lähmung beider Beine und Arme. Blasenlähmung, Anästhesie von C_6—S_5. Kopf wird ganz steif gehalten. Einschußöffnung von Schorf bedeckt, linke Halsseite stark geschwollen. Nach Entfernung des Schorfes entleert sich etwas Eiter. Im Röntgenbild Fraktur des vierten und fünften Halswirbelkörpers. Hintere Pharynxwand wölbt sich linkerseits vor, daselbst Fluktuation fühlbar. Es wird die seitliche Hals- und Nackenmuskulatur gespalten und von der Seite gegen die Wirbelsäule vorgedrungen. Es entleert sich viel stinkender Eiter. In der Tiefe der Höhle ein loses, völlig mortifiziertes Knochenfragment; im Grund der Höhle überall rauher Knochen. Eine Entfernung der ineinander getriebenen Knochenfragmente des vierten und fünften Halswirbelkörpers ist unmöglich. Drainage. Nach der Operation zunächst Besserung, Schmerzen in den Armen haben nachgelassen, die Beweglichkeit der Arme stellt sich etwas her. Am dritten Tage erneute Verschlechterung, völlige Lähmung der Arme und Beine, beginnende Phrenikuslähmung. Liquor unter hohem Druck. Keine Zellvermehrung, keine Eiweißvermehrung. Tod durch Atemlähmung. Bei der Autopsie findet sich eine schwere Zertrümmerung des Körpers des vierten und fünften Halswirbelkörpers, die Fragmente völlig mortifiziert. Osteomyelitis der Halswirbelsäule, das Periost am dritten Halswirbelkörper größtenteils ganz abgehoben, ebenso am sechsten. Im Wirbelkanal peridurale Eiteransammlung. Innerhalb des Duralsackes keine Veränderung. Starke ödematöse Durchtränkung des gesamten Halsmarkes fast bis zur Oblongata empor.

Fall 118: Schußverletzung des siebenten Brustwirbelkörpers. Sofort totale Lähmung der Beine, der Blase und des Mastdarms, Anästhesie bis D_9. Beinlähmung wird allmählich spastisch, erhebliche Besserung der Anästhesie, automatische Blase. $4^1/_2$ Monate nach der Verwundung wegen schwerer spastischer Paraplegie Resektion der hinteren Lumbosakralwurzeln; erhebliche Besserung, Patient geht bereits an zwei Stöcken umher. 3 Monate später, also fast 8 Monate nach der Verwundung, intermittierendes Fieber mit heftigen Schmerzen im Rücken, etwas unterhalb des verletzten Wirbels, hauptsächlich links. Es wird zunächst an eine Pyelitis mit paranephritischem Abszeß gedacht. Allmählich bildet sich ein Gibbus am Rücken aus, der Dorn des siebenten und achten Wirbels springen vor. Zunehmende heftige Interkostalschmerzen im Bereiche des neunten, zehnten und elften Thorakalnerven. Es tritt wieder völlige Querschnittslähmung auf, totale Anästhesie bis D_9. Schmerzen hören auf. Dauernd hohe Temperaturen. Unter der rechten Leistenbeuge erscheint eine Vorwölbung, bei deren Eröffnung sich reichlich Eiter und viel Knochenteilchen entleeren. Darnach geringe Besserung der Lähmungserscheinungen. Liquor dauernd unter hohem Druck, Eiweißvermehrung. Dann erneut hohe septische Temperaturen. Ein operativer Eingriff an der Stelle des verletzten Wirbels geplant, aber wegen schlechten Allgemeinzustandes nicht durchführbar. Exitus unter schwerer allgemeiner septischer Intoxikation.

Fall 119: Granatsplittersteckschußverletzung der linken Darmbeinschaufel sowie des Querfortsatzes des dritten und vierten Lendenwirbels links. Sofort totale Lähmung beider Beine, der Blase und des Mastdarms. Projektil entfernt, rascher Rückgang der Lähmung, linkes Bein bleibt schwach, häufig Schmerzen im linken Bein, linker Achillesreflex negativ. Dauernde Eiterung aus der Einschußöffnung. 5 Monate nach der Verletzung hohe Temperaturen, Lähmung des linken Beines, unerträgliche Schmerzen desselben, Blasenlähmung, Revision der Fistel, Entfernung von zwei kleinen Knochensplittern. Rückgang des Fiebers und der Lähmung und der Schmerzen. Wiederholt neue Fieberattacken, jedesmal mit totaler Lähmung des linken Beines, sehr heftigen Schmerzen und Blasenlähmung verbunden; danach bricht die Fistel auf, es entleert sich viel Eiter, worauf Fieber, Schmerzen und Lähmung verschwinden. Im Röntgenbild schwere Veränderung des dritten Lendenwirbels; derselbe erscheint völlig verwachsen, der vierte ebenfalls verwaschen. Der Querfortsatz des dritten und vierten Lendenwirbels erscheint ganz aufgelöst. Da sich die Fieberattacken beständig wiederholen, wird von der Einschußöffnung aus unter Spaltung des Erector trunci gegen den dritten und vierten Lendenwirbelkörper vorgegangen, ein beträchtlicher Teil der Darmbeinschaufel ist von Periost völlig entblößt und total mortifiziert; er wird reseziert, der Querfortsatz des vierten und dritten Lendenwirbels ist völlig abgelöst und wird entfernt, der Körper des dritten Lendenwirbels ist von Periost entblößt, seitlich ausgehöhlt, in der Höhle ein loser Knochensequester, Reinigung der Sequesterhöhle, wobei ein beträchtlicher Teil des Wirbelkörpers entfernt werden muß. Nach der Operation rasche Heilung der sehr großen Wunde, niemals wieder Fieberattacken, keine Schmerzen mehr, keine Lähmungserscheinungen. Das einzige Symptom ist der Verlust des linken Achillesreflexes. Tragfähigkeit der Wirbelsäule nicht im mindesten beeinträchtigt. Patient ist völlig freibeweglich und braucht auf seine defekte Wirbelsäule nicht die geringste Rücksicht zu nehmen.

Alle drei Fälle sind dadurch ausgezeichnet, daß sich nach anfänglicher wesentlicher Besserung oder dem völligen Schwinden der Mark- oder Wurzelerscheinungen nach einem relativ langen freien Intervall unter hohem Fieber schwere Mark- oder Wurzelerscheinungen entwickeln. Die Osteomyelitis kommt also manchmal erst spät zur Entwicklung und wird zur sekundären Noxe für das Mark oder die Stränge der Cauda equina. Bemerkenswert ist die Ausbildung eines regelrechten Senkungsabszesses im zweiten Falle, nach dessen Entleerung vorübergehend Besserung eintritt.

Die Osteomyelitis wird zur Noxe für das Mark einmal durch den Druck des eitrigen Exsudates auf den Duralsack und die austretenden Wurzeln, durch Verschiebung des Knochens, durch Ödem des Markes und durch konsekutive eitrige Meningitis.

Von den im Anschluß an die Schußverletzung der Wirbelsäule entstehenden Knochenveränderungen ist schließlich noch die chronisch progressive Osteoarthritis deformans der Wirbelsäule zu erwähnen. Im Anschluß an Wirbelsäulentraumen durch stumpfe Gewalt wird dieselbe nicht selten beobachtet, nach Schußverletzung habe ich sie nur einmal gesehen.

Fall 120: Granatsplitterverletzung der Dornfortsätze des achten und neunten Brustwirbels. Dieselben sind teilweise fortgerissen. Unmittelbar nach der Verletzung Paraplegie der Beine, welche aber nach wenigen Tagen restlos schwand. Seitdem dauernde Rücken- und Interkostalschmerzen von wechselnder Stärke und mit häufigen Intermissionen. Allmählich entwickelt sich das typische Bild der Kamptokormie. Der für einen Hysteriker angesehene Kranke steht und geht mit vornübergebeugter Wirbelsäule; diese zeigte im Bereiche der gesamten unteren Brustwirbelsäule eine leichte Kyphose. Organische Marksymptome bestanden bis auf das Fehlen des linken unteren Bauchreflexes nicht. Das Röntgenbild zeigte ausgesprochene Veränderungen im Sinne einer Osteoarthritis deformans vom siebenten bis zum zehnten Brustwirbel, Zacken und Vorsprünge an den Rändern der Wirbelkörper, Spangen- und Brückenbildung zwischen den Wirbelkörpern. Auch die Quer- und Dornfortsätze zeigten analoge Bildungen.

Cassirer beschreibt einen Fall, der durch eine Handgranate verletzt und gleichzeitig verschüttet wurde. Er hatte im Anschluß daran zunächst nur Blasen- und Mastdarmstörungen, welche aber später wieder verschwanden. Allmählich stellten sich Beschwerden ein, die es dem Kranken nicht gestatteten, sich zu bücken und Gegenstände vom Boden aufzuheben. Objektiv wurde 4 Monate später eine Kyphose der Lendenwirbelsäule festgestellt. Im Röntgenbild ließ sich ein Granatsplitter im dritten Lendenwirbel feststellen. Der Körper des vierten Lendenwirbels war verschmälert. Knochenspangen zwischen den einzelnen Lendenwirbeln in weiter Ausdehnung. Objektiv fehlte nur der linke Achillesreflex. Große Erschwerung beim Bücken, läßt sich in charakteristischer Weise in die Knie, und stützt sich mit den Armen auf die Oberschenkel.

β) Die Verletzung der Gefäße.

Eine auffallend geringe Noxe stellt nach der Ansicht der meisten Autoren die durch die Schußverletzung entstandene Blutung dar. Frangenheim fand bei zahlreichen Operationen nie ein extradurales oder intradurales Hämatom, das eine selbständige Druckwirkung auf das Mark hätte ausüben können. Auch Borchardt sah nur einmal ein einigermaßen bemerkenswertes extradurales Hämatom. Ricker fand zwar in allen Fällen von Schußverletzung der Wirbelsäule eine mehr oder weniger ausgiebige blutige Infarcierung des epiduralen Fettgewebes, dieselbe war stärker und ausgedehnter in den Fällen, in welchen das Geschoß den Wirbelkanal eröffnet hatte, als bei den Verletzungen ohne Beteiligung des letzteren. Im ersteren Falle handelte es sich um Blutungen per rhexin et per diapedesin, im letzteren nur um reine Diapedese. Bei den Schußverletzungen mit Eröffnung des Duralsackes, sogar bei den Durchschüssen des Rückenmarkes fand er nur selten in der Nähe des Kontusionsherdes Cruor vor, nur in ganz vereinzelten Fällen dünne, mehrere Zentimeter lange Gerinnsel. Aber in keinem einzigen Falle war die epidurale oder intradurale Blutung so groß, daß eine Kompression des Markes durch den Erguß in Betracht gekommen wäre.

Den Angaben Rickers stehen aber Beobachtungen von Borst gegenüber, der auf die Druckwirkung epiduraler Blutergüsse ausdrücklich hinweist, und der bisweilen erhebliche Ausdehnung intraduraler Blutergüsse erwähnt. Auch Krause stellte mehrfach beträchtliche epidurale und subdurale Blutungen fest, welch letztere zu einer spindelförmigen Auftreibung des Duralsackes führten. Knauer hält sogar die epiduralen Blutungen gelegentlich für so hochgradig, daß er vor einer Freilegung in frischen Fällen wegen der damit verbundenen Gefahr eines stärkeren Blutverlustes geradezu warnt. Stärkere intradurale Blutungen sah er in der Regel nur bei Durchschüssen oder größeren Kontusionen des Markes, bei denen sie sich auch durch die stärkere Blutbeimengung des durch Lumbalpunktion gewonnenen Liquors verraten. Auf letzteren Punkt weisen auch Schultz und Hancken hin, die darum ebenso wie Heinecke in der blutigen Verfärbung des Liquors geradezu ein diagnostisch-prognostisch ungünstiges Zeichen schwerer Markkontusion erblicken wollen. Vor der Überschätzung der Blutbeimengung des Liquors muß aber doch gewarnt werden, da sie gar nicht selten auch bei reinen Prellschädigungen des Rückenmarkes beobachtet werden. Bauer führt die unmittelbar nach der Verletzung auftretenden äußerst heftigen Wurzelschmerzen auf starke peridurale Blutungen zurück. Nach Licen sollen intradurale Blutergüsse unter Umständen im Bereiche der Cauda equina als selbständige, schädigende Noxe in Betracht kommen, und Collier, der die Häufigkeit intraduraler Blutergüsse betont, hebt hervor, daß sich das Blut nach abwärts zwischen die Wurzeln der Cauda equina senke und diese später durch seine Organisation umschnüren könne. Ich möchte einen Fall mitteilen, in welchem meines Erachtens eine allmählich progrediierende peridurale Blutung als Ursache für die klinischen Erscheinungen heranzuziehen ist.

Fall 121: Schußverletzung des vierten Lendenwirbels mit Eröffnung des Wirbelkanals. Zunäscht sehr kurzfristige Lähmung beider Beine und Retentio urinae. Diese offenbar rein kommotionell bedingten Erscheinungen gingen bereits nach

24 Stunden wieder völlig zurück. Fünf Tage später traten während des Abtransportes des Kranken Schmerzen vom Charakter einer doppelseitigen Ischias und
einer sehr heftigen Kokkygodynie auf, mit denen der Kranke in meine Beobachtung
kam. Es bestanden keine Lähmungen, keine Reflexstörungen, keine Blasen-Mastdarmstörungen und keine Sensibilitätsstörungen, hingegen bestand eine enorme
Schmerzhaftigkeit in beiden Beinen bei Druck und bei Bewegungen. Beide Beine
wurden dauernd in krampfhafter Beugestellung fixiert gehalten. Unter meiner
Beobachtung schwanden zunächst die Achillesreflexe und es traten Blasenstörungen
auf; im weiteren Verlaufe breiteten sich die äußerst heftigen spontanen Schmerzen
nach oben zu aus, es kam zur lebhaften Kruralneuralgie, später auch zur Inguinal-
neuralgie, die Patellarreflexe schwanden, zuerst einseitig, dann beiderseits. Eigentliche Lähmung trat nicht ein, wohl aber blieb die bereits erwähnte Krampfhaltung
der Beine bestehen. Die Evolution des Krankheitsbildes bis zu seiner vollen Höhe
nahm 4 Tage in Anspruch. Die Lumbalpunktion ergab ganz normale Beschaffenheit des Liquors. Bei einer zum Zwecke der Kupierung der Schmerzen vorgenommenen epiduralen Injektion von Novokain entleerte sich aus der in den Sakral-
kanal eingeführten Nadel flüssiges, bereits zersetztes Blut. Ganz allmählich gingen
die Erscheinungen annähernd in derselben Reihe wie sie gekommen waren wieder
zurück, nach etwa 3 Wochen waren alle Symptome bis auf geringe ischiasartige
Schmerzen und eine leichte reflektorische Beugekontraktur des einen Beines geschwunden. Auch diese Residuen schwanden zuletzt ganz.

Es erscheint höchstwahrscheinlich, besonders unter Berücksichtigung des
Ergebnisses der epiduralen Punktion, daß es in diesem Falle bei dem Abtransport des Kranken zu einer Nachblutung innerhalb des Wirbelkanals gekommen
ist und daß sich diese allmählich nach obenzu gradatim ausgebreitet hat. Bei
Wirbelsäulenverletzungen durch stumpfe Gewalt habe ich eine derartige allmähliche Entwicklung und Abwicklung der Symptome wiederholt beobachtet
und mich auch bei der Operation von der Existenz eines epiduralen Hämatoms
von beträchtlicher Höhenausdehnung überzeugen können. Wenn auch die
Angaben der Autoren über den Umfang und die Bedeutung der epiduralen
und intraduralen Blutungen nicht ganz eindeutig sind, so geht jedenfalls so viel
aus ihnen hervor, daß sie die Rolle einer selbständigen akzessorischen Noxe
nur recht selten spielen. Dasselbe gilt in noch viel höherem Grade von der
blutigen Infiltration der Pia mater, welche in verschiedener Ausdehnung sowohl
bei direkten Kontaktschädigungen des Markes, als auch bei den Prellschädigungen desselben beobachtet wird. Trotzdem kommt den epiduralen, intraduralen, intraarachnoidealen, pialen und subpialen Blutungen unter Umständen
eine beträchtliche Bedeutung insofern zu, als sie zur Bildung epiduraler Schwielen
beitragen können und bei intraduralem Sitze an dem Zustandekommen der
Arachnitis und Meningitis serofibrosa adhaesiva mit deren deletären Folgen für
das Mark und die Stränge der Cauda equina wesentlich beteiligt sind. Auch
für die Entwicklung einer eitrigen Meningitis geben die intraduralen Hämatome
öfters einen günstigen Boden ab. Borst sah mehrfach die Infektion auf
dem Wege dieser Hämatome fortschreiten. Licen hat Analoges beobachtet.

Auffallend selten scheint bei den Schußverletzungen des Rückenmarkes
im Gegensatz zu den Verletzungen durch stumpfe Gewalt die eigentliche
Hämatomyelie zu sein. Zwar findet sich bei den direkten Kontaktschädi-
gungen fast stets im Bereiche des Kontusionsherdes und in dessen nächster
Umgebung eine blutige Infarcierung des Markes, welche durch Rhexis der
Gefäße zustande kommt, und stets finden sich oberhalb und unterhalb des
Kontusionsherdes, oft in beträchtlicher Höhenausdehnung, zahlreiche Ekchy-
mosen und Petechien, die nach Ricker per diapedesin zustande kommen.
Dieselben weit ausgedehnten Ekchymosen und Petechien stellen bei den reinen
Prellschädigungen des Markes den am frühesten greifbaren Befund dar. Diesen
Petechien kommt aber kaum eine selbständige schädigende Bedeutung zu.

Nach Ricker sind sie der Ausdruck des sogenannten prästatischen Zustandes. Geht dieser zurück, so erleidet die Nervensubstanz keinen nachhaltigen Schaden; kommt es zur völligen Stase, so verfällt letztere der Nekrose. Letztere ist dann aber die Folge der Aufhebung der Beziehung des nervösen Gewebes zum strömenden Blute und nicht die Folge des Blutaustrittes.

Aber es kommt doch auch gelegentlich zur Berstung intramedullärer Gefäße und zu einer echten, sich zapfen- oder röhrenförmig ausbreitenden Hämatomyelie. Diese ist sowohl bei direkten Kontaktschädigungen (Borst, Borchardt, Rocher), als auch bei reiner Prellschädigung beobachtet worden (Ricker, Keppler, Reinhardt, Licen, Jumentié). Es ist ohne weiteres ersichtlich, daß einer solchen intramedullären, besonders in der Umgebung des Zentralkanals und in der grauen Substanz, insbesondere in den Hinterhörnern progressiv aszendierenden und deszendierenden Blutung die Bedeutung einer akzessorischen Noxe zukommt. Ich selbst habe keinen autoptisch oder bioptisch verifizierten Fall von Hämatomyelie nach Schußverletzung beobachtet.

Ich bemerke, daß man in der Literatur die klinische Diagnose Hämatomyelie außerordentlich häufig verzeichnet findet. Viele Autoren sind mit dieser Diagnose außerordentlich freigebig, zumeist gründet sich dieselbe auf die Feststellung dissoziierter Sensibilitätsstörungen. Die sogenannte Dissociation syringomyélique ist aber durchaus kein Beweis für eine Affektion der grauen Substanz der Hinterhörner, sie kann ebenso der Ausdruck einer Läsion der Vorderseitenstrangbahnen sein und kommt auch bei radikulären Läsionen vor. Vor allem aber ist es nicht angängig, bei einer traumatischen Affektion der Hinterhörner nun eo ipso eine Hämatomyelie als Grundlage derselben anzunehmen. Besonders nach den anatomischen Untersuchungen Marburgs, welche die große Seltenheit einer echten Hämatomyelie beweisen, sollte man mit dieser Diagnose lediglich auf Grund der klinischen Symptomatologie recht zurückhaltend sein. Am ehesten ist diese Diagnose da berechtigt, wo die Symptome, welche auf eine Beteiligung der grauen Substanz in einer gewissen Höhenausdehnung hinweisen, erwiesenermaßen erst nach einem freien Intervall auftreten. Der von mir mitgeteilte Fall 79 kann höchstwahrscheinlich als ein Beispiel echter Hämatomyelie angesehen werden, insofern, als hier im Anschluß an eine Prellschädigung des Markes in der Höhe des siebenten Halswirbels sich erst im Laufe mehrerer Stunden eine Lähmung der Finger der rechten Hand, verbunden mit starkem Ameisenlaufen an der Innenseite der Hand und des rechten Vorderarms entwickelte. Die Fingerlähmung ging in der Folge etwas zurück und es hinterblieb eine totale atrophische Lähmung der kleinen Handmuskeln und des Extensor pollicis brevis mit totaler E.R. rechterseits, eine Thermanalgesie in C_8 und D_1, eine doppelseitige Sympathikuslähmung und rechtsseitiger Babinski.

Mit dem freien Blutaustritt infolge von Rhexis der Gefäße ist aber die Rolle, die das Gefäßsystem bei dem Zustandekommen der Schädigung der Rückenmarkssubstanz spielt, keineswegs erschöpft.

Wir haben früher bereits ausgeführt, daß eine große Zahl von Autoren in der Beeinflussung, welche das Gefäßsystem durch das Trauma bei der Prellschädigung erfährt, überhaupt die primäre Störung zu erblicken geneigt ist, von welcher die Schädigung der nervösen Substanz allein oder doch zum größten Teil abhängt.

Henneberg und besonders Ricker nehmen an, daß es infolge der Einwirkung des Traumas auf den nervösen Eigenapparat der Gefäße zu einer Aufhebung der Funktion derselben, speziell der Kapillaren kommt; die Folge ist eine Verlangsamung und weiterhin eine Aufhebung der Blutströmung, Prästase oder völlige Stase, und wenn diese sich nicht bald wieder löst, tritt infolge der Aufhebung der Beziehungen des strömenden Blutes zum Nervengewebe die Nekrobiose desselben mit konsekutiver Erweichung ein. Durch diese Auffassung läßt sich auch, wie schon früher erwähnt, die echte Commotio s. str. gut erklären, indem eben die Stase sich schnell wieder vollkommen löst, ehe es zum Tode der Nervensubstanz oder auch nur zur nachhaltigen Schädigung derselben kommt.

Ricker betont, daß der Einfluß, welchen das Trauma auf den nervösen Apparat des Gefäßsystems des Rückenmarks ausübt, ein nachhaltiger ist und daß er sich bisweilen erst allmählich, längere oder kürzere Zeit nach dem Trauma, und zwar manchmal schubweise auswirkt. Daher kommt es bisweilen in diesem oder jenem Abschnitt des Markes erst nachträglich zur Stase und zu deren deletären Folgen für das Nervenparenchym. Er sowohl wie Borst haben wiederholt typische Spätmalazien, d. h. also frische Erweichungsherde lange Zeit nach dem Trauma beobachtet. Das Vorkommen von Spätdiapedesen ist ja bereits früher erwähnt worden.

Marburg legt besonderen Wert auf die Wandveränderungen der Gefäße. Er sah sowohl in frischen Fällen von Rückenmarksverletzungen partielle Einrisse der Intima und Elastika, als auch konnte er diese experimentell bei Ratten erzeugen. Solche partiellen Einrisse der Wandung können früher oder später zu völliger Ruptur und damit zu sekundärer Hämatomyelie führen. Auf ihrem Boden können sich aber auch frühzeitig wie später Thrombosen bilden, welche Marburg wiederholt feststellte. Er fand solche Thrombosen in kleineren Arterien und Kapillaren, besonders auch an den Vasa vasorum. Ich hebe ausdrücklich hervor, daß er diese Thrombosen auch an der Hauptarterie des Rückenmarks, der Arteria spinalis anterior festgestellt hat.

Fall 122: Prellschuß des ersten Lendenwirbels. Zunächst keinerlei Störungen. Ungefähr zwei Stunden später große Schwäche des rechten Beines beim Gehen, die sich rasch zu einer schweren Lähmung der von den ersten vier Lendenwurzeln versorgten Muskeln steigert. Es besteht fast völlige Lähmung des Ileopsoas, völlige Lähmung des Sartorius, Grazilis, der Adduktoren und des Quadrizeps, des Tibialis anticus und posticus, Schwäche des Tensor fasciae latae und Glutaeus medius, starke Atrophie und E.R. der gelähmten Muskeln. Alle anderen Muskeln intakt. Patellarreflex rechts erloschen, keine Sensibilitätsstörungen, keine anderen Störungen. In der Folge bleibt der Zustand unverändert.

Es ist höchstwahrscheinlich, daß es sich in diesem Falle um eine Thrombose der Arteria radicularis lumbalis principalis dextra handelt, welche die Vorderhörner des ersten bis vierten Lendensegmentes versorgt. Eine Hämatomyelie ist nicht ausgeschlossen, aber weniger wahrscheinlich, weil nicht die geringste Störung der Sensibilität vorliegt und weil nicht die geringste Besserung eintrat. Natürlich kann man auch an eine nachträglich einsetzende Stase im Sinne Rickers denken. Bauer hat ähnliche Beobachtungen gemacht.

Vor allem aber entwickelt sich nach Marburg — wahrscheinlich im Anschluß an die im Momente des Traumas zustande kommende Lockerung des Verbandes zwischen den einzelnen Schichten der Gefäßwand — eine chronisch progressive Vasopathie, die durch starke Proliferation des Endothels, aber auch der Adventitiaelemente ausgezeichnet ist und als Endarteriitis obliterans und Periarteriitis traumatica zu bezeichnen ist. Marburg fand diese Gefäßveränderungen schon sehr frühzeitig, in den ersten Wochen nach dem Trauma, in ihren Anfangsstadien vor. Der Gefäßprozeß ist an der Stelle der stärksten Einwirkung des Traumas am stärksten entwickelt, er kann aber auch in näherer, ja selbst in weiter Entfernung von dem Hauptherd in abklingendem Grade nachgewiesen werden. Es ist ohne weiteres klar, daß durch diese Gefäßprozesse, die bereits sehr zeitig einsetzen und sich über Jahre fortsetzen können, klinische Spätfolgen mannigfachster Art verständlich werden. Fand doch Marburg bei seinen Untersuchungen, daß sich der Zerfall der nervösen Substanz keineswegs auf einen kurzen Zeitraum erstreckt, sondern daß der Prozeß manchmal noch drei Jahre nach dem Trauma nicht abgeschlossen ist. Konnte Marburg auch keine gröberen Spätmalazien bei seinen Rückenmarksverletzten feststellen, wie solche im Gehirn zweifellos vorkommen und wie sie von Borst und Ricker auch im Rückenmark angetroffen worden sind, so lassen sich doch spät entstandene Degenerationen an einzelnen Fasern und Zellen vielfach nachweisen.

Ich habe zwei Fälle von Spätlähmung nach Schußverletzung beobachtet, deren Zustandekommen durch das Vorhandensein einer chronisch progressiven Endarteriitis obliterans am besten zu erklären ist.

Fall 123: Prellschädigung des elften Brustwirbels. Sofort Lähmung beider Beine, der Blase und des Mastdarmes. Rascher völliger Rückgang aller Erscheinungen. 2 Jahre nach der Verwundung merkte Patient eine anfallsweise auftretende Schwäche der Beine nach längeren Märschen, doch gingen diese Schwächeanwandlungen in der Ruhe stets vollkommen zurück. $2^{1}/_{2}$ Jahre nach der Verwundung entwickelt sich im Laufe mehrerer Stunden eine völlige Lähmung beider Beine, verbunden mit Blasen- und Mastdarmstörung, aber ohne jegliche Sensibilitätsstörung. Die Lähmung der Beine ist eine schlaffe, geht mit starker Atrophie und totaler E.R. sowie mit völliger Areflexie einher. Die einzige Bewegung, welche spurenweise erhalten ist, ist die Plantarflexion der Zehen. Bei der Operation fand ich im Bereiche des Lumbosakralmarkes eine sehr geringfügige Arachnitis, welche das Auftreten der Lähmung keinesfalls erklärt. Keinerlei Kompression des Markes durch Knochenveränderungen. Der Zustand blieb in der Folge dauernd unverändert.

Es ist am wahrscheinlichsten, daß es sich in diesem Falle um eine obliterierende Endarteriitis der größeren Arterien handelt, welche die Vorderhörner des Lumbosakralmarks versorgen. In der Regel wird dieses durch drei bzw. fünf Arterien versorgt, durch die Spinalis anterior, die Radicularis principalis lumbalis dextra et sinistra und die Radicularis principalis sacralis dextra et sinistra. Diese fünf Arterien stehen in gegenseitiger Wechselbeziehung in der Weise, daß bisweilen einige fehlen und die Versorgung dann allein den anderen zufällt. Ja es kann gelegentlich die ganze graue Vorderhornsubstanz in der Hauptsache von einer Arterie, und zwar entweder von der Arteria spinalis anterior, oder von einer Arteria lumbalis radicularis versorgt werden. Es ist wahrscheinlich, daß die Obliteration einer der in diesem Falle das gesamte Vorderhorngebiet des Lumbosakralmarkes versorgenden Arterie die rasch entwickelte Lähmung verursacht hat.

Fall 124: Abschuß des Dornfortsatzes des zweiten und dritten Brustwirbels. Geringe Schwäche beider Beine und Blasenstörungen, nach wenigen Tagen ganz beseitigt. $^{1}/_{2}$ Jahr später zunehmende spastische Parese des rechten Beines, der nach mehreren Monaten eine gleiche im linken Bein folgt, zunehmende Blasenschwäche. $^{1}/_{2}$ Jahr später zunehmende Atrophie und Lähmung der kleinen Handmuskeln, mit E.R., erst rechts, dann links. Anästhesie bis D_2 aufwärts. Thermhypästhesie aufwärts bis C_4 einschließlich. Spastische Beinlähmung vollkommen ausgebildet. Retentio urinae. Liquor unter etwas erhöhtem Druck, keine Eiweiß- und keine Zellvermehrung. Bei der Operation, welche das oberste Brust- und die untere Hälfte des Halsmarkes freilegt, findet sich eine mäßige Arachnitis, keine Liquorstauung, keine Zystenbildung, keine Strangulation des Markes. Das Mark in der Höhe von D_1 stark erweicht. Keine Besserung nach der Operation. Allmähliche Zunahme der Lähmung, die Beinlähmung wird schlaff, Sehnenreflexe erhalten, aszendierende Lähmung beider Arme, nur Außenrotatoren und Deltoideus spurenweise erhalten. In demselben Maße, wie die Armlähmung höher rückt, steigt auch die obere Grenze der Totalanästhesie empor bis C_6 einschließlich; in C_5 Analgesie und Thermanästhesie, in C_4 nur Thermanästhesie. Beginnende Zeichen von Phrenikusinsuffizienz. Exitus. Bei der Autopsie erweist sich das ganze obere Brust- und untere Halsmark total erweicht.

Es erscheint mir höchstwahrscheinlich, daß sich in diesem Falle die chronisch progressive, aszendierende Myelomalazie auf dem Boden einer chronisch progressiven Arteriopathie entwickelt hat.

Jedenfalls stellen diese von Marburg nachgewiesenen chronisch progressiven Vasopathien eine Noxe dar, welche geeignet erscheint, spät auftretende Verschlechterungen im Krankheitsbilde, das Hinzutreten neuer Krankheitssymptome, das späte Auftreten von Lähmungen nach anfänglichem völligem Rückgang der initialen Symptome der Markschädigung zu erklären. Im Widerspruch zu der Rickerschen Auffassung, welche für die Entstehung der Spätmalazie das späte Auftreten von Stasen infolge spät zur Geltung kommender Gefäßlähmung in Anspruch nimmt, stehen die Marburgschen Befunde nicht, beide Prozesse können sehr wohl nebeneinander bestehen.

Spät auftretende und langsam chronisch progressiv fortschreitende Vasopathien sind möglicherweise auch bei der posttraumatischen, chronisch progressiven Muskelatrophie mit im Spiele. Ich habe einen sehr charakteristischen derartigen Fall nach Schußverletzung beobachtet.

Fall 125: Schrapnellkugelsteckschuß der Halswirbelsäule. Kurzdauernde Lähmungserscheinungen, die völlig zurückgehen. Geschoß entfernt. Etwa 1 Jahr später bemerkt Patient eine Abmagerung der Zwischenknochenräume an der rechten Hand, später auch linkerseits. Bei der $1^1/_2$ Jahre nach der Verletzung vorgenommenen Untersuchung fand sich hochgradige Atrophie und Lähmung der Interossei beiderseits mit totaler E.R., Atrophie und Lähmung des Daumenballens rechterseits mit totaler E.R., geringer links (partielle E.R.), Lähmung des Extensor pollicis brevis rechts (totale E.R.), Schwäche der Fingerflexoren rechts (partielle E.R.). Keine Schmerzen, keine Sensibilitätsstörung. Langsame, aber zunehmende Verschlechterung. Nach 2 Jahren die Fingerflexoren rechts fast ganz gelähmt, ebenso auch Extensor pollicis longus und Abductor pollicis longus. Links hochgradige Schwäche dieser Muskeln. Keinerlei Symptome von seiten der Rückenmarksstränge.

Auch an den Wurzelsträngen der Cauda equina hat Marburg dieselben Vasopathien wie im Marke selbst beobachtet. Es ist möglich, daß sie bei der Pseudotabes posttraumatica, d. h. bei der chronisch progressiven posttraumatischen Degeneration der hinteren Lumbosakralwurzeln eine Rolle mitspielen. Jedoch ist meines Wissens dieses Krankheitsbild im Anschluß an Schußverletzungen bisher nicht beobachtet worden.

Die chronisch progressive Muskelatrophie ist nach Schußverletzungen zweifellos viel seltener als nach anderen Gewalteinwirkungen. Claude, Vigouroux und L'Hermitte beschreiben mehrere Fälle, in welchen sowohl der Sitz der Atrophie, als auch die Art der Störung der elektrischen Erregbarkeit dem myopathischen Typus der Muskelatrophie entsprach. Die Atrophie und Parese betraf vorwiegend den Trapezius und Serratus. Besonders interessant ist einer dieser Fälle. Es handelt sich um eine Granatsplitterverletzung der Lendenwirbelsäule, welcher eine sofortige Tetraplegie folgte, die aber rasch vorüberging. 6 Monate später entwickelte sich eine ausgesprochene Atrophie beider Trapezii und beider Serrati antici, geringere Atrophie des Deltoideus, mäßige diffuse Atrophie beider Arme. In allen Fällen bestand nur quantitative Herabsetzung der elektrischen Erregbarkeit. Es ist sehr schwer, sich über die Natur dieser eigenartigen posttraumatischen Muskelatrophie eine genauere Vorstellung zu machen. Claude nimmt an, daß es sich um degenerative Prozesse in den Muskeln selbst handele.

γ) Störungen des Lymphapparates.

Außer den Störungen von seiten des Gefäßsystems kommen noch die von seiten des Lymphapparates in Betracht. Trotz unserer bisher noch nicht abgeschlossenen Kenntnisse über das Lymphgefäßsystem des Rückenmarks können wir mit ziemlich großer Sicherheit annehmen, daß es bei der Einwirkung des Geschosses ebenso wie im Blutgefäßsystem auch in den Lymphapparaten des Markes zu einer enormen plötzlichen Drucksteigerung kommt (Marburg, Gussenbauer). Die präexistierenden perivaskulären Lymphspalten erscheinen, wie schon früher erwähnt, häufig beträchtlich erweitert, man kann in ihnen gelegentlich eine sehr zellarme, fädig körnige, zartgefärbte Masse, die offenbar geronnene Lymphe darstellt, wahrnehmen. Die zarten gliösen Membranen, welche die Lymphwege umschließen, bersten, es kommt zum Austritt von Lymphe ins Gewebe und damit zur Ödembildung (Marburg, Borchardt, Licen, Mauß und Krüger, Bornstein). Der Lymphaustritt gibt zu Quellungserscheinungen der nervösen Substanz Anlaß, besonders die weiße Substanz ist in dieser Hinsicht der geringsten Konzentrationsänderung der sie umspülenden Flüssigkeit gegenüber höchst empfindlich (Licen, Jakob, Bauer und Amos). Allerdings sind diese Quellungsphänomene in beträchtlichem Grade reversibel, weshalb Duret, Henneberg, Bittorf u. a. in den Lymphorrhagien das eigentliche Substrat für die Commotio s. str. erblicken. Auch Ricker legt der Ödembildung eine beträchtliche Bedeutung bei. Sie entsteht nach seiner Auffassung aus der Prästase und trägt durch Quellung der nervösen Gewebsbestandteile zu deren Schädigung bei. Nach Borchardt tritt unmittelbar nach der Schußverletzung auf dem lädierten Querschnitt und je nach der Stärke der traumatisierenden Gewalt auch in der nächsten Umgebung ein ausgesprochenes Ödem auf, das sich in den nächsten Tagen vielfach noch weiter, besonders nach oben zu ausbreitet. Die Medulla erscheint im Querschnitt weich, vorquellend, bei partieller Verletzung quillt die lädierte Seite viel stärker vor, als auf der unverletzten Seite.

Borchardt fand bei einer Zertrümmerung des Atlas, die mehrere Tage nach der Operation plötzlich durch Atemlähmung zugrunde ging, das Rückenmark äußerlich unverletzt, aber auf dem Querschnitt ausgesprochenes Ödem und deutliche Vakuolenbildung. Bei einer Verletzung des sechsten und siebenten Halswirbels konnte er das Ödem makroskopisch bis zum vierten Halswirbel, bei einem solchen des vierten Halswirbels bis zum vierten Ventrikel verfolgen. Alle diese Fälle gingen infolge der allmählich zunehmenden Einwirkung des Ödems auf die Phrenikuskerne unter den Erscheinungen der Atemlähmung zugrunde.

Meines Erachtens ist die Bedeutung des akuten Ödems, das sich im Anschluß an die Verletzung sukzessive ausbildet, eine sehr große. Es spielt jedenfalls bei der so oft beobachteten Progredienz der Symptome während der ersten Tage nach der Verletzung eine erhebliche Rolle.

Der bereits früher auf S. 1726 mitgeteilte Fall 2 ist ein charakteristisches Beispiel; er sei darum hier nochmals mitgeteilt.

Fall 2: Armeerevolververletzung. Einschuß vorne links neben dem vorderen Rande des Sternocleido mastoideus. Projektil röntgenologisch im Wirbelkanal nachgewiesen, an der Grenze des fünften und sechsten Halswirbels. Sofort nach dem Schuß nur Lähmung des linken Beines, sowie der Finger der linken Hand. Heftige Schmerzen im Bereiche der Außenseite des linken Vorderarms und Oberarms und im Daumen. Objektiver Status: Lähmung des linken Beines, Sehnenreflexe erhöht, Andeutung von Fußklonus, Babinski +, gesteigerter Beugereflex, Bauchreflex links abgeschwächt. Im linken Arm totale Lähmung der Finger und des Daumens der Handbeuger und des Trizeps. Extensor carpi radialis longus, Pronator teres, Pectoralis major, Latissimus, Subskapularis, Bizeps, Brachialis internus, Supinator longus et brevis, Deltoideus und A. R. erhalten. Lange Fingerflexoren reflektorisch erregbar, Trizepsphänomen paradox. Supinator longus und Bizeps reflektorisch prompt erregbar. Starke Hauthyperästhesie im linken Bein sowie an der linken Bauch- und Brusthälfte. Aufhebung des Lagegefühls im ganzen linken Bein sowie im zweiten bis fünften Finger. Anästhesie der Haut im Gebiete von C_7 links mit scharfer Grenze gegen C_6, unscharfer Grenze gegen C_8. Rechts

Thermanalgesie von C_8—S_3, in S_4 und S_5 nur Thermanästhesie. Operation 24 Stunden nach der Verletzung. Das Projektil findet sich in einer Kontusionshöhle, welche die linke Hälfte des Markes einnimmt, in der Höhe des siebenten Zervikalsegmentes, die linke hintere siebente Zervikalwurzel ist teilweise durchrissen. Die Entfernung des Projektils gelingt ohne Mühe. Außerdem findet sich ein extraduraler Knochensplitter, welcher ein Stück der Umrandung des Foramen intervertebrale darstellt, an der Austrittsstelle der sechsten linken Zervikalwurzel zwischen Dura und Wand des Wirbelkanals eingeklemmt und die sechste Wurzel stark komprimierend. Nach der Operation Schmerzen an der Außenseite des linken Arms sofort beseitigt. Sonst keine Änderung. Nach 2 Tagen plötzliche Schwäche des rechten Beines, die in völlige Lähmung übergeht. Totale Lähmung des ganzen linken Armes, danach auch des rechten Armes. Tod durch Atemlähmung 4 Tage nach der Operation. Bei der Autopsie findet sich außer dem Kontusionsherd in der linken Hälfte des siebenten Zervikalsegmentes ein akutes Ödem auch in der rechten Markhälfte, ferner im ganzen Halsmark bis zur Oblongata aufwärts.

Das akute traumatische Ödem hat wegen der Gefahr, die es gerade bei Halsmarkverletzungen durch die Beteiligung der Phrenikuskerne für das Leben mit sich bringt, eine große praktische Bedeutung und bildet meines Erachtens eine der wichtigsten Indikationen zum operativen Eingreifen. Ich habe nicht finden können, daß hierbei die Lumbalpunktion Erfolg hat, wie dies Borchardt auf Grund der engen Beziehungen, die zwischen dem Lymphsystem des Markes und dem Liquor cerebrospinalis bestehen, annimmt. Die dekompressive Laminektomie kann vielleicht das Fortschreiten des Ödems manchmal verhindern. Doch habe ich mehrfach gefunden, daß auch sie keinen Erfolg hatte. Das ist verständlich, da die Kommunikation zwischen dem intramedullären Lymphsystem und dem Liquor cerebrospinalis offenbar durch die Schädigung der Lymphgefäße unterbrochen ist. Ich habe in einem solchen Falle die Inzision des Kontusionsherdes selbst in dessen ganzer Ausdehnung vorgenommen. Aus seiner Höhle entleerte sich außer detritusartigen, zerfallenen Markpartikelchen reichlich seröse Flüssigkeit und ich konnte sogar deutlich feststellen, daß auch nach sorgfältigem Austupfen der Kontusionshöhle fortwährend neue seröse Flüssigkeit aus dem Innern des Markes hervorsickerte. Der Fall wird später genau mitgeteilt werden (S. 1854, Fall Nr. 192).

δ) Die Meningopathien.

Eine beträchtliche Noxe für das Rückenmark stellen die Schädigungen, welche die Rückenmarkshäute durch das Trauma erfahren, die Meningopathien Marburgs, dar. Die Verletzung der Dura mater bildet an sich niemals eine das Rückenmark primär schädigende Noxe. Aber es kommt unter dem Reizzustand epiduraler Blutungen, eingesprengter Geschoß- und Knochensplitter, eingeschleppter Fremdkörper (Haare, Tuchfetzen) nicht selten allmählich zur Bildung einer derben, reich vaskularisierten Schwiele, welche auf das Mark und besonders auch auf die Wurzeln der Cauda equina mehr und mehr komprimierend und strangulierend einwirken kann. Borchardt, Marburg und Ranzi, Eiselsberg, Krause, Goldstein, Benda, Borst, Asher, Mauß und Krüger u. a.). Es ist wiederholt besonders von Ranzi und Eiselsberg, sowie von Mauß und Krüger beobachtet worden, daß diese komprimierende Wirkung die Rückbildung der Lähmungserscheinungen verhinderte, oder nach anfänglicher Besserung zu erneuter Verschlechterung führte. Nach operativer Beseitigung der Schwielen trat in zahlreichen Fällen eine wesentliche Besserung ein.

Aber auch auf ihrer Innenseite zeigt die Dura Veränderungen von progressivem Charakter. Das innere Endothel gerät in starke Wucherung, manchmal in ganz exorbitanter Weise. Gleichzeitig zeigen hier die Gefäße der Dura eine ausgesprochene Wucherung ihres Endothels, mit und ohne Thrombosierung, es kommt zur reichlichen Neubildung von Gefäßen, namentlich in den inneren, ursprünglich hämorrhagischen Auflagerungen derselben. Diese neugebildeten Gefäße können ihrerseits bersten und zu Hämorrhagien führen, die, wenn auch selten, dem Bilde einer Pachymeningitis haemorrhagica interna entsprechen. Die Veränderungen an der Innenfläche der Dura haben selten eine selbständige schädigende Bedeutung; sie beteiligen sich aber ebenso wie die epiduralen Veränderungen an der Bildung der bereits erwähnten oft enormen Verdickung und an der Schwielenbildung der Dura mit ihren deletären Folgen für das Mark und die austretenden Wurzeln. Marburg und Mauß geben an, daß die Duraschwielen sich manchmal so eng zusammenziehen, daß es zu sanduhrförmigen Einschnürungen des Rückenmarkes kommt. Besonders im Bereiche der Cauda equina stößt man bisweilen auf sehr umfangreiche harte Narbenbildungen, an denen die Schwielen, die vom Periost des Wirbelkanals und von der Dura mater ausgehen, wesentlichen Anteil haben (Benda).

Eine wesentlich größere Rolle spielen die Veränderungen an der Arachnoidea, die zur sogenannten Meningitis serosa, Arachnitis serofibrosa cystica adhaesiva führen, die sich im Anschluß an das Rückenmarkstrauma allmählich entwickelt und einen akzessorischen, chronisch progressiven Krankheitsprozeß darstellt, der zur primären, traumatischen Markschädigung ungemein oft hinzutritt (Goldammer, Marburg und Ranzi, Eiselsberg, Mauß und Krüger, Meyer, Goldstein, Finkelnburg, Licen, Benda, Bauer, Cassirer, O. Foerster u. a.). Es handelt sich um einen exquisit proliferatorischen Prozeß, bei dem nach Marburg die an der Innenwand der Dura vorhandene Endothelwucherung auf die Balken der Arachnoidea übergreift und deren Epithel selbst eine Wucherung erkennen läßt. Die Adventitiazellen der von der Pia mater zur Dura herüberziehenden Gefäße zeigen ebenfalls eine Proliferation; ihnen gesellen sich freie Zellen hinzu, die teils aus den Blutgefäßen stammen, teils sich als Transportzellen, die mit Abbauelementen des Markes beladen sind, erweisen. Und schließlich läßt vor allem auch das fibröse Gewebe der Arachnoidea eine starke Vermehrung seiner Elemente erkennen. So kommt es zur Bildung von Zotten und mehr oder weniger derben Membranen, zu Gerinnungen und Verklebungen, zur Bildung von kleinen und großen Zysten und fest abgeschlossenen Kammern, ja zur vollständigen Verlötung aller drei Rückenmarkshäute untereinander. Der arachnoideale Prozeß zeigt oft eine enorme Ausdehnung bis zur Oblongata empor und bis zur Cauda equina herab, wenn auch die schwersten Veränderungen in der Regel in der Höhe der eigentlichen Rückenmarksläsion gelegen sind. Der Prozeß zeigt besonders an der Cauda equina, aber überhaupt an den Rückenmarkswurzeln eine große Intensität und Extensität. Hier greift er vielfach auf das perineurale und endoneurale Bindegewebe über (Ranzi, Licen, Benda).

Diese arachnitischen Veränderungen haben offenbar keine einheitliche Genese. Teils sind sie die Folge des durch das Trauma auf die Häute ausgeübten Reizes. Sie werden nach einfacher unkomplizierter Prellschädigung sehr oft beobachtet (Eiselsberg, Mauß und Krüger, eigene Beobachtungen). Mauß und Krüger und Marburg und Ranzi sahen sie sogar in Fällen, in denen die Wirbelsäule vom Geschoß überhaupt nicht berührt oder jedenfalls nicht verletzt war. Offenbar sind infolge der plötzlichen enormen Drucksteigerung, welche die Liquorsäule im Momente des Traumas erfährt, auch die Häute des Rückenmarks, speziell die Arachnoidea einer akuten Pressung unterworfen, es kommt zu einer Lockerung des Gewebsverbandes, ähnlich wie an den Schichten und dem Endothelbelag der Blutgefäße und im Anschluß hieran zu einem chronischen Proliferationsprozeß. Man kann also von einem traumatischen

Reiz sprechen, welcher diesen Prozeß auslöst und sich erst allmählich mehr und mehr auswirkt. Besonders hohe Grade nimmt aber der arachnitische Prozeß dann an, wenn intradurale Projektile oder Geschoßteile, versprengte Knochensplitter und andere Fremdkörper, intradurale Blutungen einen längerdauernden oder gar ständigen Reiz ausüben (Ranzi, Licen, Benda, Frangenheim, eigene Beobachtungen). Schließlich spielt offenbar nicht selten auch die Infektion eine Rolle, welche durch die in den Duralsack eindringenden Geschosse, Geschoßteile, Knochensplitter und andere Fremdkörper eingeschleppt, zwar nicht zur eitrigen Meningitis führt, aber doch an der Intensität und Extensität des arachnitischen Prozesses ursächlich beteiligt ist, so daß es unter solchen Umständen zu ganz besonders derber und ausgedehnter Schwarten- und Schwielenbildung kommt (Eiselsberg, Licen, Benda, eigene Beobachtungen). Besonders scheint das Moment der Infektion an dem Zustandekommen der ausgedehnten Schwielenbildung beteiligt zu sein, welche gelegentlich im Bereiche der Cauda equina angetroffen werden. Konnte doch Benda wiederholt im Innern dieser Schwielen abgekapselte Abszesse feststellen. Die Infektion kann auch bei uneröffneter Dura von eitrigen Prozessen an den Wirbeln auf den Inhalt des Durasackes übergreifen und ohne zu einer eitrigen Meningitis zu führen, auf den arachnitischen Proliferationsprozeß einwirken. So erklärt sich die starke Arachnitis adhaesiva, welche Krause, Licen u. a. im Anschluß an eitrige Osteomyelitis der Wirbelsäule beobachtet haben.

Die Arachnitis serofibrosa cystica adhaesiva oder Meningitis serosa ist eine ungemein häufige Komplikation der traumatischen Rückenmarksschädigung. Marburg und Ranzi stellten sie bei 142 Operationen, die sie an Schußverletzten vornahmen, 121 mal fest; Mauß und Krüger sahen sie bei 71 Operationen 23 mal.

Die Arachnitis bildet eine Noxe für das Mark und die Wurzeln, teils durch direkte Strangulierung durch fibröse Stränge oder Schwarten, teils durch Kompression, welche abgesackte, prallgefüllte Zysten ausüben; teils führt sie infolge der innigen Beziehungen, welche zwischen dem Lymphgefäßsystem des Markes und dem Liquor cerebrospinalis bestehen, zu Lymphstauungen im Marke mit konsekutiven Quellungserscheinungen, teils endlich führt die vermehrte Liquorabsonderung einerseits und die Behinderung des Liquorabflusses andererseits zu einer allgemeinen Erhöhung des Liquordruckes, dessen schädigende Wirkung auf das Mark nicht ausbleibt.

Die Arachnitis bzw. Meningitis serosa spielt im klinischen Bilde der Schußverletzungen des Rückenmarkes eine ganz besondere Rolle. Sie ist neben den Vasopathien die weitaus wichtigste akzessorische Spätnoxe. Im allgemeinen pflegt ihr selbständiger schädigender Einfluß erst nach Wochen und Monaten hervorzutreten. Eine frühe Entstehung ist eine Seltenheit. Andererseits erstreckt sich die schädigende Wirkung des chronisch progressiven Prozesses oft über eine lange Zeit. Sie verhindert sehr oft den Rückgang der durch die primäre, aber an sich rückbildungsfähige Markschädigung verursachten Ausfallserscheinungen. Sehr oft verursacht sie nach anfänglicher und oft weitgehender Besserung der Ausfallssymptome eine erneute Verschlechterung des klinischen Bildes und führt infolge der weiten Ausdehnung, welche der arachnitische Prozeß manchmal nimmt, zum Auftreten von Reiz- und Ausfallserscheinungen seitens benachbarter und fern abliegender Rückenmarkssegmente und Wurzeln.

Besonders hervorzuheben ist, daß sich die Arachnitis besonders oft durch beträchtliche Schwankungen im klinischen Bilde sowohl in bezug auf die Intensität als auch auf die Extensität der Symptome zu erkennen gibt.

Während die innerhalb der ersten Tage nach der Verletzung beobachteten Verschlechterungen im Krankheitsbilde meist auf ein akutes traumatisches Ödem zurückzuführen sind, beruhen die Verschlechterungen, welche einige Wochen nach der Verwundung oder später zustande kommen, zum größten Teil auf der Arachnitis bzw. Meningitis serosa. Ich führe als Beleg einen von Cassirer mitgeteilten Fall an.

Infanterieprojektilsteckschuß (9. IX. 1914). Geschoß 2 Monate später entfernt. Sofort nach der Verletzung Lähmung der Beine, der Blase und des Mastdarms. Bald Besserung. April 1915 kann der Kranke mit einem Stock gehen, zieht nur das rechte Bein etwas nach. Noch Blasen- und Darmbeschwerden. 1917 nur noch Schmerzen und geringe Steifigkeit der Beine, geht bereits ohne Stock, leichte Blasen-Mastdarmbeschwerden. Schon 1916 Schmerzen im Gesäß, Hüfte und Bein, später auch im Rücken. Später wieder Verschlechterung des Gehens, zunehmende Blasenbeschwerden, schließlich extreme Steifigkeit der Beine; ist völlig ans Bett gefesselt. Resektion hinterer Lumbosakralwurzeln bringt nur vorübergehende Besserung. Im September 1919 wird interveniert und in der Höhe des dritten und vierten Dorsalwirbels eine ausgesprochene Arachnitis festgestellt. Bei Eröffnung der stark gespannten blau-grau verfärbten Dura entleeren sich im Strahl 80—100 ccm klaren Liquors. Die vorhandenen Adhäsionen zwischen Rückenmark und Dura werden gelöst und die Membranen exzidiert. Sofortiger Erfolg, am Abend keine Spasmen, kein Fußklonus, kein Babinski. In der Folge aber wiederholt erneute spastische Zustände, die durch L.P. nur vorübergehend gebessert werden.

P. Marie und Mme A. Bénisty beschreiben eine Form der Halsmarkschädigung, welche besonders bei seitlichen Durchschüssen durch den Hals entstehen soll. Es besteht zunächst nur eine schlaffe Lähmung eines Armes, denen in den nächsten Tagen Wurzelschmerzen folgen. Später wird die Armlähmung spastisch und nach einigen Wochen tritt dazu Lähmung des gleichseitigen Beines und gekreuzte dissoziierte Sensibilitätsstörung, so daß das Bild der Brown-Séquardschen Spinallähmung besteht. In der weiteren Folge geht die Beinlähmung wieder zurück, an ihrer Stelle tritt aber eine Lähmung des anderen Armes auf, oft auch eine Ataxie des anderen Armes und Astereognose desselben. Auch diese Störungen des kontralateralen Armes gehen wieder zurück, während die ursprüngliche Lähmung des der Seite der Verletzung entsprechenden Armes bestehen bleibt oder nur langsam weicht. Marie und Bénisty halten diese Form der Halsmarkverletzung für eine typische. Ich glaube aber, daß es sich hier nur um ein Beispiel der vielfach beobachteten und bei Läsionen in jeder beliebigen Höhe des Markes vorkommenden Schwankungen in der Extensität der Symptome handelt, welche die Meningitis serosa charakterisieren. Möglicherweise aber spielen dabei auch Schwankungen des Grades der Gefäßlähmung im Sinne Rickers eine Rolle.

Marburg und Ranzi, sowie Mauß und Krüger haben Fälle beobachtet, in denen initiale Mark- oder Kaudasymptome in unmittelbarem Anschluß an die Verletzung überhaupt ganz fehlten und erst nach einem mehr oder weniger langem Intervall infolge der Entwicklung der Meningitis serosa klinische Reiz- und Ausfallserscheinungen hervortraten. So sahen besonders Mauß und Krüger in zahlreichen Fällen rein radikuläre Affektionen, die sich in Reizerscheinungen, Schmerzen, Parästhesien, tonischen Kontrakturen, in radikulären Sensibilitätsstörungen und Lähmungen äußerten, erst einige Zeit nach der Schußverletzung, die ihrerseits zunächst gar keine Mark- und Wurzelsymptome hervorgerufen hatte, auftreten, und sie konnten bei der Biopsie als Ursache für diese Spätradikulitiden arachnitische Veränderungen eruieren. Bemerkenswert ist, daß mehrfach diese radikuläre Arachnitis weitab von der Stelle saß, an welcher das Geschoß die Wirbelsäule getroffen hatte. Aber auch ganz schwere Krankheitsbilder sahen Mauß und Krüger erst nach Ablauf eines freien Intervalls nach der Schußverletzung sich entwickeln. So berichtet Mauß über folgenden sehr eigenartigen Fall.

Gewehrkugelstreifschuß der linken Schultergegend. Einige Wochen später unangenehmer Gürtelschmerz in der Höhe der rechten Brustwarze, leichte Schwäche erst des rechten, dann des linken Beines, tut aber mit Unterbrechungen noch Dienst. $1^{1}/_{2}$ Jahr später rasch zunehmende spastische Lähmung beider Beine, Gürtelschmerz und Anästhesie, etwa D_3, D_4 entsprechend, 5 Monate später ausgesprochene Bulbärerscheinungen, halbseitige Fazialislähmung, Erschwerung der Kopfbewegung, Kaubeschwerden, Nystagmus, Zwangslachen. Bei der Operation ausgesprochene Arachnitis adhaesiva im Bereiche von D_3, D_4, die fast zur völligen Absperrung der Liquorpassage und enormer Stauung oberhalb geführt hatte. Nach der Operation alle bulbären Erscheinungen in kurzer Zeit beseitigt, Beinparese aber nur vorübergehend gebessert.

Wir haben bei Besprechung der Folgen der akuten Markpressung auf ein Syndrom hingewiesen, das besonders Claude bei Prellschüssen der Halswirbelsäule beobachtet hat und das sich aus einer Reihe disseminierter zerebraler und spinaler Symptome zusammensetzt, Kopfschmerzen, Brechreiz, Schwindel, Gehirnnervenlähmungen besonders von seiten des Trochlearis, Vestibulariserscheinungen, Reiz- und Ausfallserscheinungen im Gebiete der hinteren Zervikalwurzeln, besonders der achten Zervikalis und ersten Thorakalis, Reizerscheinungen von seiten des Sympathikus, die sich in einseitigem Exophthalmus und Pupillenerweiterung zu erkennen geben, Reiz- und Ausfallserscheinungen im Gebiete der Lumbosakralwurzeln in Form von Schmerzen, Hypästhesien, Verlust oder Abschwächung der Sehnenreflexe an den Beinen. Claude und Meuriot betonen nun ausdrücklich, daß dieses Syndrom sehr häufig erst geraume Zeit nach der Verletzung zur Ausbildung kommt und daß es dann nicht selten sogar zur Stauungspapille kommt. Bei der Lumbalpunktion fanden sie regelmäßig stark erhöhten Druck und durch ausgiebige Entnahme von Liquor, die in Abständen wiederholt wurden, konstatierten sie eine beträchtliche Besserung, zum Teil sogar völliges Schwinden aller Symptome. Dieses Claudesche Syndrom ist ein charakteristisches Beispiel einer diffusen oder disseminierten Meningitis serosa cerebrospinalis.

Der beste Beweis dafür, daß die Meningitis serosa bzw. die Arachnitis cystica adhaesiva eine selbständige Noxe darstellt und die häufigen Schwankungen im Krankheitsbild, die erneute Verschlechterung der Ausfallserscheinungen nach anfänglicher Rückbildung, das Hinzutreten neuer Ausfalls- und Reizerscheinungen von seiten benachbarter und abliegender Marksegmente und Wurzeln, das erste Auftreten klinischer Symptome nach einem mehr oder weniger langem Intervall seit der Verletzung, die ihrerseits gar keine initialen Mark- oder Wurzelsymptome verursacht hat, bedingt, bildet die Tatsache, daß die operative Therapie in vielen Fällen eine weitgehende Besserung bringt. Wiederholt ist nach der Beseitigung eines strangulierenden Stranges oder der Exstirpation einer komprimierenden Zyste, nach der Ablösung einer adhärierenden Membran, nach der Lösung von Verwachsungen zwischen Mark und Dura oder zwischen den Strängen der Cauda equina ein unmittelbarer und beträchtlicher Erfolg erzielt worden. Die Resultate, über welche Eiselsberg, Marburg und Ranzi, Mauß und Krüger berichtet haben, reden eine nicht mißzuverstehende Sprache. Die mit der besonders von Krause empfohlenen und auch von Eiselsberg geübten Dauerdrainage des Liquors durch Anlegung eines rautenförmigen Fensters in der Dura erzielten Erfolge werfen ein interessantes Licht auf den Mechanismus der Markschädigung durch den arachnitischen Prozeß. Sie zeigen, welche Rolle die Liquorstauung bei dem Zustandekommen der Ausfalls- und Reizsymptome spielt. Ich persönlich habe bei Schußverletzungen keine besonders prägnanten Erfolge nach der operativen Intervention bei der Arachnitis gesehen. Nur im Gebiete der Cauda equina war das Ergebnis in einigen Fällen ein durchaus befriedigendes, besonders wurden die vorher vorhandenen starken Reizerscheinungen und Schmerzen prompt beseitigt.

Fall 126: Schußverletzung des dritten Lendenwirbels. Sofort Lähmung beider Beine, der Blase und des Mastdarms. Rasche Besserung der Lähmung des Ileopsoas, Sartorius, Grazilis, der Adduktoren und des Quadrizeps, alle anderen Muskeln bleiben gelähmt, ebenso besteht die Blasen- und Mastdarmlähmung fort. Patellarreflexe beiderseits +, Anästhesie von L_5—S_5. Nach 3 Monaten beginnende Besserung in den gelähmten Muskeln, danach erneute Verschlechterung, sehr starke Schmerzen im Gebiete der Lendenwurzeln beiderseits, Patellarreflexe schwinden. Wechselnde Lähmungserscheinungen, besonders seitens des Quadrizeps und der Adduktoren. Auf ausgiebige Lumbalpunktion gehen dieselben ganz zurück, es hinterbleibt aber eine starke Ataxie beider Beine im Hüft- und Kniegelenk. $^1/_2$ Jahr nach der Verletzung wegen erneuter starker Schmerzen und Lähmungserscheinungen im Gebiete des Quadrizeps und der Adduktoren operative Intervention. Die Kaudastränge sind in der Höhe des dritten Lendenwirbels stark miteinander verklebt, eine arachnitische Membran erstreckt sich von hier weit nach abwärts und zum Teil nach aufwärts, die dritte und vierte Lendenwurzel sind durch arachnitische Stränge abgeknickt, eine prallgefüllte Zyste liegt auf der Kauda und reicht bis zum Conus terminalis. Entleerung der Zyste, Entfernung der Membranen, Lösung der dritten und vierten Lendenwurzel, Lösung der Kaudastränge weit nach abwärts. Es gelingt tatsächlich, die fünfte Lumbalis, erste und zweite Sakralis völlig zu isolieren; dagegen können die untereinander und mit dem Filium terminale eng verklebten weiteren drei Sakralwurzeln S_3—S_5 nicht einzeln dargestellt werden. Nach der Operation sind die Lähmungs- und Reizerscheinungen seitens der zweiten bis dritten Lendenwurzel sofort ganz beseitigt, die Ataxie des Hüftgelenks schwindet ebenfalls bald, außerdem Wiederkehr der Funktionen des Glutaeus maximus und medius, sowie der Außenrotatoren des Oberschenkels Tensor fasciae latae. Die Patellarreflexe kehren beiderseits wieder.

Es ist also selbst in diesem Falle, der eine schwere Arachnitis cystica adhaesiva darstellt, und dessen klinisches Bild durch seine Schwankungen, durch die sukzessive Verschlechterung und durch das Hinzutreten neuer Wurzelsymptome außerordentlich charakteristisch ist, durch die operative Beseitigung der Zysten und Membranen eine deutliche Besserung erzielt worden. Ich möchte ferner auf den bereits früher S. 1728 mitgeteilten Fall 4 von Granatsplittersteckschuß der Cauda equina hinweisen, in welchem ebenfalls eine schwere Arachnitis adhaesiva, bestand und in welchem das durch die Operation erzielte Resultat nicht nur der Entfernung des Splitters, sondern auch der Lösung der Verwachsungen und der Beseitigung der Membranen zuzuschreiben war. Ich möchte noch zwei andere Fälle an dieser Stelle erwähnen, weil sie die Bedeutung, welche die Arachnitis im klinischen Bilde spielt, recht gut illustrieren.

Fall 127: Prellschädigung des Markes in der Höhe des achten Brustwirbels. Sofort totale Lähmung der Beine, der Blase und des Mastdarms. 4 Monate total gelähmt, dann rasche Besserung. Es hinterbleibt nur Ataxie beider Beine, keine Lähmung, keine Spasmen, nur Babinski beiderseits +, Lagegefühl an beiden Beinen erloschen, Thermanästhesie bis D_{10} aufwärts. Der Kranke geht ähnlich wie ein Tabiker. 7 Monate nach der Verletzung erneute Verschlechterung, schwere Spasmen an den Beinen. Starke Schmerzen besonders im Gebiete der achten bis zehnten Thorakalwurzeln, enorm heftiger Gürteldruck. Starke Hyperästhesie im Gebiete von D_8—D_{10}. Auf Lumbalpunktion, welche 30 ccm Liquor entleert, der etwas vermehrten Eiweißgehalt bietet, gehen die Schmerzen vollständig zurück, die Spasmen bessern sich. Nach einigen Wochen erneut starke Schmerzen und schwere Spasmen an den Beinen. Anästhesie für alle Qualitäten bis D_{10} aufwärts im Gebiete von D_6—D_9. Hypalgesie und Thermanästhesie. Lähmung des Rektus beiderseits und der supraumbilikalen Abschnitte der seitlichen Bauchmuskeln. Abwehrbeugereflex bis D_{11} einschließlich auslösbar. Durch erneute Lumbalpunktion erhebliche Besserung. In der Folge wiederholte Schwankungen und Verschlechterungen, welche durch L.P. stets im wesentlichen behoben werden. Doch ist im ganzen eine gewisse Verschlechterung gegenüber dem ursprünglichen Zustande zu verzeichnen. Ein operativer Eingriff wird von dem Kranken abgelehnt.

In diesem Falle liegt das Charakteristische in der 7 Monate nach der Verletzung einsetzenden wesentlichen Verschlechterung des bereits weitgehend zurückgebildeten initialen Transversalsyndroms, in dem Hinzutreten von starken Reizerscheinungen seitens der supraläsionellen Wurzeln, später auch von Ausfallserscheinungen seitens der vier supraläsionellen Marksegmente. Bemerkenswert ist die wiederholt durch ausgiebige Lumbalpunktion erzielte Besserung, ein Beweis, welche Rolle die Liquorstauung bei der Arachnitis spielt.

Fall 128: Durchschuß des Markes in der Höhe des sechsten Brustwirbels. Mark bioptisch als total durchtrennt erwiesen. Totale Lähmung der Beine, der Blase und des Mastdarms. Totalanästhesie bis D_8 aufwärts. Beinlähmung anfangs schlaff, nach 3 Monaten Wiederkehr der Patellar- und Achillesreflexe, starke Abwehrbeugereflexe der Beine, bis D_{10} aufwärts auslösbar, ausgesprochener gekreuzter Streckreflex, Fußklonus, Patellarklonus, automatische Blase. In der Folge starke Schmerzen im Bereiche von D_6 und D_7, ferner dauernde unwillkürliche Beugezuckungen der Beine, zum Teil Beuge- und Streckbewegungen alternierend. Allmählich kommt es zur Ausbildung einer starken Beugekontraktur der Beine. Patellarreflexe schwinden, starke Atrophie des Quadrizeps und der Adduktoren mit partieller E.R. Automatismus der Blase geht verloren, völlige Retentio. Wegen der andauernden starken Schmerzen im Gebiete von D_6 und D_7 Lumbalpunktion (40 ccm Liquor). Schmerzen beseitigt, Beugekontraktur der Beine geringer, rechter Patellarreflex kehrt wieder, Atrophie des Quadrizeps bessert sich. Blase wird wieder automatisch. Nach einiger Zeit erneuter Verlust des rechten Patellarreflexes, erneut völlige Retentio der Blase, erneute L.P. Beide Patellarreflexe kehren wieder, Blase wieder völlig automatisch tätig. Wegen der fortgesetzten Beugezuckungen der Beine Durchschneidung der hinteren Lumbosakralwurzeln an ihrer Eintrittsstelle ins Lumbosakralmark. Dabei wird eine ausgesprochene Arachnitis über dem gesamten Lumbosakralmark festgestellt. Die Membranen werden entfernt. Wurzeldurchschneidung sehr erschwert. Beugezuckungen beseitigt. Blasenautomatismus bleibt ungestört (S_3—S_5 erhalten).

Dieser Fall ist besonders dadurch lehrreich, daß er zeigt, welchen Anteil die Arachnitis adhaesiva dadurch, daß sie das Lumbosakralsegment und die Wurzeln schädigt, an dem Verlust der Sehnenreflexe bei der Totaltrennung des Markes hat. In diesem Falle schwanden infolge der Schädigung des Lumbosakralmarkes durch die Arachnitis nicht nur die Patellarreflexe, sondern auch der vorher sehr gut funktionierende Blasenautomatismus ging wieder verloren. Auch in diesem Falle gingen nach ausgiebigen Lumbalpunktionen die Symptome der Schädigung des Lumbosakralmarkes prompt zurück.

Es ist wahrscheinlich, daß die Arachnitis serofibrosa auch die Grundlage für diejenigen posttraumatischen Krankheitsbilder darstellt, welche in ihrer Entwicklung und Symptomatologie der multiplen Sklerose ähneln. Solche Fälle werden von Mauß und Krüger erwähnt. Folgender Fall meines Materials dürfte ein Beispiel dieser seltenen posttraumatischen Erkrankung sein.

Fall 129: Schußverletzung des siebenten Halswirbels. Sofort bewußtlos, Lähmung aller vier Extremitäten und des Kopfes. Mehrere Tage Sprache und Schlucken schwer gestört. Rückgang aller objektiven Erscheinungen bis auf geringe Reste. (Babinski +) aber andauernd starke Schmerzen im Genick und Rücken und den Armen. 5 Monate später beginnende Unsicherheit beim Gange, Gang deutlich schwankend, Babinski beiderseits +, kein Klonus, keine Spastizität der Muskeln, aber Sehnenreflexe gesteigert. Bauchhautreflexe nicht auslösbar. Lebhafte Sehnen- und Periostreflexe an den Armen, leichter Intentionstremor der Arme und Beine.

Nystagmus. Sprache etwas verwaschen. Manchmal erschwertes Schlucken. Rachenreflex fehlt. Stark erhöhter Liquordruck, Eiweißvermehrung. In der Folge häufige starke Schmerzen im Rücken und in den Armen, zeitweilig heftige Ischias. Zunahme der Ataxie der Arme und Beine. Beine allmählich spastisch-paretisch mit Fuß- und Patellarklonus. Starke Schwankungen im Krankheitsbild, besonders nach ausgiebigen Lumbalpunktionen erhebliche Besserung, die Schmerzen darnach jedesmal für 8—10 Tage ganz beseitigt. Allmähliche Verschlechterung des Krankheitsbildes. Schwere Blasenstörungen und starke Schluckbeschwerden treten hinzu. Beginnende Hörstörung rechterseits.

Ferner spielt möglicherweise die Arachnitis bzw. Meningitis serosa auch eine gewisse Rolle in der Genese der posttraumatischen spinalen, chronisch progressiven Muskelatrophie (Poliomyelitis chronica progressiva posttraumatica), und der posttraumatischen Pseudotabes, an deren Zustandekommen aber, wie schon früher erwähnt wurde, wahrscheinlich die Vasopathien Marburgs einen integrierenden Anteil haben. Man muß sich hüten, die Bedeutung arachnitischer Veränderungen, besonders wenn sie leichter Natur sind, zu überschätzen. Manche Symptome und Krankheitsbilder, welche in der Hauptsache auf Gefäßveränderungen und die ihnen folgende Myelomalazie oder chronisch progressive Degeneration der Ganglienzellen und Markfasern zurückzuführen sind, werden gar zu leicht der Arachnitis ausschließlich zur Last gelegt. Man übersieht, daß die Arachnitis häufig nur einen bei der Biopsie besonders stark in die Augen springenden, in Wahrheit aber nur konkomitierenden Prozeß darstellt, hinter dem sich eine im Innern des Markes oder den Wurzeln der Cauda equina befindlicher Gefäßprozeß verbirgt. Der makroskopisch bei der Biopsie erhobene Befund darf jedenfalls für sich allein nicht als entscheidend angesehen werden. Die vollkommene oder fast vollkommene Erfolglosigkeit der operativen Therapie in manchen Fällen mit nur geringfügigen arachnitischen Zysten und Adhäsionen sollte jedenfalls stark zu denken geben und macht es mehr als wahrscheinlich, daß hier die Arachnitis nur ein unwesentliches Konkomitans ist.

Im Gegensatz zur Dura und Arachnoidea zeigt die Pia mater bei den Rückenmarkschüssen zumeist nur geringfügige Veränderungen, die im wesentlichen in einer Vermehrung des Bindegewebes bestehen. Nur in den Fällen von Meningitis adhaesiva, in welchen es zu einer Verlötung aller drei Rückenmarkshäute kommt, ist die Pia stärker an dem Prozesse beteiligt. Nach meinen Erfahrungen nehmen die pialen Veränderungen besonders da beträchtlichere Grade an, wo eine durch das Trauma erzeugte stärkere piale und subpiale Blutung vorangegangen ist.

Fall 130: Schußverletzung des vierten Brustwirbels. Nur wenige Tage lang Lähmung der Beine und Blasenschwäche. Die Symptome waren bis auf kaum nachweisbare Reste (besonders Rückenschmerzen!) verschwunden, als der Kranke ein halbes Jahr nach der Verletzung in meine Beobachtung trat. Zu dieser Zeit entwickelte sich bei ihm eine Unsicherheit beim Gange, ganz von dem Charakter, wie sie bei manchen Fällen von multipler Sklerose beobachtet wird. Starke Schmerzen im Gebiete des fünften Thorakalnerven, ausgesprochene Thermanalgesie bis zum sechsten Dorsalsegment aufwärts. Die Grenze der Sensibilitätsstörung war eine scharfe. Allmählich traten Blasenlähmung und spastische Symptome, aber keine eigentlichen Paresen der Beine hinzu. Der Liquor zeigte Eiweißvermehrung und Xanthochromie. Bei der Operation fand sich am Wirbelkanal keine Veränderung, die Dura intakt, ferner nur sehr geringfügige Veränderungen an der Arachnoidea, dagegen eine sehr starke Verdickung der Pia, die in eine dicke, rostbraune Membran umgewandelt war. Der Versuch, diese Membran zu lösen, mißlang; sie stand in innigem Zusammenhang mit dem Mark. Im weiteren Verlaufe nahmen die spastischen Erscheinungen zu, es bestand das Bild einer unvollständigen Querschnittslähmung mit scharfer oberer Grenze der Sensibilitätsstörung, entsprechend der

sechsten Thorakalzone. Der Tod erfolgte durch Dekubitus. Die anatomische Untersuchung zeigte, daß das Mark mit der sehr verdickten und stark von Blutpigment
durchsetzten Pia fest verlötet war. In dem stark verschmälerten Mark fand sich im
sechsten Brustsegment ein Erweichungsherd.

Marburg bezieht die bei Rückenmarkstraumen gelegentlich beobachtete
Randdegeneration auf Veränderungen der Pia und weist auf ihre Ähnlichkeit
mit den bei Meningitiden vorkommenden Randdegenerationen hin.

Eine sehr seltene meningeale Komplikation hat Finkelnburg im Anschluß an eine Schußverletzung der Lendenwirbelsäule beschrieben. Der Bogen
des fünften Lendenwirbels war ganz zertrümmert, teilweise auch der des vierten,
so daß der Wirbelkanal durch einen breiten Spalt eröffnet war. Es kam in
diesem Falle zur Ausbildung einer ausgedehnten Meningozele, die in der
Gegend des zweiten bis fünften Lendenwirbels am stärksten hervortrat, aber
aufwärts bis zur zwölften Rippe, abwärts bis zum oberen Beckenrand, seitwärts
bis zur Skapularlinie reichte. Ich habe diesen Fall später selbst beobachten
können.

Fall 131: Es bestanden nur geringfügige Residuen der ursprünglichen Kaudaverletzung, hauptsächlich radikuläre Sensibilitätsstörungen. Anästhesie von S_2—S_5
linkerseits. Das Interessante des Falles aber lag darin, daß die Meningozele in ihrem
Umfange sehr beträchtlichen periodischen Schwankungen unterlag und daß jedesmal mit dem Anschwellen derselben teils dumpfe, teils sehr heftige, reißende Schmerzen
im Gebiete der linksseitigen Sakralwurzeln und starke Blasenstörungen auftraten,
um mit dem Rückgang der Anschwellung wieder völlig zu schwinden. Wenn der
Rückgang der Geschwulst spontan nicht eintrat, so brachte die Extraktion von
etwa 30 ccm Liquor unmittelbare Erleichterung.

Der Fall erinnert lebhaft an die periodisch auftretenden und wieder ver-
gehenden Wurzelschmerzen und Blasenstörungen in manchen Fällen von Spina
bifida.

Ich habe noch einen zweiten Fall von Meningocele traumatica nach einer
Schußfraktur des siebenten Brustwirbels beobachtet.

Fall 132: Schußverletzung des siebenten Brustwirbels, Der Dornfortsatz, der
größte Teil des Bogens, der linke Querfortsatz und Gelenkfortsatz sind abgeschossen,
außerdem der vertebrale Abschnitt der siebenten und achten Rippe zertrümmert.
Es besteht spastische Paraparese der Beine, Hypästhesie bis D_9, starke Wurzelschmerzen in D_8 und D_7 linkerseits, derentwegen operativ interveniert wird. Die
Dura zeigt linkerseits eine beträchtliche, hernienartige Vorwölbung, deren Wand
aus Resten der urspünglich verletzten Dura und verdickter Arachnoidea besteht.
Aus dieser hernienartigen Aussackung zieht der siebente Thorakalnerv heraus.
Im Innern des Sackes ausgesprochene Arachnitis, das Innere gleicht in seiner wabigen
Struktur einem Wespennest. In die arachnitischen Waben sind die siebente und
achte Dorsalwurzel eingebettet. Die Wurzeln werden ausgelöst und reseziert, die
Membranen exstirpiert. Schmerzen ganz beseitigt, sonst status idem.

Zu den akzessorischen Noxen für Mark und Wurzeln gehören schließlich noch
die durch Infektion bedingten Komplikationen, die Meningitis purulenta.
Licen fand in 15 Fällen zweimal eitrige aszendierende Meningitis, das eine Mal
nach völligem Durchschuß durch das Rückenmark, das andere Mal nach Schußfraktur des zweiten Lendenbogens mit Eröffnung der Dura. Im letzteren Falle
ging die Infektion von einem intradural gelegenen Blutkoagulum aus. Marburg sah unter 30 Fällen dreimal Meningitis. Alle drei Fälle betrafen die Cauda
equina. Benda stellte sogar bei 20 autopsierten Kaudaverletzungen siebenmal
Meningitis als Todesursache fest. Wie oft letztere bei seinen 30 autopsierten
Fällen mit rein medullären Verletzungen vorlag, gibt Benda nicht an. Weichselbaum sah unter sechs Fällen einmal, Keppler unter 38 Fällen sechsmal,
Nochte unter 20 Fällen einmal Meningitis. Die Infektion wird zumeist durch

das Geschoß oder mitgerissene Fremdkörper (Tuchfetzen, Knochensplitter u. a.) eingeschleppt. Es ließ sich wiederholt feststellen, daß die Entzündung von diesen Fremdkörpern direkt ihren Ausgang nahm (Benda). Es ist aber immerhin auffallend, wie selten es bei den Schußverletzungen mit Eröffnung des Duralsackes und beim Eindringen von Geschossen, Knochensplittern und anderen Fremdkörpern zur eitrigen Meningitis kommt, und wenn eine solche Platz greift, wie torpide sie häufig verläuft (Borst). Aber eine ruhende Infektion wird doch häufiger gesetzt und diese kann früher oder später zu neuem Leben erwachen.

Einen sehr charakteristischen derartigen Fall hat Bellot mitgeteilt. Es handelte sich um einen Infanterieprojektilsteckschuß im Bereiche der Cauda equina. Die anfangs bestehende Beinlähmung ging ganz zurück und 17 Monate lang wurde das Geschoß ohne die geringste Störung ertragen. Da trat ganz plötzlich ohne erkennbare Ursache akute Meningitis auf, die rasch aszendierte und auch durch die alsbald angeschlossene Extraktion des Geschosses nicht zum Stillstand gebracht werden konnte, sondern bald zum Tode führte.

Es ist wiederholt beobachtet worden, daß das Erwachen der Infektion im Anschluß an operative Eingriffe, bei denen intradural gelegene Geschosse oder Knochensplitter entfernt wurden, erfolgte (Marburg und Ranzi, Eiselsberg). Es kann aber auch, ohne daß die Dura durch das Geschoß oder versprengte Knochensplitter eröffnet wurde, früher oder später zur Meningitis kommen. Weiß beobachtete eine solche bei vollkommen extraduraler Lage des Projektils und Bauer sah sie 7 Wochen nach der Verletzung infolge direkter Arrosion der Dura durch ein ihr anliegendes Geschoß auftreten. Im Anschluß an eitrige Osteomyelitis der Wirbelsäule sahen Benda, Wolff und Goldstein Spätmeningitis auftreten, in dem Goldsteinschen Falle dokumentierte sich dieselbe wesentlich nur an der Gehirnoberfläche.

Daß die meningeale Infektion für die Entwicklung der Meningitis serosa und Arachnitis adhaesiva cystica chronica progressiva bisweilen eine genetische Bedeutung hat, ist früher schon erwähnt worden.

ε) Meningomyelitis purulenta und Rückenmarksabszeß.

Noch viel seltener als auf die Meningen greift die Infektion und die eitrige Entzündung auf die Rückenmarksubstanz selbst über. In dieser Beziehung sind die Verhältnisse bei der Medulla spinalis denen am peripheren Nerven durchaus analog. Immerhin liegen vereinzelte Beobachtungen echt entzündlicher Meningomyelitis, bei der das Rückenmarksgewebe eine hochgradige Infiltration mit Leukozyten aufweist, vor. Dejerine erwähnt ihr Vorkommen. Licen beobachtete sie einmal bei partiellem Durchschuß des Markes, einmal im Anschluß an eine Osteomyelitis des Wirbelbogens. Benda sah unter 50 autopsierten Wirbelsäulenverletzungen nur in einem einzigen Falle eitrige Myelitis, die sich von der Verletzungsstelle aus röhren- oder stiftförmig innerhalb der grauen Substanz nach oben zu fortsetzte. Benda meint, daß wenn ein solcher Prozeß zur Ausheilung kommt, sich an dem Vernarbungsprozeß das mesenchymale Gewebe in ganz besonders starkem Grade beteilige, im Gegensatz zu den nicht durch Infektion bedingten medullären Zerfallsherden, bei welchen das Ersatzgewebe nahezu ausschließlich gliöser Herkunft sein soll. Es kommt bei diesen infizierten Zerfallsherden zur Bildung so derber bindegewebiger Schwielen oder bindegewebiger Durchwucherung der Rückenmarksnarbe, wie sie bei einfachem, nekrotischem Zerfall niemals vorkomme.

Bisweilen bleibt die auf das Mark übergreifende Entzündung lokalisiert und es kommt zum umschriebenen Rückenmarksabszeß. Keppler traf diesen unter 27 Fällen zweimal an. Eiselsberg fand bei Steckschüssen gelegentlich das Projektil im Innern eines Abszesses lagernd vor. Borst fand einmal bei einer Schußverletzung des neunten Brustwirbels einen Abszeß im Halsmark. Die von Benda wiederholt im Bereiche der Cauda equina festgestellten, im Innern derber Schwielen und Narben gelegenen und vollkommen abgekapselten Abszesse sind bereits früher erwähnt worden.

ζ) Schädigung des Markes durch zytotoxische und septische Prozesse.

Alle bisher besprochenen akzessorischen Noxen, die im Gefolge der Schußverletzung der Wirbelsäule und des Rückenmarkes früher oder später zutage treten, haben eine anatomisch mehr oder weniger greifbare Unterlage. Nun gibt es aber wahrscheinlich auch Noxen, die ihrerseits eine Folge der Rückenmarksschädigung darstellen und welche auf toxischem Wege zu einer weiteren Schädigung des Markes beitragen können. Hierher gehören erstens die bisher allerdings nur experimentell festgestellten Beobachtungen von Joannovics. Joannovics geht von der bekannten Erfahrung aus, daß Kranke mit Hirnverletzungen bisweilen lange Zeit, ein Jahr oder mehr, nach dem Trauma unter neuen Herderscheinungen erkranken und an verschiedenen Stellen malazische Herde bekommen (Kocher, Ricker, Jakob u. a.). Joannovics hat nun Tiere verhämmert und ihnen intraperitoneal Hirnbreiemulsionen eingespritzt. Bei den nur verhämmerten Tieren bleibt die Schädigung eine geringfügige, je öfter er aber Hirnbrei injiziert, um so umfangreicher und zahlreicher werden an dem einmal verhämmerten Gehirn die Malazien. Joannovics nimmt an, daß durch die Resorption des Hirnbreis im Organismus Substanzen gebildet werden, welche zytotoxisch auf das Hirngewebe wirken und das durch die Verhämmerung geschädigte Gewebe állmählich der Nekrobiose zuführen. Marburg konnte zwar bisher bei den traumatischen Rückenmarksaffektionen im Gegensatz zum Gehirn keine eigentlichen malazischen Spätherde feststellen. Doch heben sowohl Borst wie Ricker ihr Vorkommen ausdrücklich hervor. In jedem Falle hält auch Marburg es für wohl möglich, daß die Resorption der durch das Trauma primär erzeugten Zerfallsherde zur Bildung von zytotoxischen Substanzen führt, deren Wirkung sich in einer sukzessiven Schädigung und Degeneration von einzelnen Nervenfasern und Ganglienzellen zu erkennen gibt. So ist ein Circulus vitiosus geschaffen. Der durch das Trauma gesetzte Gewebszerfall unterhält auf dem Wege der Resorption einen weiteren Gewebszerfall oder wenigstens eine weitere Zell- und Faserschädigung, welche besonders an den Ganglienzellen in Form von axonaler Degeneration, Schwellung des Zelleibes, Randstéllung des Kernes, Auflösung der Tigroide, Vakuolisation, Homogenisation der Zellen und des Kernes, Zellschrumpfung, Zellschattenbildung und in ihrer leichtesten Form in einer weitverbreiteten Lipochromatose der Ganglienzellen zum Ausdruck kommt. Zu bedenken ist, daß die zytotoxische Wirkung sich nicht nur zu der durch das Trauma unmittelbar bedingten Gewebsschädigung hinzuaddiert, sondern daß gleichzeitig die in den Vasopathien und Meningopathien enthaltenen Noxen am Werke sind und daß je nach der Lokalisation dieser letzteren recht verschiedene lokalisierte Gesamteffekte resultieren müssen. Krankheitsbilder, wie die posttraumatische Pseudotabes, die posttraumatischen, der multiplen Sklerose ähnelnden Bilder, die posttraumatische Poliomyelitis anterior chronica progressiva und andere sind wahrscheinlich auf zahlreiche, in einem komplizierten Kausalnexus zueinander stehende Faktoren zurückzuführen.

Als letzter Faktor, der einerseits eine Folge des Rückenmarkschusses, andererseits eine das Mark und seine Wurzeln, wahrscheinlich aber auch die peripheren

Nerven schädigende Noxe darstellt, sind der Dekubitus und die Zystopyelitis, präziser gesprochen, die von ihnen ausgehende septische Intoxikation anzusehen. Head und Riddoch führen die bei Totaltrennung des Rückenmarks in der Mehrzahl der Fälle beobachtete dauernde totale Schlaffheit und Areflexie der Beine auf eine durch septische Intoxikation verursachte Schädigung des Lumbosakralmarkes einschließlich seiner afferenten und efferenten Wurzeln zurück. Es liegen zahlreiche Beobachtungen darüber vor, daß bei Totaltrennungen, aber auch bei anderen schweren Läsionen des Rückenmarks oberhalb der Lumbosakralanschwellung ausgesprochene Störungen der elektrischen Erregbarkeit in den gelähmten Muskeln, von einer beträchtlichen quantitativen Herabsetzung angefangen, bis zur totalen E.R., ja zur völligen Unerregbarkeit bestehen. Diese Tatsache war schon 1878 von Leyden, 1879 von Drasch, 1885 von Oppenheim und Siemerling, 1893 von Bruns, 1895 von Babinski und Zachariades, 1897 von Senator, 1905 von Raymond und Rose, teils bei traumatischen Läsionen, teils bei Kompressionsprozessen des Brust- oder Halsmarkes festgestellt worden. Während des Krieges haben besonders Marie und Foix, Claude und L'Hermitte, Kaulbarsz, Gamper und O. Foerster auf die Häufigkeit dieser Veränderungen der elektrischen Erregbarkeit hingewiesen. Die Ursache derselben liegt, wie das schon aus den anatomischen Untersuchungen früherer Autoren hervorgeht und während des Krieges von Marie und Foix, von Claude und L'Hermitte und von Gamper erneut festgestellt wurde, in mehr oder weniger schweren, degenerativen Veränderungen in den peripheren Nervenstämmen, im Ischiadikus, im Cruralis und besonders im Peroneus. Diese Veränderungen sind in der Peripherie der Nerven viel stärker ausgesprochen, als in den proximalen Abschnitten. Gamper fand sie speziell in den feinen Nervenästen der Muskulatur. Marie und Foix fanden auch in den Vorderhornganglienzellen des Lumbosakralmarkes ausgesprochene Veränderungen sowohl mit der Nißlschen Methode, als auch bei der Färbung der Neurofibrillen nach Bielschowsky. Daß auch die hinteren und vorderen Wurzeln des Lumbosakralmarkes bei traumatischen Läsionen des Brust- oder Halsmarkes gar nicht selten mitbeteiligt sind, ist ja bereits mehrfach betont worden. Alle diese Veränderungen der peripheren Nerven und vorderen Wurzeln können auf recht verschiedene Ursachen zurückgeführt werden. Teils können sie die direkte Folge des Traumas sein und als eine durch die akute Markpressung bedingte Fernschädigung des Lumbosakralmarkes und seiner Wurzeln aufgefaßt werden. Teils beruhen sie auf einer posttraumatischen Arachnitis und Meningitis serosa und der durch sie hervorgerufenen Liquorstauung. Teils aber handelt es sich um eine degenerative Neuritis der peripheren Nervenstämme, welche ihre Ursache in der septischen Intoxikation hat, welche von einer komplizierenden eitrigen Zystopyelitis oder von Dekubitalgeschwüren ausgeht. Head und Riddoch erblicken nun in diesen letzteren beiden Komplikationen und der durch sie verursachten septischen Intoxikation die eigentliche Ursache der Schädigung des lumbosakralen Reflexbogens bei der Totaltrennung des Markes und bei anderen schweren Markläsionen und führen auf diese Schädigung des Reflexbogens die dauernde Schlaffheit und Areflexie der Beine zurück. In Fällen, die nicht durch Dekubitus oder Zystopyelitis kompliziert sind, konnten Head und Riddoch bei erwiesener Totaltrennung des Markes die lebhafte reflektorische Eigentätigkeit des infraläsionellen Rückenmarksabschnittes bis ins einzelne studieren. Ich habe selbst mehrere Fälle von erwiesener Totaltrennung beobachtet, in denen anfangs längere Zeit totale Areflexie bestand. Mit der Heilung des Dekubitus und der Zystopyelitis kehrten die Sehnenreflexe wieder und es traten deutliche spastische Phänomene zutage, aber bei erneutem Auftreten der genannten Komplikationen traten wieder schlaffe Lähmung und völlige Areflexie ein. Bei totalen Querschnittsparaplegien, bei denen allerdings die anatomische Trennung des Markes nicht autoptisch oder bioptisch erwiesen werden konnte, habe ich diesen Wechsel und den determinierenden Einfluß der septischen Intoxikation gar nicht selten feststellen können. Nur bin ich der Meinung, daß man nicht ausschließlich in der septischen Intoxikation die Ursache der Schlaffheit und Areflexie zu suchen hat. Hierfür kommen noch andere zahlreiche Momente in Betracht, vor allem, wie schon erwähnt, die konkomitierende Arachnitis serofibrosa mit ihrem schädigenden Einfluß auf die infraläsionellen Markabschnitte, und ferner Störungen der Blutzirkulation der infraläsionellen Segmenten infolge der Durchtrennung der Arteria spinalis anterior. Wir dürfen bei der Wirkung der septischen Intoxikation auf das Mark auch nicht übersehen, daß die Elemente des Lumbosakralmarks, an welchen die Intoxikation angreift, ja nicht intakt sind. Sie haben zunächst durch die Geschoßwirkung eine oft recht bedeutende und anhaltende Mitschädigung erfahren, sind also als Invalide, zum mindesten aber als Rekonvaleszenten zu betrachten. Die Vasopathien und Meningopathien, eventuell der zytotoxische Einfluß, der vom Trümmerherd ausgeht, sind als akzessorische Noxen gleichfalls am Werke und zu allen diesen Faktoren addiert sich das allerdings wichtige Moment der septischen Intoxikation nur hinzu. Der schädigende Einfluß der letzteren springt fast in jedem Falle in die Augen.

2. Mechanismus der Stichverletzungen des Rückenmarkes.

Stichverletzungen des Markes sind selten. Ich habe unter meinen 365 Fällen 6 Fälle zu verzeichnen. Cassirer sah unter 184 Fällen nur einen einzigen. Marburg und Ranzi erwähnen unter ihren 155 Fällen diese Art der Verletzung überhaupt nicht. Einzelne Fälle sind von Oppenheim und von Leva mitgeteilt worden.

Wagner und Stolper haben 1898 aus der Literatur und ihrem eigenen Material 86 Fälle von Stichverletzung zusammengestellt, Nast-Kolb hat 1911 14 weitere Fälle gesammelt.

Der Mechanismus der Stichverletzung ist in allen den Fällen klar und übersichtlich, in welchen das Instrument oder die Waffe mit dem Marke direkt in Kontakt kommt und dasselbe ganz oder partiell durchtrennt. Eine völlige Totaltrennung scheint äußerst selten zu sein. Solieri hat 1908 einen Fall von Transversaltrennung des Markes in der Höhe des dritten Brustwirbels beschrieben. 16 Stunden nach der Verletzung wurde das Rückenmark freigelegt und völlig durchschnitten gefunden; die Enden lagen $2^1/_2$ cm weit auseinander. Das Mark wurde genäht, nach 3 Monaten trat der Exitus ein und es zeigte sich, daß beide Rückenmarksstümpfe durch eine bindegewebige Brücke verbunden waren, die aber keine Spur von Nervenfasern enthielt. Viel häufiger ist die partielle Kontinuitätstrennung des Markes durch die Stichverletzung. Hierbei sind gar nicht selten die Erscheinungen von vornherein auf eine Markhälfte, eventuell auf einzelne Areale derselben beschränkt. Das Brown-Séquardsche Halbseitensyndrom wird bekanntlich in seiner reinsten Ausprägung gerade bei Stichverletzungen beobachtet.

Fall 132: Messerstich rechts zwischen viertem und fünftem Brustwirbel. Sofort Lähmung des rechten Beines, Aufhebung des Lagegefühls in allen Gelenken des rechten Beines, Störung der Raumwahrnehmung an der rechten Körperhälfte bis D_6 aufwärts. Ausgesprochene Hauthyperästhesie rechts bis D_7 aufwärts. Thermanalgesie im Bereiche der sechsten rechten Thorakalzone, links Thermanalgesie und starke Herabsetzung der Druckempfindung von D_7—S_4. In der Folge wird die Beinlähmung spastisch mit typischer Ausprägung des Prädilektionstypus, im übrigen Status unverändert.

Es handelt sich also um einen absolut typischen Fall von Brown - Séquard-scher Halbseitenlähmung nach Stichverletzung.

Aber nicht immer ist von vornherein der ganze Querschnitt der Markhälfte beteiligt.

Fall 133: Stichverletzung des Markes links zwischen achtem und neuntem Brustwirbel. Lähmung des unteren Rektus und der mittleren und unteren Abschnitte der seitlichen Bauchmuskeln, des Quadratus lumborum, der Hüftbeuger (Ileopsoas, Sartorius, Grazilis, Tensor fasciae latae), des Quadrizeps, der Adduktoren, während die Beuger des Unterschenkels (Bizeps, Semitendinosus, Semimembranosus), die Glutäen und die gesamten Fußmuskeln intakt sind. Es besteht kein Babinski, kein Fußklonus. Patellarreflex anfangs links erloschen, später gesteigert. Patellarklonus, starker Adduktorenspasmus. Aufhebung des Lagegefühls am linken Bein, Störung der Raumwahrnehmung bis D_9 aufwärts. Thermanalgesie in D_9. Rechts Thermanalgesie von D_{10}—S_4. In der Folge schwindet die Lähmung der Hüftbeuger, der Adduktoren und des Quadrizeps ganz, es hinterbleibt eine starke Ataxie des Beines, sowie die Störung des Lagegefühls im linken Bein. Die Thermanalgesie rechts geht in eine Thermhypästhesie über, während die Schmerzempfindung sich ganz wieder herstellt.

Fall 134: Stichverletzung des Markes rechts zwischen fünftem und sechsten Brustwirbel. Am rechten Bein ist der Fuß total gelähmt, ferner die Beuger des Knies, der Glutaeus maximus und medius, während die Kniestreckung und die Beuger und Adduktoren der Hüfte ganz normal sind. Keine Lähmung der Bauchmuskeln und des Quadratus lumborum. Babinski +. Starker Fußklonus. Rossolimo +. Hinterstränge intakt. Rechts keine Gefühlsstörung, links Thermanalgesie von D_3—S_1. In der Folge schwindet die Lähmung des rechten Beines ganz. Es hinterbleibt eine Thermanalgesie von L_1—S_5.

Fall 135: Stichverletzung des Markes zwischen zweiten und dritten Halswirbel. Sofort Lähmung des rechten Beines und partielle Lähmung des rechten Armes. Alle Muskeln des Schultergelenkes, die Beuger des Vorderarms, Pronator teres und Supinator brevis et longus sind ganz intakt, während der Trizeps und sämtliche Beuger und Strecker der Hand und der Finger, sowie alle kleinen Handmuskeln, also alle vom siebenten Zervikalsegmente an abwärts innervierten Muskeln total gelähmt sind. Hinterstrang ganz intakt. Rechts keine Sensibilitätsstörung, links Thermanalgesie von C_4—S_5. Auch Drucksinn links herabgesetzt. In der Folge wird die Beinlähmung und die Armlähmung stark spastisch. Im übrigen status idem.

In den beiden letzteren Fällen (134 und 135) ist zunächst der Hinterstrang von vornherein nicht beteiligt und auch vom Hinterseitenstrang ist in allen drei Fällen (133, 134 und 135) nur ein bestimmter Bezirk ergriffen.

Es kann als ziemlich feststehend angesehen werden, daß im Brustmark die Pyramidenbahnfasern für die einzelnen Muskeln des Beines eine gesonderte Lage einnehmen. Fabritius hat schon vor langer Zeit darauf hingewiesen, daß es bei räumlich umschriebenen Läsionen innerhalb des Pyramidenseitenstranges bald zu einer Lähmung der Hüftmuskeln bei Integrität des Fußes, bald umgekehrt zu Lähmung des Fußes bei Integrität der Hüfte kommt. Ich glaube, daß diese Gruppierung innerhalb des Pyramidenbahnareals etwas schärfer präzisiert werden muß und kann, als es von Fabritius geschieht. Das Gesetz von der Exzentrizität der langen Bahnen herrscht auch im Pyramidenseitenstrang. Die Pyramidenseitenstrangfasern für die infraläsionellen Thorakal- und die obersten Lumbalsegmente liegen am weitesten innen, die für die Sakralsegmente am weitesten außen. Der Pyramidenseitenstrang ist aus Lamellen zusammengesetzt, deren äußerste den kaudalen Marksegmenten zugeordnet sind, während die inneren die Fasern für die oralaren Segmente führen. So sehen wir, daß im Falle 133 (Läsion im neunten Dorsalsegment) die zu den vom neunten bis zwölften Thorakalsegment versorgten Bauchmuskeln (Rectus infraumbilicalis, mittlerer und unterer Abschnitt der seitlichen Bauchmuskeln, Quadratus lumborum) und die von den oberen Lendensegmenten innervierten Muskeln (Ileopsoas, Sartorius, Grazilis, Adduktoren, Quadrizeps, Tensor fasciae latae) gelähmt, die von den unteren Lendensegmenten und den Sakralsegmenten versorgten übrigen Beinmuskeln aber erhalten sind, und im Falle 134 haben wir genau das umgekehrte Verhalten. Daß im Halsmark innerhalb des Pyramidenbahnareals die Bahnen des Armes von denen des Beines gesondert gelagert sind, hatte ebenfalls Fabritius schon vor langer Zeit festgestellt. Er fand bei Läsionen des Seitenstranges im Halsmark teils nur Armlähmung bei Integrität des Beines, teils Beinlähmung bei Integrität des Armes. Sittig hat während des Krieges mehrere Fälle von isolierter spastischer Armlähmung bei Schußverletzungen des Halsmarkes beschrieben (Monoplegia spastica brachialis cervicalis). Ich habe auf diese Fälle ebenfalls hingewiesen und auch das Vorkommen von Diplegia spastica brachialis bei Halsmarkschüssen beschrieben. Auch auf das Vorkommen von isolierter spastischer Beinlähmung und spastischer Triplegien (beide Beine und ein Arm, oder beide Arme und ein Bein) bei Halsmarkläsionen habe ich hingewiesen. Die Zahl der einschlägigen Beobachtungen ist so groß (vgl. auch Spiller und P. Marie), daß an der gesonderten Lagerung der Arm- und Beinfasern innerhalb des Pyramidenbahnareals im Halsmark nicht mehr gezweifelt werden kann. Aber der hier mitgeteilte Fall 135 lehrt, daß innerhalb des Areals der Armfasern noch eine weitere Gliederung besteht, welche der für die Muskeln des Beines im Pyramidenbahnareal des Brustmarkes ganz analog ist und das Gesetz von der exzentrischen Lagerung der langen Bahnen vollkommen respektiert. So sehen wir, daß in diesem Falle 135 bei einer Verletzung des Hinterseitenstranges in der Höhe des dritten Halssegmentes eine spastische Beinlähmung mit einer dissoziierten spastischen Armlähmung gepaart ist, welche nur die von den tieferen Zervikalsegmenten (C_7—D_1) innervierten Muskeln betrifft, die von den höheren (C_4, C_5 und C_6) versorgten Muskeln aber völlig frei läßt.

Es ist nun höchst bemerkenswert, daß im Falle 134 und 135, in welchen der Hinterstrang von vornherein nicht verletzt ist, gerade diejenigen Muskeln erhalten sind, deren Pyramidenbahnfasern nach den soeben gemachten Ausführungen im inneren Abschnitte des Hinterseitenstranges gelagert sein müssen, während im Falle 133, in welchem der Hinterstrang verletzt ist, gerade diese Muskeln gelähmt sind, die Muskeln aber erhalten sind, deren Pyramidenbahnfasern in den äußeren Abschnitt verlegt werden müssen. Es ist vielleicht auch kein Zufall, daß im Falle 133 der Vorderseitenstrang nur eine sehr geringfügige definitive Mitschädigung erfahren hat, während in den Fällen 134 und 135 eine dauernde Unterbrechung desselben besteht. Bemerkenswert ist noch, daß im Falle 134 von den Bahnen des Vorderseitenstranges die exzentrisch gelagerten Lamellen, welche die Bahnen für die tieferen Segmentalzonen (L_1—S_5) führen, allein betroffen sind, während die inneren Lamellen, welche die Bahnen für die oberen Segmentalzonen (D_8—D_{12}) führen, der definitiven Schädigung entgangen sind.

Die mitgeteilten Fälle 133—135 lehren nun aber auch, daß es bei der Stichverletzung des Markes, genau wie wir es beim intramedullären Steckschuß gesehen haben, sehr leicht zu einer juxtaläsionellen Mitschädigung der nicht definitiv durchtrennten Markabschnitte kommen kann, welche offenbar auf die Stoßwirkung des Instrumentes zu beziehen ist. Diese initiale Mitschädigung kann sich aber früher oder später wieder ausgleichen. Sehr bemerkenswert ist in dieser Beziehung ein von Oppenheim mitgeteilter Fall von Stichverletzung des obersten Halsmarkes. Hier bestand anfangs nicht nur völlige Hemiplegie von Arm und Bein auf der Seite der Stichverletzung, sondern auch starke Parese der gegenüberliegenden Körperhälfte. Hier ist es also offenbar durch die Stoßwirkung der Waffe zu einer starken Mitschädigung der gegenüber-

liegenden Markhälfte gekommen. Das geht besonders klar aus der weiteren
Entwicklung hervor, welche dieser Fall nahm. Die Schwäche der gegenüberliegenden Körperhälfte ging völlig zurück und es hinterblieb nur eine spastische
Hemiplegie von Arm und Bein auf der Seite der Verletzung, aber diese Hemiplegie war mit homolateraler Hemianästhesie gepaart. Es ist also offenbar durch
den Stich der Hinterseitenstrang und Hinterstrang der verletzten Seite durchtrennt, der gleichseitige Vorderseitenstrang aber verschont worden, dagegen
der Vorderseitenstrang der gegenüberliegenden Seite durch die Stoßwirkung,
wahrscheinlich durch Anprall des Markes gegen die Vorderwand des Wirbelkanals kontusioniert worden. Daß bei den Stichverletzungen des Markes
die anfänglichen Lähmungserscheinungen sehr ausgedehnt sein und dennoch
früher oder später eine weitgehende Rückbildung erfahren können, hatten schon
früher Wagner und Stolper, und später Nast - Kolb besonders unter Bezug-
nahme auf Beobachtungen von Enderlen, Koerte, Kocher, v. Arx, Buschi,
Reinhardt, Amberg, Malafosse, Hilbert u. a. hervorgehoben. Ja es
wird von ihnen betont, daß anfängliche ausgedehnte Lähmungserscheinungen
restlos weichen können. In diesen Fällen hat also eine Kontinuitätstrennung
des Markes überhaupt nicht stattgefunden, sondern dasselbe hat lediglich
unter der Stoßwirkung der Waffe gelitten, deren Folgen völlig rückbildungsfähig sein können.

Über eine Mitschädigung infra- und supraläsioneller Marksegmente ist bei
Stichverletzungen nichts Sicheres bekannt. In einem meiner Fälle bestand
eine drei Segmentalzonen einnehmende, zum Teil mit taktiler Anästhesie ge-
paarte Thermanalgesie auf der Seite der Verletzung.

Fall 136: Stichverletzung des Markes zwischen vierten und fünften Brustwirbel.
Sofort Lähmung des rechten Beines, Aufhebung des Lagegefühls auf der Seite
der Verletzung, totale Anästhesie rechts im Gebiete von D_5, Thermanalgesie von
D_4—D_6, auf der linken Körperhälfte Thermanalgesie von D_7—S_4.

Die Mitschädigung der zwei supraläsionellen Marksegmente (D_4 und D_5)
in diesem Falle von Stichverletzung in der Höhe des sechsten Dorsalsegmentes beruht offenbar auf einer aszendierenden Hämatomyelie
im Gebiete der Hinterhörner bzw. der Wurzeleintrittszone der beiden
Segmente.

In einem Falle bin ich geneigt eine zwei Tage nach der Verletzung einsetzende sukzessive Verschlechterung der Krankheitserscheinungen auf ein
traumatisches Ödem zu beziehen.

Fall 137: Stichverletzung des Markes zwischen ersten und zweiten Brustwirbel. Lähmung des rechten Beines, keine Hinterstrangerscheinungen, Thermanalgesie rechts im Bereiche des zweiten Dorsalsegmentes, links Thermanalgesie
von D_3—S_5. Zwei Tage nach der Verletzung ausgesprochene doppelseitige Hinterstrangerscheinungen, große Schwäche des linken Beines, Retentio urinae. Am
folgenden Tage fast völliges Transversalsyndrom D_2 entsprechend, außerdem Thermanalgesie rechts von D_1—C_8, Lähmung der Interossei und des Daumenballens, sowie
des Dilatator pupillae rechts. Schwäche der langen Fingerflexoren. Links sind
diese Erscheinungen viel schwächer. Vom fünften Tage ab Rückgang und Wiederherstellung des Ausgangsstatus.

Bei den Stichverletzungen des Rückenmarkes kann gelegentlich der Liquor-
abfluß so stark sein, daß er das Leben gefährdet. Buschi hat in einem Falle
von Stichverletzung der Dura in der Höhe des sechsten Brustwirbels die Dura
freigelegt und genäht. Es trat völlige Heilung ein. Die Gefahr der Meningitis
ist bei den Stichverletzungen des Duralsackes keine große, aber doch muß
mit ihr gerechnet werden. Amberger hat zwei sehr interessante Fälle mitgeteilt. In dem einen Falle bestand nach einer Stichverletzung in den Nacken

eine typische Halbseitenläsion. Es trat eine Meningitis hinzu. Durch Erweiterung des Duraschlitzes zwischen Okziput und Atlas und ausgiebige Drainage heilte nicht nur die Meningitis, sondern es schwand auch die initiale Halbseitenlähmung vollkommen. Im zweiten Falle Ambergers von Stichverletzung in der Höhe des dritten Brustwirbels war das Mark überhaupt nicht verletzt, aber es bestand ausgesprochene Meningitis, welche von der im Wirbelkörper steckenden abgebrochenen Messerklinge ausgegangen war. Der Fall kam ad exitum.

In einzelnen Fällen von Stichverletzung des Wirbelkanals fehlen initiale Marksymptome überhaupt ganz. Doch ist deren Zahl gering.

Mehrfach ist aber beobachtet worden, daß die Spitze der Waffe in der Tiefe abbricht und daß sie, nachdem anfängliche Markerscheinungen ganz fehlten, später, manchmal erst nach vielen Jahren, Anlaß zum Auftreten von schweren Lähmungen wird (Klare, Perthes, Peugnioz, van Gehuchten), oder daß sich anfänglich vorhandene Markerscheinungen sukzessive verschlimmern oder nach mehr oder weniger völligem Rückgang wieder hervortreten und zunehmen (Schnitzler, Bittner). Peugnioz hat von einem Fall berichtet, der vor 14 Jahren einen Stich in den Rücken erhalten hatte; die Klinge war abgebrochen und wurde erst bei der Autopsie entdeckt. Es hatte sich eine eitrige Entzündung um den Fremdkörper entwickelt, welche eine Kompression auf das Mark ausübte. Perthes hat einen Fall beschrieben, welcher vor 27 Jahren eine Stichverletzung in den Rücken erlitten hatte; die Spitze des Messers war abgebrochen und es hatten sich erst 24 Jahre nach der Verletzung die Erscheinungen einer zunehmenden Kompression des Rückenmarks in der Höhe des sechsten Brustwirbels entwickelt. Im Röntgenbild wurde die abgebrochene Messerklinge erst entdeckt. Ihre Entfernung führte, nachdem die Kompressionserscheinungen bereits drei Jahre in der Entwicklung begriffen waren, zu beträchtlicher ständig zunehmender Besserung. Ganz ähnlich liegt ein von van Gehuchten mitgeteilter Fall. Hier bestanden die Zeichen einer allmählich zunehmenden Markkompression. Im Röntgenbilde wurde ein Metallkörper in der Wirbelsäule entdeckt. Bei der Operation erwies sich die Dura enorm verdickt, innerhalb des Duralsackes saß das abgebrochene Ende einer Feile, deren Provenienz nicht zu ermitteln war. Der Fall wurde durch die Operation völlig geheilt. Schnitzler hat in einem Falle von spastischer Lähmung beider Beine und Blasenparese ein in den fünften Brustwirbelkörper eingekeiltes 5 cm langes Messerstück entfernt und erhebliche Besserung danach beobachtet. Bittner beschreibt einen Fall, in welchem der Processus transversus des dritten Lendenwirbels durchstochen war; die Messerspitze war abgebrochen. Die Verletzung selbst heilte schnell, aber es blieben Schmerzen und Parästhesien im Bereiche des Oberschenkels und Knies zurück, denen sich periodisch auftretende Lähmungszustände hinzugesellten. Nach Entfernung der Messerspitze trat völlige Heilung ein.

3. Mechanismus der stumpfen Gewalten.

Schädigung des Rückenmarks durch stumpfe Gewalten habe ich bei Kriegsteilnehmern in 95 Fällen beobachtet. Cassirer sah unter 184 Fällen 10 Fälle, in welchen stumpfe Gewalten die Ursache der Verletzung waren. Unter den 155 Fällen von Marburg und Ranzi fanden sich ebenfalls nur 10 Fälle mit dieser Ätiologie.

Der Mechanismus der Rückenmarksverletzung bei der Einwirkung einer stumpfen Gewalt ist mindestens ebenso kompliziert, wie der der Schußverletzungen. Rein äußerlich betrachtet sind die Arten der stumpfen Gewalteinwirkung äußerst verschieden. Teils handelt es sich um mehr umschriebene Gewalteinwirkungen, teils um solche mit mehr diffuser Angriffsfläche. Zu ersterer Gruppe gehört unter meinen Fällen die Kompression durch ein Rad, das über die Wirbelsäule geht, Hufschlag, Kolbenstoß, Deichselstoß, Stoß eines Eisenbahnpuffers, Steinschlag im Gebirgskrieg, Propellerschlag, der Anprall großer Metallstücke bei Rohrkrepierern oder gar ganzer nicht explodierender Granaten, Stoß durch Maschinenteile, die sich in schneller Bewegung befinden, Aufprall auf eine Leitersprosse beim Herabstürzen oder Aufprall auf irgendeinen vorspringenden Gegenstand bei der Granatkontusion. Hierher gehört aber auch ein beträchtlicher Teil der Gewalteinwirkungen, welche bei der Verschüttung Platz greifen, bei welcher Steinmassen, Balken, Eisenteile, Betonstücke die Wirbelsäule an einer mehr oder weniger umschriebenen Stelle mit großer Vehemenz treffen. Eine mehr diffuse Angriffsfläche besitzt die stumpfe Gewalt, wenn beim Absturz aus großer Höhe der Körper in ganzer Ausdehnung auf den Boden aufprallt, oder wenn der Körper durch die Explosion einer Granate fortgeschleudert wird und mit größter Wucht der Länge nach auf den Boden aufschlägt, oder wenn bei der Verschüttung plötzlich riesige Erdmassen von allen Seiten her den Rumpf treffen und oft längere Zeit eingepreßt halten. Dahin gehört auch ein Fall meiner Beobachtung, in welchem ein herabfallender großer Sandsack den Rücken eines auf dem Bauche liegenden Mannes in ganzer Ausdehnung traf. Selbstverständlich hat die Unterscheidung zwischen umschriebener und diffuser Gewalteinwirkung nur einen bedingten Wert. In vielen Fällen läßt es sich nicht entscheiden, ob ein bestimmtes Trauma wirklich eine so diffuse Angriffsfläche hat, wie es auf den ersten Blick scheinen könnte, oder ob nicht vielmehr der Stoß an dem einen oder anderen Punkte mehr zirkumskript einwirkt, oder hier stärker zur Geltung kommt, als an anderen Stellen. Umgekehrt kommt bei Traumen mit umschriebenem Angriffspunkte häufig auch noch die Gewalteinwirkung mit diffuser Angriffsfläche hinzu. Schlägt bei der Granatkontusion der Verletzte mit einem bestimmten Teil der Wirbelsäule auf einen vorspringenden Gegenstand auf, so spielt doch sicherlich auch der Aufprall des gesamten Körpers auf den Boden eine Rolle. Wird bei der Verschüttung die Wirbelsäule von einem Betonstück an einer bestimmten Stelle besonders getroffen, so verfehlen doch die gesamten Erdmassen, welche den Körper mehr oder weniger von allen Seiten treffen, nicht ihre Wirkung.

Eine andere äußere Differenz in der Art der Gewalteinwirkung besteht darin, daß die Gewalt entweder die Wirbelsäule direkt trifft, oder daß sie zunächst an einem anderen Körperteil angreift und sich auf die Wirbelsäule fortleitet. Zur letzteren Gruppe gehört der Sturz aufs Gesäß oder auf die Füße, der Aufprall auf den Scheitel, wie er bei manchen Fällen von Granatkontusion, beim Absturz aus großer Höhe, beim Kopfsprung in flaches Wasser beobachtet worden ist. Dahin gehören aber auch alle die Fälle, bei welchen der Körper beim Absturz oder bei der Granatkontusion nicht direkt mit der Wirbelsäule, sondern mit dem Bauch oder mit der Seite auf den Boden aufschlägt. Aber auch diese Unterscheidung hat nur bedingte Gültigkeit, da bei manchen Traumen, besonders bei der Verschüttung beide Arten der Gewalteinwirkung kombiniert sein können. Vor allen Dingen aber darf nicht übersehen werden, daß bei jeder sogenannten Granatkontusion oder Verschüttung durch Granateinschlag zu der Einwirkung der stumpfen Gewalt noch die Explosionswirkung hinzutritt. Alle Markschädigungen infolge von Granatkontusion und Verschüttung beruhen daher auf einem äußerst komplizierten und nur selten in seinen Einzelheiten auflösbaren Mechanismus.

Die praktisch bedeutsamste Frage ist die, ob bei der Einwirkung einer stumpfen Gewalt die Wirbelsäule mit verletzt wird oder nicht. Die Verletzungen der Wirbelsäule spielen jedenfalls bei den stumpfen Gewalteinwirkungen eine viel beträchtlichere Rolle, als bei den Schußverletzungen. Eine direkte Kontaktschädigung des Markes durch das Corpus peccans kommt bekanntlich so gut wie niemals vor, vielmehr kommt die größte Mehrzahl der Kontusionen, welche das Mark bei der Einwirkung einer stumpfen Gewalt erleidet, durch die Fragmente der frakturierten Wirbel oder durch luxierte Wirbel zustande. Aber andererseits ist nichts verfehlter, als anzunehmen, daß die Verletzung der Wirbelsäule eine conditio sine qua non für das Zustandekommen einer Markschädigung sei. Es gibt zahlreiche Fälle von schwerster Markschädigung ohne jede Verletzung der Wirbelsäule. Es ist ferner nichts verfehlter, als anzunehmen, daß, wenn eine Wirbelfraktur unter der Einwirkung einer stumpfen Gewalt entsteht, nun die gesamte Schädigung des Markes nur auf diese Wirbelfraktur zurückgeführt werden müsse. Bisweilen spielt die nachweisbare Veränderung der Wirbelsäule bei dem Zustandekommen der gleichzeitig vorhandenen Markschädigung überhaupt keine Rolle. Und schließlich gibt es zahlreiche Verletzungen der Wirbelsäule, welche überhaupt ohne jegliche Schädigung des Markes einhergehen.

Daß bei der Einwirkung stumpfer Gewalten Markschädigungen leichteren und schwersten Grades ohne jegliche Verletzung der Wirbelsäule zustande kommen können, ist ja seit langem bekannt. Ich erinnere nur daran, daß man speziell für die Hämatomyelie diese Entstehung von jeher in Anspruch genommen hat. Zahlreiche Fälle von Granatkontusion und Verschüttung, die nachweislich ohne Verletzung der Wirbelsäule verliefen, bei denen weder die röntgenologische noch die klinische Untersuchung die geringsten Anzeichen einer solchen aufdecken kann, bieten gleichwohl die schwersten Marksymptome oder die Zeichen einer schweren Schädigung der Cauda equina. In einem Falle von Absturz aus großer Höhe mit unmittelbar tödlichem Ausgang konnte ich bei der Autopsie sowohl an der dorsalen wie an der ventralen Fläche des Rückenmarkes zahlreiche Kontusionsherde feststellen, obwohl sich die Wirbelsäule als absolut intakt erwies. Das Fehlen der Wirbelsäulenverletzung ist bei diesen Gewalteinwirkungen mit mehr oder weniger diffuser Angriffsfläche einigermaßen verständlich. Aber wir sehen auch bei ganz umschriebener Gewalteinwirkung schwere Markschädigungen ohne jegliche Knochenverletzung. So konnte ich in einem Falle von Steinschlag gegen den untersten Abschnitt der Brustwirbelsäule und in einem Falle von Kolbenstoß gegen die Lendenwirbelsäule ausgesprochene Störungen von seiten des Lumbosakralmarkes bzw. der Cauda equina feststellen, während weder röntgenologisch noch klinisch die geringsten Veränderungen der Wirbelsäule aufgedeckt werden konnten.

Fall 138: Steinschlag gegen untersten Teil der Brustwirbelsäule. Sofort totale Lähmung beider Beine, der Blase und des Mastdarms. Ausgedehnte Hautweichteilkontusion über elftem und zwölftem Brustwirbel und oberstem Lendenwirbel. Keine Verletzung der Wirbelsäule. In der Folge geht die Lähmung etwas zurück. Es hinterbleibt links völlige schlaffe Lähmung aller Beinmuskeln außer Ileopsoas, Sartorius, Grazilis, Quadrizeps und Adduktoren. Ferner sind Gastroknemius, Flexor digitor. und Sohlenmuskeln erhalten. Rechts besteht Lähmung dieser letzteren Muskeln, sowie Lähmung des Extensor hallucis longus, Extensor digitor. longus, Peroneus brevis et longus. Blasen- und Mastdarmstörung. Patellarreflex beiderseits +, Achillesreflex beiderseits —, rechts Babinski + (Pediäus!), links Rossolimo ausgesprochen +. Anästhesie von L_2—S_4 beiderseits.

Fall 139: Kolbenstoß gegen mittleren Teil der Lendenwirbelsäule. Keine Verletzung derselben, große Schwäche der Beine, die sich allmählich bessert. Es hinterblieben Blasenstörungen, Achillesreflexe beiderseits negativ, starke Schmerzen in den Beinen. Anästhesie von L_5—S_5 beiderseits. Ataxie der Beine.

Wir werden noch reichlich Gelegenheit haben, solche Fälle zu erwähnen, in welchen keine Verletzung der Wirbelsäule vorliegt, wohl aber schwere Marksymptome bestehen.

Daß an sich ganz leichte Verletzungen der Wirbelsäule mit den schwersten Rückenmarkserscheinungen gepaart sein können, ist besonders seit Kochers eingehender monographischer Darstellung der Verletzungen der Wirbelsäule eine bekannte Tatsache.

Dafür, daß im Falle einer Fraktur oder Luxation der Wirbelsäule, die mit einer schweren Quetschung des Markes einhergeht, nicht die gesamte Schädigung des Markes auf die kontusionierende Wirkung des frakturierten oder luxierten Wirbels zurückzuführen ist, dafür möchte ich nur zwei Beispiele anführen.

Fall 140: Verschüttung. Bruch des ersten Lendenwirbelkörpers. Sofort Lähmung beider Beine, der Blase und des Mastdarms. In den nächsten Tagen bemerkt Patient eine Schwäche und Taubheit in den Fingern der linken Hand, die in den folgenden Tagen noch zunimmt. Die Beinlähmung bessert sich etwas, doch hinterbleibt eine völlige Lähmung aller Muskeln, die vom vierten Lenden- bis fünften Sakralsegmente innerviert werden, hochgradige Atrophie und totale E.R. Der Tensor fasciae latae ist der einzige Muskel von L_4, welcher erhalten ist. Blasen- und Mastdarmstörung. Anästhesie von L_5—S_5. Außerdem Schwäche der kleinen Handmuskeln, des Extensor pollicis brevis und der langen Fingerflexoren linkerseits mit partieller E.R., Thermanalgesie in C_8 und D_1.

Die hier bestehende fast völlige Lähmung des Lumbosakralmarkes ist als Folge der Quetschung des Markes durch die Wirbelfraktur anzusehen. Aber die gleichzeitig vorhandene nukleare Lähmung der linken Hand im Bereiche der kleinen Handmuskeln, des Extensor pollicis brevis, der langen Fingerflexoren, sowie die Thermanalgesie im Gebiete der ersten Dorsal- und achten Zervikalzone kann nicht der Fraktur des ersten Lendenwirbels zur Last gelegt werden, sondern für diese Fernsymptome kommt ein spezielles ätiologisches Moment, die akute Markpressung in Betracht (s. darüber später).

Fall 141: Steinschlag gegen obere Brustwirbelsäule. Bruch des Bogens des dritten und vierten Brustwirbels. Lähmung des linken Beines, Schwäche des rechten Beines, Blasenstörung. Die Schwäche des rechten Beines geht in den nächsten Tagen zurück. Es hinterbleibt zunächst atypischer Brown-Séquard. Parese des linken Beines, Rossolimo und Babinski +, rechts Thermanalgesie bis D_8 aufwärts. Patellarreflex und Achillesreflex beiderseits erloschen. Starke Schmerzen in beiden Beinen. In der Folge schwindet der Brown-Séquard ganz, es hinterbleibt aber der völlige Verlust der Sehnenreflexe an beiden Beinen und die Schmerzen in denselben.

Die nicht ganz typische Brown-Séquardsche Halbseitenlähmung mit Hemianalgesie bis D_8 aufwärts weist auf eine schwere Schädigung der einen Markhälfte, welche durch die Fraktur des dritten und vierten Brustwirbelbogens bedingt ist. Gleichzeitig fehlen aber beide Patellar- und Achillesreflexe und bestehen starke Schmerzen in den Beinen. Diese Fernsymptome sind sogar bemerkenswerterweise die einzigen, welche dauernd bestehen bleiben. Sie können nicht auf die Fraktur im Bereiche der oberen Brustwirbelsäule bezogen werden, sondern verdanken der akuten Markpressung ihre Entstehung.

Daß bei einer nachweislichen Fraktur der Wirbelsäule die Schädigung des Markes bisweilen überhaupt nicht auf das Konto der Wirbelfraktur zu setzen ist, sondern nur durch die gleichzeitig stattfindende akute Markpressung zustande kommt, geht aus einer Beobachtung Cassirers sehr deutlich hervor.

Ein Rad, das über den Rücken gegangen war, hatte eine Fraktur des ersten Lendenwirbels herbeigeführt. Klinisch bestanden die Erscheinungen einer Querschnittsläsion in der Höhe des siebenten Dorsalsegmentes und bei der Operation wurde auch tatsächlich an dieser Stelle ein Erweichungsherd gefunden.

Daß zahlreiche Verletzungen der Wirbelsäule ohne jegliche Markschädigung verlaufen, ist ja seit langem genugsam bekannt. Cassirer gibt an, daß überhaupt nur etwa ein Drittel aller Verletzungen der Wirbelsäule durch stumpfe Gewalt Symptome von seiten des Rückenmarkes aufweisen. Dieselbe Verhältniszahl hatte bereits 1908 Armour angegeben. Kocher unterscheidet partielle und totale Verletzungen der Wirbelsäule; die ersteren können mit Marksymptomen einhergehen, bei den letzteren sollen Marksymptome, und zwar zumeist schwere Erscheinungen die Regel, ihr gänzliches Fehlen eine Seltenheit darstellen. Aber schon in der Vorkriegszeit hatten Heller und Widmer Fälle von Luxationsfrakturen, die bekanntlich die schwersten Formen der Wirbelsäulenverletzung darstellen, ohne jegliche Beteiligung des Rückenmarkes beschrieben. Steinmann berichtete 1906 über mehrere derartige Fälle von Luxationsfraktur der unteren Halswirbelsäule, von Assen über eine Fraktur des Atlas ohne Schädigung des Rückenmarkes. Während des Krieges sind auch mehrere derartige Beobachtungen bekannt geworden. Boeckel teilt einen Fall von Bruch des Atlas mit, ohne jegliche Symptome von seiten des Nervensystems. Naegeli hat einen Fall beschrieben, bei dem nach einer Luxation des Atlas mit Fraktur des Zahnfortsatzes des Epistropheus anfangs überhaupt keine Störungen von seiten des Rückenmarkes bestanden; diese stellten sich erst $2^1/_2$ Monate später ein und führten zu einer totalen Querschnittslähmung, ob durch vermehrte Dislokation oder durch andere Momente, war nicht zu entscheiden. Der Fall ging unter geeigneter Behandlung in Heilung aus.

Guibé teilt folgende interessante Beobachtung mit.

Rad eines Lastwagens geht über den Bauch eines Mannes. Keine Erscheinungen von seiten des Rückenmarks und der Wirbelsäule. Tod durch Verletzung der Bauchorgane. Bei der Autopsie erweist sich die Intervertebralscheibe zwischen viertem und fünftem Lendenwirbel ganz zerrissen und vom vierten Wirbel ganz abgelöst, sämtliche Bandverbindungen zwischen viertem und fünftem Lendenwirbel völlig zerrissen. Bruch der unteren Gelenkfortsätze des vierten Wirbels. Keine Hämatorrhachis, keine Verletzung der Dura, keine Verletzung der Kauda oder des Rückenmarks.

Auch Rosenfeld und Zollschan haben einen Fall von schwerer Fraktur der Wirbelsäule veröffentlicht, der ohne Nervensymptome einherging.

Über partielle Verletzungen der Wirbelsäule, besonders über Frakturen der Dorn-, Quer- und Gelenkfortsätze ohne jede Beteiligung des Markes oder der Wurzeln liegen besonders in der Vorkriegsliteratur zahlreiche Beobachtungen vor (Wagner-Stolper, Küttner, Schulte, Sudeck, Gümbel, Sauer, Riedinger, v. Frisch, Henschen, Gräßner, Ehrlich, Hoffmann, Haglund, Burk, Ludloff). Diese Tatsache wurde bereits als selbstverständlich betrachtet und darum ist sie während des Krieges nicht weiter durch neue Kasuistik belegt worden. Ich möchte an dieser Stelle nur erwähnen, daß isolierte Brüche der Quer-, Dorn- und Gelenkfortsätze bei den Verschüttungen und Granatkontusionen ein sehr häufiges Vorkommnis darstellen, daß sie vielfach sogar übersehen worden sind, besonders wohl gerade wegen des Fehlens von eigentlichen Marksymptomen. Unter den Fällen, welche als Hysteriker unserer Neurotikerstation zugewiesen wurden, fanden sich zahlreiche Fälle, bei denen eine genaue Röntgenuntersuchung derartige isolierte Frakturen einzelner oder mehrerer Fortsätze aufdeckte, die in dem Kausalnexus der hysterischen Symptome natürlich nicht belanglos sind. Davon, daß sich nicht selten an solche isolierte Frakturen einzelner Fortsätze später eine chronisch-progressive Osteoarthritis deformans der Wirbelsäule anschließt, wird später noch ausführlich die Rede sein.

Diese Hinweise mögen genügen, um zu zeigen, daß Wirbelsäuleverletzung und Markschädigung nicht in einem unbedingten Abhängigkeitsverhältnis zueinander stehen.

a) Die direkte Kontusion durch Wirbelfraktur.

Fassen wir nun den Mechanismus der Schädigung des Rückenmarks und seiner Wurzeln bei der Einwirkung einer stumpfen Gewalt im einzelnen ins Auge, so liegt derselbe genau wie bei den Schußverletzungen zunächst da klar zutage, wo durch eine Fraktur des Wirbelkörpers oder -bogens, oder durch eine Wirbelluxation das Mark an umschriebener Stelle eine Quetschung oder Zerrung erleidet. Hier kommt es meist zur Sprengung des Gewebsverbandes, zur Kontusion, zu partieller, ja nicht selten sogar zu totaler Kontinuitätstrennung des Markes. Fälle von totaler Kontinuitätstrennung, bedingt durch Wirbelfraktur oder Luxationsfraktur, sind bereits in der Vorkriegszeit vielfach beobachtet worden (Kocher, Wagner - Stolper, de Quervain, Henle, Chipault, Lloyd, Auvray und Sencert, Thorburn, Bastian, Munro, Haynes, Legros, Fasano, Hildebrandt u. a.). Die Kontinuitätstrennung kommt meist dadurch zustande, daß das Mark im Momente des Traumas zwischen der hinteren Kante des brechenden Wirbels und dem nächsthöheren Bogen durchgequetscht wird. Sehr viel seltener ist sie, worauf besonders Wagner und Stolper hingewiesen haben, bei reinen Bogenbrüchen. Doch ist sie auch hierbei von Riggs beobachtet. Die Dura kann dabei ihre Kontinuität bewahren. Ich möchte aus meinem Kriegsmaterial folgenden charakteristischen Fall mitteilen; es kam infolge einer Verschüttung durch Granateinschlag zur Fraktur des zwölften Brustwirbels.

Fall 142: Verschüttung. Luxationsfraktur des zwölften Brustwirbels. Sofort totale Lähmung beider Beine, der Blase und des Mastdarms. Später engte sich die Lähmung etwas ein, indem der Ileopsoas, Sartorius und Grazilis ihre Funktion wieder erlangten, während alle anderen Muskeln dauernd total gelähmt blieben, hochgradige Atrophie und totale E.R. zeigten. Totale Inkontinenz der Blase, völlige Mastdarmlähmung und Potenzlähmung, Patellar-, Achilles-, Sohlenreflexe dauernd erloschen. Anästhesie von L_2—S_5.

Es handelt sich, wie auch durch die Biopsie bestätigt wurde, um eine Totaltrennung des Markes, um eine völlige Durchquetschung desselben im Bereiche des zweiten Lumbalsegmentes. Bemerkenswert ist die totale dauernde Ausschaltung sämtlicher infraläsioneller Marksegmente, wie aus der dauernden schlaffen, atrophischen, mit totaler E.R. einhergehenden Lähmung sämtlicher von L_2—S_5 innervierten Muskeln, und aus der dauernden Aufhebung jeglicher Reflextätigkeit dieser Marksegmente hervorgeht. Es fehlt auch jeder Blasenautomatismus sowie jede reflektorische Beeinflussung des Sphinkter und Levator ani. Diese weit herabreichende schwere und dauernde Mitschädigung der infraläsionellen Marksegmente beweist, worauf wir ja bereits früher hingewiesen haben und worauf wir noch weiter unten zu sprechen kommen werden, daß außer der Kontusion bzw. Durchquetschung des Markes eine Nachbarschafts- und Fernschädigung des Markes durch akute Pressung zustande kommt.

Einen sehr bemerkenswerten Fall von Totaltrennung des Markes durch Wirbelfraktur beschreiben Claude und L'Hermitte.

Die Durchtrennung des Markes lag in der Höhe des siebenten Halswirbels. Anfangs waren alle Reflexe erloschen, nach zwei Monaten kehrten aber die Sehnenreflexe wieder und steigerten sich sogar über die Norm, 90 Tage nach der Verletzung bestand sogar ausgesprochener Fuß- und Patellarklonus, lebhaft gesteigerte Beugereflexe der Beine, anfangs war Babinski +, später aber verlief der Sohlenreflex unter Beugung der Zehen. Die Autoren führen diese Umwandlung darauf zurück, daß eine Lähmung des N. peroneus eintrat. Bei der Autopsie erwies sich das Mark total durchtrennt. Im N. peroneus wurde eine ausgesprochene degenerative Neuritis festgestellt.

Einen Fall von anatomischer Totaltrennung des Markes durch Bruch des sechsten Halswirbels teilt Top mit. Derselbe ist bemerkenswert durch die enorme Senkung der Temperatur bis auf 32,8, welche nach der Röntgenaufnahme der Halswirbelsäule eintrat.

Der folgende Fall zeigt eine totale Kontinuitätstrennung der Cauda equina im Bereiche des Austritts der zweiten Lendenwurzel.

Fall 143: Sturz von einer hohen Leiter. Luxationsfraktur des ersten Lendenwirbels gegen den zweiten. Anfangs besteht totale Lähmung beider Beine, der Blase und des Mastdarms. Später stellt sich der Ileopsoas, Sartorius und Grazilis, und teilweise auch der Pektineus wieder her, alle anderen Muskeln bleiben dauernd total gelähmt, schwer atrophisch, totale E.R. Sämtliche Reflexe der unteren Extremität, der Blase und des Mastdarms fehlen, nur der Kremasterreflex ist beiderseits erhalten. Anästhesie von L_2—S_5. Bei der Biopsie, die $^3/_4$ Jahre nach dem Unfall erfolgt, ist die Kauda total durchtrennt, nur die oberhalb der Durchquetschungsstelle abgehende erste Lendenwurzel ist beiderseits erhalten.

Zumeist wird bei den Frakturen und Luxationen der Wirbelsäule, besonders bei den Kompressionsfrakturen des Körpers, bei den Bogenfrakturen, bei unvollständigen Luxationen das Mark nicht total durchquetscht, sondern nur mehr oder weniger stark kontusioniert. Der Umfang des Kontusionsherdes schwankt naturgemäß je nach der Intensität und Extensität der Gewalt, mit welcher die verschobenen Knochenteile in das Mark eindringen oder auf dasselbe aufstoßen.

Nimmt der Kontusionsherd nicht den ganzen Querschnitt ein, so zeigt doch sehr oft der nicht direkt kontundierte Teil des Querschnittes in der Höhe der Läsion wenigstens anfangs eine juxtaläsionelle Mitschädigung, so daß zunächst das Bild der Querschnittslähmung, ein akutes Transversalsyndrom besteht, welches aber je nach dem Grade der Reparabilität der Schädigung des nicht direkt zerquetschten Teiles des Markquerschnittes allmählich eine mehr oder weniger weitgehende Rückbildung erkennen läßt. Es kommt sogar in einer nicht unbeträchtlichen Zahl von Fällen vor, daß die gegen das Mark verschobenen Knochenfragmente überhaupt keine Kontusion desselben erzeugen, sondern nur eine momentane Pressung desselben bewirken, deren Folgen, sofern die Knochenfragmente keine dauernde Kompression auf das Mark ausüben, oder sofern eine solche Kompression beizeiten operativ beseitigt wird, teils sehr rasch, teils allmählich, aber vollständig zurückgehen können. Bei mancher Kompressionsfraktur eines Wirbelkörpers, bei mancher Bogenfraktur, die anfangs ausgesprochene Markerscheinungen hervorruft, gehen diese letzteren früher oder später spontan ganz zurück und in manchen dieser Fälle ist durch eine rechtzeitige Operation eine fast unmittelbare Heilung erzielt worden.

In den Fällen, in welchen es zu einer Kontusion des Markes kommt, kann die definitive Schädigung genau wie bei den Schußverletzungen eine mehr diffuse sein, oder sie bezieht sich auf mehr oder weniger isolierte Abschnitte des Markquerschnittes und dementsprechend sehen wir entweder ein inkomplettes Transversalsyndrom, oder ein dissoziiertes Transversalsyndrom als Residuen der Kontusion resultieren. Letztere sind wegen ihrer Elektivität besonders interessant.

Fall 144: Sturz aus mäßiger Höhe, Bruch des siebenten Brustwirbelbogens. Anfangs totale Lähmung beider Beine, der Blase und des Mastdarms. Anästhesie bis D_5 aufwärts. Lähmung der Beine geht bald ganz zurück, es hinterbleibt eine Ataxie des linken Beines, sowie eine Aufhebung der Oberflächen- und Tiefensensibilität links von $D_5 - S_4$, alle Qualitäten betreffend. Sonst keinerlei Störungen.

Wir sehen also, daß in diesem Falle, in welchem der Kontusionsherd im Bereiche des fünften Dorsalsegmentes gelegen ist, das anfängliche totale Transversalsyndrom sich rasch bessert und daß als definitive Zerstörung nur eine Unterbrechung des linken Hinterstranges, rechten Vorderseitenstranges und des linken Hinterhorns im Bereiche des fünften Thorakalsegmentes übrig bleibt.

Fall 145: Verschüttung, Bruch des ersten Lendenwirbelbogens. Sofort Lähmung beider Beine, der Blase und des Mastdarms. Die Lähmung des rechten Beines geht langsam völlig zurück, es hinterbleibt nur eine schlaffe, atrophische Lähmung des Extensor hallucis und Extensor digitor. longus linkerseits und eine spastische Lähmung der Peronei, des Glutaeus maximus, Semitendinosus, Semimembranosus, Bizeps, Pediäus Gastroknemius, Flexor digitor. et hallucis und der Sohlenmuskulatur linkerseits, Babinski und Rossolimo links +, Glutäal- und Fußklonus links, Patellarreflex links erloschen. Lagegefühl in Zehen und Fuß links erloschen, Anästhesie links von $L_5 - S_5$, Thermanalgesie links von $L_5 - S_5$.

In diesem Falle handelt es sich um eine Kontusion des Markes linkerseits in der Höhe des fünften Lumbalsegmentes, die initiale Totalität der Beinlähmung ist auf eine Mitschädigung des ersten bis vierten Lendensegmentes zu beziehen. Die Folgen dieser Mitschädigung sowie die der initialen juxtaläsionellen Mitschädigung der rechten Markhälfte gehen rasch vorüber. Es hinterbleibt ein umschriebener nuklearer Herd im Bereiche des linken fünften Lenden- und vielleicht auch ersten Sakralsegmentes (atrophische Lähmung des Extensor hallucis et digitor. longus), sowie ein Herd im Hinterseitenstrang in der Höhe des fünften Lendensegmentes, der sich in einer spastischen Lähmung aller von den infraläsionellen Marksegmenten versorgten Muskeln dokumentiert; ferner ein Herd im linken Hinterstrang in der Höhe des fünften Lendensegmentes sowie ein Herd im rechten Vorderseitenstrang, welcher die linksseitigen Störungen der Hautsensibilität erklärt.

Roussy und Cornil beschreiben in zwei Fällen von Markkontusion einen besonderen Rückbildungstypus. In einem Falle handelte es sich um eine Luxatio atlanto-occipitalis mit Fraktur des Processus odontoideus nach Verschüttung. Es bestand sofort Lähmung aller vier Extremitäten, verbunden mit starken Schmerzen in allen Gliedern, die besonders bei passiven Bewegungen des Kopfes noch erheblich zunahmen. 15 Tage nach der Verletzung trat tiefes Koma ein, die Luxation wurde operativ reponiert, die Reposition gelang aber nur teilweise. Sechs Tage nach der Operation kehrte das Bewußtsein wieder, die Lähmung besserte sich aber sehr langsam. Die Besserung begann im rechten Bein, dann folgte linkes Bein und linker Arm, zuletzt der rechte Arm. Es blieb eine leichte linksseitige Hemiplegie, linkes Halssympathikussyndrom, geringe Schwäche im rechten Arm und eine Hyperästhesie in der zweiten Zervikalzone zurück. Das rechte Bein, die Sensibilität und Blase — und Mastdarm waren normal. Derselbe gekreuzte Turnus bei der Rückbildung der Lähmung bestand in dem zweiten Falle, einer Verrenkung des vierten Halswirbels nach hinten durch Fall auf den Kopf. Auch hier bestand sofort Lähmung aller vier Extremitäten, verbunden mit starken Schmerzen in allen Gliedern, Blasen- und Mastdarmstörungen. Die Motilität kehrte zuerst im rechten Bein wieder, dann im linken Arm, zuletzt im rechten Arm. Es blieb übrig eine leichte spastische Parese beider Beine, eine rechtsseitige spastische Armparese, ein alternierender Hornerscher Symptomenkomplex und eine Hyperästhesie in der zweiten und dritten Zervikalzone.

Es ist erstaunlich, wie spät manchmal die Restitution des totalen Transversalsyndroms beginnt und wie weit dieselbe dann trotzdem noch fortschreiten kann.

Fall 146: Verschüttung. Bruch des zehnten Brustwirbels. Sofort totale Lähmung beider Beine, der Blase und des Mastdarms. Anästhesie bis D_{11} aufwärts. Über ein halbes Jahr war die Lähmung eine vollständige, die Sehnenreflexe fehlten drei Monate lang vollständig. Unter Extensionsbehandlung begann langsam eine Besserung einzutreten, die Lähmung wurde zuerst spastisch, dann kehrte die willkürliche Beweglichkeit der Beine wieder, die sich ständig besserte. Ein Jahr nach der Verletzung bestand folgender Status. Lähmung der infraumbilikalen Partien der seitlichen Bauchmuskeln und des Kremaster mit E.R. Bauchreflex in D_{11} und D_{12} nicht auslösbar. Sehr geringe Spastizität der Beine, Babinski beiderseits +. Starke Ataxie der Beine, Aufhebung des Lagegefühls an den Beinen. Anästhesie nur in L_2, Thermanalgesie in L_2 und L_3. Keine Blasen- und Mastdarmstörungen.

In diesem Falle von schwerer Kontusion des Markes in der Höhe des elften und zwölften Lendensegmentes und des obersten Abschnittes des ersten Lendensegmentes (Kremaster!) hat die Restitution erst nach einem halben Jahre begonnen und ist dann so weit fortgeschritten, daß der Kranke weite Wege zurücklegen konnte. Störend war hauptsächlich die starke Ataxie der Beine. Die Hinterstränge waren für die Dauer am meisten geschädigt.

Ähnlich wie bei den Schußverletzungen kommt es aber auch bei den Frakturen und Luxationen der Wirbelsäule mit Kontusion des Markes gar nicht selten von vornherein nur zu partieller Schädigung des Markquerschnittes, ohne Beteiligung der juxtaläsionellen Markabschnitte in der Höhe der Läsion. Ich will das nur an einigen Beispielen meines Materials illustrieren.

Fall 147: Sturz von einer fahrenden Kanone. Partielle Luxation des vierten Brustwirbels gegen den fünften Brustwirbel. Sofort heftige linksseitige Interkostalschmerzen, dem vierten und fünften Thorakalnerven entsprechend, keinerlei Lähmungserscheinungen. Thermanalgesie der rechten Körperhälfte bis D_6 aufwärts; außerdem völlige Incontinentia alvi, sehr geringe Blasenstörungen. Keine weiteren Störungen. Die initialen Störungen bleiben dauernd bestehen.

Es ist also hier im wesentlichen nur zu einer Kontusion des linken Vorderseitenstranges gekommen, ohne jegliche Mitschädigung des übrigen Teiles des Markquerschnittes.

Fall 148: Sturz vom Wagen. Bruch des ersten Lendenwirbelkörpers. Von vornherein nur partielle Lähmung des rechten Beines, und zwar handelt es sich um eine schlaffe, atrophische, mit E.R. einhergehende Lähmung des Tibialis anticus, Tibialis posticus und Glutaeus medius und eine spastische Lähmung des Extensor hallucis et digitor., der Peronei, des Glutaeus maximus, Semitendinosus, Semimembranosus, Bizeps, Pediäus, Gastroknemius, Flexor digitor. et hallucis und der Sohlenmuskulatur. Babinski rechts +, Rossolimo rechts +, rechts Fußklonus. Rechts Thermanalgesie in L_4-L_1, links Thermanalgesie von S_5-S_5.

Es ist also in diesem Falle von vornherein nur zu einer linksseitigen Kontusion des Markes in der Höhe des unteren Teiles des vierten und oberen Teiles des fünften Lendensegmentes gekommen, und zwar betrifft dieselbe das Kerngebiet des Tibialis anticus et posticus und des Glutaeus medius, den linken Hinterseitenstrang und Vorderseitenstrang, sowie das Hinterhorn des vierten und fünften Lendensegmentes. Alle anderen Teile des Markquerschnittes sind von vornherein unbeschädigt geblieben.

Daß bei den Frakturen der Gelenk- und Querfortsätze besonders der Umrandung der Foramina intervertebralia, aber auch bei partiellen Luxationen der Wirbel oft von vornherein nur mehr oder weniger ausgedehnte Reiz- und Ausfallserscheinungen von seiten der austretenden Wurzeln bestehen, ist ja bekannt. Besonders die Wurzelschmerzen sind bisweilen durch den auf ihnen lastenden Druck der Fragmente sehr hartnäckig und führen zu reflektorischen Haltungsanomalien der Wirbelsäule des Kopfes, der Arme und der Beine. Aber auch dauernde schwere radikuläre Lähmungen und Anästhesien kommen dabei zur Beobachtung.

Fall 149: Verschüttung. Abriß des zweiten bis fünften Lendenwirbelquerfortsatzes, sowie Bruch des vierten Lendenwirbelbogens linkerseits. Sofort furchtbare Schmerzen im linken Bein im Gebiete der Lumbalnerven. Lähmung des Tib. antic. et posticus, Glutaeus medius, Extensor hallucis, Extensor digitor., Peroneus brevis et longus, Semitendinosus, Semimembranosus, Bizeps, Pediäus, Gastroknemius, Flexor digitor. et hallucis und der Sohlenmuskulatur linkerseits, Mastdarmstörung, keine Blasen- und Potenzstörung, Achillesreflex beiderseits erloschen, Patellarreflex beiderseits +. Keine Sensibilitätsstörung, aber dauernd starke Schmerzen. Status dauernd unverändert.

Es ist also in diesem Falle von vornherein im wesentlichen nur zu einer Beschädigung der linken Kaudahälfte gekommen. Wieviel dabei auf das Konto der Querfortsatzbrüche, wieviel auf die gleichzeitige Fraktur des vierten Lendenwirbelbogens kommt, ist nicht sicher zu entscheiden. Jedenfalls liegen von seiten der drei ersten Lumbalwurzeln keinerlei Ausfalls- oder Reizerscheinungen vor, so daß es am wahrscheinlichsten ist, daß die gesamten Erscheinungen durch die Fraktur des vierten Lendenwirbelbogens bedingt sind. Der Fall ist insofern lehrreich, als anfänglich alle Erscheinungen auf die Fraktur der Querfortsätze bezogen wurden und erst später die Fraktur des Bogens festgestellt wurde.

Fall 150: Verschüttung. Fraktur der Quer- und Gelenkfortsätze des elften und zwölften Brustwirbels und ersten und zweiten Lendenwirbels rechterseits. Es besteht von Anfang an nur rechterseits Lähmung des infraumbilikalen Abschnittes der seitlichen Bauchmuskeln, des Kremaster, Ileopsoas, Sartorius, Grazilis, Parese der Adduktoren und des Quadrizeps. Starke Atrophie und totale E.R. der gelähmten Muskeln. Patellarreflex rechts negativ. Anästhesie von $D_{11} - L_3$.

In diesem Falle sind von vornherein nur die den frakturierten Gelenk- und Querfortsätzen entsprechenden Wurzeln ($D_{11} - L_2$) total ausgeschaltet, doch sind auch die noch beiden nächstfolgenden Wurzeln, die dritte und vierte Lumbalis, mit geschädigt, wie aus der Schwäche des Quadrizeps und dem Verlust des Patellarreflexes hervorgeht.

Fall 151: Granatkontusion. Bruch der Gelenkfortsätze und Querfortsätze des sechsten und siebenten Hals- und ersten Brustwirbels linkerseits, Lähmung des Dilatator pupillae, der kleinen Handmuskeln und des Extensor pollicis brevis, des Palmaris longus, der langen Fingerflexoren, des Extensor pollicis longus und Abductor pollicis longus, Extensor carpi ulnaris, Flexor carpi ulnaris, Trizeps, Flexor carpi radialis, Extensor digitor. com. und Ext. c. rad. brev., während Ext. carp. rad. longus und Pronator teres sowie alle anderen vom fünften und sechsten Zervikalsegment versorgten Muskeln intakt sind. Anästhesie für alle Qualitäten im Bereiche von D_1, Thermanalgesie im Bereiche von C_8 und C_7. Babinski links +. Bei der Operation erweist sich der erste Thorakalnerv durchtrennt, der achte und siebente Zervikalnerv sind durch Kallusmassen stark stranguliert. Ihre Lösung bringt wesentliche Besserung. Nur die kleinen Handmuskeln bleiben gelähmt.

Es handelt sich also in diesem Falle um eine isolierte Zermalmung der ersten Thorakalwurzel und eine starke Quetschung der achten und siebenten Zervikalwurzel durch die Fragmente der frakturierten Quer- und Gelenkfortsätze der entsprechenden Hals-Brustwirbel.

b) Die Preßschädigung bei Wirbelfrakturen.

Außer der Mitschädigung des nicht direkt kontundierten Teiles des Markquerschnittes in der Höhe der Läsion kann es aber, genau wie bei den Kontaktschädigungen des Markes durch Schußverletzung, auch bei den durch Wirbelfraktur oder Wirbelluxation hervorgerufenen Markkontusionen zu einer mehr oder weniger ausgedehnten Mitschädigung der supra- und infraläsionellen

Marksegmente und Wurzeln kommen. Von ihr war ja schon mehrfach die Rede. Sie entsteht ebenso wie die juxtaläsionelle Mitschädigung des nicht direkt kontundierten Teiles des Markquerschnittes in der Höhe der Läsion durch die akute Pressung, welche das gesamte Rückenmark durch den heftigen Stoß, der die Liquorsäule plötzlich trifft, erfährt. Diese Mitschädigung der infra- und supraläsionellen Marksegmente gibt sich naturgemäß im klinischen Bilde bisweilen durch ausgeprägte Nachbarschafts- und Fernsymptome zu erkennen. Wir haben ja bereits mehrere Belege für diese Mitschädigung infra- und supraläsioneller Marksegmente und Wurzeln mitgeteilt. Die Fälle sollen hier noch einmal zusammengestellt und durch andere ergänzt werden. Zu beachten ist, daß diese Mitschädigung genau wie bei den Schußverletzungen eine rein kommotionelle, eine mit organischen, aber völlig reversiblen Veränderungen einhergehende und eine definitiv destruktive sein kann.

Fall 140, S. 1812: Verschüttung. Bruch des ersten Lendenwirbelkörpers. Sofort Lähmung beider Beine, der Blase und des Mastdarms. In den nächsten Tagen Schwäche und Taubheit in den Fingern der linken Hand, die in den folgenden Tagen noch zunimmt. Die Beinlähmung bessert sich etwas, doch hinterbleibt eine völlige Lähmung aller Muskeln, die vom vierten Lenden- bis fünften Sakralsegmente innerviert werden. Der Tensor fasciae latae ist der einzige der von L_4 versorgten Muskeln, welcher erhalten ist. Blasen-Mastdarmlähmung. Patellarreflexe schwankend, bald +, bald —. Anästhesie von $L_5—S_5$. Starke Schmerzen. Außerdem Schwäche der kleinen Handmuskeln, des Extensor pollicis brevis und der langen Fingerflexoren linkerseits mit partieller E.R. Thermanalgesie in C_8 und D_1.

Fall 141, S. 1812: Steinschlag gegen die obere Brustwirbelsäule. Bruch des Bogens des dritten und vierten Brustwirbels. Lähmung des linken Beines, Schwäche des rechten Beines, Blasenstörung, die Schwäche des rechten Beines geht in den nächsten Tagen zurück. Es hinterbleibt zunächst atypischer Brown-Séquard, Parese des linken Beines, Babinski +, Rossolimo +, links Thermanalgesie bis D aufwärts. Patellar- und Achillesreflex beiderseits erloschen. Starke Schmerzen in beiden Beinen. In der Folge schwindet der Brown-Séquard ganz. Es hinterbleiben der völlige Verlust beider Patellar- und Achillesreflexe, sowie Schmerzen in den Beinen.

Fall 142, S. 1814: Verschüttung. Luxationsfraktur des zwölften Brustwirbels. Sofort totale Lähmung beider Beine, der Blase und des Mastdarms. Später stellten sich allmählich Ieopsoas, Sartorius, Grazilis vollkommen wieder her, während alle anderen Muskeln dauernde Lähmung, Atrophie und totale E.R. zeigen. Totale Inkontinenz der Blase, völlige Mastdarm- und Potenzlähmung. Alle Reflexe an den Beinen dauernd erloschen. Anästhesie von $L_2—S_5$.

Fall 147, S. 1817: Sturz von einer fahrenden Kanone. Partielle Luxation des vierten gegen den fünften Brustwirbel. Sofort heftige linksseitige Interkostalschmerzen, dem vierten und fünften Interkostalnerven entsprechend, keinerlei Lähmungserscheinungen. Thermanalgesie rechts von $D_6—S_4$. Außerdem völlige Incontinentia alvi, sehr geringe Blasenstörungen, keine Potenzstörung. Die initialen Störungen bleiben dauernd bestehen.

Fall 152: Sturz aus beträchtlicher Höhe, Aufprall des Rückens auf einen Balken. Fraktur des siebenten Brustwirbelkörpers und -Bogens. Totale Paraplegie der Beine, Totalanästhesie bis D_9 aufwärts. Außerdem Thermanalgesie bis D_5 aufwärts, schlaffe atrophische Lähmung der gesamten Bauchmuskeln mit E.R. Bauchreflexe überhaupt nicht auslösbar. Kremaster reflektorisch und faradisch nicht erregbar, Sartorius atrophisch, faradisch nicht erregbar. Beugereflex der Beine auslösbar bis L_3 aufwärts. Patellar- und Achillesreflexe +, Fußklonus, Babinski +, Rossolimo +, manchmal gekreuzter Streckreflex. Zumeist Beugekontraktur der Beine. Blase automatisch tätig. Mastdarmreflex +. Häufig Priapismus.

Fall 153: Automobilunfall. Bruch des ersten und zweiten Halswirbels. Sofort bewußtlos, totale Lähmung des Kopfes und aller vier Extremitäten. Bewußtlosigkeit weicht nach 3—4 Stunden, die Lähmung des Kopfes und der ganzen rechten Körperhälfte in den nächsten 8 Tagen, die Lähmung des linken Beines, der Blase und des Mastdarms im Laufe einer weiteren Woche. Es hinterbleibt eine totale schlaffe, atrophische Lähmung aller von C_1-D_1 innervierten Muskeln linkerseits, mit totaler E.R. Totale Lähmung des Kukullaris und Sternocleidomastoideus links und der Schlingmuskulatur beiderseits. Fazialislähmung links. Anästhesie von C_2-D_2, Thermanalgesie im Trigeminusgebiet. Keinerlei Strangsymptome.

Diese Beispiele mögen genügen, um die Verschiedenartigkeit in der Ausdehnung und der Reversibilität der Nachbar- und Fernherde vor Augen zu führen. Die folgende kurze Gegenüberstellung wird das klar zum Ausdruck bringen:

Fall 140: Kontusion des Lumbosakralmarkes besonders im Bereiche des vierten Lumbalsegmentes — Fernherd in C_8 und D_1. Fall 141: Kontusion des Markes in der Höhe des sechsten Thorakalsegmentes — Fernherd im Lumbosakralmark bzw. in der Cauda equina. Fall 142: Durchquetschung des Markes in der Höhe des zweiten Lumbalsegmentes — völlige Destruktion des gesamten Lumbosakralmarkes bis zum Konus abwärts. Fall 147: Kontusion des Markes in der Höhe des fünften Thorakalsegmentes — Fernherd im Konus. Fall 152: Totaltrennung des Markes in der Höhe des neunten Dorsalsegmentes. Nachbarschaftsherd bis D_5 aufwärts und bis L_2 abwärts. Fall 153: Kontusion des Markes im Bereiche der obersten Halssegmente — kommotionelle, zum Teil aber definitiv destruktive Fernwirkung auf die Oblongata, definitive Destruktion der gesamten grauen Substanz linkerseits von C_1-D_2 abwärts.

Ebenso wie bei den Schußverletzungen der Wirbelsäule kommt es auch bei den Verletzungen derselben durch stumpfe Gewalt vor, daß an der Stelle, an welcher die Wirbelfraktur oder Luxation erfolgt, überhaupt kein Kontusionsherd entsteht, daß aber durch die akute Pressung, welche das Mark erfährt an weit abgelegener Stelle ein sogenannter Hauptfernherd auftritt. Cassirer hat einen derartigen sehr charakteristischen Fall mitgeteilt, den wir bereits früher erwähnt haben.

Fraktur des ersten Lendenwirbels durch ein Rad, welches über den Rücken ging. Klinisch bestanden die Erscheinungen einer Querschnittslähmung in der Höhe des siebenten Dorsalsegmentes. Bei der Operation wurde tatsächlich an dieser Stelle ein ausgedehnter Erweichungsherd gefunden.

Ich habe einen ganz ähnlichen Fall beobachtet.

Fall 154: Fraktur der Bögen des sechsten und siebenten Brustwirbels, sowie des Querfortsatzes des siebenten Brustwirbels. Klinisch bestand geringe spastische Parese beider Beine, schlaffe Lähmung der kleinen Handmuskeln, der Extensoren des Daumens, der langen Fingerflexoren, des Palmaris longus, Extensor carpi ulnaris, Flexor carpi ulnaris und Trizeps, sowie eine Sensibilitätsstörung annähernd für alle Qualitäten bis D_1 aufwärts mit Aussparung der unteren Sakralzonen.

Also auch in diesem Falle entspricht der Herd nicht der Stelle der Fraktur des sechsten und siebenten Brustwirbels, vielmehr hat die akute Pressung, welche das Mark erlitten hat, an abgelegener Stelle, im Bereiche der unteren zwei Zervikalsegmente und des oberen Thorakalsegmentes ihre destruktive Wirkung entfaltet.

c) Markschädigung ohne Verletzung der Wirbelsäule.

Wir wenden uns nunmehr zur Besprechung des Mechanismus der Markschädigung in den Fällen, in welchen die Wirbelsäule keine Verletzung erleidet. Es erhebt sich zunächst die Frage, ob es hierbei unter dem Einfluß der stumpfen Gewalt zu einer Sprengung des Gewebsverbandes durch Kontusion oder Zerrung kommen kann. Wir haben gesehen, daß dies bei den Schußverletzungen der Wirbelsäule, welche ohne Eröffnung des Wirbelkanals einhergehen, vorkommt, aber relativ selten ist. Es ist zunächst denkbar, daß bei einem die Wandung des Wirbelkanals treffenden Stoß diese unter der Gewalt des letzteren eine temporäre Einbiegung erfährt und ohne eine Fraktur zu erleiden, gegen das Mark, welches sich der Bewegung der knöchernen Wand des Wirbelkanals noch nicht angepaßt hat, anprallt und dabei eine Kontusion desselben erzeugt. Und es ist ebenso denkbar, daß durch die Rückbewegung, welche die aus ihrer Ruhelage verschobene, dem Angriffspunkte des Stoßes gegenüberliegende knöcherne Wandung infolge ihrer Elastizität ausführt, eine Kontusion des Markes an der dem Angriffspunkt des Stoßes gegenüberliegenden Seite des Markes zustande kommt, wie auch andererseits das seinerseits durch den Stoß in Bewegung versetzte Mark infolge mangelnder Übereinstimmung seiner eigenen Bewegung mit der des Knochens gegen diesen anprallen kann. So erklären sich Kontusionsherde an der Stelle der Einwirkung des Stoßes wie an der gegenüberliegenden Fläche (Coup und Contrecoup). Ich sah eine derartige Anordnung der Kontusionsherde in einem Falle von Absturz aus großer Höhe sehr deutlich realisiert.

Fall 155: Absturz aus einem Flugzeug aus großer Höhe, Aufprall mit dem Rücken auf den Boden. Sofortiger Tod, keine Verletzung der Wirbelsäule, an der Dorsalseite des Markes zahlreiche, miteinander zum Teil konfluierende, meist flache Kontusionsherde von der Oblongata an bis zum unteren Brustmark herab, ferner zahlreiche kleinere und größere Kontusionsherde an der ventralen Fläche des Markes, besonders ausgesprochen im Halsmark und im Lumbosakralmark.

Nun kann es aber bei der Einwirkung einer stumpfen Gewalt auch noch auf andere Weise zu einer primären Sprengung des Gewebsverbandes kommen. Es ist zu berücksichtigen, daß die an sich bewegliche Wirbelsäule bei der Einwirkung eines sie treffenden Stoßes häufig eine forcierte Bewegung im Sinne der Überbeugung oder Überstreckung, der Überdrehung oder Neigung ausführt, teils passiv, teils aber auch aktiv, infolge heftiger reflektorisch ausgelöster Muskelkontraktionen. Bei diesen forcierten Exkursionen kann das Mark, auch ohne daß es zu einer Fraktur oder Luxation der Wirbel kommt, eine beträchtliche Quetschung oder Zerrung erleiden. Auf diesen Mechanismus der Markverletzung haben bereits früher besonders Kocher, Wagner-Stolper, Koenig u. a. hingewiesen. Bisweilen reißen die Bandverbindungen der einzelnen Wirbel untereinander ein, bisweilen aber bleiben auch sie intakt. Wahrscheinlich spielt bei diesen Kontusionen des Markes der Umstand eine Rolle, daß sich das im Innern des Wirbelkanals gelegene Mark den brüsken Exkursionen der Wirbel nicht schnell genug anpaßt und infolgedessen eine Quetschung oder Zerrung erfährt. Ein Fall meines Materials soll diese Art der Kontusionierung illustrieren.

Fall 156: Automobilunfall, wird mit der Stirn gegen einen Baum geschleudert. Spürt sofort einen heftigen Ruck im Genick. Sofortige Lähmung des linken Armes und Beines, nach wenigen Stunden erhebliche Verschlechterung, indem auch die andere Körperhälfte gelähmt ist. Tod unter Atemlähmung. Bei der Autopsie keine Verletzung der Halswirbelsäule. Ausgesprochener Kontusionsherd im oberen Zervikalmark. Ödem des gesamten Halsmarkes.

Die Kontusion ist offenbar durch eine forcierte Bewegung des zweiten und dritten Halswirbels gegeneinander ohne Verletzung dieser Wirbel zustande gekommen.

Aber genau wie bei den Schußverletzungen der Wirbelsäule, welche ohne Eröffnung des Wirbelkanals mit einer schweren Markschädigung einhergehen, so spielt auch bei der Einwirkung einer stumpfen Gewalt, die ohne Verletzung der Wirbelsäule abläuft, die primäre Sprengung des Gewebsverbandes durch Kontusion oder Zerrung nur eine untergeordnete Rolle. Die Hauptrolle im Mechanismus der Schädigung fällt auch hier der akuten Pressung zu, welche durch die Fortpflanzung des den Körper treffenden Stoßes auf den Liquor cerebrospinalis und die dadurch bedingte plötzliche Erhöhung des Druckes desselben auf das Mark ausgeübt wird. Es ist dabei im Prinzip einerlei, ob der Stoß die Wirbelsäule direkt trifft, oder an anderer Körperstelle angreift und sich auf die Wirbelsäule fortpflanzt, und ebenso ist es im Prinzip einerlei, ob der Stoß einen mehr umschriebenen Angriffspunkt oder eine mehr diffuse Angriffsfläche hat. Wir haben diese Pressung des Rückenmarkes schon in den Fällen, in welchen es infolge von Wirbelfrakturen und Luxationen zu einer Quetschung des Markes kommt, für die juxtaläsionelle Mitschädigung des nicht direkt kontundierten Abschnittes des Markquerschnittes in der Höhe des Kontusionsherdes, vor allem aber für die Mitschädigung der supra- und infraläsionellen Marksegmente und Wurzeln und für die hierdurch bedingten Nachbarschafts- und Fernsymptome verantwortlich gemacht. In den uns jetzt beschäftigenden Fällen von Markschädigung ohne jede Verletzung der Wirbelsäule spielt diese akute Markpressung die einzige oder doch die entscheidende Rolle.

Die Veränderungen, welche durch diese akute Pressung des Markes zustande kommen, sind im Prinzip genau dieselben, wie bei der Prellschädigung des Markes. Es kommt, ohne primäre Sprengung des Gewebsverbandes, wohl in erster Linie zu einer Beeinflussung der Blutgefäße, zur Gefäßlähmung, zur Prästase und Stase und damit zu einer Aufhebung der Funktion des nervösen Gewebes.

Starke Erweiterung der Blutgefäße, Blutungen per diapedesin in Gestalt von Petechien, Ekchymosen und hämorrhagischer Infarcierung sind der greifbare Ausdruck dieser Zirkulationsstörung; daneben bestehen partielle Einrisse der Gefäßwand mit Thrombenbildung, völlige Gefäßruptur mit größeren und kleineren Blutungen per rhexim, starke Erweiterung der perivaskulären Lymphräume, Einrisse der Grenzmembranen der Lymphräume, Lymphorrhagien. Ob es zu einer primären Parenchymschädigung im Sinne von Obersteiner und Schmauß kommt, ist noch nicht einheitlich entschieden, wird aber von Jakob, welcher die Veränderungen experimentell am genauesten studiert hat, angenommen, von Ricker hingegen im wesentlichen abgelehnt. Ich persönlich möchte mich in Übereinstimmung mit Jakob unbedingt dahin aussprechen, daß wir neben der ja zweifellos beträchtlichen Schädigung des Gefäß- und Lymphapparates auch eine primäre Schädigung des Nervenparenchyms anerkennen müssen. Ich habe allerdings keine Erfahrungen über die frischen Veränderungen, welche am Rückenmark nach der Einwirkung einer stumpfen Gewalt festgestellt werden können, aber ich habe über 40 Gehirne, welche von Individuen stammen, die innerhalb von 6—48 Stunden nach der Einwirkung einer stumpfen Gewalt auf den Schädel ad exitum kamen, untersucht. Die auffälligsten Veränderungen waren die weit über die Hirnrinde, die Stammganglien, die Brücke, die Oblongata, den Balken, das Chiasma und andere Hirnabschnitte verbreiteten größeren und kleineren Blutungen, die teils schon makroskopisch erkennbar sind, teils aber erst durch mikroskopische Untersuchung aufgedeckt wurden. Im letzteren Falle ist die perivaskuläre Anordnung der Blutungen überall erkennbar. Teils hält sich die Blutung an die perivaskulären Lymphräume, teils sind diese durchbrochen und die Blutung erstreckt sich in das umliegende Gewebe. Neben den Blutungen fällt die oft enorme Erweiterung der perivaskulären Lymphräume auf, die teils mit Blut erfüllt sind, teils aber auch ganz leer davon sind. Ferner ist mir an zahlreichen Gehirnen aufgefallen, daß sich innerhalb des Gewebes der Rinde abnorm große Schrumpfräume, die meist um die Ganglienzellen herum liegen, finden. Ich habe in diesen abnormen Schrumpfräumen bereits 1904 den Ausdruck eines Gehirnödems erblickt, das man nicht selten bereits makroskopisch bei der Autopsie feststellen kann. Vor allem aber habe ich in zahlreichen Fällen gefunden, und das bereits 1904 mitgeteilt, daß sich bereits in ganz frischen Fällen, die 8, 12, 24 Stunden nach dem Trauma ad exitum kamen, innerhalb der Hirnrinde die feinen Markfasern, besonders die horizontalen Fasern der oberflächlichen Rindenschichten, ganz besonders die sogenannten Tangentialfasern bei der Markscheiden-färbung mit Hämatoxylin sehr schlecht oder überhaupt nicht färben. Dieser Befund ist nicht gleichmäßig verbreitet, unmittelbar neben Stellen, in welchen eine normale Färbbarkeit der genannten Fasern besteht, finden sich Stellen, in denen die äußeren Rindenschichten sehr markarm oder marklos sind. Ich hebe diesen Befund deshalb hervor, weil die mangelnde Färbbarkeit der Markscheiden, die Demyelinisation ein häufiger Befund bei traumatischer Rückenmarksschädigung ist, ja daß sie einen besonders feinen Grad der Schädigung der Nervenfasern darzu-stellen scheint. Wichtig ist, daß dieser Befund bereits sehr frühzeitig von mir er-hoben werden konnte und das deutet meines Erachtens in gewissem Sinne auf eine primäre Schädigung des Nervenparenchyms. Die mangelnde oder fehlende Färbbar-keit der Markscheiden findet sich auch da, wo perivaskuläre Blutungen an Ort und Stelle oder in der Nachbarschaft überhaupt nicht vorhanden sind. Sie stellt einen viel ausgebreiteteren Befund dar, als die kleinen Hämorrhagien. Mairet und Durante haben, worauf wir später noch zurückkommen werden, bei ihren experi-mentellen Studien über die Explosionswirkung großer Granaten auf das Gehirn und Rückenmark des Kaninchens ebenfalls bereits in ganz frischen Stadien eine mangelnde oder fehlende Färbbarkeit der Markscheiden in der Randzone des Rücken-markes nachgewiesen. Daraus geht hervor, daß wir es hierbei offenbar mit einem ganz frühzeitigen Befund zu tun haben, der bei der Einwirkung der verschieden-artigsten Traumen auf das Zentralnervensystem, bei denen ja das Moment der akuten Pressung die wesentliche Rolle spielt, erhoben werden kann.

In der weiteren Folge kommt es bei der akuten Pressung des Rückenmarkes bei der Einwirkung einer stumpfen Gewalt auf die Wirbelsäule zu denselben mikro-skopisch und oft schon makroskopisch erkennbaren schweren Veränderungen des Nervenparenchyms, wie bei der akuten Pressung des Markes durch Schußverletzung, zu schweren degenerativen Veränderungen der Ganglienzellen, Markscheiden und Achsenzylinder, zur völligen Nekrobiose der nervösen Elemente, während die Glia im wesentlichen erhalten bleibt und in den schwersten Fällen zur Nekrobiose sämt-licher ektodermaler-Bestandteile des Markes, der Nervensubstanz und der Glia, zur Malazie.

Ist die durch die akute Markpressung hervorgerufene Gefäßlähmung nur eine vorübergehende und löst sich die Stase völlig, ehe es zu einer Veränderung der Struktur des Nervengewebes gekommen ist, oder kehrt, wenn man sich auf den Boden der Obersteinerschen Auffassung stellt, die Störung in der kolloid-chemischen Konstitution des nervösen Parenchyms rasch völlig zur Norm zurück, so kehrt auch die durch die akute Pressung aufgehobene Funktion der Markelemente rasch und vollkommen zur Norm zurück, wir haben das Bild der echten Commotio spinalis s. str. vor uns, das nach der Ein-wirkung stumpfer Gewalten auf die Wirbelsäule ohne Verletzung derselben oft zur Beobachtung kommt. Besonders die stumpfen Gewalten mit mehr diffuser Angriffsfläche, also Granatkontusion, Verschüttung, Absturz stellen das Haupt-kontingent der Commotio spinalis. Aber auch bei ganz umschriebener Gewalt-einwirkung kommt sie zur Beobachtung, wie folgende zwei Fälle lehren.

Fall 157: Sturz vom Lastautomobil, das eine Hinterrad trifft dabei den untersten Abschnitt der Brustwirbelsäule. Keine äußere Verletzung, keine Verletzung der Wirbelsäule, sofortige Lähmung beider Beine, Verlust der Patellar- und Achilles-reflexe, der Sohlenreflexe, der unteren Bauchreflexe, Blasen- und Mastdarmstörung, Hypästhesie der Beine. Nach 6 Tagen völliger Rückgang aller Erscheinungen.

Fall 158: Stoß eines Eisenbahnpuffers in die Gegend der unteren Lenden-wirbelsäule. Geringe Hautkontusion, keine Wirbelsäulenverletzung, sofortige Läh-mung der Beine, totale Areflexie, Harnverhaltung, keine Sensibilitätsstörungen. Rückgang aller Erscheinungen im Laufe von etwa 10 Tagen.

Sehr oft aber kommt es nicht zeitig genug zur Lösung der Gefäßlähmung, oder nicht zum Rückgang der durch die akute Pressung erzeugten primären Parenchymschädigung, vielmehr zu mehr oder weniger hochgradigen und mehr oder weniger ausgedehnten permanenten Parenchymveränderungen und Parenchymnekrosen. Ist die traumatische Gewalt mehr eine umschriebene, so kann es zu einem sogenannten Hauptherd, der dem Angriffspunkte des Traumas entspricht, kommen. Zwei derartige Fälle sind bereits früher mitgeteilt worden. Sie sollen hier des Zusammenhanges wegen nochmals mitgeteilt werden.

Fall 138, S. 1811: Steinschlag gegen den untersten Teil der Brustwirbelsäule. Sofort totale Lähmung beider Beine, der Blase und des Mastdarms. Ausgedehnte Hautweichteilkontusion über elften und zwölften Brustwirbel und obersten Lendenwirbeln. Keine Verletzung der Wirbelsäule. In der Folge geht die Lähmung etwas zurück. Es hinterbleibt links völlige schlaffe Lähmung aller Beinmuskeln mit Ausnahme des Ileopsoas, Sartorius, Grazilis, der Adduktoren und des Quadrizeps, des Gastroknemius, Flexor digitor. und der Sohlenmuskeln. Rechts besteht Lähmung des Extensor hallucis et digitor. longus, Peroneus longus et brevis, ferner des Gastroknemius, Flexor digitor. et hallucis und der Sohlenmuskulatur. Starke Ataxie beider Beine. Blasen- und Mastdarmstörung. Patellarreflex beiderseits $+$, Achillesreflex beiderseits $-$, rechts Babinski $+$, links Rossolimo $+$, Anästhesie beiderseits von L_2-S_4.

Fall 139, S. 1811: Kolbenstoß gegen mittleren Teil der Lendenwirbelsäule. Keine Verletzung der Wirbelsäule. Sofort große Schwäche der Beine, die sich allmählich bessert. Es hinterbleiben Blasen-Mastdarmstörungen. Achillesreflexe beiderseits $-$, starke Schmerzen in den Beinen. Anästhesie von L_5-S_5. Beiderseits Ataxie der Beine.

Ein weiterer charakteristischer Fall soll hier noch angefügt werden.

Fall 159: Hufschlag ins Genick. Heftige Schmerzen in der linken Halsseite und im Arm. Keine Fraktur der Halswirbelsäule. Dieselbe ist frei beweglich. Röntgenologisch o. B. Nach einigen Stunden Schwäche des linken Armes, die sich rasch zur völligen Lähmung steigert. Es hinterbleibt eine dauernde schlaffe, atrophische Lähmung des linken Armes mit totaler E.R. Sympathikuslähmung links, nur die Außenrotatoren des Humerus funktionieren etwas. Sämtliche Sehnen- und Periostreflexe des linken Armes fehlen. Starke Schmerzen in der linken Halsseite und im linken Arm. Anästhesie von C_5-D_1. Keine Strangsymptome.

Die Stelle der Markschädigung entspricht also in diesem Falle dem Angriffspunkte der Gewalt an der Wirbelsäule, eine Verletzung der letzteren hat dabei nicht stattgefunden. Bemerkenswert ist, daß die Symptome erst einige Stunden nach der Einwirkung des Traumas einsetzen und dann dauernd unverändert fortbestehen. Bemerkenswert ist auch die Ausdehnung des Destruktionsherdes, welcher die graue Substanz des Zervikalmarkes von C_1-D_2 linkerseits einnnimmt.

Nicht selten kommt es aber auch bei der Einwirkung einer umschriebenen stumpfen Gewalt auf die Wirbelsäule ohne Verletzung derselben nicht nur zu einer Markschädigung an der Stelle des Angriffspunktes der Gewalt, sondern auch zu abliegenden Fernherden.

Fall 160: Sturz aufs Kreuz. Hautweichteilkontusion über dem Sakrum, keine Knochenverletzung. Lähmung der Blase, des Mastdarms und der Potenz. Lähmung des Gastroknemius, Flexor digitor. und der Sohle. Achillesreflex beiderseits negativ, Sohlenreflex links erloschen, rechts Babinski $+$. Anästhesie von S_2-S_5. Paradoxes Trizepsphänomen am Arm links.

In diesem Falle entspricht also der Hauptherd der Stelle der Einwirkung der Gewalt, es besteht Lähmung der unteren Sakralwurzeln. Außerdem bestehen aber Nebenherde, einer im Hinterseitenstrang in nicht näher zu bestimmender Höhe, der andere im Halsmark.

Bisweilen kommt es trotz umschriebener Gewalteinwirkung zu mehreren disseminierten zirkumskripten Herden, denen nur sehr geringfügige Ausfallerscheinungen entsprechen.

Fall 161: Propellerschlag gegen die Halswirbelsäule, rasch vorübergehende Schwäche der Beine und Arme. Es hinterbleibt nur Babinski rechts +, links Abdominalreflex —, leichte Blasen- und Potenzstörung.

Bei der Prellschädigung des Rückenmarkes durch Schußverletzung haben wir gesehen, daß manchmal der Hauptherd von der Stelle, an welcher das Projektil an der Wirbelsäule ansetzt, mehr oder weniger weit abliegt. Ähnliches haben wir bereits bei den Verletzungen der Wirbelsäule durch stumpfe Gewalt kennen gelernt. Es kommt aber auch bei der Einwirkung einer stumpfen Gewalt mit umschriebenem Angriffspunkte ohne Verletzung der Wirbelsäule vor. Das Auftreten von Hämatomyelien im Halsmark nach Sturz auf das Gesäß ist ja seit langem bekannt.

Aber auch die traumatische Malazie kann fernab von der Stoßstelle entstehen, ohne daß die Wirbelsäule an irgendeiner Stelle dabei verletzt wird. Einen solchen Fall haben Winkler und Jochmann mitgeteilt.

Der Verletzte glitt von einer senkrechten Leiter ab und stieß mit den Füßen auf den Boden auf. Anfangs keinerlei Beschwerden. Nach 16 Stunden beginnende Schwäche der Beine, die sich rasch zur vollkommenen Paraplegie steigerte. Bei der Sektion fand sich ein malazischer Herd im Halsmark.

Offenbar kommen diese von dem äußeren Angriffspunkt des Stoßes weit abgelegenen Herde dadurch zustande, daß sich zu der Pressung, welche das Mark durch die Fortpflanzung des Stoßes auf die Liquorsäule erfährt, noch eine weitere Pressung hinzugesellt, welche durch eine plötzliche forcierte Bewegung der Wirbelsäule an ganz abgelegener Stelle auf das Mark ausgeübt wird.

Besitzt die traumatische Gewalt keinen umschriebenen Angriffspunkt, sondern handelt es sich um stumpfe Gewalten mit mehr diffuser Angriffsfläche, wie dies bei Verschüttungen, Granatkontusionen, Absturz und ähnliche Traumen mehr oder weniger der Fall ist, so zeigen die Herde nach Zahl, Umfang und Lokalisation die größte Mannigfaltigkeit. Es kommen ganz umschriebene Hauptherde vor, denen klinisch die Bilder der Querschnittsparaplegie, der Halbseitenlähmung, der Läsion des Lumbosakralmarkes, des Konus, der Cauda equina entsprechen.

Fall 162: Verschüttet. Keine Verletzung der Wirbelsäule. Sofortige totale Lähmung beider Beine, der Blase und des Mastdarms. Die Lähmung ist 4 Wochen lang eine totale. Anästhesie von D_4—S_5. Dann allmähliche Besserung. Doch hinterbleibt eine spastische Parese beider Beine, Babinski beiderseits +, leichter Fußklonus. Abdominalreflex links abgeschwächt. Hypästhesie bis D_4.

Wir sehen also ein totales Transversalsyndrom in der Höhe des vierten Dorsalsegmentes ohne Verletzung der Wirbelsäule auftreten. Dasselbe bildet sich später weitgehend zurück, hinterläßt aber doch beträchtliche Reste.

Fall 163: Einem auf dem Bauche liegenden Manne fällt bei Granateinschlag in einem Unterstand ein schwerer Sack auf den Rücken. Keine Verletzung der Wirbelsäule. Sofortige Lähmung beider Beine, der Blase und des Mastdarmes, allmählicher völliger Rückgang der Lähmung. Es bleibt aber eine ausgesprochene Ataxie beider Beine zurück. Lagegefühlsstörungen an den Beinen, Thermanalgesie von D_5—S_7. Bauchreflexe fehlen, Babinski beiderseits +, Patellar- und Achillesreflexe vorhanden. Keine Blasenstörung, keine Potenzstörung, aber Lähmung des Levator ani und Sphincter ani, sowie totale Anästhesie in der Umgebung des Anus sowie der Analöffnung selbst.

Auch in diesem Falle handelt es sich um eine mehr diffuse Gewalteinwirkung. Die Wirbelsäule wird nicht verletzt. Es entsteht ein akutes Transversalsyndrom, dem siebenten Dorsalsegment entsprechend, das sich später beträchtlich zurückbildet und im wesentlichen ein kombiniertes Hinterstrang-Vorderseitenstrangsyndrom hinterläßt. Außerdem besteht ein Fernherd im Conus terminalis. F. Rose hat einen Fall von Granatkontusion mit initialer Bewußtlosigkeit beschrieben, bei dem eine schwere Ataxie aller vier Extremitäten mit Aufhebung des Lagegefühls, aber mit Integrität der Reflexe bestand. Rose nimmt an, daß es sich in diesem Falle um doppelseitige Parietallappenherde handle. Aber es spricht kein einziges Symptom für den zerebralen Sitz der Läsion und ich halte es daher für wahrscheinlicher, daß es sich um eine Schädigung der Hinterstränge oberhalb des fünften Zervikalsegmentes handelt.

Fall 164: Sturz aus großer Höhe, keine Verletzung der Wirbelsäule. Sofort auf beide Beine, Blase und Mastdarm gelähmt. In der Folge bessert sich die Beinlähmung. Es hinterbleibt beiderseits eine streng symmetrische Lähmung des Tibialis anticus et posticus, Glutaeus medius, Extensor hallucis longus, Extensor digitor. longus, Peroneus brevis et longus, Glutaeus maximus, Semitendinosus, Semimembranosus und Bizeps. Die Lähmung geht mit starker Atrophie und E.R. einher. Patellarreflex beiderseits +, Achillesreflex rechts +, links −, Sohlenreflex beiderseits +, beiderseits Rossolimo +. Geringe Detrusorschwäche. Starke Ataxie beider Beine. Beiderseits Anästhesie in L_5 und S_1.

Es handelt sich also in diesem Falle von Absturz aus großer Höhe um einen umschriebenen Herd im Grau des Lumbosakralmarkes, besonders den untersten Teil des vierten, das fünfte Lumbal- und erste Sakralmark betreffend. Der Herd greift etwas auf den Hinterseitenstrang über (Rossolimo +). Außerdem ist das Areal der Hinterstränge beteiligt, wahrscheinlich an einer Stelle oberhalb der Lendenanschwellung, denn sonst wäre das Erhaltenbleiben der Reflexe nicht verständlich.

Fall 165: Granatkontusion, keine Verletzung der Wirbelsäule. Sofort rechtsseitig gelähmt. Starke Schmerzen im rechten Arm. Lähmung des rechten Beines, sehr bald gebessert, dagegen bleibt zunächst totale Lähmung des rechten Armes bestehen. In der Folge nimmt dieselbe eine interessante Form an. Es sind im Zustande schlaffer atrophischer Lähmung alle Muskeln, die vom fünften und sechsten Zervikalsegment versorgt werden, ferner von den aus tieferen Segmenten versorgten Muskeln Serratus, Latissimus, Subskapularis, Teres major, Pektoralis, Extensor carpi radialis longus et brevis, Trizeps und Flexor digtor. sublimis et profundus, sowie Flexor pollicis longus. Alle anderen Muskeln des rechten Armes sind spastisch gelähmt. Links besteht nur atrophische Lähmung des Supraspinatus und Infraspinatus. An den Beinen ist nur Babinski beiderseits +. Die Hinterstränge sind ganz normal. Dagegen besteht rechterseits Analgesie von $D_3 - S_5$ und Kaltanästhesie mit paradoxer Warmempfindung von $D_3 - S_5$. Warmempfindung ist ganz erhalten.

Es handelt sich also um einen Fall von Granatkontusion ohne Verletzung der Wirbelsäule. Der Herd betrifft das Halsmark, teils die Kernsäule der Vorderhörner, teils das Armareal der Pyramidenbahn, teils den gegenüberliegenden Vorderseitenstrang. Die Kernsäule der Vorderhörner ist nicht in ganzer Ausdehnung betroffen, C_5 und C_6 sind völlig zerstört, außerdem noch die Kernsäule des Serratus, Latissimus, Pektoralis, Teres major, Subskapularis und Pronator, auch mit ihrer Fortsetzung innerhalb des siebenten und achten Zervikal- und ersten Thorakalsegmentes. Ferner ist die Kernsäule des Trizeps Ext. c. rad. l. et br., und der langen Fingerflexoren zerstört. Alle anderen Armmuskeln sind infolge des Herdes im Armareal der Pyramidenbahn spastisch gelähmt. Die Läsion des gegenüberliegenden Vorderseitenstranges betrifft nur die Bahnen des Schmerzgefühls und der Kälteempfindung und an diesen nur die den Segmentalzonen $D_3 - S_5$ entsprechenden Lamellen. Der Fall ist also durch eine außerordentliche Elektivität in der Verteilung des Herdes ausgezeichnet.

Fall 166: Verschüttung. Keine Verletzung der Wirbelsäule. 16 Stunden lange Bewußtlosigkeit. Anfangs Doppelsehen (Lähmung des linken Abduzens), welches aber schwindet. Es hinterbleibt eine scharf segmental begrenzte Anästhesie von C_2-C_4 links, im Gesicht greift sie, der Soelderschen Linie folgend, auf das Gebiet des ersten Trigeminusastes über. Starke Schmerzen im Bereiche von C_2-C_4, Nystagmus.

Der Fall ist charakterisiert durch einen Herd in den Hinterhörnern und der Wurzeleintrittszone von C_2-C_4. Die absteigende Trigeminuswurzel ist mitergriffen, aber auch die zum Nucleus sensibilis trigemini ziehenden Fasern können nicht unbeschädigt geblieben sein, wie daraus hervorgeht, daß auch taktile Anästhesie im Gebiete des ersten Quintusastes besteht. Der Abduzenskern war längere Zeit mitbetroffen hat, sich aber dann ganz wiederhergestellt. Nystagmus blieb dauernd bestehen. Die anfängliche lange Bewußtlosigkeit entspricht einer schweren kommotionellen Schädigung der Oblongata.

Alle bisher beschriebenen Fälle illustrieren das Vorkommen mehr oder weniger umschriebener Hauptherde bei der Einwirkung einer stumpfen Gewalt mit diffuser Angriffsfläche ohne Verletzung der Wirbelsäule. Daß dabei außer dem Hauptherd auch teils kommotionelle, teils reversible, teils definitiv-destruktive Mitschädigungen benachbarter und fernabliegender Markabschnitte vorkommen, ist durch die mitgeteilten Fälle ebenfalls genügend belegt.

Aus der Literatur möchte ich folgende Fälle anführen. Doumet und Roussy erwähnen einen Fall, in dem nach einer Verschüttung anfangs Parese der Beine, starke Blasenstörungen und Verlust der Potenz auftrat. Während alle anderen Erscheinungen rasch weichen, bleibt eine totale Impotenz zurück. Es handelt sich also um einen Herd im Conus terminalis. Roussy beschreibt ein nach seiner Ansicht nicht seltenes Syndrom, das in einer Hemiplegia spinalis, verbunden mit Lähmung des Akzessorius der gleichen Seite und mit Schmerzen und Hypästhesie im Gebiete der oberen Zervikalwurzeln besteht, das er auch nach Prellschüssen des Rückenmarkes mehrmals beobachtete. Français schildert im Gefolge von Verschüttung und Granatkontusion ein Syndrom tabétiforme, welches in ausgesprochener Ataxie der Beine, Hypotonie, Störungen der Tiefensensibilität, Verlust der Sehnenreflexe mit und ohne Blasenstörungen besteht, aber durch das Fehlen lanzinierender Schmerzen und durch normale Pupillenreaktion ausgezeichnet ist. Es ist also offenbar auf eine traumatische Schädigung der Cauda equina zurückzuführen.

Eine äußerst interessante Beobachtung haben Léri und Schaeffer mitgeteilt.

Granatkontusion und Verschüttung durch Erd- und Steinmassen. Bruch mehrerer Zähne, wahrscheinlich auch Luxation des Kiefers. Sofort Bewußtlosigkeit. Lähmung der linken Körperhälfte, linker Arm total schlaff gelähmt, linkes Bein steif. Lähmung des rechten Fazialis; konnte das rechte Auge nicht schließen. Totale Anästhesie, Unfähigkeit zu kauen und zu schlucken, feste Speisen gingen nicht herunter, flüssige Ingesta gerieten in den Larynx oder kamen zur Nase heraus. Speichel läuft permanent zum Munde heraus. Allmählicher Rückgang der Erscheinungen. Fast ein Jahr nach der Verschüttung wird folgendes festgestellt: Linke Hemiplegie so gut wie beseitigt, doppelseitige Fazialisschwäche, rechts wesentlich stärker als links, Schwäche der Kaumuskeln, besonders rechts. Hypoglossus beiderseits, besonders aber rechts betroffen, Zunge rechts stark atrophisch, wird mühsam vorgestreckt, weicht dabei nach rechts ab. Gaumensegelparese, Stimmbandparese, rechts stärker ausgesprochen wie links. Totale Akustikuslähmung und Vestibularislähmung rechts, starke Störung des Geschmacks beiderseits rechts $>$ links. Beiderseits Lähmung des Akzessorius, Phrenikus, Rhomboideus, Supra und Infraspinatus rechts $>$ links. Lähmung der kleinen Handmuskeln beiderseits. Totale Anästhesie in C_2, Hypästhesie in C_3 und C_4, Thermanalgesie an beiden oberen Extremitäten. Ferner besteht Hypotonie in den Beinen, Verlust des linken Achillesreflexes, leichte Atrophie der Beine, Thermhypästhesie im linken Bein.

Es handelt sich also um eine Läsion im Bereiche der Oblongata und des Zervikalmarkes. In der Hauptsache sind die Kerngebiete des fünften, siebenten, achten, neunten, zehnten, elften und zwölften Hirnnerven, die Kerne des Halsmarkes bis C_5 abwärts betroffen. Die Sensibilitätsstörung erstreckt sich von C_2-D_1 herab, betrifft in der Hauptsache die Schmerz- und Temperaturempfindung. Außerdem bestehen aber leichtere Erscheinungen von seiten des Lumbosakralmarkes. Zu Anfang hatte eine linksseitige Hemiplegie bestanden und da die Erscheinungen von seiten der Gehirnnerven, besonders des Fazialis rechts viel stärker ausgeprägt waren als links, so bestand zunächst eine Hemiplegia alternans (Type Gubler - Millard). Bemerkenswert ist die außerordentlich starke Beteiligung der bulbären Hirnnervenkerne einerseits, die Beteiligung der grauen Substanz des Zervikalmarkes und die allerdings geringfügigere Beteiligung des Lumbosakralmarkes andererseits.

Léri hat noch eine zweite ähnliche Beobachtung gemacht. Es handelt sich um einen Fall von Granatkontusion mit Lähmung des linken Armes, Atrophie desselben, gesteigerten Reflexen, einer spastischen Lähmung des linken Beines, verbunden mit Lähmung des linken Fazialis, Glossopharyngeus, Vagus, Akzessorius und Hypoglossus, des rechten Trigeminus und Abduzens. Jumentié sah in zwei Fällen von Verschüttung Lähmung des Hypoglossus, Vagus und Fazialis, bzw. des Hypoglossus, Akzessorius, Vagus, Fazialis und Okulomotorius, verbunden mit Lähmung der kleinen Handmuskeln.

Lortat Jacob und Haller beobachteten ein isoliertes Halssympathikussyndrom nach Verschüttung, ohne daß aber über den näheren Sitz der Läsion etwas Bestimmtes ausgesagt werden konnte.

Die, man möchte fast sagen, launenhaft erscheinende Lokalisation der sogenannten umschriebenen Hauptherde bei der Einwirkung einer stumpfen Gewalt mit diffuser Angriffsfläche, wie sie die Verschüttung, die Granatkontusion, der Absturz aus der Höhe darzustellen scheinen, entzieht sich der Erklärung mehr oder weniger vollkommen. Offenbar ist eben, wie dies schon früher betont wurde, die Angriffsfläche der Gewalt oft nur scheinbar diffus. Es entzieht sich unserer Beurteilung, ob nicht doch der Stoß an dem einen oder anderen Punkte mehr zirkumskript einwirkt, oder hier stärker zur Geltung kommt, als an anderen Stellen, und wir müssen immer auch mit forcierten Bewegungen einzelner Abschnitte der Wirbelsäule in dieser oder jener Richtung rechnen, wodurch diese oder jene Markpartie noch eine besondere Pressung erleidet, ohne daß die Wirbelsäule selbst eine Verletzung erfährt. Besonders der letztere Umstand spielt meines Erachtens eine wesentliche Rolle. Dobrokottow hat einen sehr eigenartigen Fall veröffentlicht. Ein auf der Seite liegender Soldat erhielt einen Tangentialschuß an der rechten Gesäßhälfte. Das rechte Bein führte eine heftige reflektorische Bewegung aus und der Verletzte warf sich mit einem Ruck auf den Rücken. Darauf Lähmung des rechten Beines mit starker Atrophie und E.R. und Thermanalgesie am rechten Bein. Es ist hier offenbar durch eine heftige forcierte Bewegung der Wirbelsäule zu einer Schädigung der rechten Hälfte des Lumbosakralmarkes gekommen.

Wie sehr wir bei der Verschüttung und der Granatkontusion mit solchen mehr umschriebenen Gewalteinwirkungen und mit forcierten passiven oder aktiven Bewegungen einzelner Abschnitte der Wirbelsäule rechnen müssen, dafür spricht meines Erachtens eine Tatsache, auf welche besonders Karplus hingewiesen hat. Er hat bei systematischer genauer röntgenologischer Untersuchung in allen Fällen von Verschüttung und Granatkontusion mit organischen Marksymptomen, in zahlreichen Fällen Frakturen an dem einen oder anderen Wirbel festgestellt. Ich stimme Karplus darin vollkommen zu, daß solche Verletzungen der Wirbelsäule in Gestalt von Wirbelfrakturen, Absprengung von Fortsätzen, ja von Luxationen einzelner Wirbel bei der Verschüttung und Granatkontusion häufiger sind, als gemeinhin angenommen wird. Ich habe selbst nicht wenige derartige Wirbelverletzungen nach den genannten Traumen beobachtet und ja bereits mehrfach auf diese Fälle Bezug genommen. Solche Fälle sind auch von anderen Autoren mitgeteilt worden. Ich erwähne außer dem bereits früher erwähnten Falle von Roussy und Cornil (s. S. 1816) nur eine Beobachtung von Chatelin und Patrikios, in welcher es bei der Verschüttung zu einer Fraktur des zweiten Lendenwirbels mit einer Verletzung des Lumbosakralmarkes kam, die im wesentlichen durch eine atrophische Lähmung der Dorsalflexoren des Fußes bekundet wurde. Aber andererseits fehlen doch in sehr vielen Fällen von Verschüttung und Granatkontusion, die mit schweren Marksymptomen einhergehen, jegliche Veränderungen der Wirbelsäule. Die Häufigkeit der Wirbelsäulenveränderungen beweist aber, daß bei der Verschüttung und Granatkontusion das Trauma eben doch oft mehr umschriebene Angriffspunkte hat, oder daß forcierte Bewegungen einzelner Abschnitte der Wirbelsäule mit im Spiele sind, die in einem Teil der Fälle zur Fraktur führen, in einem anderen Teil ohne eine solche einhergehen, in jedem Falle aber eine akute Pressung des Markes an Ort und Stelle bewirken. Selten kommt es bei der Verschüttung oder der Granatkontusion zu zahlreichen großen, miteinander konfluierenden Erweichungsherden, die sich fast über das gesamte Mark ausdehnen, wie sie Leva nach Granatkontusion beschrieben hat. Sehr viel häufiger aber entstehen durch die stumpfen Gewalteinwirkungen mit diffuser Angriffsfläche nur vereinzelte kleine, zirkumskripte oder disseminierte multiple, definitive Destruktionsherde, und dementsprechend sind die residuären Ausfallssymptome sehr beschränkt. Dabei kann eine initiale kommotionelle Schädigung bestimmter Marksegmente oder auch des gesamten Markes in ganzer Ausdehnung vorangegangen sein und eine kurzfristige Lähmung der Beine oder aller vier Extremitäten zu Anfang bestanden haben. Ebenso oft fehlen initiale stärkere Ausfallserscheinungen ganz. Die häufigsten Residualsymptome sind in diesen Fällen: Verlust eines oder beider Patellaroder Achillesreflexe, eines oder beider Sohlenreflexe, eines oder mehrerer Abdominalreflexe, ein- oder doppelseitiger Babinski oder Rossolimo, oder andere geringfügige spastische Symptome eines Beines, Blasenstörungen, Mastdarmstörungen, totaler Verlust der Potenz, dissoziierte Potenzstörung, paradoxes Trizepsphänomen, geringfügige diffuse Atrophie eines Beines oder Armes, ganz umschriebene Lähmung einzelner Bauchmuskelabschnitte, geringfügige Hypästhesie im Bereiche eines oder mehrerer Segmentalzonen einseitig oder doppelseitig, leichte Ataxie oder Intentionstremor eines Armes oder Beines, Schmerzen und Parästhesien, teils in zirkumskripten Gebieten, teils diffus verbreitet und nach Ort und Intensität wechselnd. Sie bilden teils isoliert, teils in dieser oder jener Kombination die einzigen organischen Residuen der Markschädigung durch Verschüttung, Granatkontusion, Absturz oder andere den Körper treffende stumpfe Gewalten. Folgende Fälle mögen das illustrieren.

Fall 167: Verschüttung. Keine Veränderung der Wirbelsäule. Bewußtlos, 2 Tage an Armen und Beinen gelähmt. 3 Wochen lang Blasenstörungen. Als Residuum hinterbleibt nur Fehlen des rechten Patellar- und Achillesreflexes. Leichte Potenzstörung, paradoxes Trizepsphänomen rechts.

Fall 168: Granatkontusion. Keine Verletzung der Wirbelsäule. 3 Stunden bewußtlos. 2 Tage lang Lähmung beider Beine, mußte katheterisiert werden. Langanhaltende Gürtelschmerzen im Thorax. Patellarreflexe beiderseits dauernd erloschen. Hypalgesie und Thermhypästhesie in den untersten Sakralzonen. Geringe Blasenschwäche.

Fall 169: Verschüttung. Nicht bewußtlos. Etwa 6 Tage lang an beiden Beinen gelähmt. Es hinterbleibt am rechten Bein Babinski +, Rossolimo +, Andeutung von Fußklonus. Rechter Abdominalreflex unterhalb des Nabels erloschen. Häufig Schmerzen in den Armen und im Nacken. Radiusperiostreflex fehlt beiderseits, dissoziierte Potenzstörung.

Fall 170: Granatkontusion. 3 Tage bewußtlos. 10—12 Tage Lähmung der rechten Körperhälfte. Dauernd hinterbleibt doppelseitige Ischias und Coccygodynie. Verlust beider Achillesreflexe und des rechten Patellarreflexes. Häufig Kopfschmerzen.

Fall 171: Absturz aus großer Höhe. Nicht bewußtlos! Keine Lähmungserscheinungen, konnte aber mehrere Wochen nicht gehen, da „die Beine wacklig waren". Es hinterbleibt Verlust des rechten Patellarreflexes, leichte Ataxie des rechten Beines, geringe Abstumpfung der Sensibilität am rechten Unterschenkel. Linker Patellarreflex schwach.

Fall 172: Verschüttung. Nicht bewußtlos, nicht gelähmt. Nur im ganzen Körper wie zerschlagen. Starke wandernde Schmerzen im ganzen Körper. Es hinterbleibt Verlust beider Patellarreflexe, rechts Babinski +. Starke Rückenschmerzen und Gürteldruck, besonders im Gebiete von D_5—D_9. Hier leichte Abstumpfung für Schmerz und Temperaturreize.

Die mitgeteilten Fälle mögen genügen, um zu zeigen, wie mannigfaltig in diesen Fällen, in welchen nur sehr geringfügige Reste der organischen Markschädigung übrig bleiben, die Symptomatologie ist.

Verlust sämtlicher Sehnenreflexe als einzige Folge von Granatkontusion oder Verschüttung mit initialer Gehirnerschütterung hat Souques beschrieben.

Bei den Prellschädigungen des Markes durch Schußverletzungen der Halswirbelsäule haben wir auf ein besonders von Claude beschriebenes Syndrom hingewiesen, das in anfänglicher Bewußtlosigkeit, später in Kopfschmerzen, Brechreiz, Schwindel, Lähmungserscheinungen von seiten der Gehirnnerven, besonders des Trochlearis, Vestibulariserscheinungen, einseitiger Sympathikusreizung (Exophthalmus, Mydriasis), Schmerzen und Hypästhesien im Gebiete der Zervikalwurzeln (besonders C_8 und D_1), Verlust der Sehnenreflexe und leichten Hypästhesien an den Beinen besteht. Dieses Syndrom kommt nach Claude und Meuriot auch bei Verschüttung und Granatkontusion ohne Fraktur der Wirbelsäule und des Schädels vor. Es stellt ein Syndrome céphalorhachidien diffus dar, dem disseminierte mehr oder weniger leichte Schädigungen des Gehirns sowie des Rückenmarks und seiner Wurzeln zugrunde liegen.

Hinweisen möchte ich auch auf die Fälle, welche im Anschluß an Verschüttungen und Granatkontusionen organische Ausfallssymptome überhaupt nicht aufweisen, aber über dauernde oder intermittierende Wurzelschmerzen oder Parästhesien in den Extremitäten, besonders aber im Rumpf, sowie über Spannungserscheinungen in den Muskeln klagen. Ein Teil dieser Fälle ist noch durch offenbar reflektorisch bedingte Haltungsanomalien und Kontrakturen kompliziert. Hierher gehört ein Teil der Fälle von sogenannter Kamptokormie. Der Rumpf befindet sich in mehr oder weniger ausgeprägter vornübergebeugter Haltung, die Wirbelsäule zeigt eine muskulär fixierte Kyphose, die Recti abdominis sowie die seitlichen Bauchmuskeln, die Obliqui sind mehr oder weniger stark angespannt. Die Oberschenkel werden im Hüftgelenk durch starke Spannung des Ileopsoas in Beugestellung gegen das Becken fixiert. Seltener besteht eine mehr oder weniger starke Skoliose mit starker Anspannung eines Quadratus lumborum, Ileopsoas und der seitlichen Bauchmuskeln einer Seite. Sehr selten ist Überstreckung der Wirbelsäule, die durch starke Spannung des Erector trunci fixiert wird. Die reflektorische Genese dieser Haltungsanomalien und Muskelspannungen und Kontrakturen läßt sich in manchen Fällen dadurch erweisen, daß endolumbale Injektionen von Novokain oder Stovain die Schmerzen und damit auch die Kontrakturen für kurze Zeit zum Schwinden bringen. Der dauernde Reizzustand im Gebiete der hinteren Spinalwurzeln beruht in vielen dieser Fälle auf einer im Anschluß an das Trauma entstandenen Meningitis serosa, wie dies aus der beträchtlichen Druckerhöhung, welche in manchen Fällen bei der Lumbalpunktion festgestellt wird, und aus dem allerdings meist nur vorübergehenden Nachlassen der Schmerzen und der Kontrakturen hervorgeht. Wir werden auf diesen Punkt alsbald noch zurückzukommen haben. In einem Teil dieser Fälle läßt sich sehr gut verfolgen, wie die ursprünglich durch organische Schädigung (primäre traumatische Wurzelreizung, Meningitis serosa) der hinteren Rückenmarkswurzeln bedingten Erscheinungen, die Schmerzen und die Haltungsanomalie später trotz des Schwindens der organischen Grundlage hysterisch fixiert werden.

Die Zahl der verschütteten oder fortgeschleuderten Hysteriker ist bekanntlich enorm groß. In manchen Fällen konnte der Übergang der ursprünglich organisch bedingten Reiz- oder Ausfallserscheinungen in rein hysterische Symptome direkt verfolgt werden. In der Mehrzahl der Fälle gelingt das nicht, weil die Symptome der ursprünglichen Markschädigung viel zu flüchtig sind. Daß sich unter den Hysterikern auch zahlreiche Fälle finden, bei welchen noch mehr oder weniger leichte Reste der initialen medullären Schädigung in Form des einen oder anderen Ausfallssymptoms gefunden werden, ist kein Wunder. Diese Mischfälle sind viel häufiger, als gemeinhin angenommen wird. Besonders Redlich und Karplus haben auf sie frühzeitig die Aufmerksamkeit hingelenkt (vgl. auch Cassirer, Bauer, Aschaffenburg, Troemner, Roemheld).

d) Die akzessorischen Noxen.

Wir haben bisher nur die primäre Schädigung ins Auge gefaßt, welche das Mark im Augenblicke der Einwirkung der stumpfen Gewalt erleidet, einerlei, ob es dabei eine Kontinuitätstrennung bzw. Kontusion erfährt, oder ob es durch akute Pressung geschädigt wird. Wir wenden uns jetzt zur Besprechung der akzessorischen Noxen, welche durch das Trauma geschaffen werden und welche sich ihrerseits mit ihrer deletären Einwirkung auf das Nervengewebe zu der initialen traumatischen Schädigung hinzuaddieren. Diese Noxen können zum Teil in unmittelbarem Anschluß an das Trauma zur Geltung kommen, zum Teil erst spät — posttraumatisch — wirksam werden. Sie können von Knochen, von den Blutgefäßen, von den Lymphgefäßen, von den Meningen ausgehen, sie können durch zytotoxische Substanzen (Joannowics) und durch infektiös-toxische Produkte gebildet werden.

α) Die ossalen Noxen.

Wir beginnen mit den akzessorischen Noxen, welche vom Knochen ausgehen. Sehr oft tritt bei den Frakturen und Luxationen der Wirbelsäule zu der initialen Quetschung oder Zerrung, welche das Mark im Momente der Verschiebung der Wirbel gegeneinander oder der Dislokation der Fragmente erleidet, noch eine dauernde Kompression des Markes oder der Wurzeln durch abgesprengte Knochenteile, oder die gegeneinander dislozierten Wirbel hinzu. Ja es kann, wenn auch selten, vorkommen, daß eine initiale Markschädigung überhaupt fehlt und erst durch die fortbestehende Dislokation der Fragmente bzw. durch eine allmähliche Zunahme derselben allmählich durch den ständigen Druck zustande kommt. Der oben bereits erwähnte Fall von Naegeli, in welchem bei einer Luxation des Atlas nach vorne mit Fraktur des Zahnfortsatzes des Epistropheus überhaupt erst $2^1/_2$ Monate nach der Verletzung die ersten Marksymptome auftraten, die rasch zu einer völligen Querschnittslähmung führten, ist ein schlagender Beweis hierfür. Sind von Anfang an Marksymptome vorhanden, so wird doch nicht selten erst durch das Moment der fortbestehenden Kompression, die an sich mehr oder weniger reparable Läsion in eine irreparable umgewandelt. Auf die Beseitigung dieser komprimierenden Noxe gründen sich in erster Linie die Erfolge der operativen Behandlung der Markschädigungen bei den Frakturen und Luxationen der Wirbelsäule.

Nach der Reposition einer Wirbelluxation besonders im Bereiche der Halswirbelsäule verschwinden oft schwere Marksymptome sehr schnell. Das ist eine bereits aus der Vorkriegszeit stammende, mehrfach belegte Erfahrung (Steinmann, Ayer, Williams). Bei reinen Bogenbrüchen spielt das Moment der Kompression im Verhältnis zu der Geringfügigkeit der initialen Markschädigung oft eine entscheidende Rolle und zahlreiche derartige Fälle, zum Teil solche mit schweren anfänglichen Markerscheinungen sind durch die Operation geheilt oder doch weitgehend gebessert worden (Lloyd, Schede, Lauenstein, Pandolfini, Lampiasi, Parona, Zotedziowsky, Sick). Es herrschte daher bereits vor dem Kriege, wie Nast-Kolb in seiner ausgezeichneten Darstellung der operativen Behandlung der Verletzungen und Erkrankungen der Wirbelsäule aus dem Jahre 1911 betont, unter den Chirurgen nahezu vollkommene Übereinstimmung darin, daß Bogenfrakturen, wenn Markerscheinungen überhaupt vorliegen, unbedingt operativ zu behandeln seien. Selbst diejenigen Chirurgen, welche sonst mit der Operation bei den Läsionen des Rückenmarkes infolge von Verletzungen der Wirbelsäule zurückhaltend waren, wie Kocher, Wagner-Stolper, Thorburn, Kirmisson, de Quervain, haben die frühzeitige Operation bei Bogenbrüchen empfohlen. Auch bei Frakturen des Wirbelkörpers ist das Moment der Kompression nicht selten mit im Spiele, obschon hierbei die initiale Markschädigung meist tiefgreifender ist und die Chancen der Wiederherstellung bei operativer Beseitigung der komprimierenden Noxe geringer sind. Die Zahl der Erfolge der operativen Behandlung der mit Markschädigung verbundenen Wirbelsäulenverletzungen ist zwar keine große. Chipault berichtet über 12 Heilungen und 24 Besserungen unter 167 operierten Fällen, Romeyn unter 100 operierten Fällen über 15 Heilungen, Homann unter 290 Fällen über 43 Heilungen und 43 Besserungen, Thorburn unter 61 Fällen über 2 Heilungen und 12 Besserungen, Lloyd unter 43 Fällen über 4 Heilungen, 2 Besserungen, de Quervain (1908) unter 218 operierten Fällen über 30, bei strenger Kritik sogar nur über 23 Heilungen und 35 Besserungen, Nast-Kolb unter 55 Fällen, welche in der Zeit von 1908—1911 veröffentlicht sind, über 9 Heilungen und 9 Besserungen. Aber trotz dieser geringen Erfolgsziffer hat sich, wie Nast-Kolb in seiner Zusammenstellung hervorhebt, die Mehrzahl der Chirurgen dahin ausgesprochen, außer bei den Bogenfrakturen auch bei allen den Verletzungen der Wirbelsäule, in welchen eine Kompression des Markes vermutet wird, operativ vorzugehen, es sei denn, daß eine Totaltrennung vorliege. Meinungsverschiedenheit herrschte nur hinsichtlich der Frage, wann eine Kompression anzunehmen ist. Kocher, Quercioli, Urban, Henle, Koenig, Enderlen, de Quervain, Sencert machen die Entscheidung vom Verlauf abhängig: wenn innerhalb der ersten Wochen keine Besserung oder gar eine Verschlechterung eintritt, so soll operiert werden. Sencert hält nur bei Frakturen der Halswirbelsäule, welche mit einer starken Deformation einhergehen und bei Luxationsfrakturen, die sofortige Operation für geboten, sofern nicht die Zeichen einer Totaltrennung bestehen. Diesem abwartenden Standpunkte gegenüber haben aber besonders die amerikanischen Chirurgen Munro, Phelps, Hayneß, Burrel, Abbe, und in Deutschland besonders Hildebrandt und A. Tietze nicht mit Unrecht darauf hingewiesen, daß wir kein sicheres Kennzeichen dafür besitzen, ob eine irreparable Totaltrennung vorliegt oder nicht, und wieviel von den bestehenden Markerscheinungen im Einzelfalle auf das Konto der Kontusion, wieviel auf das der Kompression entfällt, und sie befürworten daher in jedem Falle, so früh wie möglich zu operieren, um dadurch so schnell wie möglich jedes komprimierende Agens hinwegzuräumen, da bei längerem Zuwarten eine an sich reparable Läsion durch die bestehende Kompression zu einer irreparablen oder weniger gut reparablen wird.

Auf Grund der Kriegserfahrungen ist besonders Borchardt für eine möglichst frühzeitige operative Intervention bei den mit Markerscheinungen einhergehenden Frakturen und Luxationen der Wirbelsäule eingetreten. Er hat einen Fall von Totalluxation des ersten Lendenwirbels mit totaler Lähmung der Beine, der Blase und des Mastdarms mitgeteilt. Bei der Operation erwies sich das Rückenmark nicht kontusioniert, es verlief plattgedrückt und stark gespannt über das abgehobene Lig. longitudinale posterius; durch die alsbald vorgenommene blutige Reposition des Wirbels wurde die Kompression behoben und bereits nach vier Tagen trat eine Besserung ein, die allmählich zur vollen Heilung führte. In einem anderen Falle von Kompressionsfraktur des ersten Lendenwirbels mit starker Verschiebung der Fragmente führte die frühzeitige Operation gleichfalls zu einem guten Erfolg. In einem dritten Falle führt Borchardt den Mißerfolg der Operation auf eine zu späte Intervention zurück. Er ist der Meinung, daß schon ein Zuwarten von mehreren Tagen verhängnisvoll werden und die Veränderungen im Marke irreparabel machen kann. Borchardt steht also auf demselben Standpunkt, wie er bereits vor dem Kriege besonders von den amerikanischen Chirurgen und von Hildebrandt u. a., Tietze eingenommen wurde und den ich persönlich durchaus teile. Alle Versuche, in einem gegebenen Falle traumatischer Rückenmarksläsion bereits zu Anfang eine definitiv irreparable Totaltrennung von einer partiell oder vollkommen reparablen Querläsion auch nur einigermaßen sicher zu unterscheiden, sind mißlungen. Alle Kriterien, welche angeführt werden, um abzuschätzen, wieviel von den vorliegenden Erscheinungen auf Kontusion, wieviel auf fortwirkender Kompression beruht, sind hinfällig. Der Standpunkt, ganz prinzipiell in jedem Falle so früh wie möglich alle möglicherweise vorhandenen komprimierenden Agenzien hinwegzuräumen, erscheint mir um so berechtigter, weil in einer sehr großen Zahl von Fällen, selbst bei anfangs geringfügigen Markerscheinungen, eben durch die fortwirkende Kompression oft ganz plötzliche Verschlechterungen eintreten. Mancher Fall, der anfangs keine nennenswerten Markerscheinungen zeigt, bietet 1—2 Tage nach der Verletzung nicht selten das Bild des totalen Transversalsyndroms. Die möglichst frühzeitige operative Intervention ist aber nicht nur geboten, um eventuelle komprimierende Noxen zu beseitigen, sondern sie erfüllt auch die Aufgabe, einer anderen Gefahr, welche bei der Markläsion stets droht, dem posttraumatischen Ödem, vorzubeugen. Hierauf werden wir später zurückkommen. Der Einwand, welchen Nast-Kolb in Übereinstimmung besonders mit Kocher, Thorburn, Wagner-Stolper und de Quervain gegen die prinzipielle Frühoperation erhebt, daß die operative Intervention an sich eine zu ernste Gefahr für das Leben und auch für das an sich schon geschädigte Mark bedeute, kann meines Erachtens bei einer sorgfältigen Technik nicht als stichhaltig angesehen werden.

Welche Rolle die dauernde Kompression des Markes oder der Wurzeln spielt, das ersehen wir daraus, daß es bisweilen gelingt, selbst dann, wenn die Kompression bereits sehr lange besteht, durch Beseitigung derselben eine erhebliche Besserung zu erzielen. Aus der Vorkriegszeit liegen besonders zwei Beobachtungen von Sick und Thoele vor, in denen erst viele Monate nach der Verletzung, welche den zwölften Brust- bzw. ersten Lendenwirbel betraf, mit Erfolg interveniert wurde. Als Beleg für die Erfolgsmöglichkeit solcher Spätoperationen möchte ich zunächst folgende zwei Fälle anführen.

Fall 151, S. 1818: Granatkontusion. Bruch der Gelenk- und Querfortsätze des sechsten und siebenten Hals- und ersten Brustwirbels linkerseits. Lähmung des Dilatator pupillae, der kleinen Handmuskeln, des Extensor pollicis brevis, des Palmaris longus, Flexor digitor. sublimis et profundus, Flexor pollicis longus,

Pronator quadratus, Abductor pollicis longus, Extensor pollicis longus, Extensor carpi ulnaris, Flexor carpi ulnaris, Trizeps, Flexor carpi radialis und Extensor digitor. communis und Extensor carpi radialis brevis. Anästhesie für alle Qualitäten in D_1, Thermanalgesie in C_8 und C_7. Babinski links $+$. In der Folge geringe Besserung. Es bleibt eine totale Lähmung der kleinen Handmuskeln und des Extensor pollicis brevis, fast totale Lähmung der langen Flexoren des Daumens und der Finger und der anderen oben erwähnten Muskeln. 2 Jahre nach der Verletzung Operation, da eine erneute Verschlechterung mit Druck auf das Mark eintrat. Die siebente und achte Zervikalis sind in eine gemeinsame Kallusmasse, die sich an der Stelle der frakturierten Gelenkfortsätze gebildet hat, eingebettet; es gelingt, sie aus ihrer Umklammerung zu befreien. Die erste Thorakalis ist ganz durchtrennt, ihre Naht ist unmöglich, da der periphere Stumpf nicht darstellbar ist. Nach der Operation sehr langsam fortschreitende, aber ständig zunehmende Besserung, zuerst (nach $^1/_2$ Jahre) im Trizeps, dann (nach etwa $^3/_4$ Jahren) im Flexor carpi radialis, Flexor carpi ulnaris und Palmaris longus, nach $1^1/_4$ Jahren im Abductor pollicis longus und Flexor digitor. sublimis, nach $1^1/_2$ Jahren im Extensor pollicis longus, Extensor carpi ulnaris und Flexor digitor. profundus und Flexor pollicis longus. Nach 2 Jahren auch Anzeichen der Restitution in den kleinen Handmuskeln und Extensor pollicis brevis. Während im Verlaufe der Restitution alle anderen Muskeln eine völlige oder nahezu völlige Wiederherstellung erfahren haben, ist aber $2^1/_2$ Jahre nach der Operation die Funktion der kleinen Handmuskeln und die des Extensor pollicis brevis eine sehr bescheidene. Im Abductor pollicis brevis fehlt sie ganz.

Der Fall lehrt, daß selbst noch zwei Jahre nach der Verletzung die Beseitigung der Kompression der Restitution die Tür öffnen kann. Allerdings ist die Funktion der hauptsächlich von der definitiv durchtrennten ersten Thorakalwurzel versorgten Muskeln (kleine Handmuskeln und Extensor pollicis brevis) dauernd sehr geringfügig geblieben, da offenbar die achte Zervikalis keinen erheblichen Anteil an ihrer Innervation hat bzw. die Wiederherstellung der achten Zervikalis noch nicht bis zu den distalsten Muskeln gedrungen ist. Der Abductor pollicis brevis fällt sogar dauernd vollständig aus, ein Beweis, daß er seine Innervation allein aus D_1 bezieht. Aber die hauptsächlich aus C_8 und D_1 innervierten Muskeln haben sich langsam, aber weitgehendst wiederhergestellt. Und zwar erfolgte die Restitution in Etappen, in der Reihenfolge, die der Wegstrecke entspricht, welche die von der Läsionsstelle auswachsenden Nervenfasern bis zu ihrem Erfolgsorgane zurückzulegen haben: Trizeps — Flexor carpi radialis, Palmaris longus, Flexor carpi ulnaris — Abductor pollicis longus, Flexor digitor. sublimis — Extensor pollicis longus, Extensor carpi ulnaris, Flexor digitor. profundus, Flexor pollicis longus — Extensor pollicis brevis, Adductor pollicis, Interossei. Wir müssen annehmen, daß durch die Befreiung der Wurzeln aus ihrer Umklammerung Bedingungen geschaffen worden sind, welche das Wiederauswachsen der Nervenfasern vom zentralen Abschnitt her ermöglichten.

Ganz ähnliche Verhältnisse treffen wir im folgenden Falle.

Fall 173: Stoß der Hebelstange eines Rollwagens gegen die Lendenwirbelsäule. Fraktur des dritten Lendenwirbelkörpers (vgl. Abb. 9) sowie des Bogens des dritten und vierten Lendenwirbels. Sofort totale Lähmung beider Beine, der Blase und des Mastdarms. Zustand unverändert. Status 7 Monate nach der Verletzung: Totale Lähmung beider Beine, nur Spuren von Innervation im Ileopsoas, Grazilis und Pektineus, alle anderen Muskeln völlig gelähmt, hochgradigste Atrophie, Muskeln fast bis zum Skelett geschwunden. Überall totale E.R., die meisten Muskeln galvanisch unerregbar. Totale Areflexie, auch Kremasterreflex fehlend. Blaseninkontinenz. Sämtliche Blasen- und Mastdarmreflexe fehlen. Anästhesie von $L_2 - S_5$, Thermanalgesie in L_1. Schwere Zystopyelitis mit septischen Temperaturen. Dekubitus am Sakrum. Operation 8 Monate nach der Verletzung. Die Cauda equina ist in der Höhe des Austrittes der vierten Lendenwurzel in Kallusmassen und Duraschwielen sanduhrartig eingeschnürt, die rechte vierte Lumbalis ist gerade an ihrer Austrittsstelle aus dem Duralsack total durchtrennt, die linke mit den übrigen Strängen der Cauda equina verwachsen. Die Kauda bildet an dieser Stelle einen flachen, derben Strang, alle Wurzeln sind fest miteinander verlötet und in ihrer Masse ist ein Knochenfragment eingewachsen, das aber ohne Durchtrennung von Nervenbündeln ausgelöst werden kann. Die linke vierte Lumbalis kann ohne große Mühe aus ihrer Verwachsung gelöst werden, die übrigen Wurzeln müssen aber in ihrer gegenseitigen Verlötung belassen werden. Die größte Schwierigkeit bereitet die Ablösung der Kauda an ihrer Vorderfläche; sie ist hier mit der Vorderwand des Duralsackes in einer Ausdehnung von mehreren Zentimetern fest verwachsen. Nach der Ablösung wölbt sich die Vorderwand der Dura stark in den Wirbelkanal vor, sie zieht

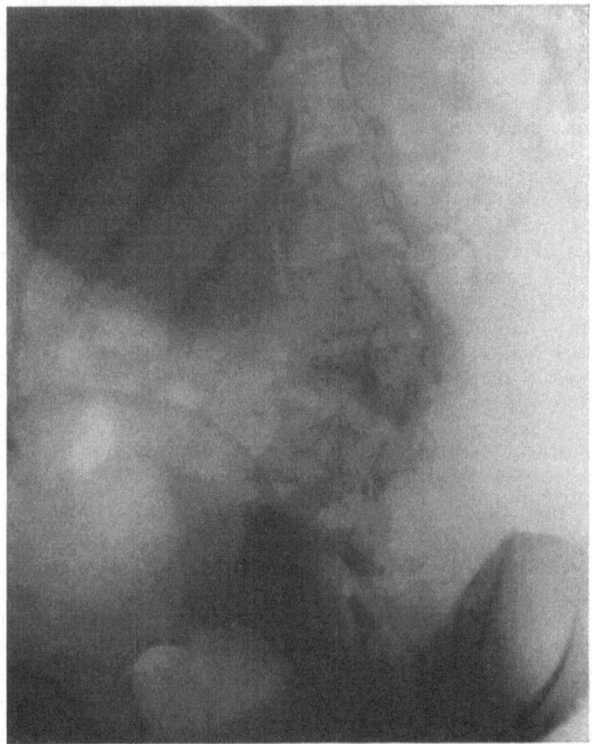

Abb. 9. Fraktur des dritten Lendenwirbels. (Fall 173.)

hier über einen ziemlich scharfkantigen Vorsprung, der dem frakturierten dritten Lendenwirbel angehört, hinweg. Die Dura wird über diesem Vorsprung gespalten, von demselben beiderseits abgeschoben und darauf wird der knöcherne Vorsprung teilweise abgetragen und geglättet. Der Duraspalt wird durch eine Naht wieder geschlossen.

Außer der Einschnürung der Kauda im Bereiche des Austritts des vierten Lendenwurzelpaares zeigt sich eine stärkere Arachnitis serocystica über der Kauda im Bereiche der dritten und zweiten Lendenwurzel. Die hintere Wand der Zyste wird abgetragen.

Elektrische Reizung der Kauda ergibt nur von der zweiten und dritten Lendenwurzel aus einen motorischen Effekt (Adduktoren, Quadrizeps, Sartorius, Grazilis, Obturator externus). Beide vierten Lumbales sowie der gesamte übrige Kaudastrang elektrisch unerregbar.

Die Hinterwand der Dura ist in größerer Ausdehnung total vernichtet und der Defekt wird durch freie Transplantation aus der Fascia lata gedeckt.

Nach der Operation bessert sich sehr rasch die Funktion der drei ersten Lendenwurzeln. Im Laufe von 3 Monaten stellen sich der Ileopsoas, Sartorius, Grazilis, die Adduktoren und der Quadrizeps vollkommen wieder her, auch die Außenrotation des Beines gelingt etwas (Obturator externus). Die Blasenfunktion bessert sich, die Zystopyelitis schwindet. Sensibilität stellt sich völlig wieder her von L_1—L_3, Patellarreflex bleibt beiderseits negativ, aber die faradische Erregbarkeit der wiederhergestellten Muskeln +. Zunehmende Wiederherstellung des Muskelvolumens, des Sartorius, Grazilis, Quadrizeps und der Adduktoren. Alle von L_4 an abwärts innervierten Muskeln bleiben gelähmt, die Sensibilität von L_4—S_5 erloschen. Ein Jahr nach der Operation deutliche Funktion im Tensor fasciae latae besonders linkerseits und in beiden Glutaei maximi, die Kraft dieser Muskeln nimmt rasch zu, ihre faradische Erregbarkeit kehrt wieder. Ferner wird die Außenrotation des Beines sehr kräftig (Pyriformis, Quadratus femoris, Obturatorius internus, Gemelli), $1^1/_4$ Jahr nach der Operation auch Glutaeus medius links wiederhergestellt; rechts bleibt er ebenso wie der Tensor fasciae latae sehr schwach (vierte rechte Lumbalis durchtrennt!). $1^3/_4$ Jahre nach der Operation deutliche Funktion im Semitendinosus und Semimembranosus, beiderseits links > rechts. 2 Jahre nach der Operation auch im Biceps caput longum, während das Caput breve noch total gelähmt und völlig atrophisch ist. $2^1/_2$ Jahre nach der Operation auch Caput breve bicipitis +, beginnende Funktion im Gastroknemius links. $2^3/_4$ Jahre auch rechts, sowie im Peroneus longus beiderseits und Tibialis anticus und posticus links. Zu dieser Zeit sind die von L_1—L_3 versorgten Muskeln völlig wiederhergestellt, nur Patellarreflex beiderseits —, ferner sehr gute Funktion des Tensor fasciae latae und Glutaeus medius links, beider Glutaei maximi, der Außenrotatoren beiderseits, des Semitendinosus und Semimembranosus beiderseits. Der Bizeps, besonders dessen Caput breve ist beiderseits noch schwach. Ebenso ist die Funktion des Tensor fasciae latae und Glutaeus medius rechterseits eine recht mäßige, was offenbar die Folge der Totaltrennung der vierten rechten Lumbalis ist, welche die wichtigste Wurzel dieser beiden Muskeln darstellt. Patient macht 1—$1^1/_2$stündige Spaziergänge. $3^1/_2$ Jahre nach der Operation auch Wadenmuskeln und Peroneus longus gut innervierbar.

Dieser Fall von Läsion der Cauda equina in der Höhe des Austritts der IV. Lumbalis demonstriert zunächst in ausgezeichneter Weise die Mitschädigung der supraläsionellen drei ersten Lendenwurzeln. Ihre langanhaltende Ausschaltung ist offenbar die Folge der im Anschluß an das Trauma entwickelten supraläsionellen Arachnitis cystica adhaesiva. Bei der Operation, welche acht Monate nach der Verletzung ausgeführt wird, wird die Kauda in der Höhe des Austritts der vierten Lendenwurzel in Kallusmassen und Duraschwielen sanduhrartig eingeschnürt gefunden, die rechte vierte Lumbalis ist total durchtrennt. Sehr rasch stellt sich die Funktion der drei ersten supraläsionellen Lendenwurzeln wieder her und es resultiert zunächst ein totales Transversalsyndrom der Cauda equina von L_4 an abwärts. Aber nachdem die Kauda an dieser Stelle aus ihrer Umschnürung befreit ist, kommt es doch zu einer allmählichen Regeneration der Nervenfasern und die Wiederherstellung der Muskeln erfolgt stufenweise entsprechend der Wegstrecke, welche die auswachsenden Nervenfasern bis zu ihren Erfolgsorganen zurückzulegen haben. Die Etappen werden durch folgende Muskeln charakterisiert. Tensor fasciae latae, Glutaeus maximus, Rollmuskeln — Glutaeus medius — Semitendinosus, Semimembranosus, Biceps caput longum — Biceps caput breve — Gastroknemius — Peroneus longus. Es ist ferner sehr interessant, daß die hauptsächlich von der vierten Lumbalis versorgten Muskeln: Tensor fasciae latae und Glutaeus medius auf der rechten Seite nur sehr unvollkommen an der Wiederherstellung teilnehmen, weil diese Wurzel bei der Operation völlig durchtrennt befunden wurde. Gänzlich gelähmt bleiben diese Muskeln deshalb nicht, weil an ihrer Versorgung auch die fünfte Lumbalis und erste Sakralis teilnehmen. Wahrscheinlich aber werden im weiteren Verlaufe der Restitution der Tibialis anticus et posticus rechterseits dauernd ganz ausfallen, weil diese beiden Muskeln ganz oder fast ausschließlich aus L_4 gespeist werden.

Jedenfalls lehren beide Beobachtungen übereinstimmend, daß unter Umständen auch noch recht spät nach der Verletzung durch operative Beseitigung der komprimierenden Noxe ein Erfolg erzielt werden kann. Sie betreffen allerdings die Wurzeln. Aber auch das Mark selbst kann manchmal noch sehr lange Zeit nach der Verletzung mit Erfolg von dem Drucke entlastet werden.

Im Gegensatz zu den Schußverletzungen der Wirbelsäule, welche relativ selten zu einer Gibbusbildung oder zu sekundärer Kallusbildung mit allmählich zunehmendem Druck auf das Mark oder die Wurzeln führen, ist dieses Vorkommnis bekanntlich bei den Verletzungen der Wirbelsäule durch stumpfe Gewalt durchaus nicht selten. Besonders bei den Frakturen der Wirbelkörper kommt es oft auffallend rasch zu zunehmender Gibbusbildung mit zunehmendem Drucke auf das Rückenmark. Die Folge ist, daß entweder die Rückbildung der durch die initiale Gewaltwirkung bedingten Markerscheinungen ausbleibt, oder daß sich nach anfänglicher Rückbildung derselben eine erneute Verschlechterung einstellt.

Eiselsberg teilt einen Fall mit, in dem durch Steinschlag eine Kompressionsfraktur des ersten Lendenwirbels und Luxation desselben gegen den zwölften Brustwirbel zustande kam. Es bildete sich rasch ein ausgesprochener Gibbus aus; es bestand vollkommene Lähmung der Beine, der Blase und des Mastdarms und eine Aufhebung der Hautsensibilität bis D_{11} aufwärts. Durch die Operation, die 34 Tage nach der Verletzung vorgenommen wurde, wurde eine beträchtliche Besserung erzielt. In zwei anderen Fällen, in denen nach Verletzung durch stumpfe Gewalt eine Kompressionsfraktur des vierten bis sechsten Dorsalwirbels mit anschließender Gibbusbildung zustande gekommen war, wurde durch die Operation kein Erfolg erzielt, weil die durch das Trauma bewirkte initiale Läsion des Rückenmarkes keiner Rückbildung fähig war.

Ich möchte zunächst einen Fall mitteilen, in welchem durch die Gibbusbildung das Zustandekommen der Besserung der an sich reparablen initialen Markläsion so lange verhindert wurde, bis die Operation die Kompression beseitigte.

Fall 174: Verschüttung: Bruch des achten und neunten Brustwirbelkörpers. Sofort totale Lähmung der Beine, der Blase und des Mastdarms. Anästhesie D_{11}—S_5. Lähmung anfangs schlaff, später spastisch, bleibt aber total. Anästhesie unverändert. Lähmung der infraumbilikalen Abschnitte der seitlichen Bauchmuskeln. Bauchreflexe in D_{11} und D_{12} nicht auslösbar. Beugereflex der Beine bis L_1 auslösbar. Zunehmende Gibbusbildung. Operation $^3/_4$ Jahre nach der Verletzung. Rückenmark nach Eröffnung der Dura in der Höhe des elften Dorsalsegmentes stark abgeplattet; es reitet auf einem Vorsprung, welcher sich an der Vorderwand des Wirbelkanals findet. Derselbe ist besonders rechterseits stark ausgesprochen. Der Vorsprung wird von beiden Seiten her extradural mit der Luerschen Zange beseitigt und geglättet. Nach der Behebung der Kompression pulsiert das Rückenmark sofort. Lagerung in stark überstreckter Stellung. Allmähliche wesentliche Besserung. Spastizität läßt nach. Blase wird willkürlich entleert. Ausgiebige willkürliche Beweglichkeit der Beine, Anästhesie wandelt sich in eine Hypästhesie von D_{11}—S_5. Bauchmuskellähmung bleibt bestehen.

Der Fall lehrt, daß durch das Moment der zunehmenden Gibbusbildung eine ständig zunehmende Kompression auf das Mark ausgeübt werden und dadurch die Rückbildung der initialen Markläsion und ihrer Folgen verhindert werden kann, daß aber selbst noch $^3/_4$ Jahre lang nach der Verletzung eine Beseitigung der Kompression der Restitution den Weg bahnt.

Der folgende Fall demonstriert, wie durch die zunehmende Gibbusbildung eine bereits im Gange befindliche Besserung wieder annulliert wird.

Fall 175: Verschüttung. Bruch des sechsten, siebenten und achten Brustwirbelkörpers. Sofort totale Lähmung beider Beine, der Blase und des Mastdarms. Anästhesie D_8—S_5. Nach 3 Monaten beträchtliche Besserung. Es besteht spastische Parese der Beine, welche aber ein Umhergehen gestattet. 6 Monate nach der Verletzung beginnende Verschlechterung. Beinlähmung wieder vollständig. Nach kurzer Zeit völlige Schlaffheit, Verlust der Sehnenreflexe. Beugereflexe schwach, bis D_{11} auslösbar, Bauchreflex in D_8—D_{10} nicht auslösbar. Lähmung des Rectus infraumbilicalis und der supraumbilikalen Partien der seitlichen Bauchmuskeln. Operation 7 Monate nach der Verletzung. Rückenmark reitet auf einem Vorsprung, ist stark abgeplattet im Bereiche des achten bis zehnten Segmentes, fühlt sich erweicht an. Die Beseitigung des Gibbus gelingt nicht. Nach der Operation keine nennenswerte Besserung.

Der Fall lehrt, daß unter Umständen die operative Intervention, selbst dann, wenn sie bald, nachdem die erneute Verschlechterung einsetzt, vorgenommen wird, erfolglos bleibt, weil die Beseitigung des Gibbus nicht gelingt. Letztere scheiterte in diesem Falle daran, daß die Wirbelkörper in die Fraktur einbezogen waren. Außerdem war das Mark bereits stark erweicht.

Fall 176: Verschüttung. Bruch des Körpers des elften und der Bögen des elften und zwölften Brustwirbels. Sofort totale Lähmung der Beine, der Blase und des Mastdarms. Anästhesie L_1—S_5. Allmähliche Besserung geht bereits umher. Keine Gibbusbildung. 5 Monate nach der Verletzung erneute Verschlechterung. Völlige schlaffe Lähmung beider Beine, alle Reflexe erloschen, Inkontinenz der Blase, keine Mastdarmreflexe. Anästhesie D_{12}—S_5. Operation 6 Monate nach der Verletzung. Das Mark ist völlig eingemauert in feste Kallusmassen, die teils vom zwölften Brustwirbelkörper, teils von den Bögen des elften und zwölften Brustwirbelbogens ausgehen. Es gelingt stellenweise nur durch Ausmeißeln, das Mark aus seiner Umklammerung zu befreien. Nach der Operation bleibt fast völlige schlaffe Lähmung der Beine zurück. Alle Reflexe fehlen, totale E.R. Anästhesie von L_4—S_5. Die Besserung der Sensibilität stellt also den einzigen Erfolg der Operation dar.

In diesem Falle ist die sekundäre Kompression nicht durch Gibbusbildung bedingt, sondern durch chronisch progressive Kallusbildung, welche von dem frakturierten Wirbelkörper und Wirbelbögen ausgeht und welche das Mark regelrecht ummauerte.

Eine besondere Erwähnung verdient die Kümmelsche Kyphose. Sie entwickelt sich aus der Kompressionsfraktur eines, seltener zweier Wirbelkörper. Initiale Marksymptome können ganz fehlen, oder wenn sie vorhanden, rasch zurückgehen. Nach einem freien Intervall von verschiedener Länge, in einem Falle meiner Beobachtung von $2^1/_4$ Jahren, kommt es zu einer progredienten Einschmelzung des verletzten Wirbelkörpers mit Gibbusbildung und den dazu gehörigen Reizerscheinungen von seiten der Wurzeln, eventuell auch zu Druckerscheinungen von seiten des Rückenmarkes.

Fall 177: Sturz vom Baum. Heftige Rückenschmerzen, angeblich überhaupt keine Marksymptome. Bis auf ständige Rückenschmerzen keine weiteren Störungen. Schmerzen sehr wechselnd. $2^1/_2$ Jahre nach dem Unfall heftige Wurzelschmerzen im Bereiche des elften und zwölften Interkostalnerven. Gibbus tritt deutlich hervor. Röntgenbild deckt die Kompressionsfraktur des elften Brustwirbels auf. Lähmung der untersten Abschnitte der seitlichen Bauchmuskeln. Babinski beiderseits +. Gang etwas spastisch-ataktisch. Manchmal Blasenschwäche. Extension und Korsettbehandlung beseitigt die Schmerzen ganz. Bauchmuskellähmung sowie die Gehstörung wesentlich gebessert.

Fall 178: Verschüttung. Nicht bewußtlos, aber mehrere Tage an Armen und Beinen gelähmt. Dann völliges Wohlbefinden. 5—6 Monate später zunehmender Gürteldruck im Bereiche von D_7—D_{10}. Häufig Erbrechen, starke Magenschmerzen. Hyperästhesie in D_7—D_9. Lebhaft gesteigerte Bauchreflexe. Gibbus dem Dorn des sechsten Brustwirbels entsprechend. Nach einem erneuten Sturz bei Glatteis fast völlige Lähmung beider Beine, Babinski beiderseits +. Blasenschwäche. Hypästhesie bis D$_8$ aufwärts, in D$_7$ lebhafte Hyperästhesie. Unter Extension und Korsettbehandlung wesentliche Besserung.

Beide Fälle sind absolut typisch, der zweite noch dadurch bemerkenswert, daß im Anschluß an ein erneutes Trauma eine fast völlige Querschnittslähmung des Markes eintritt.

Osteomyelitis der Wirbelsäule habe ich im Anschluß an stumpfe Gewalten zweimal beobachtet.

Fall 179: Sturz von einem Schuppen auf eine Leiter. Der Kranke schlug mit dem Rücken auf eine Sprosse derselben auf. Abgesehen von Rückenschmerzen, die nur einige Tage andauerten, bestanden zunächst überhaupt keine Erscheinungen. Ein Jahr später heftige linksseitige Ischias. Linker Achillesreflex fehlt. Schmerzen bestehen auch im Kruralgebiet und Inguinalgebiet links. Am linken Bein Babinski +. Wirbelsäule im Bereiche der gesamten unteren Brustwirbelsäule steif fixiert. Neben dem Dorne des zehnten Brustwirbels links ein Schorf, nach dessen Entfernung einige Tropfen Eiter entleert werden. Die eingeführte Sonde stößt in einer Tiefe von 6 cm auf rauhen Knochen. Im Röntgenbilde ausgesprochene Kompressionsfraktur des zehnten Brustwirbelkörpers, von dem nur einzelne sequesterähnliche Fragmente erhalten erscheinen, linker Querfortsatz und Dornfortsatz kaum erkennbar. Der neunte Brustwirbelkörper erscheint gleichfalls sehr verwaschen; linker Querfortsatz des elften Brustwirbels sowie die der Wirbelsäule benachbarten Teile der zehnten und elften Rippe erscheinen ebenfalls stark rarefiziert. Geringe Temperatursteigerungen bis 38° C. Im Liquor vier Teilstriche Eiweiß. Operation: Entfernung der Dornen und Bögen des elften bis neunten Brustwirbels. Der Bogen des zehnten Brustwirbels links vom Periost entblößt. Bei seiner Entfernung quillt etwas Eiter aus dem Wirbelkanal. Elfte und zehnte Thorakalis werden ligiert und hart an der Dura durchtrennt, dann Kostotransversektomie links im Bereiche der zehnten und elften Rippe. Es entleert sich eine riesige Eitermenge, welche die Pleura stark nach vorne verdrängt hat. Die zehnte und elfte Rippe sind in einer Ausdehnung von 6 cm von Periost entblößt. Diese Teile werden ganz reseziert. Der Körper des zehnten Brustwirbels ist in eine morsche Masse von kleineren und größeren Knochenfragmenten verwandelt, die mit Eiter untermischt sind. Diese Massen werden ausgelöffelt. Vom Körper selbst bleibt wenig übrig. Elfter Brustwirbel seitlich vom Periost etwas entblößt, aber von festerer Konsistenz. Drainage. Nach der Operation Schmerzen im Bein beseitigt. Doch besteht die eitrige Sekretion fort. In der Folge tritt eitrige Meningitis hinzu. Exitus.

Fall 180: Sturz auf einer Treppe, Aufprall mit dem Rücken auf die Kante einer Stufe. Keine Weichteilverletzung. Einige Zeit lokale Schmerzen über den Lendenwirbeldornen. $^1/_2$ Jahr später Angina follicularis mit hohem Fieber. Angina heilt ab, Fieber (bis 39°) besteht fort. Heftige Schmerzen in beiden Beinen. Blasenstörungen, in den folgenden Tagen große Schwäche der Beine. Hypästhesie bis L$_2$ aufwärts. Enorme Druckempfindlichkeit des Dorns des ersten Lendenwirbels. Bei Druck auf denselben blitzartige Schmerzen durch beide Beine. Im Röntgenbilde keine Fraktur erkennbar. Erster Lendenwirbel stark verwaschen, besonders Dorn kaum erkennbar. Lumbalpunktion zeigt Eiweißvermehrung. Zunächst Extensionsbehandlung. Große Erleichterung. Schmerzen schwinden schon nach wenigen Tagen. Fieber (um 39° herum) dauert mit Unterbrechungen fort. Nach 6 Monate langer Extension nervöse Symptome ganz geschwunden. Sehr geringe Druckempfindlichkeit des ersten Lendenwirbels, Wirbelsäule aber noch steif fixiert. Geht im Korsett umher.

Beide Fälle von Osteomyelitis der Wirbelsäule sind sehr charakteristisch, der zweite noch besonders dadurch bemerkenswert, daß offenbar die Infektion metastatisch von einer Angina aus in den $^1/_2$ Jahr vorher traumatisierten Wirbel eingeschleppt ist. Während im ersten Falle für die Infektion keine spezielle Ätiologie eruiert werden kann. Der erste Fall heilte trotz sehr radikaler operativer Intervention nicht, sondern starb durch konsekutive Meningitis, der zweite heilte unter konservativer Therapie völlig aus.

Ein nicht seltener Folgezustand der verschiedenartigsten Traumen der Wirbelsäule ist die chronisch progressive Osteoarthritis deformans. Das Hauptkontingent stellen Verschüttete; aber auch nach Granatkontusion und nach Sturz habe ich sie beobachtet. In einem Teil der Fälle waren durch das Trauma primäre geringfügige Verletzungen der Querfortsätze oder der Gelenkfortsätze oder des Bogens, seltener des Körpers entstanden, die fast durchweg anfangs der Feststellung entgangen waren. In einzelnen Fällen fehlten primäre Veränderungen der Wirbelsäule überhaupt ganz. Initiale Marksymptome waren in der Mehrzahl der Fälle vorhanden, aber zumeist nur vorübergehend (Commotio s. str.), doch bestanden in einigen Fällen auch dauernde Ausfallsymptome, fehlende Patellar- oder Achillesreflexe, fehlende Bauchreflexe, paradoxes Trizepsphänomen, Babinski, Blasen- und Potenzstörungen, Wurzelschmerzen usw. Die Veränderungen der Osteoarthritis deformans zeigen ein typisches Gepräge, sie bestehen in Zacken und Vorsprüngen an den Rändern der Wirbelkörper, in Brückenbildung von einem Körper zum anderen, in Zacken und Spangen an den Quer- und Dornfortsätzen, in Veränderungen der Gelenkfortsätze, in Verknöcherung des Lig. interspinosum. Die Struktur der Körper läßt zum Teil eine weitgehende Rarefikation erkennen. Die Veränderungen waren in der Mehrzahl der Fälle auf 3—4 Wirbel beschränkt, in einzelnen Fällen aber erheblich weiter ausgedehnt; sie nehmen in zweien meiner Fälle breite Abschnitte der Wirbelsäule ein. Klinisch äußert sich die Osteoarthritis deformans in erster Linie in Rückenschmerzen, daneben aber in typischen und meist sehr heftigen Wurzelschmerzen. Charakteristisch für das Leiden ist die vornübergebeugte Haltung der Wirbelsäule (Kamptokormie), wobei der Kopf meist in Streckung aufgerichtet gehalten wird. Zumeist besteht mehr oder weniger hochgradige Kyphose, entsprechend den besonders beteiligten Wirbeln, aber auch ausgesprochene skoliotische Verbiegungen kommen zur Beobachtung. Sehr selten ist eine Lordose vorhanden. Die Beweglichkeit der Wirbelsäule ist meist nach allen Seiten hochgradig eingeschränkt, die Wirbel werden über mehr oder weniger ausgedehnte Strecken durch reflektorisch bedingte Muskelspannung steif fixiert. Ein Frühsymptom ist es, daß sich die Kranken nicht nach vorne bücken können, um einen Gegenstand vom Boden aufzuheben. Sie stützen dabei ihre Arme auf die in Hüfte und Knie gebeugten Oberschenkel. Es kommt auch vor, daß wenn das Leiden seinen Sitz in der Hals- oder obersten Brustwirbelsäule hat, der Kopf stark vornübergebeugt steht. In dem folgenden Falle war die Flexion der Halswirbelsäule so hochgradig, daß das Kinn fest auf das Sternum aufgepreßt gehalten wurde.

Fall 181: Granatkontusion. Seitdem dauernd Schmerzen im Genick, in den Armen, im Rücken, linksseitige Ischias. 4 Jahre nach der Verschüttung besteht das Bild einer ausgeprägten Osteoarthritis deformans fast über der gesamten Wirbelsäule, doch prävalieren die Veränderungen im Halsteil und obersten Thorakalabschnitt. Kontraktur der Halswirbelsäule, welche im Bereiche der letzten Halswirbel und obersten Brustwirbel fast rechtwinklig nach vorne abgeknickt ist, so daß das Kinn fest auf das Sternum aufgepreßt steht. Nur in tiefster Narkose ist die Redressierung einigermaßen möglich. Es gelang aber nicht einmal durch mehrmonatliche Fixation im Gipsverband die korrigierte Stellung zu erhalten. Nach Entfernung des Gipsverbandes tritt die frühere Kontraktur rasch wieder hervor. In diesem Falle führte die intramuskuläre Schwefelölbehandlung zu einer wesentlichen Besserung, so daß der Kopf gerade gehalten wird. Aber die Beweglichkeit der Wirbelsäule bleibt in allen Abschnitten beschränkt.

Ausfallsymptome sind bei den Fällen mit chronisch progressiver Osteoarthritis deformans, wie schon erwähnt, mehrfach vorhanden. Sie beruhen aber zumeist auf der initialen Markläsion und sind nicht die Folge des Knochenprozesses. In einem Falle meines Materials mit besonders starker Entwicklung des Knochenprozesses entwickelte sich nach einem Sturze eine rechtsseitige Lähmung der von den ersten vier Lendenwurzeln versorgten Muskeln, verbunden mit heftiger Kruralneuralgie. Dem Röntgenbilde nach zu urteilen handelte es sich um eine völlige Obliteration der Foramina intervertebralia. Der Beginn des Leidens ist manchmal durch ein völlig freies Intervall von der Verletzung getrennt. In der Mehrzahl der Fälle waren aber Rücken- und Wurzelschmerzen vom Momente des Traumas an kontinuierlich vorhanden, aber sie verschlimmerten sich mehr und mehr und die Haltungsanomalie bildete sich erst sukzessive aus. In einem Teil der Fälle waren die auf die organischen Veränderungen der Wirbelsäule zu beziehenden Symptome, die Schmerzen und Haltungsanomalien, noch durch eine mehr oder weniger psychogene Komponente im Krankheitsbild kompliziert, ja diese stand gelegentlich so im Vordergrund, daß die Fälle als reine Hysteriker angesehen worden waren und die organische Grundlage des Leidens, die dahinter verborgen war, ganz übersehen worden war.

Auf diese Fälle von sogenannter Kamptokormie haben besonders auch französische Autoren aufmerksam gemacht (Sicard, Souques, Lortat-Jacob u. a.) während das nicht seltene Leiden in der deutschen Literatur bisher nicht die gebührende Würdigung gefunden hat. Speziell Sicard weist auf die primären Frakturen der Quer- und Gelenkfortsätze und die konsekutive Osteoarthritis deformans hin. Auch Muskel- und Bindegewebszerrungen können mit im Spiele sein. Fast durchweg handelte es sich um Fälle, bei denen durch die Einwirkung stumpfer Gewalten, besonders durch Verschüttung und Granatkontusion anfangs eine Commotio spinalis oder auch tiefgreifendere medulläre Veränderungen hervorgerufen worden waren. Die organische Natur der medullären Schädigung gab sich zu Anfang stets in Veränderungen des Liquor cerebrospinalis zu erkennen (Druckerhöhung, Eiweißvermehrung, Lymphozytose, leichte Hämorrhagien, später Xanthochromie), in der Folge blieben gewisse Zeichen der organischen Schädigung häufig bestehen (fehlende Sehnenreflexe, fehlende Bauchreflexe, Blasenstörungen usw.). Die Haltungsanomalie ist reflektorisch (algogen oder algophob) bedingt, sie kann nicht selten mit hysterischen Erscheinungen kombiniert sein.

β) Die Schädigung der Blutgefäße.

Wir wenden uns jetzt zur Besprechung der akzessorischen Noxen, welche vom Gefäßapparat ausgehen. Die Blutung spielt bei der Einwirkung stumpfer Gewalten eine größere Rolle, als bei den Schußverletzungen. Cassirer gibt zwar an, daß den epiduralen Blutungen in den Wirbelkanal keine größere Bedeutung zukomme. Auch Nast-Kolb vertritt in seiner mehrfach erwähnten Arbeit den Standpunkt, daß die extraduralen Hämatome im allgemeinen keine schweren nervösen Störungen bewirken, da das Blut im Wirbelkanal genügend Platz finde, sich auszubreiten und daher eine Kompression des Markes kaum veranlassen könne. Wagner und Stolper hatten aber schon darauf hingewiesen, daß die extraduralen Blutungen nicht selten Reizerscheinungen, Schmerzen und Parästhesien verursachen, die manchmal erst bei der Resorption des Blutes auftreten. Im Tierexperiment hat Enderlen die Bedeutung der extraduralen Blutungen untersucht; er fand nur geringfügige Lähmungserscheinungen, welche sich mit der Resorption des Blutes wieder vollkommen zurückbildeten. De Quervain hebt hervor, daß die epidurale Blutung im Bereiche der Halswirbelsäule unter Umständen durch Kompression des Phrenikuskernes bedrohlich werden könne und er hält unter solchen Umständen ein frühzeitiges operatives Vorgehen für indiziert. Eine eingehende Studie haben der Hämatorhachis Grégoire und Demange gewidmet. Sie stellen fest, daß dieselbe keineswegs so selten ist, wie gemeinhin angenommen wird, daß sie vor allem zu Wurzelerscheinungen, aber gelegentlich auch zu Markkompression führen könne. Auch ich möchte betonen, daß epidurale Hämatome bei Traumen der Wirbelsäule durch stumpfe Gewalten nicht selten sind. Allerdings pflegt der schädigende Effekt derselben, wenn gleichzeitig eine Markkontusion vorhanden ist, meist nicht selbständig zutage zu treten. Nur die Reizung der supraläsionellen Wurzeln pflegt sich bei einem etwas größeren epiduralen Bluterguß durch Schmerzen bemerkbar zu machen. Ich habe in einem Falle aus der sukzessiven Beteiligung mehrerer Wurzelgebiete oberhalb des von der Kontusion betroffenen Marksegmentes auf ein allmählich höhersteigendes Hämatom geschlossen und fand diese Annahme durch die Biopsie bestätigt. Es kommt aber auch vor, daß zunächst gar keine Marksymptome bestehen, daß sich aber von einer Knochenverletzung ausgehend ein extradurales Hämatom allmählich entwickelt und mehr und mehr zunimmt. In solchen Fällen treten erst mehrere Tage nach dem Trauma — in einem meiner Fälle betrug das Intervall 10 Tage — starke Wurzelschmerzen auf, zuerst in den Lumbosakralwurzeln, dann in den Thorakalgebieten, zuletzt in den Zervikalwurzeln. Zu diesen sehr heftigen Wurzelschmerzen gesellen sich außerordentlich heftige reflektorisch bedingte Muskelspannungen, die teils dauernd vorhanden sind, teils in paroxysmalen Krampfzuständen exazerbieren. In einem meiner Fälle glich das Bild dem eines schweren Tetanus. Symptome der Markkompression können dabei ganz fehlen, aber auch hinzutreten. Sowohl die Wurzel- wie die Marksymptome schwanken in einem und demselben Falle sowohl der Intensität wie der Extensität. In einem Falle konnte der extradurale intrarhachideale Bluterguß durch Epiduralpunktion und Extraktion zersetzter Blutmassen direkt nachgewiesen werden. Ein Fall starb an dem aufsteigenden Bluterguß infolge Krampfes der Atemmuskeln. Bei der Autopsie war die gesamte Dura vom Kreuzbein an bis zum Hinterhauptsloch empor von einem dicken Blutmantel umgeben. Der Bluterguß ging aus von einem Bruch des sechsten Thorakalwirbelkörpers. 14 Tage vorher war ein scheinbar harmloses Trauma der Wirbelsäule vorausgegangen. Die anderen von mir beobachteten Fälle kamen langsam zur Heilung. Daß das Hämatom als selbständige komprimierende Noxe auch für das Mark in Betracht kommt, wie dies schon de Quervain vermutete, gilt nach meiner Erfahrung besonders für das Halsmark. Hier sind einerseits die Venengeflechte an der Innenwand des Wirbelkanals besonders stark entwickelt, andererseits ist zwischen der Wand des Wirbelkanals und der Dura kaum ein Spielraum vorhanden, so daß das Blut wenig Platz findet, sich nach abwärts auszubreiten. Ich fand in einem Falle von Fraktur des fünften Halswirbels den Duralsack fünf Tage nach der Verletzung fest von Blutkoagulis umgeben, distal pulsierte die Dura nicht, nach Entfernung des Hämatoms stellte sich die Pulsation sofort wieder her und die bedrohliche Atemlähmung, welche den Fall gekennzeichnet hatte, wurde völlig beseitigt.

Größere intradurale Hämatome, welche eine selbständige Noxe für das Mark bilden, sind bei der Einwirkung stumpfer Gewalten ebenso selten, wie bei den Schußverletzungen. Ich möchte einen ganz eigenartigen Fall meiner Beobachtung hier mitteilen, bei dem die intradurale Blutung die alleinige Ursache der Markschädigung darstellte.

Fall 182: Sturz auf einer Treppe, schlägt mit dem Rücken auf die Stufen auf. Zunächst keine Erscheinungen. Einige Stunden später heftige Wurzelschmerzen vom Charakter des Gürteldrucks im Bereiche der mittleren Thorakalnerven. Dieselben breiten sich allmählich mehr nach unten aus, am nächsten Tage heftige Schmerzen in den Beinen, starke Kokkygodynie. Am dritten Tage nach der Verletzung hochgradige Schwäche der Beine und Blasenstörungen. Dabei dauern die Schmerzen besonders im Gebiete des fünften und sechsten Thorakalnerven noch an. Am vierten Tage unvollkommenes, später totales Transversalsyndrom in der Höhe des vierten Dorsalsegmentes. Schmerzen unterhalb völlig geschwunden, aber im Gebiete der oberen Thorakalnerven heftige Reizerscheinungen. Die Entwicklung des Krankheitsbildes bis zu seiner Höhe nahm fast 8 Tage in Anspruch. Infolge hinzugetretener Pneumonie erfolgte der Exitus und es fand sich ein ausgedehntes, vom obersten Brustmark bis in die Cauda equina herabreichendes intradurales Hämatom, welches das Mark besonders in der Höhe des vierten Dorsalsegmentes stark komprimierte. Als Ausgangspunkt der Blutung konnte ein miliares Aneurysma der linken Arteria radicularis der dritten Thorakalwurzel, welches geplatzt war, festgestellt werden. Offenbar ist die Ruptur des bereits vorher vorhandenen Aneurysmas durch das Trauma zustande gekommen. Die Wirbelsäule war völlig intakt.

Porot teilt einen Fall mit, in dem bei Sturz aus großer Höhe eine Fraktur des zweiten und dritten Lendenwirbels eintrat, die später zum Auftreten eines Gibbus führte. Es bestand sofort nach der Verletzung Schwäche der Beine, Verlust der Sehnenreflexe, totale Blasen-Mastdarmlähmung und typische Reithosenanästhesie (S_2—S_5). Die Lumbalpunktion ergab reines Blut. Allmählich bildeten sich die Erscheinungen zurück, die Lähmung der Beine wich, die Reflexe kehrten wieder, blieben aber abgeschwächt. Die Blasenmastdarmlähmung und die Anästhesie blieben dauernd bestehen. Der Liquor zeigte später ausgesprochene Xanthochromie und spontane Koagulation. Es ist nicht zu entscheiden, ob in diesem Falle eine primäre traumatische Schädigung des untersten Rückenmarksabschnittes erfolgt ist, zu welcher die starke intradurale Blutung nur als akzessorisches Moment hinzukam, oder ob letztere die alleinige Folge des Traumas und die eigentliche Quelle der Mark- bzw. Kaudaschädigung war. Porot selbst nimmt an, daß es sich um eine Hämatomyelie handelt.

Seit langem bekannt ist die Bedeutung der Hämatomyelie, welche sich an Traumen der Wirbelsäule durch stumpfe Gewalt anschließt. Sie kommt hierbei zweifellos öfter zur Beobachtung als bei Schußverletzungen, aber ihre Häufigkeit wird doch meines Erachtens überschätzt. Aus der Vorkriegszeit liegen seit den grundlegenden Studien L. Minors zahlreiche Beobachtungen vor (Sencert, Barker, Kocher, Wagner, Stolper, Thorburn, Lewandowsky, Krause, Graßmann, Rees u. a.). Jean Lépine stellt in seiner These 266 Fälle zusammen. Aber zahlreiche in der Kriegsliteratur unter der Diagnose Hämatomyelie mitgeteilte Beobachtungen entbehren des autoptischen oder bioptischen Beleges; in vielen Fällen können die Symptome ebensogut auf eine Thrombose, eine traumatische Nekrose, auf Ödem oder andere Prozesse zurückgeführt werden. Einwandfreie Beobachtungen haben Jumentié, Claude et Loyez, Winkler und Jochmann mitgeteilt. Schon in der Vorkriegsliteratur findet sich vielfach die Ansicht, daß die Hämatomyelie besonders bei Traumen entstehe, die ohne Verletzung der Wirbelsäule einhergehen. Braun und Lewandowsky haben den Standpunkt vertreten, daß im wesentlichen nur Traumen, die im Sinne einer Stauchung wirken, zur Hämatomyelie führen. Die bekanntesten Ursachen sind Fall auf den Rücken, Sturz auf das Gesäß oder die Füße, forcierte Beugungen oder Streckungen der Wirbelsäule. Nach Cassirer sollen die mit Frakturen und Luxationen der Wirbelsäule einhergehenden Verletzungen im allgemeinen keine Hämatomyelien im Gefolge haben. Nach meinen Erfahrungen hat aber die Hämatomyelie keine einheitliche, durch die äußere Art des Traumas charakterisierte Genese. Gerade wie bei den Schußverletzungen Hämatomyelien sowohl bei uneröffnetem Wirbelkanal und unverletzter Dura durch eine Prellschädigung (Licen), als auch bei Eröffnung des Wirbelkanals im Anschluß an starke Kontusionen des Markes (Borst) beobachtet worden sind, so sehen wir sie auch bei den Verletzungen durch stumpfe Gewalt sowohl in Fällen mit schwerer Verletzung der Wirbelsäule und Markzertrümmerung, als auch in Fällen ohne jegliche Verletzung der Wirbelsäule und ohne greifbaren Kontusionsherd auftreten. Die Hämatomyelie kann also sowohl als konkomitierende Noxe zur Kontusion hinzutreten, als auch selbständig bestehen und mehr oder weniger die einzige Schädigung darstellen. In der Literatur ist vielfach die Ansicht verbreitet, daß sich die Hämatomyelie mehr oder weniger streng an die graue Substanz hält, und daß sie röhrenförmig oder säulenartig sich über mehrere, ja zahlreiche Segmente ausdehnt. Gerade wegen dieses Prädilektionssitzes der Blutung haben zahlreiche Autoren in Fällen, in welchen die Symptomatologie ausschließlich auf die graue Substanz zu beziehen ist, in welchen nukleäre Lähmungen und eine über mehrere, ja viele Segmentalzonen ausgedehnte Thermanalgesie (Dissociation syringomyélique) vorliegt, geglaubt, ohne weiteres annehmen zu dürfen, daß eine Hämatomyelie zugrunde liegen müsse. Dieser Schluß ist nicht berechtigt. Auch die traumatische Nekrose, die Thrombose, das akute traumatische Ödem können sich ganz oder vorzugsweise an die graue Substanz halten. Andererseits befällt die Hämatomyelie sehr oft auch die weiße Substanz, besonders die Grenzschicht, aber auch die übrigen Stränge. Einigermaßen charakteristisch ist aber meines Erachtens für die Hämatomyelie die sukzessive Ausbreitung des Prozesses, die sich darin zu erkennen gibt, daß durch zeitliche Intervalle von verschiedener Dauer getrennt, ein Marksegment nach dem anderen ergriffen wird, was in einer entsprechenden sukzessiven Evolution der Symptome deutlich zum Ausdruck kommt. Charakteristisch ist ferner bei der reinen Hämatomyelie, daß das Auftreten der ersten Symptome durch ein freies Intervall von dem Momente des Traumas getrennt ist. Cassirer erwähnt einen Fall von Granatkontusion, bei dem der Betroffene erst 24 Stunden später bei der ihm gewohnten Tätigkeit des Holzhackens unter den Erscheinungen einer Hämatomyelie erkrankte. Ähnliches hatte auch Oppenheim schon beschrieben. Es kommt gar nicht selten vor, daß durch das Trauma zunächst keine völlige Ruptur des Gefäßes zustande kommt, sondern daß zunächst nur, wie dies Marburg hervorhebt, die Intima und die Elastika einreißen, und daß erst später unter dem Einfluß der Anstrengung oder eines anderen blutdrucksteigernden Faktors die Ruptur eine völlige wird. Auch Winkler und Jochman beschreiben einen Fall von autoptisch verifizierter Hämatomyelie, bei dem die ersten Symptome erst einige Tage nach dem Unfall mit einer Erschwerung des Gehens beginnen und bei dem der Kranke noch zwei Monate später, wenn auch mühsam, umherzugehen vermochte, bis zuletzt völlige Lähmung eintrat.

Claude und L'Hermitte teilen folgenden Fall mit:

Ein Soldat macht eine anstrengende Bewegung, wobei eine starke Flexion der Wirbelsäule eintritt. Zunächst keinerlei Erscheinungen. (6 Tage später plötzlich Paraplegie der Beine, die sich im Laufe von einer Viertelstunde entwickelt. Die Lähmung betrifft das gesamte Lumbosakralmark. Totalanästhesie von S_1—S_5, in den unteren Lendenzonen Thermanalgesie, Patellar- und Achillesreflexe erloschen. Blasen- und Mastdarmlähmung. Langsame allmähliche Besserung. Nach fünf Monaten wesentlich gebessert.

Souques und Henry beobachteten einen Fall, in dem 8 Tage nach einem Sturz vom Wagen eine Lähmung des rechten Beines eintrat. Am nächsten Tage war auch der Arm gelähmt, die Lähmung des letzteren bildete sich innerhalb zweier Monate wieder zurück, das Bein blieb gelähmt, zeigte große Atrophie, totale oder partielle E.R., fehlenden Sohlen- und Achillesreflex, abgeschwächten Patellarreflex, keine Sensibilitätsstörungen.

Ich möchte einige Beispiele aus meinem eigenen Material mitteilen.

Fall 183: Sturz aus beträchtlicher Höhe. Sofortige Lähmung der Beine und des Rumpfes. An der oberen Extremität sind nur die kleinen Handmuskeln und der Extensor pollicis brevis gelähmt. Anästhesie von D_1—S_5. Röntgenologisch Bruch des siebenten Halswirbels. Am nächsten Tage besteht auch Lähmung der Fingerbeuger, des Palmaris longus, des Extensor pollicis longus, Abductor pollicis longus und Extensor carpi ulnaris, einen weiteren Tag später auch Lähmung des Trizeps, Flexor carpi ulnaris, Flexor carpi radialis, Extensor digitor. und Extensor carpi radialis brevis, zwei Tage später Lähmung des Extensor carpi radialis longus, Pronator teres, Latissimus und Pectoralis major, sechs Tage nach der Verletzung Lähmung des Subskapularis, Bizeps, Brachialis internus, Supinator longus et brevis und Deltoideus. Nur die Außenrotatoren funktionieren noch etwas. Am siebenten Tage sind auch sie gelähmt, der Tod erfolgt unter ausgesprochener Phrenikuslähmung. Parallel der aufsteigenden Spinallähmung rückte die Anästhesie segmentweise von D_1 bis einschließlich C_5 aufwärts. Bei der Autopsie fand sich eine Zertrümmerung des Körpers und des Bogens des siebenten Halswirbels, ein Quetschherd im ersten Thorakalsegment und eine aufsteigende Hämatomyelie bis ins vierte Zervikalsegment reichend. Nach abwärts reicht sie nur bis ins zweite Thorakalsegment. Die Blutung ist um den Zentralkanal konzentriert, nimmt aber die gesamte graue Substanz und an den verschiedensten Stellen auch die weiße Substanz ein.

Fall 184: Sturz aus beträchtlicher Höhe. Fraktur des siebenten Halswirbels, Sofort Lähmung der Beine, der kleinen Handmuskeln, der Daumenextensoren, der langen Fingerflexoren und des Palmaris longus. Anästhesie C_8—S_5. In den nächsten drei Tagen segmentweise aufsteigende Lähmung bis C_5. Deltoideus teilweise, Außenrotatoren gut erhalten. Am fünften Tage nach dem Trauma Exitus durch Atemlähmung. Fieber bis 41,5° C. Bei der Autopsie findet sich ein Knochenfragment, welches in das achte Zervikalsegment hineingetrieben ist und dasselbe zertrümmert hat. Aufsteigende Hämatomyelie bis C_4 aufwärts, bis D_3 abwärts. Auch hier betrifft die Blutung sowohl die graue wie die weiße Substanz.

Fall 185: Kopfsprung in flaches Wasser, Aufprall mit dem Scheitel, Bruch des siebenten Halswirbels. Sofort beide Beine gelähmt, Blasenlähmung, Mastdarmlähmung, Priapismus, fehlende Sehnenreflexe. Fußsohlenreflex langsam tonisch in Plantarflexion (Interossei pedis), Lähmung der kleinen Handmuskeln sowie der Flexoren und Extensoren der Finger und des Palmaris longus. Anästhesie von C_8—S_5. Operation wird zunächst vom Kranken abgelehnt, da eine Besserung in der Bewegung der Beine eintritt und auch die Fingerstrecker ihre Beweglichkeit wieder erlangen. 14 Tage nach dem Sturz erneute Verschlechterung, Beinlähmung wieder total, Sehnenreflexe, die bereits wiedergekehrt waren, verschwinden wieder. Totale Lähmung der Finger, Lähmung der Handbeuger und der Handstrecker, nur Extensor carpi radialis longus noch erhalten. Trizeps gelähmt, Pronator teres sowie alle von C_5 und C_6 innervierten Muskeln erhalten. Anästhesie C_7—S_5. Operation. Bruch des Bogens des siebenten Halswirbels. Mark stark kontusioniert in der Höhe des achten Zervikalsegmentes. Einen Tag nach der Operation auch Lähmung des Extensor carpi radialis longus, Pronator teres, Pektoralis, Latissimus, Subskapularis. Supinator longus und brevis schwach, Bizeps noch leidlich. Deltoideus und Außenrotatoren des Humerus noch ganz intakt. Anästhesie C_6—S_5. Vier Tage nach der Operation Bizeps ganz gelähmt, Deltoideus schwach. Beginnende Atemlähmung. Fünf Tage nach der Operation Temperatur 42°. Tod unter Atemlähmung. Bei der Autopsie findet sich ein Kontusionsherd im Bereiche des achten Zervikalsegmentes. Aufsteigende Hämatomyelie bis C_3. Die gesamte graue Substanz ist von Blut eingenommen, in der weißen Substanz zahlreiche größere und kleinere Blutherde.

In allen drei Fällen (183—185) sehen wir also im Anschluß an eine Fraktur der Halswirbelsäule und von dem durch diese bedingten Kontusionsherd aus eine aufsteigende und absteigende Hämatomyelie sich entwickeln. Diese betrifft sowohl die graue wie die weiße Substanz. Die Evolution der Hämatomyelie beginnt in allen drei Fällen durch ein zeitliches Intervall vom Momente des Traumas getrennt, im dritten Falle sogar erst 14 Tage danach, nachdem die direkten Folgen der Markkontusion bereits eine erhebliche Rückbildung gezeigt hatten. In allen drei Fällen konnte die Ausbreitung des Prozesses von Segment zu Segment genau verfolgt werden. Es ist höchst lehrreich, wie in diesen Fällen ein akutes Transversalsyndrom bestimmten Höhensitzes das andere ablöst. Es entrollen sich im Laufe von wenigen Tagen unter den Augen des Beobachters sukzessive die bekannten Bilder der Querschnittstrennung im Bereiche der einzelnen Zervikalsegmente, bis der Tod unter hohem Fieber und unter Atemlähmung eintritt.

Der Fall 185 gibt noch zu einer besonderen Bemerkung Anlaß. Die Ätiologie ist eine besonders geartete, Aufprall des Scheitels beim Kopfsprung in flaches Wasser. Die Wirbelfraktur betrifft den siebenten Halswirbel. Nach Sicard soll bei dieser typischen Art des Traumas stets eine Fraktur des sechsten Halswirbels eintreten, während beim Fall aufs Gesäß der Bruch den elften und zwölften Brustwirbel betreffen soll. Tilney und Nichols haben einen Fall mitgeteilt, bei dem ebenfalls beim Kopfsprung in flaches Wasser eine Fraktur des sechsten Halswirbels eintrat. Es entstand sofort rechtsseitige spinale Hemiplegie mit gekreuzter Hemianästhesie und rechtsseitige Pupillenverengerung. Vier Monate später ging die Armlähmung in eine völlige schlaffe Lähmung über, während die Beinlähmung spastisch blieb. Es ist nicht ersichtlich, auf welche spezielle Ursache die Beteiligung der grauen Substanz der rechten Hälfte der Halsanschwellung in diesem Falle zu beziehen ist.

Der von mir mitgeteilte Fall 185 lehrt, daß beim Aufprall des Scheitels auf den Grund beim Kopfsprung in flaches Wasser gelegentlich auch ein anderer Halswirbel als der sechste brechen kann.

In allen drei Fällen (183, 184, 185) ist die Hämatomyelie autoptisch festgestellt. Wenn ich die nur klinisch beobachteten Fälle meines Materials mit Kontusion des Markes daraufhin prüfe, ob ein Teil der konkomitierenden Symptome auf eine gleichzeitig entstandene oder auf konsekutive Hämatomyelie zurückgeführt werden kann, so erscheint dieses in den folgenden Fällen immerhin mehr oder weniger wahrscheinlich. Die Fälle sind alle bereits in anderem Zusammenhang erwähnt worden, sollen aber hier der Übersicht halber nochmals zusammengestellt werden.

Fall 140, S. 1812: Verschüttung. Bruch des ersten Lendenwirbelkörpers. Sofort Lähmung beider Beine, der Blase und des Mastdarms. In den nächsten Tagen bemerkt Patient eine Schwäche und Taubheit in den Fingern der linken Hand, die in den folgenden Tagen noch zunimmt. Die Beinlähmung bessert sich etwas, es hinterbleibt eine völlige Lähmung des Tibialis anticus et posticus, Glutaeus medius et minimus, Extensor hallucis longus, Extensor digitor. longus, Peroneus longus et brevis, Glutaeus maximus, Semimembranosus, Semitendinosus, Bizeps, Pediäus, Gastroknemius, Flexor digitor. et hallucis und der Sohlenmuskulatur. Hochgradige Atrophie und totale E. R. Verlust des Achilles- und Sohlenreflexes. Patellarreflexe schwankend, bald +, bald —, Blasen- und Mastdarmlähmung. Anästhesie von L_5—S_5. Starke Schmerzen. Schwäche der kleinen Handmuskeln, des Ext. pollicis brevis und der langen Flexoren der Finger und des Daumens linkerseits, partielle E. R. Thermanalgesie in C_8 und D_1.

Fall 142, S. 1814: Verschüttung. Luxationsfraktur des zwölften Brustwirbels. Sofort totale Lähmung beider Beine, der Blase und des Mastdarms. Später engte sich die Lähmung etwas ein, indem der Ileopsoas, Sartorius und Grazilis ihre Funktion wieder erlangten, während alle anderen Muskeln dauernd total gelähnt bleiben, hochgradige Atrophie und totale E. R. zeigten. Totale Inkontinenz der Blase, völlige Mastdarmlähmung und Potenzlähmung, Patellar-, Achilles-, Sohlenreflexe dauernd erloschen. Anästhesie von L_2—S_5.

Fall 148, S. 1817: Sturz vom Wagen. Bruch des ersten Lendenwirbelkörpers. Von vornherein nur partielle Lähmung des rechten Beines, und zwar handelt es sich um eine schlaffe, atrophische Lähmung des Tibialis anticus et posticus und Glutaeus medius et minimus mit hochgradiger Atrophie und E.R., während Extensor hallucis longus, Extensor digitor. longus, Peroneus longus et brevis, Glutaeus maximus, Semitendinosus, Semimembranosus, Bizeps, Pediäus, Gastroknemins, Flexor digitor. et hallucis und Sohlenmuskeln spastisch gelähmt sind. Babinski rechts +, Rossolimo rechts +, Fußklonus rechts. Rechts Thermanalgesie in L_4 und L_5, links Thermanalgesie von S_1—S_5.

F all 147, S. 1817: Sturz von einer fahrenden Kanone. Partielle Luxation des vierten gegen den fünften Brustwirbel. Sofort heftige linksseitige Interkostalschmerzen, dem vierten und fünften Interkostalnerven entsprechend, keinerlei Lähmungserscheinungen, Thermanalgesie rechts von D_6—S_4, völlige Incontinentia alvi, sehr geringe Blasenstörungen, keine Potenzstörung. Die initialen Störungen bleiben dauernd bestehen.

F all 152, S. 1819: Sturz aus beträchtlicher Höhe, Aufprall mit dem Rücken auf einen Balken. Fraktur des siebenten Brustwirbelkörpers und -Bogens. Rückenmark völlig zerquetscht. Totale Paraplegie der Beine, Anästhesie D_9—S_5. Thermanalgesie D_5—D_8. Schlaffe atrophische Lähmung der gesamten Bauchmuskeln mit E.R. Bauchreflexe nicht auslösbar. Kremaster faradisch und reflektorisch unerregbar. Sartorius faradisch unerregbar. Beugereflex der Beine auslösbar bis L_3. Patellarreflex und Achillesreflex +, Fußklonus. Babinski +, Rossolimo +. Lebhafter Abwehrbeugereflex. Manchmal gekreuzter Streckreflex. Meist Beugekontraktur der Beine. Blase automatisch tätig. Mastdarmreflexe +. Häufig Priapismus.

F all 153, S. 1819: Sturz vom Lastautomobil. Bruch des ersten und zweiten Halswirbels. Sofort bewußtlos, totale Lähmung des Kopfes und aller vier Extremitäten. Die Bewußtlosigkeit weicht nach 3—4 Stunden, die Lähmung des Kopfes und der ganzen rechten Körperhälfte in den nächsten acht Tagen, die Lähmung des linken Beines der Blase und des Mastdarmes im Laufe einer weiteren Woche. Es hinterbleibt eine totale schlaffe, atrophische Lähmung aller von C_1—D_1 innervierten Muskeln linkerseits, mit totaler E.R., totale Lähmung des Kukullaris und Sternokleidomastoideus links und der Schlingmuskulatur. Fazialislähmung links. Anästhesie von C_2—D_2. Thermanalgesie im Trigeminusgebiet. Keine Strangsymptome.

In allen diesen Fällen kann wenigstens mit Wahrscheinlichkeit mit dem Vorhandensein einer Hämatomyelie gerechnet werden. Zum Teil liegen die Herde in der grauen Substanz weit von dem eigentlichen Kontusionsherde ab, so besonders in Fall 140, in welchem der Hauptherd im Lendenmark gelegen ist und sich in den nächsten Tagen ein Herd im Vorderhorn und Hinterhorn von C_8 und D_1 entwickelt. Im Falle 147 ist der Kontusionsherd im Vorderseitenstrang des fünften Thorakalsegmentes gelegen, außerdem besteht ein Nebenherd im Konus. Im Falle 152 ist das Mark in der Höhe des neunten Dorsalsegmentes zerquetscht und von diesem Quetschherd aus erstreckt sich ein Nachbarschaftsherd in der grauen Substanz aufwärts bis D_5, abwärts bis L_2. Im Falle 153 nimmt der definitive Destruktionsherd die gesamte graue Substanz linkerseits von C_1—D_2 ein. Beteiligt ist die Wurzeleintrittszone, die Substantia gelatinosa trigemini, der spinale Akzessoriuskern, ein Teil des Nucleus ambiguus (Schlingmuskulatur), der Fazialiskern. Aber es wäre verfehlt, in allen diesen Fällen mit Sicherheit eine Hämatomyelie zu diagnostizieren. Es kann sich ebensogut um eine traumatische Nekrose der betreffenden Markpartien handeln.

Im Gegensatz zu den drei autoptisch verifizierten Beobachtungen (183—184), in welchen die Hämatomyelie von einem Kontusionsherd nach Wirbelfraktur ihren Ausgang nimmt, stehen die folgenden Beobachtungen:

F all 186: Sturz auf den Rücken. Zunächst keinerlei Störungen. Am Abend Parästhesien im vierten und fünften Finger rechts. Am nächsten Morgen Schwäche der Interossei und der Muskeln des Daumenballens beiderseits, Thermanalgesie in D_1 und C_8 beiderseits. Am Abend totale Lähmung der kleinen Handmuskeln, der Extensoren des Daumens, der Fingerflexoren, des Palmaris longus und Extensor carpi ulnaris, einen weiteren Tag später auch Lähmung des Flexor carpi ulnaris, des Extensor digitor., Flexor carpi radialis und Trizeps. Anästhesie von Th_1—C_7 einschließlich. Die Lähmung und Sensibilitätsstörung ist beiderseits streng symmetrisch. Die übrigen Armmuskeln, insbesondere Extensor carpi radialis longus und Pronator teres bleiben erhalten. Langsamer und allmählicher Rückgang der Lähmung. Zuerst kehrt der Flexor carpi radialis wieder, dann der Extensor digitor., dann der Trizeps und der Flexor carpi ulnaris. Letzterer bleibt aber noch längere Zeit paretisch. Alle ausschließlich aus C_8 und Th_1 entspringenden Muskeln, Extensor carpi ulnaris, die Daumenstrecker, Fingerbeuger, Palmaris longus und die kleinen Handmuskeln bleiben dauernd völlig gelähmt. Dauernde Thermanalgesie in Th_1 rechterseits.

Liegt auch in diesem Falle keine autoptische oder bioptische Bestätigung vor, so ist es doch nach der Art der Entwicklung der Symptome sehr wahrscheinlich, daß eine Hämatomyelie zugrunde liegt. Dieselbe nahm ihren Ausgang in der grauen Substanz von D_1, offenbar im Hinterhorn derselben und erstreckte sich im Laufe der nächsten Tage bis C_7 einschließlich aufwärts, dabei sowohl die Vorderhörner wie die Hinterhörner gleichmäßig betreffend. Dann allmählicher partieller Rückgang. Die definitive Zerstörung betrifft die Vorderhörner des ersten Thorakal- und achten Zervikalsegmentes beiderseits und das Hinterhorn des ersten Thorakalsegmentes rechterseits. Die weiße Substanz der Rückenmarksstränge zeigte von Anfang an keinerlei Beteiligung. Röntgenologisch an der Wirbelsäule keinerlei Veränderungen. Der Hals war auch von Anbeginn an vollkommen frei beweglich und es bestand keine Druckempfindlichkeit der Wirbelsäule. Der Fall bietet alle Eigentümlichkeiten, die man als charakteristisch für die isolierte Hämatomyelie ansieht: keine Verletzung der Wirbelsäule, Beginn der Symptome nach einem freien Intervall, allmähliche sukzessive, segmentale Ausdehnung und allmählicher partieller Rückgang derselben. Beschränkung der Symptome auf die graue Substanz. Auch in dem folgenden bereits S. 1824 mitgeteilten Falle ist es wahrscheinlich, daß eine Hämatomyelie zugrunde liegt.

Fall 159, S. 1824: Hufschlag ins Genick. Heftige Schmerzen in der linken Halsseite und im Arme. Keine Fraktur der Halswirbelsäule. Dieselbe ist frei beweglich. Röntgenologisch o. B. Nach einigen Stunden Schwäche des linken Armes, die sich rasch zur völligen Lähmung steigert. Es hinterbleibt eine dauernde schlaffe, atrophische Lähmung des linken Armes mit totaler E.R., nur die Außenrotatoren des Humerus funktionieren etwas. Sämtliche Sehnen- und Periostreflexe des Armes fehlen. Starke Schmerzen in der linken Halsseite und im linken Arm. Anästhesie von C_5—D_1. Keine Strangsymptome. Sympathikuslähmung links.

Auch in diesem Falle keine Verletzung der Wirbelsäule. Beginn der Krankheitserscheinungen erst einige Stunden nach dem Trauma. Dieselben beschränken sich fast ganz auf die graue Substanz linkerseits, das Vorderhorn und Hinterhorn ist von C_5—D_1 ergriffen, doch muß auch die Wurzeleintrittszone mit beteiligt sein, wie aus der Beteiligung der Berührungsempfindung an der Sensibilitätsstörung hervorgeht.

Sehr wohl möglich erscheint die Existenz einer Hämatomyelie auch in den folgenden Fällen, die bereits früher erwähnt wurden.

Fall 160, S. 1824: Sturz aufs Kreuz. Hautweichteilkontusion über dem Sakrum, keine Knochenverletzung. Sofort Lähmung der Blase, des Mastdarms und der Potenz. Lähmung des Gastroknemius, Flexor digitor. et hallucis und der Sohlenmuskulatur. Achillesreflex beiderseits negativ. Sohlenreflex links negativ. Anästhesie S_2—S_5. Babinski rechts +, paradoxes Trizepsphänomen am Arme links.

Fall 138, S. 1811: Steinschlag gegen den untersten Teil der Brustwirbelsäule. Sofort totale Lähmung beider Beine, der Blase und des Mastdarms. Ausgedehnte Hautweichteilkontusion über elftem und zwölften Brustwirbel und den obersten Lendenwirbeln. Keine Verletzung der Lendenwirbelsäule. In der Folge geht die Lähmung etwas zurück. Es hinterbleibt links völlige schlaffe Lähmung folgender Muskeln:

Obturator externus, Tensor fasciae latae, Tibialis anticus et posticus, Glutaeus medius et minimus, Extensor hallucis longus, Extensor digitor. longus, Peroneus brevis et longus, Glutaeus maximus, Pyriformis, Quadratus femoris, Obturator internus, Gemelli, Semitendinosus, Semimembranosus, Bizeps, Pediäus. Die Muskeln sind stark atrophisch, totale E.R. Rechts besteht nur Lähmung des Extensor hallucis longus, Extensor digitor. longus, Peroneus longus et brevis, ferner des Gastroknemius, Flexor digitor. et hallucis und der Sohlenmuskeln. Starke Ataxie beider Beine. Blasen- und Mastdarmlähmung. Patellarreflex beiderseits +, Achillesreflex beiderseits —. Babinski rechts + (Pediäus), Rossolimo links +. Anästhesie beiderseits von L_5—S_2.

Der Herd ist hier innerhalb der Vorderhörner unregelmäßig verteilt, links erstreckt er sich vom unteren Teil des vierten Lumbalsegmentes bis ins erste Sakralsegment herein. Rechts nimmt er das ganze Kerngebiet des Extensor hallucis longus, Extensor digitor. longus, Peroneus longus et brevis ein, welches in L_5 und S_1 liegt und das ganze Kerngebiet des Gastroknemius, Flexor digitor. et hallucis und der Sohlenmuskeln, welches in S_1, S_2 und S_3 liegt. Der Konus ist ganz ausgeschaltet. Aber der Herd greift beiderseits etwas ins Gebiet der Hinterseitenstränge über (rechts Babinski +, links Rossolimo +) und ferner ist eine Unterbrechung der Hinterstränge und Vorderseitenstränge in der Höhe von L_2 anzunehmen.

Fall 164, S. 1826: Sturz aus großer Höhe. Keine Verletzung der Wirbelsäule. Sofort Lähmung beider Beine, der Blase und des Mastdarms. In der Folge bessert sich die Lähmung beträchtlich. Es hinterbleibt beiderseits eine streng symmetrische Lähmung des Tibialis anticus et posticus, Glutaeus medius et minimus, Extensor hallucis longus, Extensor digitor. longus, Peroneus brevis et longus, Glutaeus maximus, Semitendinosus, Semimembranosus und Bizeps. Starke Atrophie dieser Muskeln, totale E.R. Patellarreflex beiderseits +, Achillesreflex rechts +, links —, beiderseits Rossolimo +. Geringe Detrusorschwäche. Starke Ataxie beider Beine. Anästhesie beiderseits nur in L_5 und S_1.

Es liegt also auch in diesem Falle eine streng symmetrische Zerstörung der Kerne ganz bestimmter Muskeln vor, der Herd reicht vom unteren Teil des vierten Lumbalsegmentes bis ins erste Sakralsegment. Das Hinterhorn ist beiderseits in L_5 und S_1 zerstört. Der Herd greift beiderseits etwas auf den Hinterseitenstrang über (Rossolimo beiderseits +) und außerdem besteht ein Herd oberhalb des ersten Lumbalsegmentes im Hinterstrang.

Fall 166, S. 1826: Verschüttung. Keine Verletzung der Wirbelsäule. 16 Stunden lange Bewußtlosigkeit. Anfangs Doppelsehen (Abduzenslähmung links), welches aber schwindet. Es hinterbleibt eine scharf segmental begrenzte Anästhesie von C_2—C_4 linkerseits, im Gesicht greift sie, den Soelderschen Linien folgend, auf das Gebiet des ersten Trigeminusastes über. Starke Schmerzen im Bereiche von C_2—C_4. Nystagmus.

In diesem Falle besteht ein Herd im Bereiche der Hinterhörner von C_2—C_4. Die Substantia gelatinosa der absteigenden Trigeminuswurzel ist mitbeteiligt. Aber auch die zum sensiblen Hauptkern des Trigeminus ziehenden Fasern des Quintus sind mitgegriffen, wie die Beteiligung der Berührungsempfindung an der Sensibilitätsstörung lehrt. Der Abduzenskern war längere Zeit mitbetroffen, hat sich aber später völlig erholt. Dagegen weist der dauernd vorhandene Nystagmus wahrscheinlich auf eine Beteiligung des Fasciculus longitudinalis posterior hin.

Für alle diese Fälle gilt dasselbe wie für die oben angeführten Fälle mit Kontusion des Markes. Es ist möglich, zum Teil sogar sehr wahrscheinlich, daß eine Hämatomyelie zugrunde liegt. Mangels autoptischer oder bioptischer Verifikation ist dieselbe aber nicht mit voller Sicherheit zu diagnostizieren.

Fassen wir unsere Kenntnisse über die Hämatomyelie zusammen, so können wir sagen, daß dieselbe sich an verschiedenartige Traumen der Wirbelsäule und des Markes anschließen kann, daß sie zur Kontusion hinzutreten kann und dabei offenbar vom Kontusionsherd selbst ihren Ausgang nimmt und sich dabei sowohl über die graue wie über die weiße Substanz nach aufwärts und abwärts ausbreiten kann. Andererseits aber kann sie auch ohne jede Verletzung der Wirbelsäule und ohne jede greifbare Markkontusion entstehen, offenbar ist die Ruptur eines Gefäßes hier die einzige unmittelbare Folge des Traumas und von diesem aus breitet sich die Blutung allmählich innerhalb der grauen Substanz röhrenartig aus. Ja es scheint sehr wahrscheinlich, daß es unter der Wirkung des Traumas manchmal zunächst nur zu einem Einreißen der Intima und Elastika kommt und daß die völlige Rhexis des Gefäßes erst später unter dem Einflusse irgend eines akzessorischen Momentes zustande kommt, wodurch der gelegentlich sehr verspätete Beginn der Symptome zu erklären ist.

In seiner monographischen Bearbeitung der operativen Behandlung der Verletzungen und Erkrankungen der Wirbelsäule aus dem Jahre 1911 erklärt Nast - Kolb in Übereinstimmung mit Kocher, Wagner - Stolper, Sencert, Henle und de Quervain, daß die Hämatomyelie niemals Gegenstand der operativen Behandlung sei. Wenn wir unsere Fälle etwas näher ins Auge fassen, wenn wir bedenken, wie sich in den drei Fällen von Halsmarkverletzung die intramedulläre Blutung erst allmählich vom Kontusionsherde aus entwickelt und sich im Halsmark sukzessive emporarbeitet, bis sie die Gegend des Phrenikuskernes erreicht und dadurch zu raschem und sicherem Tode führt, so müssen wir diesen Standpunkt als eine unberechtigte Inaktivität bezeichnen. Daß es gelingt, der intramedullären Ausbreitung der Hämatomyelie durch Inzision des Kontusionsherdes, durch welche der Blutung der Abfluß nach außen ermöglicht wird, zu steuern, hat Allen experimentell bewiesen. In allen Fällen von Kontusion des Markes, in welchen im Anschluß an die Verletzung eine Aszension des Prozesses, ein Höhersteigen der Symptome festgestellt wird, ist daher meines Erachtens die Inzision des Kontusionsherdes geboten. Wenn derselbe äußerlich nicht erkennbar ist, so kann man den Gollschen Strang inzidieren. Letzterer kommt, genau wie bei der operativen Behandlung des intramedullären Tumors, deshalb in Betracht, weil seine Verletzung relativ geringfügige Folgen hat. In Fällen von Kontusion des Halsmarkes ist dieser Versuch besonders da zu unternehmen, wo die Gefahr der Atemlähmung mit folgendem Exitus eine außerordentlich große ist, wie das die drei von mir mitgeteilten Fälle 183—185 beweisen. Ich kann mich retrospektiv des Eindruckes nicht erwehren, daß alle drei durch eine rechtzeitige adäquate Intervention hätten gerettet werden können. In den Fällen, in welchen keine Verletzung der Wirbelsäule vorliegt, wird man zurückhaltender sein und höchstens dann intervenieren, wenn die Blutung dem Phrenikuskern in bedrohliche Nähe rückt.

Daß genau wie beim Prellschuß der Wirbelsäule so auch bei der Einwirkung einer stumpfen Gewalt eine Gefäßlähmung entsteht, daß diese zur Stase mit ihren weiteren Folgezuständen führt, ist ja bereits früher hervorgehoben worden. Wir müssen auch hier annehmen, daß der Effekt der traumatischen Einwirkung auf die Gefäße des Markes ein nachhaltiger ist, daß sich die völlige Gefäßlähmung bisweilen erst allmählich entwickelt und ihre Folgen manchmal erst längere Zeit nach dem Trauma hervortreten. Frische Diapedesisblutungen werden bei Rückenmarkstraumen sowohl in unmittelbarer Nachbarschaft des Quetschherdes, als auch in weiter Entfernung von demselben noch wochenlang nach der Verletzung angetroffen. Auch die von Marburg bei den Schußverletzungen des Markes festgestellten Vasopathien, die Endarteriitis traumatica, dürften auch bei den Verletzungen durch stumpfe Gewalt eine Rolle spielen. Wir werden sie in erster Linie für die Spätmalazien des Markes in Anspruch nehmen. Aber auch für die Entstehung anderer posttraumatischer, chronisch progressiver Krankheitsbilder, insbesondere die **posttraumatische, spinale, progressive Muskelatrophie**, können wir sie wenigstens zum Teil verantwortlich machen. Gerade letztere Krankheit zeigt, wenigstens nach den bisherigen Erfahrungen, eine engere Beziehung zu den Verletzungen durch stumpfe Gewalt, als zu den Schußverletzungen. Ich habe nicht weniger als vier solcher Fälle beobachtet, denen nur einer im Anschluß an Schußverletzung gegenüber steht. Das Trauma bestand dreimal in Verschüttung, einmal lag ein Hufschlag gegen die Halswirbelsäule zugrunde. In den Fällen von Verschüttung bestand durchweg zunächst das Bild der Commotio spinalis, in einem Falle schienen die Lähmungserscheinungen sogar ziemlich lange, etwa 4 Wochen, angehalten zu haben. Sie sind aber auch dann restlos verschwunden. In dem Falle von Hufschlag gegen die Halswirbelsäule bestanden anfangs bis auf eine wochenlang anhaltende Retentio urinae keine nennenswerten Marksymptome. In allen Fällen entwickelte sich nach einem freien Intervall, das von 4 Monaten bis zu $1^1/_4$ Jahr variiert, allmählich eine zunehmende, chronisch progressive Muskelatrophie mit E.R., ohne Schmerzen, ohne Sensibilitätsstörungen und ohne Symptome von seiten der Stränge des Markes. Die Atrophie und Lähmung betraf in drei Fällen besonders die kleinen Handmuskeln, teils einseitig, teils doppelseitig; in einem dieser Fälle war sie wesentlich ausgebreiteter und betraf mehr oder weniger alle Muskeln des Armes, allerdings in verschiedenem Grade. Im vierten Falle betraf die Lähmung und Atrophie die Beine, und zwar einseitig den Quadrizeps, die Adduktoren, den Glutaeus medius, Tensor fasciae latae, Sartorius, Grazilis und Tibialis anticus, also im wesentlichen die vom zweiten bis vierten Lumbalsegmente versorgten Muskeln. Es ist zu bedenken, daß die Vorderhörner dieser Segmente häufig von einer besonderen Arterie, der Arteria lumbalis principalis versorgt werden und daß diese möglicherweise der Sitz einer chronisch progressiven Vasopathie war.

Fall 187: Verschüttung. Kurze Zeit bewußtlos, danach einige Tage an Armen und Beinen gelähmt. Die Schwäche des rechten Armes soll vier Wochen angehalten haben. Dann völlige Norm. Keine nennenswerten Schmerzen in der Folge; etwa 6 Monate später bemerkt Patient eine Abmagerung seiner rechten Hand, die allmählich zunimmt. $1^1/_2$ Monate später derselbe Prozeß linkerseits, keine Schmerzen. Es besteht rechts hochgradige Atrophie und Parese der Interossei und des Hypothenar, des Adductor pollicis und des Daumenballens. Partielle E.R. Schwäche des Extensor pollicis brevis. Diffuse Atrophie mäßigen Grades am rechten Vorderarm. Links besteht Atrophie und Parese der Interossei und des Hypothenar. Daumenballen auffallend gut. Keine Sensibilitätsstörung, keine Schmerzen. Unter Beobachtung schreitet der Prozeß rechts fort, indem die Atrophie des Vorderarms zunimmt.

Fall 188: Verschüttung. Commotio spinalis, dann beschwerdefrei. $1^1/_4$ Jahre später beginnende Abmagerung an der rechten Hand, bald auch an der linken. Dieselbe dehnt sich bald auf Vorderarm und Oberarm aus. Keine Schmerzen. Es besteht rechts totale Lähmung und Atrophie der kleinen Handmuskeln, teils mit partieller, teils mit totaler E.R. Lähmung des Extensor pollicis brevis, hochgradige Schwäche der Flexores digitor. Flexor pollicis longus, Palmaris longus, Extensor carpi ulnaris, Bizeps und Supinator longus fast ganz gelähmt. Die anderen Muskeln mehr oder weniger atrophisch. Alle Sehnen- und Periostreflexe an den oberen Extremitäten fehlen rechts. Links Atrophie und Lähmung der Interossei, des Hypothenar und Abductor pollicis brevis, dagegen Adductor pollicis, Oponens und Flexor pollicis brevis wenig befallen. Diffuse Atrophie des ganzen Armes. Lähmung des Supra- und Infraspinatus und Rhomboideus mit starker Atrophie. Keine Sensibilitätsstörungen, keine Schmerzen.

Fall 189: Hufschlag ins Genick. Längere Zeit starke Genickschmerzen. Sechs Wochen lang Blasenbeschwerden. 4 Monate nach dem Unfall Abmagerung des rechten Daumenballens, Lähmung der Muskeln, welche die Opposition besorgen

(Opponens, Abductor pollicis brevis, Flexor pollicis brevis caput externum), partielle E.R. Geringe Atrophie der Interossei, Hypothenar nicht beteiligt. Links keine Atrophie und Parese. Nirgends Sensibilitätsstörung, keine Schmerzen. Keine nennenswerte Progression.

Fall 190: Verschüttung. Kurzfristige Lähmung der Beine. 8 Monate später Abmagerung des rechten Oberschenkels, knickt häufig beim Gehen ein. Allmähliche Verschlechterung. Es besteht hochgradige Atrophie und fast völlige Lähmung des Sartorius, Grazilis, Quadrizeps, Tensor fasciae latae, Tibialis anticus und Glutaeus medius mit totaler oder partieller E.R. Ileopsoas schwach, Adduktoren sehr paretisch. Tibialis posticus ebenfalls paretisch. Patellarreflex fehlt rechts. Kremasterreflex fehlt rechts. Sonst keine Störung. Keine Sensibilitätsstörung, keine Schmerzen. Unter Beobachtung wird die Lähmung des Tibialis posticus und der Adduktoren vollständig. Ileopsoas weiter verschlechtert. Die übrigen Beinmuskeln bleiben intakt.

Es sind während des Krieges eine ganze Anzahl solcher Fälle von posttraumatischer Poliomyelitis chronica progressiva bzw. posttraumatischer progressiver Muskelatrophie von Baumann, Jannicke, Loewenstein, Cassirer, Schmidt, Biondi, Bauer, L'Hermitte und Cornil, Léri, Dide u. a. veröffentlicht worden, welche sich den älteren Mitteilungen von Erb, Nonne, Lewandowsky, Kapustin und Armianz, Starfinger, Léri und Gasne, Hoffmann, Lépine und Froment u. a. anreihen.

Léri und Molin de Teyssieu beschreiben einen Fall von Granatkontusion, in welchem anfangs nach dem Trauma nur ein diffuses Unbehagen in den Gliedern bestand. Bereits zwei Wochen darnach zeigten sich bereits die ersten Zeichen der Muskelatrophie an den Händen im Gebiete der kleinen Handmuskeln. 7 Wochen nach dem Trauma wurde dazu eine starke Atrophie und Parese des rechten Trapezius, Rhomboideus, Serratus, Deltoideus, Trizeps, des linken Supra- und Infraspinatus, Deltoideus, Trizeps, der Extensores digitor. et carpi, sowie starke Atrophie der kleinen Handmuskeln festgestellt, Diffuse Atrophie an den Beinen mit Verlust der Sehnenreflexe. In den atrophisch-paretischen Muskeln fibrilläre Muskelzuckungen und partielle E.R.

L'Hermitte und Cornil beschreiben einen Fall von Amyotrophie progressive spinale et bulbaire: Fall auf die rechte Schulter. Kurze Zeit benommen. Fünf Monate später beginnende Atrophie in den rechten Schultermuskeln. Sehr langsam chronisch-progressive Entwicklung. Fünf Jahre später besteht Lähmung und Atrophie des rechten Trapezius, Sternokleidomastoideus, Hypoglossus, Gaumensegels, Stimmbandes, fehlender Rachenreflex, fehlender Reflexe oculo-cardiaque. Keine Sensibilitätsstörungen. In den gelähmten Muskeln teils E.R., teils starke quantitative Herabsetzung der Erregbarkeit und sehr vergrößerte Chronaxie.

In einem zweiten Falle derselben Autoren handelt es sich um einen Sturz aus $3^{1}/_{2}$ m Höhe, ohne Bewußtseinsverlust. Zwei Wochen später beginnende Schwäche und Abmagerung der Hände, die rasch auf beide Arme übergreift, große Schwäche der Beine, Verlust aller Sehnenreflexe, in den atrophischen Muskeln E.R.

Hervorzuheben ist an diesen Beobachtungen, daß das Intervall zwischen dem Trauma und dem Beginn der Muskelatrophie zum Teil sehr kurz ist. So beträgt es in zweien dieser drei Fälle nur zwei Wochen.

Im Falle von Biondi bestanden zunächst nach der Verschüttung nur Erscheinungen von seiten des Conus terminalis, später entwickelte sich eine langsame chronisch progressive Muskelatrophie der Beine.

Claude, Vigouroux und L'Hermitte beschreiben Fälle von chronisch-progressiver Myopathie. Atrophie und Lähmung betreffen vor allem den Trapezius und Serratus anticus, in einem Falle von Francais entwickelte sich zwei Monate nach dem Trauma eine Atrophie im Fazialisgebiet, ferner im Trapezius, Rhomboideus, Serratus anticus, Supra- und Infraspinatus (Type facio-scapulo-humerale). Abgesehen von der Lokalisation der Atrophie in den Muskeln des Schultergürtels gibt sich die Übereinstimmung mit der myopathischen Form der Muskelatrophie in diesen

Fällen durch die Eigenart der elektrischen Veränderungen, welche keine E.R., sondern nur quantitative Herabsetzung zeigt, zu erkennen. Diese Fälle von posttraumatischer Myopathie reihen sich den bereits aus der Vorkriegszeit stammenden Beobachtungen von Léri und Gasne, von Hoffmann, von Lépine und Froment an. Es ist schwer, wie schon früher bemerkt, sich über die Beziehung dieser myopathischen Form der Muskelatrophie zum Trauma eine klare Vorstellung zu machen. Aber an der Beziehung selbst kann nach den immerhin zahlreichen, einwandfreien Beobachtungen kaum ein Zweifel mehr obwalten.

Es sind auch Fälle von posttraumatischer, amyotrophischer Lateralsklerose beschrieben worden (Speck). Beobachtungen von Sarbó bieten das Bild einer posttraumatischen spastischen Spinalparalyse. Fälle von sogenannter Pseudotabes posttraumatica im Anschluß an Verschüttung oder Granatkontusion beschreiben Français, Pitres und Porot. Die Fälle sind charakterisiert durch eine posttraumatische, langsam sich entwickelnde Ataxie der Beine, Romberg, Verlust der Sehnenreflexe, Störung des Lagegefühls, Blasenstörungen, während eigentliche lanzinierende Schmerzen, sowie reflektorische Pupillenstarre fehlen; letztere kann anfangs vorhanden sein, geht aber später wieder zurück.

So wenig wir heute noch an der Beziehung der chronisch-progressiven Muskelatrophie und der Pseudotabes posttraumatica zu dem vorausgehenden Trauma zweifeln können, so wenig ist bis heute erwiesen, ob der chronisch-progressive Kernschwund allein auf Vasopathien im Sinne Marburgs beruht, oder ob hierbei auch noch andere pathologische Prozesse, wie die Meningitis serosa und vielleicht auch zytotoxische Prozesse im Sinne von Joannowics mit im Spiele sind. Möglicherweise betrifft der Prozeß bei der progressiven Muskelatrophie auch zum Teil oder vornehmlich die vorderen Wurzeln. Für die Entscheidung dieser Fragen fehlen bisher fast alle Unterlagen.

γ) Die Störungen des Lymphapparates.

Wir kommen jetzt zur Besprechung der Störungen des Lymphapparates bei den Verletzungen durch stumpfe Gewalt. Die Bedeutung des akuten traumatischen Ödems ist unverkennbar, mag dasselbe nun der Gefäßlähmung, speziell dem prästatischen Zustande Rickers seinen Ursprung verdanken, oder mag es durch Berstung der Wandungen der Lymphbahnen (Lymphorrhagien) entstehen. Beide Veränderungen lassen sich in nächster Nachbarschaft, aber auch in ziemlich weiter Entfernung von dem Hauptkontusionsherde bei den Verletzungen des Rückenmarkes durch stumpfe Gewalt feststellen. Schon makroskopisch springt bei der Autopsie die ödematöse Beschaffenheit des Markes oberhalb und unterhalb des eigentlichen Herdes in die Augen und auch bei der Biopsie ist die sukkulente Beschaffenheit des Rückenmarkes, das wie aufgequollen erscheint, manchmal ungemein charakteristisch. Das akute Ödem bildet neben der aszendierenden Hämatomyelie die häufigste Grundlage für die Progression der Symptome in den ersten Tagen nach der Verletzung. Ich will das an zwei Beispielen belegen.

Fall 191: Sturz. Luxationsfraktur des siebenten Halswirbels, totale Lähmung des rechten Beines und der kleinen Handmuskeln des Ext. p. brev., der Fingerbeuger und des Palmaris longus rechterseits, Schwäche des linken Beines, Blasenlähmung. Links Thermanalgesie D_2—C_8, gekreuzte Thermanalgesie rechterseits D_3—S_4. Am nächsten Tage völlige Lähmung beider Beine, Totalanästhesie bis D_2 beiderseits. Bei der Operation findet sich ein mäßiges epidurales Hämatom. Blutige Reposition des luxierten Wirbels, die vollkommen gelingt. Geringe Besserung, insofern, als die Totalanästhesie nach unten rückt und Spuren von Bewegungen in den Zehen des linken Beines bemerkt werden. Am nächsten Tage wieder totale Lähmung beider

Beine, des Rumpfes und des ganzen rechten Armes. Im linken Arm Lähmung der Finger, der Hand, des Trizeps, des Pectoralis major und Latissimus, während Subskapularis, Bizeps, Brachialis internus, Supinator longus et brevis, Deltoideus und die Außenrotatoren noch gut funktionieren. Anästhesie rechts bis C_5 einschließlich, links bis C_7 einschließlich. Am folgenden Tage auch der linke Arm fast völlig gelähmt, nur Außenrotation und Deltoideus spurenweise erhalten. Beginnende Phrenikusinsuffizienz. Nach geringfügigen Schwankungen im Krankheitsbild Tod durch Atemlähmung. Bei der Autopsie erweist sich die Luxation reponiert, kein epiduraler oder intraduraler Bluterguß. Im Rückenmark im achten Zervikalsegment ein vorwiegend rechts lokalisierter Kontusionsherd, der blutig erweicht ist, in nächster Umgebung desselben zahlreiche kleine Hämorrhagien, die aber nicht den gesamten Querschnitt einnehmen. Der ganze Querschnitt ödematös. Im siebenten Zervikalsegment keine Hämorrhagien, ebensowenig in den höher gelegenen Segmenten, dagegen besteht hier ein ausgesprochenes Ödem, das bis C_4 aufwärts deutlich ist, erst von C_3 ab nimmt das Mark eine einigermaßen normale Konsistenz an.

Fall 192: Sturz. Fraktur des vierten und fünften Zervikalwirbels. Bei der Einlieferung besteht Schwäche des linken Beines und Thermanalgesie rechterseits bis C_5 aufwärts, Grenze nicht scharf. Am nächsten Tage totale Lähmung des linken Beines und Armes mit gesteigerten Reflexen, Schwäche des rechten Beines, Thermanalgesie am linken Arm im Gebiete von C_5—D_2, rechts Thermanalgesie bis C_5 aufwärts, am folgenden Tage beiderseits völlige Beinlähmung, Blasenlähmung. Linker Arm total gelähmt, rechter hochgradig paretisch. Beginnende Atemlähmung. Totalanästhesie bis D_4 aufwärts, bis C_5 beiderseits Thermanalgesie. Bei der Operation, welche wegen der raschen Progredienz der klinischen Erscheinungen vorgenommen wird, findet sich kein epiduraler Bluterguß. Nach Eröffnung der Dura zeigt sich das Mark besonders in der Höhe des dritten Zervikalsegmentes stark aufgequollen, im Bereiche des linken Vorderseitenstranges wölbt es sich deutlich vor. Inzision dieser Stelle. Es entleerten sich körnig-flüssige Detritusmassen und reichlich seröse Flüssigkeit, nach sorgfältigem Austupfen der Höhle quillt fortwährend Flüssigkeit aus dem Grunde der Kontusionshöhle nach; dabei nimmt die Schwellung des Markes im Bereiche des dritten Zervikalsegmentes ab und gleicht sich schließlich ganz aus. Schon wenige Stunden nach der in Lokalanästhesie vorgenommenen Operation werden das rechte Bein und der rechte Arm völlig frei bewegt. Am folgenden Tage kehrt auch die Beweglichkeit des linken Armes wieder, während das linke Bein zunächst gelähmt bleibt. Dieses beginnt erst nach einer Woche Bewegungen auszuführen. In der Folge völlige Restitution der Motilität. Als einziges Residuum blieb eine Thermanalgesie der rechten Körperhälfte zurück, welche bis C_4 einschließlich emporreicht. Bei einer $1^1/_2$ Jahre nach der Operation vorgenommenen Nachuntersuchung besteht nur noch isolierte Kaltanästhesie mit paradoxer Warmempfindung in der angegebenen Ausdehnung.

Die beiden Fälle illustrieren die Rolle des traumatischen Ödems zur Genüge. Ich habe bereits bei der Besprechung der Schußverletzungen des Rückenmarkes darauf hingewiesen, daß gerade bei Halsmarkverletzungen diese Komplikation eine ernste Gefahr darstellt und sobald Anzeichen einer progressiven Verschlechterung vorhanden sind, sofortiges operatives Vorgehen erheischt. Von der Lumbalpunktion, die Borchardt für diese Fälle empfiehlt, habe ich keine Erfolge gesehen. Auch die dekompressive Laminektomie allein ist durchaus nicht imstande, die Ausbreitung des Ödems mit genügender Sicherheit zu verhindern. Das Ödem entsteht aus intramedullären Veränderungen und bei der Störung der Beziehungen zwischen der Endolymphe des Markes und dem Liquor cerebrospinalis, welche durch das Trauma hervorgerufen ist, genügt die einfache druckentlastende Laminektomie nicht. Das beweist der erste der beiden soeben mitgeteilten Fälle zur Genüge. Vielmehr muß der Kontusionsherd eröffnet werden und dadurch der im Innern des Markes angestauten Gewebsflüssigkeit ein freier Abfluß verschafft werden. Der Fall 192 beweist die Nützlichkeit dieses Verfahrens.

δ) Die Meningopathien.

Genau die gleiche Rolle wie bei den Schußverletzungen spielen bei den Verletzungen der Wirbelsäule durch stumpfe Gewalten die Meningopathien. Zunächst ist bei sehr vielen Fällen, in denen die Verletzung einige Zeit zurückliegt, eine mehr oder weniger ausgesprochene schwielige Verdickung der Dura mater festzustellen. Dieselbe kommt ebenso wie bei den Schußverletzungen in der Hauptsache auf das Konto organisierter epiduraler und intraduraler Blutungen (de Quervain), abgesprengter epiduraler oder auch endoduraler Knochensplitter, und einer wohl durch das Trauma direkt ausgelösten Proliferationstendenz der Duraelemente. Diese Duraschwielen können ebenso wie bei den Schußverletzungen eine sekundäre akzessorische Noxe für das Mark bilden, indem sie dasselbe komprimieren und mehr und mehr strangulieren (de Quervain). Besonders in dem einen von mir bereits auf S. 1835 mitgeteilten Falle 173 von Kompression der Cauda equina durch Kallusmassen im Bereiche des dritten und vierten Lendenwirbels war eine beträchtliche Strangulation der Kauda durch die kallös verdickte Dura mit im Spiele, so daß ich mich genötigt sah, die letztere ganz zu exzidieren und den beträchtlichen Defekt durch einen frei transplantierten Lappen aus der Fascia lata zu ersetzen. Ebenso fand Eiselsberg in den drei in demselben Zusammenhange bereits S. 1837 erwähnten Fällen von Kompressionsfraktur des ersten Lendenwirbels mit Luxation des zwölften Brustwirbels, und von Kompressionsfraktur des fünften und sechsten Brustwirbels bei der Operation das Bild einer ausgesprochenen Pachymeningitis externa. Ebenso häufig sind die im Anschluß an die Einwirkung stumpfer Gewalten auftretenden Veränderungen der Arachnoidea, wenn ich auch Marburg darin vollkommen zustimme, daß die Schwere und Ausdehnung der Meningitis serosa und Arachnitis cystica adhaesiva bei den Schußverletzungen der Wirbelsäule und des Rückenmarkes das Maß erheblich übersteigt, das von früher her nach stumpfen Gewalteinwirkungen bekannt war. Die Meningitis serosa, serofibrosa, Arachnitis chronica progressiva cystica adhaesiva ist ja seit geraumer Zeit als ein Folgezustand von Traumen der Wirbelsäule bekannt. Als selbständiges, posttraumatisch sich entwickelndes Krankheitsbild ist sie besonders von Oppenheim und Krause, Pott u. a. beschrieben worden. Die ersten Symptome der Krankheit setzen in diesen Fällen erst nach einem mehr oder weniger langen Intervall nach dem Unfall ein, wenn auch die Kontinuität mit dem Trauma meist durch das Vorhandensein von Schmerzen oder sensiblen Reizerscheinungen gewahrt ist. Im Gegensatz zu diesen Fällen, in welchen eine primäre Beteiligung des Rückenmarkes mehr oder weniger ganz fehlt, steht die Gruppe von Fällen, in welchen durch eine stumpfe Gewalt eine Verletzung der Wirbelsäule und des Rückenmarks erfolgt und nun sich früher oder später die charakteristischen Veränderungen der Arachnitis hinzugesellen, welche nun ihrerseits teils die Rückbildung der durch die primäre Markschädigung bedingten Symptome verhindern, teils nach anfänglicher Besserung derselben eine sekundäre Verschlechterung bedingen, oder gar durch Beteiligung benachbarter Markabschnitte, supraläsioneller und infraläsioneller Segmente und Wurzeln das Hinzutreten neuer Symptome verursachen. Ich habe in sämtlichen Fällen von Markverletzung durch stumpfe Gewalt, welche ich einige Zeit nach dem Trauma operierte, stets eine konkomitierende Arachnitis zum Teil von sehr beträchtlicher Intensität und Extensität festgestellt. In einem Falle fand ich sie bereits 14 Tage nach der Verletzung sehr stark ausgeprägt. Ich habe aber in der Mehrzahl der Fälle nicht gefunden, daß die Beseitigung der Verwachsungen, Schwarten und Liquorzysten einen nennenswerten Erfolg gehabt hätte.

Fall 140, S. 1812: Verschüttung. Bruch des ersten Lendenwirbelkörpers. Sofort Lähmung beider Beine, der Blase und des Mastdarms. In den nächsten Tagen Schwäche und Taubheit in den Fingern der linken Hand, die in den folgenden Tagen noch zunimmt. Die Beinlähmung bessert sich etwas, doch hinterbleibt eine völlige Lähmung folgender Muskeln: Tibialis anticus et posticus, Glutaeus medius, Extensor hallucis longus, Extensor digitor. longus, Peroneus longus et brevis, Glutaeus maximus, Semitendinosus, Semimembranosus, Bizeps, Pediäus, Gastroknemius, Flexor digitor. et hallucis, Sohlenmuskulatur. Starke Atrophie, totale E.R. Blasen- und Mastdarmlähmung. Anästhesie von L_5—S_5. Starke Schmerzen. Patellarreflexe schwankend, bald +, bald —. Schwäche der kleinen Handmuskeln, des Extensor pollicis brevis und der langen Fingerflexoren, linkerseits mit partieller E.R. Thermanalgesie in C_8 und D_1.

Wegen der starken Schmerzen in den Beinen und dem schwankenden Verhalten der Patellarreflexe etwa 7 Monate nach dem Trauma Laminektomie. Ausgedehnte Arachnitis im Bereiche des gesamten Lumbosakralmarkes. Im oberen Teil des Lendenmarkes eine ausgesprochene, das Mark komprimierende Zyste. Diese wird exstirpiert. Nach der Operation Rückgang der Schmerzen. Patellarreflexe dauernd +. Sonst keine Veränderung im Status.

Abgesehen also von der Beseitigung der Schmerzen ist in diesem Falle kein Erfolg durch die Operation erzielt worden. Dasselbe gilt von den anderen Fällen mit Markläsionen, welche einige Zeit nach dem Unfall operiert wurden und bei denen eine konkomitierende Arachnitis festgestellt wurde. Dagegen wurde in zwei Fällen von Verletzung der Cauda equina, welche beide längere Zeit nach dem Unfall zur Operation kamen, eine ausgesprochene Arachnitis aufgedeckt und die der Operation alsbald folgende Besserung kann nur auf das Konto der Beseitigung der arachnitischen Zysten und Membranen gebucht werden. Der erste dieser Fälle (173) ist bereits so eingehend auf S. 1835 behandelt worden, daß hier auf seine Wiedergabe verzichtet werden kann. Der zweite Fall soll hier mitgeteilt werden.

Fall 193: Sturz. Fraktur des dritten Lendenwirbels. Vollständige Paraplegie beider Beine, der Blase und des Mastdarms. Anästhesie L_1—S_5. Drei Monate später Operation. Kauda im Bereiche der Knochenläsion stark verwachsen und eingeschnürt. Oberhalb starke arachnitische Verwachsungen. Nach vier Monaten Ileopsoas, Sartorius, Grazilis, Adduktoren, Quadrizeps wieder hergestellt. Patellarreflex negativ, alle anderen Muskeln gelähmt. $1^1/_2$ Jahr nach der Operation beginnende Funktion im Glutaeus maximus und medius, sowie Tensor fasciae latae, dann sehr langsame Besserung. $2^1/_2$ Jahre nach der Operation Ileopsoas, Sartorius, Grazilis, Adduktoren, Quadrizeps vorzüglich, ferner Tensor fasciae, Glutaeus medius, Glutaeus maximus und Rollmuskeln ausgezeichnet. Semitendinosus und Semimembranosus beiderseits ebenso wie Bizeps leistungsfähig, aber noch etwas paretisch, Biceps caput breve beiderseits gelähmt. Ebenso Dorsal- und Plantarflexoren des Fußes und der Zehen beiderseits noch ganz gelähmt. Patellarreflex +, Achilles- und Sohlenreflexe negativ. Blasen- und Mastdarmbeschwerden. Totale Anästhesie von L_5—S_5.

Der Fall ähnelt dem auf S. 1835—36 ausführlich mitgeteilten Falle außerordentlich. Die rasche Wiederherstellung der von den supraläsionellen drei oberen Lendenwurzeln versorgten Muskeln ist die Folge der Beseitigung der arachnitischen Verwachsungen. Hingegen ist die sehr viel später beginnende, sehr langsam fortschreitende Wiederherstellung der von den infraläsionellen Wurzeln versorgten Muskeln offenbar das Resultat einer langsam erfolgenden Regeneration, wobei die Wiederherstellung der einzelnen Muskeln wieder der Wegstrecke entspricht, welche die auswachsenden Nervenfasern zu ihrem Erfolgsorgan zurückzulegen haben.

Öfters schließt sich, wie schon erwähnt, an ein vorausgehendes Wirbelsäulentrauma ohne nennenswerte initiale Marksymptome nach einem freien

Intervall später eine Meningitis serosa an und führt zu schweren Erscheinungen von seiten des Rückenmarks. Ich erwähne nur drei derartige Fälle.

Fall 194: Verschüttung mit Commotio spinalis. Rascher Rückgang aller Symptome; rückt wieder ins Feld. $^1/_2$ Jahr später Schmerzen im Genick, Abmagerung der Zunge und der linken Schulter. Unsicherheit beim Gange. Allmähliche Zunahme der Beschwerden. 9 Monate nach der Verschüttung spastische Parese aller vier Extremitäten mit lebhafter Steigerung aller Reflexe, Fußklonus, Babinski +, leichte Blasenstörungen, Gang spastisch · ataktisch. Keine Sensibilitätsstörung, Atrophie der linken Zungenhälfte, Lähmung des linken Hypoglossus und linken Akzessorius. Manchmal Andeutung von Schluckstörungen und zeitweilig ausgesprochen bulbäre Sprache. Im Liquor starke Eiweißvermehrung. Bei der Operation, bei der der Bogen des Atlas und Epistropheus und ein Teil der hinteren Umrandung des Foramen magnum entfernt wird, zeigt sich der oberste Abschnitt des Markes von arachnitischen Membranen umgeben, die sich besonders auf die oberen Zervikalwurzeln erstrecken. Im Bereiche des Übergangs der Medulla spinalis in die Oblongata findet sich linkerseits eine abgesackte Zyste, deren Wandung von graugelber Farbe und ziemlich derb ist. Die Zyste wird abgetragen. Nach der Operation Besserung, besonders der spastischen Erscheinungen an den Extremitäten. Gang wesentlich gebessert, Akzessorius gebessert, Blasenstörungen beseitigt. Hypoglossus unverändert. Nach $^1/_2$ Jahre im wesentlichen derselbe Zustand.

Fall 195: Sturz von der Treppe mit Fall auf den Hinterkopf. Tagelang heftige Schmerzen im Genick, die nie ganz aufhörten. Drei Monate später Blasenstörungen und linksseitige spastische Parese von Arm und Bein, gekreuzte Thermanalgesie angedeutet. Nach einigen Monaten auch spastische Erscheinungen im rechten Bein. Gang sehr erschwert. Rechter Arm wenig beteiligt, nur lebhafte Sehnen- und Periostphänomene. Äußerst heftige Schmerzen im Genick und beiden Schultern, bis in die Oberarme ausstrahlend; keine Sensibilitätsausfälle. Im Liquor erhöhter Druck, mäßige Eiweißvermehrung. Bei der Operation das ganze obere Halsmark von C_1—C_5 einschließlich in eine arachnitische Membran eingehüllt; es ist nach links verzogen und hier mit der Dura fest verwachsen. Die Lösung ist äußerst schwierig; während die Entfernung der arachnitischen Membran rechts sehr gut gelingt, ist dies an der Stelle der Verwachsung nicht möglich. Hier besteht eine innige Verklebung zwischen Pia und Arachnoidea. Die arachnitischen Membranen können hier nur oberflächlich abgetragen werden. Nach der Operation wesentliche Besserung, die rechtsseitigen Erscheinungen gehen ganz zurück, ebenso die Blasenstörungen. Die Schmerzen haben ganz aufgehört. Die spastische Parese des linken Beines und Armes ist nur wenig gebessert. Nach $^1/_2$ Jahre noch ständig fortschreitende Besserung.

Fall 196: Sturz mit heftigem Aufprall auf den Rücken; Commotio spinalis. Konnte 3 Tage lang nicht gehen. Seitdem dauernd Interkostalschmerzen links, etwa dem sechsten Thorakalnerven entsprechend. Nach fünf Monaten beginnende spastische Parese beider Beine, Blasenstörungen, nach acht Monaten totale spastische Paraplegie beider Beine, Thermanalgesie bis D_7 aufwärts, scharf abgegrenzt. Dauernd heftiger linksseitiger Interkostalschmerz, D_6 entsprechend. Starke Eiweißvermehrung und leichte Xanthochromie im Liquor. Bei der Operation findet sich das Mark im Bereiche des siebenten Thorakalsegmentes durch eine arachnitische Membran sanduhrartig eingeschnürt, ein arachnitischer Strang zieht von hier zur linken sechsten Thorakalwurzel, welche völlig abgeknickt ist. Die Wurzel wird reseziert. Die das Mark strangulierende Schwarte, welche bräunlich verfärbt erscheint, kann nur teilweise abgetragen werden. Nach der Operation Schmerzen ganz beseitigt. Geringe Besserung der spastischen Paraplegie. Nach wenigen Tagen erneute Verschlechterung. Totalanästhesie bis D_7 einschließlich. Tod infolge von Dekubitus. Bei der Autopsie zeigt sich, daß das Rückenmark im Bereiche des siebenten Dorsalsegmentes etwa auf $^1/_4$ seines normalen Volumens reduziert ist; im Bereiche des fünften bzw. des achten Dorsalsegmentes nimmt es wieder annähernd normale Konfiguration an. Im Bereiche des siebenten Dorsalsegmentes fast keine Markfaser erhalten. Die verdickte Pia fest mit dem Mark verwachsen, Glia überall zapfenartig in die Pia eingewuchert. Im Bereiche des sechsten Dorsalsegmentes ausgesprochene Randdegeneration des Markes, am wenigsten im Bereiche der Hinterstränge.

[In diesem Falle (196) ist an dem meningealen Prozeß die Pia mater sehr stark beteiligt. Das erklärt die gänzliche Erfolglosigkeit des operativen Eingriffes. Bemerkenswert ist die außerordentlich starke zirkuläre Einschnürung des Markes, das unter Wahrung seiner Form eine fabelhafte Reduktion seines Volumens aufweist. Beachtenswert ist auch hier wieder die Randdegeneration im Anschluß an den pialen Prozeß oberhalb der Stelle der eigentlichen Einschnürung.

Einen sehr charakteristischen Fall hat auch Cassirer mitgeteilt:

Verschüttung. Geringfügige initiale Symptome. Rückt wieder ins Feld. Nach sechs Monaten nach anstrengendem Marsch erhebliche Schwäche der Beine. Allmählich entwickelt sich eine schwere spastische Parese beider Beine. Oberer Bauchreflex vorhanden, mittlerer und unterer erloschen. Sensibilitätsstörungen bis D_5 aufwärts. Im Liquor starke Eiweißvermehrung und leichte Xanthochromie. Operation fast vier Jahre nach dem Trauma. Meningitis serosa. Flüssigkeitsansammlung in der Höhe des fünften Dorsalsegmentes, Rückenmark selbst etwas weich, rötlich verfärbt. Nach zwei Monaten geringe Besserung in der Bewegungsfähigkeit der Beine.

Es ist selbst bei diesen, sich erst nach einem freien Intervall an das Trauma anschließenden Fällen von Meningitis serosa niemals mit Sicherheit erwiesen, ob lediglich eine Meningopathie mit ihrem deletären Einfluß auf das Mark im Spiele ist, oder ob nicht auch ein Prozeß im Sinne einer Vasopathie nebenher geht. Die Erfolglosigkeit der Therapie kann allerdings in Fällen, die so spät nach dem Trauma und nach so lange bestehender Kompression des Markes durch den meningealen Prozeß zur Operation kommen, nicht ohne weiteres als Beweis gegen eine reine Meningopathie und für eine Vasopathie verwertet werden.

Die Symptome der posttraumatischen Meningitis serosa sind außerordentlich vielseitig. Das haben wir schon bei der Besprechung derjenigen Meningopathien hervorgehoben, welche sich im Anschluß an Schußverletzungen entwickeln. Souques sowie Gauducheau und Bouttier beschreiben als Folge von Verschüttungen und Granatkontusionen Meningitis serosa, die sich außer durch erhöhten Druck und Eiweißvermehrung des Liquors durch einen Verlust sämtlicher Sehnenreflexe zu erkennen gibt. Gauducheau und Bouttier konnten das allmähliche Schwinden der Reflexe direkt verfolgen; sie stellten gleichzeitig fest, daß denselben eine Herabsetzung der elektrischen Erregbarkeit im Kruralis- und Tibialisgebiet parallel geht.

Um Meningitis serosa handelt es sich auch bei dem von Claude und Meuriot als Syndrome d'Hypertension cephalorhachidien consecutif aux contusions de la région cervicale de la colonne vertebrale bezeichneten Symptomenkomplex. Derselbe kann, wie schon erwähnt wurde, in unmittelbarem Anschluß an die Einwirkung einer stumpfen Gewalt auftreten, er kann aber auch manchmal erst allmählich zur Entwicklung kommen. Das Syndrom besteht in Kopfschmerzen, Brechreiz, venöser Stauung am Augenhintergrund, Stauungspapille, Lähmungserscheinungen von seiten der Augenmuskelnerven, Vestibularerscheinungen, meist einseitigen Reizerscheinungen von seiten des Sympathikus (einseitiger Exophthalmus, Mydriasis), Reizerscheinungen im Gebiete der Zervikalwurzeln (Schmerzen im Genick und den Armen), Hypästhesie im Gebiete der Zervikalwurzeln, vornehmlich der achten Zervikalis und ersten Thorakalis, Reiz- und Ausfallserscheinungen im Gebiete der Lumbosakralwurzeln, Schmerzen, Hypästhesien, Verlust der Sehnenreflexe). Der Liquordruck ist beträchtlich erhöht; durch wiederholte ausgiebige Lumbalpunktionen tritt wesentliche Besserung oder Heilung ein.

Dieses Claudesche Syndrom ist aber nur eine besondere Form, in welcher sich die posttraumatische Meningitis serosa zu erkennen gibt. Reizerscheinungen im Gebiete der zervikalen, thorakalen und lumbosakralen Wurzeln verschiedenster Lokalisation mit und ohne objektive Sensibilitätsstörungen treten gar nicht selten einige Zeit nach der Verschüttung oder Granatkontusion nach einem mehr oder weniger langen freien Intervalle auf und zeigen eine deutliche Entwicklung zum Schlechteren. Der Liquordruck kann in diesen Fällen beträchtlich erhöht sein und mit einer Eiweißvermehrung in der Lumbalflüssigkeit gepaart sein. Die Lumbalpunktion bringt bedeutende Erleichterung. Die radikulären Reizerscheinungen können mit reflektorisch bedingten Haltungsanomalien vergesellschaftet sein, unter denen die Kamptokormie, die Pfötchenstellung der Finger, Haltungsanomalien im Bereiche der Hüfte und Beugekontraktur des Beines im Hüft- und Kniegelenk mit mehr oder weniger ausgesprochenem Pes varo-equinus die wichtigsten und häufigsten sind. Diese Symptome haben wir bereits früher als eine nicht seltene unmittelbare Folge der Verschüttung und Granatkontusion erwähnt, ihre Permanenz und ihre chronisch progressive Verschlechterung ist nicht selten auf die posttraumatische Meningitis serosa zurückzuführen und darum mußte auf sie nochmals in diesem Zusammenhange hingewiesen werden. Auch sei an dieser Stelle nochmals hervorgehoben, daß diese ursprünglich organisch bedingten Symptome nicht selten später nach Abklingen der zugrunde liegenden organischen Prozesse psychogen fixiert werden und ein beträchtliches Kontingent der verschütteten und fortgeschleuderten Hysteriker ausmachen.

Recht selten ist ebenso wie bei den Schußverletzungen der Wirbelsäule so auch bei den Verletzungen durch stumpfe Gewalt das Auftreten einer Meningocele spuria traumatica. Braun und Lewandowsky erwähnen sie und beziehen sich auf Beobachtungen von Liniger, Scherf, Schmidt - Thiem. Ich habe im Anschluß an die Einwirkung stumpfer Gewalten niemals eine wirkliche Meningocele beobachtet, aber ich möchte eines anderen Vorkommnisses in diesem Zusammenhang Erwähnung tun. Ich sah wiederholt im Anschluß an Wirbelfrakturen eine recht beträchtliche Erweiterung des Wirbelkanals unterhalb der Stelle der Verletzung, die Dura bietet an dieser Stelle die Form eines Aneurysma cylindricum, sie ist meist äußerst zart, blau verfärbt und liegt der Knochenwand eng an. Die Erweiterung beruht auf einer an der Stelle der Markläsion lokalisierten Arachnitis adhaesiva mit Verlegung der Liquorpassage und starker Stauung des Liquors unterhalb. Der Knochen gibt dem Liquordruck allmählich nach, so daß es zur Aushöhlung der Wand des Wirbelkanals kommt. Die Struktur des Knochens zeigt im Röntgenbild eine außerordentliche Rarefikation, die sich über 2—3 Wirbel erstreckt. Eine besondere Noxe für das Mark und die Wurzeln stellt aber diese Erweiterung des Duralsackes und ihrer knöchernen Umhüllung wohl kaum dar.

4. Markschädigung durch Explosionswirkung.

Es ist eine große Zahl von Beobachtungen bekannt geworden, in welchen mehr oder weniger ausgedehnte und mehr oder weniger nachhaltige Schädigungen des Rückenmarkes und der Wurzeln, besonders der Cauda equina, lediglich auf die Explosivwirkung von Granaten und Minen, seltener auf die Luftdruckwirkung einer vorbeisausenden Granate (Luftstreifschuß, Vent d'obus) zurückgeführt werden müssen. In Betracht kommen solche Fälle, in denen eine Verletzung durch Geschoßteile oder ein Trauma durch stumpfe Gewalt, wie es die Granatkontusion oder die Verschüttung durch Granateinschlag darstellt, nicht im Spiele ist, die vielmehr in liegender Stellung oder stehend der Explosionswirkung unterliegen, ohne fortgeschleudert zu werden, und ohne eine

Verletzung zu erleiden. Auf diese Quelle der Markschädigung haben zahlreiche Autoren hingewiesen. Ich nenne nur Oppenheim, Redlich und Karplus, Bauer, Netousek, Sarbo, Rothmann, Cassirer, Marie und Chatelin, Froment, Léri, Mahar, Schaeffer, Bergl, Ballet, Bury, Claude, Rist, Babinski, Ravaut, Claude und L'Hermitte, Leriche, Guillain, Souques, Mégevand und Donnet, Joubert, Sollier, Dupouy, Roussy und Boiseau, Vincent, du Roselle und Oberthur, Bosc, Chartier, Dupouy, Lebar, Heitz, Porot, Elliott, Pitres und Marchand, Français, Leclercque, Mairet und Durante, Mairet und Pieron, Mott, Mallet, Ségaloff u. a. Auch in meinem Material findet sich eine Anzahl von Fällen, die übereinstimmend die bestimmte Angabe machten, daß sie im Momente der Explosion lagen oder standen und nicht fortgeschleudert wurden, sondern einfach gelähmt zusammenbrachen oder sogar noch eine kürzere oder längere Strecke zurücklegen konnten, dann aber plötzlich oder langsam von einer mehr oder weniger ausgebreiteten Lähmung ergriffen wurden. Diese durch ein freies Intervall vom Momente des Traumas getrennte Entwicklung der medullären Symptome ist bei der Explosionswirkung auffallend oft beobachtet worden. In sehr vielen Fällen tritt bei der Granat- oder Minenexplosion Bewußtseinsverlust ein. In diesen Fällen bleibt es natürlich zweifelhaft, ob nicht eine Granatkontusion, also eine stumpfe Gewalteinwirkung mindestens mit im Spiele ist. Andererseits muß an dieser Stelle nochmals hervorgehoben werden, daß bei den im vorigen Abschnitte behandelten Folgezuständen der Verschüttung und Granatkontusion eigentlich so gut wie nie die Schädigung des Markes allein auf das Konto der Einwirkung der sogenannten stumpfen Gewalt gesetzt werden kann, sondern daß die Wirkung der Explosion und der durch sie hervorgerufenen plötzlichen Luftdruckschwankung hinzukommt und es meist gar nicht zu beurteilen ist, wieviel auf Rechnung der ersteren und wieviel auf Rechnung der letzteren kommt. Die Folgezustände dieser durch die plötzliche enorme Luftdruckschwankung, den „Vent d'obus" oder: „Vent d'explosiv", der französischen Autoren verursachten medullären Schädigungen sind nach Intensität und Extremität und vor allem in bezug auf die Dauer von Fall zu Fall äußerst wechselnde. In einem Teil der Fälle handelt es sich, wenn wir von der emotiven Wirkung absehen, um rein kommotionelle Wirkungen, alle initialen Symptome können schon nach wenigen Stunden oder Tagen ganz verschwinden. In anderen Fällen aber werden mehr oder weniger schwere, mehr oder weniger ausgebreitete und mehr oder weniger anhaltende, ja bleibende Ausfallsymptome und Reizsymptome beobachtet: Typische Querschnittsparaplegien und Tetraplegien, spinale Hemiplegie, spastische Monoplegia brachialis oder cruralis, mehr oder weniger typische Brown-Séquardsche Halbseitenlähmung, kombinierte Strangsyndrome mannigfacher Art, Bilder, die in ihrer Symptomatologie der multiplen Sklerose gleichen, nukleare Lähmungen, teils mit, teils ohne Sensibilitätsstörungen, meist von dissoziiertem Charakter, isolierte, mehr oder weniger scharf begrenzte segmentale Sensibilitätsstörungen ohne Beteiligung der Motilität, Konus- und Epikonusaffektionen, Blasen-, Mastdarm-, Potenzstörungen, Kaudasyndrome (Syndroma tabétiforme), isolierte Störungen der Patellar- und Achillesreflexe, des Trizepsreflexes (paradoxes Trizepsphänomen), der Hautreflexe, besonders des Sohlenreflexes und der Bauchreflexe, ferner rein subjektive Beschwerden, Schmerzen und Parästhesien von verschiedener Lokalisation und Ausdehnung, oft mit eigentümlichen Haltungsanomalien und Kontrakturen kombiniert (Kamptokormie, Tortikollis, Beugekontraktur des Knies, Lasègue, Kernig, Pes varo-equinus, Pes varus, selten Pes valgus, Flexionskontraktur der Zehen, Haltungsanomalien der Hüfte, an der oberen Extremität Beugekontraktur der Finger und der Hand, Pfötchenstellung der Finger, Streckkontraktur des Vorderarms, Beugekontraktur desselben, Adduktionskontraktur des Oberarms). Recht oft sind die medullären bzw. radikulären Symptome mit zerebralen Symptomen und Syndromen der verschiedensten Art vergesellschaftet. Abgesehen von der initialen Bewußtlosigkeit treffen wir einerseits auf Allgemeinsymptome, Kopfschmerzen, Erbrechen, Schwindel, Pulsverlangsamung, Pulslabilität, Tachykardie, vasomotorische Symptome, Neuritis optica oder gar Stauungspapille, auf ausgesprochene meningeale Zustandsbilder, auf Störungen von seiten der Gehirnnerven, besonders des Kochlearis und Vestibularis, aber auch des Fazialis, der Augenmuskelnerven, des Olfaktorius, Trigeminus, selten des Glossopharyngeus, Vagus, Akzessorius und Hypoglossus, ferner auf kortikale Reizerscheinungen in Form allgemeiner epileptischer oder Jacksonscher Anfälle, auf Herderscheinungen, wie Monoplegien, Hemiplegien, Paraplegien, kortikale Ataxie, kortikale Sensibilitätsstörungen, kortikale Asterognosie, Apraxie, Aphasie, Dysarthrie und andere artikulatorische Sprachstörungen, Pseudobulbärparalysen, selten auf Störungen von seiten der Sehsphäre, ferner auf subkortikale Syndrome, wie das Syndrom thalamique, pallidäre und striäre Syndrome (Chorea, tikartige Zustände), das Webersche Syndrom, pontine und bulbo-prätuberantielle Syndrome, das Zerebellarsyndrom, auf reflektorische oder totale Pupillenstarre, Akkommodations- und Konvergenzlähmungen, seitliche und vertikale Blicklähmung und Nystagmus. Dazu gesellen sich schließlich noch die verschiedensten psychischen Zustandsbilder.

Alle diese Erscheinungen können teils mehr oder weniger isoliert, teils in mannigfacher Kombination miteinander gepaart kürzere oder längere Zeit bestehen, aber die Tendenz zur langsamen, allmählichen Rückbildung beherrscht das klinische Bild, und die definitiven Ausfallssymptome sind in der Mehrzahl der Fälle spärlich oder sie fehlen ganz.

Uns interessieren hier nur die spinalen Folgezustände der Granatexplosion.

Paraplegien sind besonders von Guillain, Froment, Heitz, Elliot, Claude und L'Hermitte, Dupouy, Lortat-Jacob, Babinski, Joubert u. a. beschrieben. Besonders in den Fällen von Claude und L'Hermitte und von Joubert handelte es sich um bleibende, schwere Querschnittsparaplegien, welche infolge von Dekubitus ad exitum kamen. Auf die anatomischen Veränderungen, welche Claude und L'Hermitte in einem Falle bei der Autopsie feststellten, werden wir weiter unten noch zu sprechen kommen.

Brown-Séquardsche Halbseitenlähmung beschreibt Babinski bei einem Soldaten, welcher sich in liegender Stellung befand, als eine Granate über ihm platzte. Er trug keine Verletzung davon. Die Brown-Séquardsche Lähmung bestand noch 8 Monate später. Einen ähnlichen Fall beschreibt Ballet. Der Soldat befand sich im Graben, als die Explosion erfolgte und sank sofort an beiden Beinen gelähmt in die Knie; es trat kein Bewußtseinsverlust ein und später bestand keine Amnesie. Einige Stunden nach der Explosion konnte das linke Bein wieder bewegt werden, rechts bestand heftiger Interkostalschmerz, den unteren Rippen entsprechend, und Lähmung des rechten Beines mit Fußklonus und positivem Babinski, links Thermanalgesie bis Nabelhöhe. Marie und Chatelin beschreiben den Fall eines Soldaten, in dessen Nähe eine Granate platzte. Er erlitt keine Verwundung, wurde auch nicht umgeworfen. Zunächst bestanden überhaupt keine Folgen. Der Betroffene legte noch einen Marsch von zwei Stunden zurück, dann bemerkte er eine Schwäche im rechten Bein, am nächsten Morgen war dasselbe ganz gelähmt. Fast ein Jahr später bestand noch vollkommene schlaffe Lähmung des rechten Beines, starke Atrophie, totale E.R., der Patellar-, Achilles- und Sohlenreflex fehlten rechts, es bestand Thermhypästhesie am rechten Bein im Gebiete von

L_4—S_5, ferner starke Hypothermie und Hyperhidrosis des Beines. Eine Epikonusaffektion beschreibt Léri. Pitres schildert einen Fall, in welchem ein Symptomenbild bestand, das ganz der multiplen Sklerose glich (Nystagmus, skandierende Sprache, Intentionstremor, ataktischer Gang, Blasenstörungen, Verlust der Bauchreflexe). Auffällig war, daß auch die Sehnenreflexe an den Beinen fehlten und daß dieser Verlust sogar ein dauernder war, während alle anderen Erscheinungen mehr oder weniger vollkommen schwanden.

Ein Syndrome tabétiforme beschreiben Pitres, Français und Porot. Léri, Froment und Mahar schildern folgenden sehr eigenartigen Fall:

Granatexplosion in der Nähe. Keine Verletzung, keine Einwirkung stumpfer Gewalt, der Betroffene wird nur mit Staub beschüttet. Zunächst nur Schwäche der Glieder, geht noch, wenn auch mit Mühe, mehrere Kilometer, auch an den folgenden Tagen. Am dritten Tage plötzlich, während er im Schützengraben sitzt, völlige Lähmung der Beine, am Abend kann er die Hand nicht mehr zum Munde führen. Drei Monate lang an allen vier Extremitäten und am Rumpf völlig gelähmt, nur der Hals und der Kopf können bewegt werden. In dieser Zeit kommt es zu einer hochgradigen Atrophie der gesamten Muskulatur mit partieller E.R., nach Ablauf des dritten Monats allmähliche Besserung. Es hinterbleibt eine hochgradige Atrophie und Schwäche der Strecker der Wirbelsäule mit starker Kyphose. Haltung und Gang, ferner das Verhalten beim Aufstehen und beim Sitzen ähneln durchaus dem Bilde der Myopathie. Die elektrische Erregbarkeit zeigt Herabsetzung und tonische Andauer der Kontraktion bei galvanischer Reizung (Galvanotonus).

Bemerkenswert ist in diesem Falle die relativ späte Entwicklung des Symptomenkomplexes, die große Ausdehnung der Lähmung auf der Höhe des Krankheitsbildes und die Eigenartigkeit der Residuärsymptome, welche in gewisser Beziehung dem Bilde einer Myopathie entsprechen. Gatti beschreibt einen in bezug auf die Ausdehnung der Lähmung ähnlichen Fall von Tetraplegie, welche noch sechs Monate nach dem Trauma nahezu unverändert fortbestand, verbunden mit hochgradiger Atrophie und E.R.

Sehr groß ist die Zahl der Fälle, in welchen nach anfänglichen schweren und ausgedehnten Lähmungen nur sehr spärliche Symptome der mannigfachsten Art zurückbleiben, oder in denen überhaupt von Anfang an keine ausgesprochen groben Herderscheinungen bestehen, sondern nur vereinzelte spärliche Symptome auftreten und bestehen bleiben.

Die Fälle, welche der Wirkung einer Granatexplosion oder einer vorbeisausenden Granate ausgesetzt gewesen sind, stellen bekanntlich ein beträchtliches Kontingent der Kriegshysterie dar, sei es, daß organische Symptome später ganz fehlen und nur hysterische Symptome vorhanden sind, sei es, daß nur geringfügige organische Symptome festgestellt werden können und vollkommen hinter den hysterischen Erscheinungen, die das Bild beherrschen, zurücktreten. Es ist aber nichts verkehrter, als die anfangs vorhandenen klinischen Symptome in allen Fällen lediglich als Schreckwirkung anzusehen und auf psychische Momente zurückzuführen. Das mag für einige Fälle statthaft sein, aber sehr oft handelt es sich zunächst sicher um organische Veränderungen des Rückenmarkes. Besonders französische Autoren, Ravaut, Froment, Mahar, Guillain, Sicard, Léri, Claude, Souques, Mégevand, Donnet, Bosc, Sollier, Dupouy, Chartier, Joubert, Babinski u. a. haben nachgewiesen, daß in diesen Fällen gerade ganz zu Anfang ausgesprochene Veränderungen des Liquor cerebrospinalis festgestellt werden können (Hämorrhagien, Eiweißvermehrung, Lymphozytose). Diese beweisen auf das bestimmteste, daß eine organische Läsion des Markes vorliegt. Diese Liquorveränderungen verschwinden in der Mehrzahl der Fälle meist ziemlich rasch, es besteht aber danach für kürzere oder längere Zeit eine beträchtliche Druckerhöhung.

Leriche stellte in solchen Fällen, die außer spinalen Erscheinungen auch zerebrale Symptome boten, bei der Trepanation ein ausgesprochenes diffuses Ödem an der Hirnoberfläche und zahlreiche kleinere und größere Hämorrhagien fest. Berger beobachtete zahlreiche kapillare Blutungen in der Hirnrinde in Fällen, in welchen infolge der Explosionswirkung der Tod eintrat.

Sehr eingehend hat Mott die anatomischen Veränderungen an zwei frischen Fällen, die infolge der Granatexplosion zum Exitus kamen, studiert. Der eine der beiden von ihm untersuchten Fälle starb wenige Stunden nach dem Trauma, der andere zwei Tage nachher. Im Gegensatz zu den Gasvergiftungen, bei denen die punktförmigen Blutungen in den Meningen des Gehirns vorherrschen, fand Mott bei der Explosionswirkung eine ausgesprochene Stase in den Venen und Venulae, ihre Wände sind vielfach geborsten und von kleinen Hämorrhagien umgeben. Diese Veränderungen finden sich sowohl an der Oberfläche des Gehirns, als auch im Innern, ferner im Kleinhirn, in der Brücke, in der Oblongata und im Rückenmark. Im Gegensatz zu den erweiterten Venen fand Mott die Arteriolen und Kapillaren auffallend eng. Ferner stellte Mott bereits in den frischen Stadien eine diffus verbreitete Chromatolyse an den Ganglienzellen des Gehirns fest. Die Veränderungen haben eine große Ähnlichkeit mit denen, welche im Tierexperiment nach der Unterbindung der Karotis und Vertebralis gefunden wurden. Auch Lépine stellte in erster Linie zahlreiche Rupturen der kleinsten Gefäße und perivaskuläre Blutungen sowohl in den Meningen als in der Gehirn- und Rückenmarkssubstanz fest.

Experimentell sind die Veränderungen des Nervensystems nach Granatexplosion besonders von Mairet und Durante an Kaninchen und von Marinesco an Hunden untersucht worden. Die ersteren fanden in frischen Fällen vor allem die Lungen übersät mit kleineren und größeren Hämorrhagien, in den Nieren kleine periarterielle Blutungen, dagegen mit einer Ausnahme keine Veränderungen in der Leber. Im Gehirn und Rückenmark fanden sie sowohl in der Pia wie im Innern zahlreiche Ekchymosen und perivaskuläre Blutungen, die Lymphscheiden der Gefäße waren enorm erweitert und mit Blut angefüllt. Im Gehirn sind die Blutungen besonders in der Rinde, in den zentralen Ganglien, in der Pons und Oblongata lokalisiert, im Rückenmark mehr in den weißen Strängen, seltener in der grauen Substanz. Vor allem weisen die Wurzeln zahlreiche Blutungen auf. An vereinzelten Arteriolen fanden sie aneurysmatische Erweiterungen. Das Nervengewebe läßt in frischen Fällen nur in der Randzone der weißen Substanz des Rückenmarks Veränderungen erkennen, die Markscheiden färben sich schlecht, sind vielfach fragmentiert und unterbrochen, die Achsenzylinder sind teils geschwollen, teils abnorm verdünnt, ja sie können ganz fehlen. An den Ganglienzellen konnten Mairet und Durante keinerlei Veränderungen nachweisen. Wichtig ist die Tatsache, daß zahlreiche kleinste Knochenfragmente von der Tabula interna des Schädels abgesprengt und ins Gehirn versprengt werden, woselbst sie an verschiedenen Stellen kleine Kontusionsherde erzeugen. Marinesco stellte ebenfalls in erster Linie zahlreiche Blutungen um die Kapillaren und Venulae herum fest, in der grauen Substanz des Rückenmarkes stärker ausgesprochen als in der weißen, ferner in der Oblongata, der Gehirnrinde und den großen Stammganglien. Im Rückenmark fand Marinesco die perivaskulären Blutungen und die Erweiterung der Gefäße stärker in den Vorderhörnern als in den Hinterhörnern. Die perivaskulären Blutungen können konfluieren und größere Herde bilden. Zahlreiche Blutungen fanden sich an den Wurzeln des Rückenmarkes, ferner vereinzelte in den Kapseln der Spinalganglien, aber nicht in deren Innerem. Im Gegensatz zu Mairet und Durante und in Übereinstimmung mit Mott fand Marinesco bereits in den frischen Stadien merkbare Veränderungen an den Ganglienzellen in Form von Tigrolyse und Verdickung der Neurofibrillen. Vielfach fand er Blutkörperchen an die Ganglienzellen angeklebt. Außer im Nervensystem waren die Blutungen besonders zahlreich in den Lungen, ferner in der Leber und der Milz.

Bekannt sind die Hämorrhagien und Lymphorrhagien, welche im Kochlear-
und Vestibularapparat nach starken Explosionen auftreten. Sehr häufig ist
Ruptur des Trommelfells dabei beobachtet worden. Hansemann beschreibt,
daß durch die Explosionswirkung nicht selten eine Ruptur der Lamina cribrosa
des Siebbeins eintritt und daß sich von der Stelle der Fraktur aus gelegentlich
Sprünge in das Orbitaldach fortsetzen. Die Dura mater kann dabei an dieser
Stelle einreißen und es kommt zu oberflächlichen Kontusionsherden an den
Bulbi olfactorii und an der Basis des Stirnlappens. Es kann sogar im Anschluß
an diese Rupturen der Lamina cribrosa und Dura zu eitriger Meningitis kommen
(Hansemann, Donath).

Auch beim Menschen sind Blutungen in den verschiedensten inneren Organen
festgestellt worden. Am längsten bekannt sind die bereits erwähnten Lymphorrhagien und Hämorrhagien im Vestibular- und Kochlearapparat. Niemals
fehlen sie in den Lungen, des öfteren wurden sie in den Nieren, in der Leber,
an den Schleimhäuten der Nase und des Mundes, ja in der Blase festgestellt.
Hämaturie und Albuminurie sind keine seltenen Vorkommnisse im Anschluß
an Granat- oder Minenexplosionen (Ravaut, Leclerque, Sencert u. a.).

Spärliche Untersuchungen liegen über die Spätveränderungen des Rückenmarks und Gehirns nach Explosionen vor. Claude, L'Hermitte und Melle
Loyez fanden in einem Falle, welcher eine schwere Paraplegie erlitten hatte
und an den Folgen des Dekubitus zugrunde gegangen war, einen großen Erweichungsherd im Rückenmark in der Höhe des vierten und fünften Dorsalsegmentes, oberhalb und unterhalb eine diffuse Randdegeneration, starke Gliareaktion in der Umgebung der Erweichungsherde, der Zentralkanal war beträchtlich erweitert und sein Ependym in der gesamten Höhe des Rückenmarkes
stark gewuchert, besonders in der Nachbarschaft des Erweichungsherdes.
Mairet und Durante fanden beim Menschen in zwei Fällen, die längere Zeit
nach dem Trauma ad exitum kamen, im Dorsalmark und Lumbalmark um das
Ependym herum in der grauen Kommissur sehr verdickte Gefäßwandungen,
um sie herum sehr breite Lücken, welche mit einer geronnenen, hellgefärbten
Masse erfüllt waren. Im Lendenmark fanden sie eine kleine Narbe im Hinterstrang, im Dorsalmark eine solche im Vorderhorn; dasselbe war verkleinert
und beherbergte weniger Ganglienzellen als in der Norm. Dietrich beschreibt
bei einem Soldaten, der dem Explosionsdruck einer Granate, ohne eine Verletzung zu erleiden und ohne fortgeschleudert zu werden, ausgesetzt war, und
unter allmählich zunehmenden schweren Gehirnsymptomen starb, kleine nekrotische Herde und zahlreiche kleinste, lakunäre Erweichungsherde, die das Bild
einer feinwabigen Porenzephalie boten.

Mairet und Durante haben im Tierexperiment die anatomischen Folgezustände auch in späteren Stadien, 5, 8, 9 Monate nach der Explosionseinwirkung,
genau untersucht. Sie fanden an den Kaninchen, welche das Trauma überlebten,
keinerlei erkennbare Funktionsstörungen und keine gröberen, herdförmigen Veränderungen im Rückenmark. Auffallend ist die Ungleichheit der Vorderhörner,
deren Ganglienzellen an Zahl vermindert, an Volumen verkleinert, geschrumpft
und zum Teil ohne Fortsätze erscheinen. In den weißen Strängen fanden sie nur
selten Veränderungen, die Markscheiden der Randzone sind bisweilen mit Hämatoxylin nur blaß färbbar und zum Teil unregelmäßig fragmentiert, die Achsenzylinder teils ganz fehlend, teils sehr verdünnt, teils abnorm angeschwollen. An der
Gehirnoberfläche stellten sie zahlreiche kleine Nodositäten und Tuberositäten fest,
die kernarm erscheinen und sich mit Hämatoxylin kaum färben und zahlreiche
Gefäße mit sehr verdickten Wandungen enthalten. Ferner fällt in der Rinde
ein Etat criblé ou vacuolaire, besonders in den oberflächlichen Schichten auf,
welcher auf eine starke Erweiterung der perivaskulären und interstitiellen Lymphräume zurückzuführen ist. Die Ganglienzellen vielfach verkleinert, starke Vermehrung der Gliakerne. Die Anordnung der Ganglienzellen läßt eine charakte-

ristische Veränderung erkennen, insofern als sie keine kontinuierlichen horizontalen Linien, die für die Kaninchenrinde bezeichnend sind, mehr bilden, sondern radienartig durchbrochen sind (Kolumnisation). Die erhaltenen Ganglienzellsäulen zeigen eine deutliche Nachbarschaft zu erhaltenen Gefäßen, in den ganglienzellfreien Radien fehlen die Gefäße fast ganz, sie sind hier offenbar, und mit ihnen die Ganglienzellen, zugrunde gegangen. Vielfach finden sich Glianarben, die keilförmig in die Rinde eindringen, niemals reichen diese Narben bis in die weiße Substanz.

Es sind eine Anzahl von Theorien über den Mechanismus der Explosionswirkung aufgestellt worden. Von der rein emotiven Wirkung auf den Organismus, die mit der Explosion vielfach verbunden ist, sehen wir hier ab. Ich möchte nur nochmals hervorheben, daß es nicht angeht, die gesamten Folgeerscheinungen der Explosionen auf sie zurückzuführen. Manche Autoren, besonders Ravaut, Sollier, Froment, Ségaloff, Marie und Chatelin, Rothmann u. a. sehen den Mechanismus der Explosionsschädigung in der Entgasung, welche das Blut durch die plötzliche Luftdruckerniedrigung erfährt, die der anfänglichen Luftdruckerhöhung unmittelbar folgt und die von Arnoud barometrisch gemessen worden ist, und sie bringen die medullären und zerebralen Symptome in Parallele mit den Folgezuständen der Caissonkrankheit. Ravaut macht dabei den enormen Druck, der durch die plötzliche Entgasung auf die Nervenelemente ausgeübt wird, verantwortlich. Die anderen genannten Autoren denken an Verlegung der kleinen Gefäße und Kapillaren durch die freiwerdenden Gasbläschen. Eine zweite Theorie, die besonders von Lépine vertreten wird, sieht die Ursache der Mark- und Gehirnschädigung in der plötzlichen Kongestion, welche dadurch zustande kommt, daß das Blut durch die plötzliche Druckwirkung, welche auf die Oberfläche des Körpers, auf den Darm und die Lungenalveolen ausgeübt wird, in die im Innern des Körpers gelegenen Organe, welche dieser direkten Druckwirkung nicht ausgesetzt sind, hineingedrängt wird. Nach Léri und Roselle und Oberthur ruft die bei der Explosion plötzlich frei werdende Gasmasse, die unter enormen Druck steht und eine riesige Fortpflanzungsgeschwindigkeit besitzt, eine Kontusionswirkung auf das Gehirn und Rückenmark hervor. Diese Theorie sieht also ähnlich, wie dies Kocher, Thorburn, Fickler, Luxenburger, Leva u. a. für die Prellschädigung des Markes bei Schußverletzungen und bei der Einwirkung stumpfer Gewalten auf die Wirbelsäule und den Schädel anenhmen, in einem grobmechanischen Vorgang, einer Druck- und Zugwirkung, einer Quetschung und Zerreißung das Wesentliche des Mechanismus der Explosionsschädigung.

Überblicken wir die anatomischen Veränderungen, welche bei der Explosionsschädigung festgestellt werden, so gleichen dieselben in hohem Maße denen, welche bei den Prellschädigungen des Markes und Gehirns durch Schußverletzung oder durch stumpfe Gewalteinwirkungen angetroffen werden. In frischen Fällen steht die Veränderung an den Gefäßen im Vordergrund, Erweiterung der kleinen Gefäße, besonders der Venulae, zahlreiche perivaskuläre Blutungen, welche teils durch Diapedese, teils durch Rhexis entstanden sind, aneurysmatische Erweiterungen der kleinen Arteriolen werden hier wie dort beobachtet. Die gerade nach Granatexplosionen so oft beobachtete Tatsache, daß die klinischen Ausfallserscheinungen erst nach einem kürzeren oder längeren Intervall auftreten, macht es in hohem Grade wahrscheinlich, daß thrombotische Prozesse oder Hämatomyelien im Spiele sind. Die perivaskulären Lymphräume sind hier wie dort enorm erweitert, vielfach mit Blut angefüllt. Die frühzeitigen Veränderungen des Nervenparenchyms, welche in Tigrolyse der Ganglienzellen, in mangelnder Färbbarkeit, Fragmentierung und Unterbrechung der Markscheiden, in Schwellung oder abnormer Verdünnung, ja gänzlichem Fehlen der

Achsenzylinder bestehen, sind hier wie dort festgestellt worden. Auch die Veränderungen in späteren Stadien zeigen eine große Analogie, von der völligen herdförmigen Erweichung der Nervensubstanz und der Glia, mit Bildung einer Erweichungshöhle oder Erweichungszyste, über die einfache Nekrose des Nervenparenchyms bei erhaltener Glia mit Bildung einer gliösen Narbe, bis zu den feineren Strukturveränderungen der Ganglienzellen, Markscheiden und Nervenfasern, bei Erhaltenbleiben ihrer Form im Groben. Auch die Spätveränderungen an den Gefäßen, die Vasopathien Marburgs sind nach Explosionen beobachtet. Dasselbe gilt von den Meningopathien. Außer diesen Veränderungen werden aber auch direkte Kontusionsherde angetroffen, besonders Mairet und Durante haben sie im Tierexperiment festgestellt und konnten nachweisen, daß sie durch kleine, von der Tabula interna abgesprengte Knochenteilchen verursacht werden. Hansemann stellte sie beim Menschen am Bulbus olfactorius und der Basis des Stirnlappens fest und konnte ihren Zusammenhang mit einer Sprengung der Lamina cribrosa des Siebbeins und des Orbitaldaches erweisen.

Arnoud hat berechnet, daß bei der Explosion größerer Granaten in 3 oder 4 m Entfernung von der Explosionsstelle der Druck 1000 kg pro Quadratmeter übersteigt und eine Geschwindigkeit von 276 m pro Sekunde besitzt. Diese plötzliche Luftdruckerhöhung mit ihrer rasenden Fortpflanzungsgeschwindigkeit wirkt wie ein heftiger Stoß, genau wie ein Projektil, das die Wirbelsäule oder den Schädel trifft, oder wie der Stoß, welcher bei der Einwirkung einer stumpfen Gewalt in Betracht kommt. Dieser direkte Stoß kann den elastischen Schädel und die Wandung der Wirbelsäule einbiegen und eine direkte Kontusion des Markes oder Gehirnes erzeugen; er kann den Knochen dabei an weniger festen oder spröden Punkten (Lamina cribrosa, Tabula interna) sprengen und die versprengten Knochenteilchen rufen ihrerseits kleine Kontusionsherde hervor. Es ist kein Zufall, daß nicht selten bei der Granatexplosion die schweren Markveränderungen oder Gehirnveränderungen auf der Seite liegen, welche der Explosionsstelle der Granate entsprechen, ein Punkt, auf den besonders Léri hingewiesen hat. Aber ebenso wie bei der reinen Prellschädigung des Markes durch ein die Wirbelsäule treffendes Projektil, bei der der Wirbelkanal keine Fraktur erleidet, und ebenso wie bei der Einwirkung einer stumpfen Gewalt auf die Wirbelsäule, welche ohne Fraktur und Luxation der Wirbel abläuft, eigentliche Kontusionen des Markes selten sind, so vermag auch der Luftstoß bei der Granatexplosion nur selten eine echte Kontusion des Markes hervorzurufen. Dagegen pflanzt sich dieser Luftstoß, ebenso wie die direkte Stoßkraft des die Wirbelsäule treffenden Projektils oder der Stoß bei der Einwirkung einer stumpfen Gewalt auf die Liquorsäule fort, welche im Innern des Schädels und Wirbelkanals gelegen ist und das Gehirn und das Mark umgibt, im Innern erfüllt und durch die Kommunikation, die zwischen Liquor und dem endozerebralen und endomedullären Lymphsystem besteht, innig durchdringt. Es kommt also auch bei der Granatexplosion zu einer plötzlichen enormen Steigerung des Liquordruckes und damit zur akuten Markpressung, und zu deren Einwirkung auf das Gefäßsystem, das Lymphsystem und das spezifische Gewebe des Markes und seiner Wurzeln, zur Gefäßlähmung, zur Stase im Sinne Rickers, zur Blutung per diapedesin, zum partiellen Einreißen der Gefäßwandung, zur Thrombenbildung, zur Gefäßruptur mit größeren und kleineren Rhexisblutungen, zur Erweiterung und Berstung der Lymphgefäße, und, wie aus den von Mott, Mairet und Durante und Marinesco erhobenen Befunden hervorgeht, auch zur primären Preßschädigung des Nervengewebes in Form von Tigrolyse der Ganglienzellen, Veränderungen der Markscheiden und Achsenzylinder und weiterhin vor allem zu den Folgezuständen der Gefäßlähmung und Thrombose, zur Malazie, zur Nervenparenchymnekrose mit ihren konsekutiven Reparationsprozessen seitens der Glia und des mesodermalen Gewebes, und fernerhin zu den chronisch progressiven Vasopathien und Meningopathien Marburgs.

Gewisse Unterschiede bestehen in der Auswirkung der Stoßkraft des Projektils bei der Schußverletzung, einer stumpfen Gewalt und des Luftstoßes bei der Granatexplosion. Aber diese Unterschiede betreffen mehr die Intensität und Extensität des Prozesses, die Lokalisation, die Evolution der Folgeerscheinungen und den Grad der Reparabilität der letzteren. Im Prinzip aber sind die Verhältnisse bei allen diesen Traumen die gleichen, ein durchgreifender Unterschied besteht weder hinsichtlich des Mechanismus der Schädigung, noch hinsichtlich der anatomischen Folgezustände, noch hinsichtlich der klinischen Erscheinungen.

5. Markschädigung durch elektrischen Starkstrom.

Schädigungen des Rückenmarkes durch elektrischen Starkstrom sind in der Kriegsliteratur nur sehr spärlich verzeichnet. Porot hat drei Fälle beschrieben, welche alle drei gleichzeitig vom Blitz getroffen wurden. Alle drei waren sofort bewußtlos. Mehrere andere Personen, die ebenfalls von demselben Blitzschlag getroffen wurden, waren auf der Stelle tot. Bei zweien der drei Überlebenden bestand, als sie wieder zu Bewußtsein kamen, eine völlige Lähmung der Beine und der Blase; im dritten Falle trat die Paraplegie erst 24 Stunden später in Erscheinung. In allen drei Fällen wandelte sich die anfangs schlaffe Beinlähmung in eine spastische Paraplegie um. Es ist anzunehmen, daß es durch die Wirkung des elektrischen Stromes zu einer Marknekrose im Dorsalmark gekommen ist. Das verspätete Auftreten der Lähmung in dem einen der drei Fälle macht es wahrscheinlich, daß ebenso wie bei den anderen traumatischen Gewalteinwirkungen primär das Gefäßsystem betroffen sein dürfte. Es ist sehr wohl möglich, daß es auch unter der Einwirkung des elektrischen Stromes zu einer primären Schädigung des nervösen Apparates der Gefäße im Sinne Rickers kommt, die entweder sofort zur völligen Gefäßlähmung führt, oder eine solche erst nach einem gewissen Intervall entstehen läßt.

Auch sehr verspätete Entwicklung der Marksymptome ist nach Starkstromeinwirkung beobachtet worden. Chartier beschreibt einen Fall, in welchem 4 Monate nach einer solchen Lähmungserscheinungen auftraten, welche auf einen Prozeß im fünften und sechsten Zervikalsegment hinwiesen, der im wesentlichen die graue Substanz der Vorderhörner betraf. Es entwickelte sich eine Lähmung des Deltoideus, Bizeps, Brachialis internus, Korakobrachialis, Supinator longus und brevis. Die Lähmungserscheinungen erreichten erst zwei Jahre nach dem Trauma ihren Höhepunkt. Parkes Weber beschreibt eine spinale progressive Muskelatrophie vom Typus Duchenne-Aran, die sich an eine Starkstromschädigung anschloß und langsam progressiv entwickelte. Ich selbst habe einen ganz besonders eigenartigen Fall beobachtet.

Fall 197: Der Kranke berührte mit der rechten Hand eine Starkstromleitung. Er brach sofort bewußtlos zusammen. Seit dieser Zeit dauernd Schmerzen im Genick, aber keinerlei Lähmungserscheinungen. Allmählich breiten sich die Schmerzen aus, sie strahlen zum Teil ins rechte Hinterhaupt, zum Teil in den rechten Schulterstumpf aus, besonders heftig sind sie auch in der vorderen Halspartie rechterseits. In der Folge bemerkte der Kranke eine Abmagerung am rechten Schulterblatt (Supraspinatus und Infraspinatus). Während die Schmerzen im rechten Hinterkopf, Genick und Hals zunehmen, entwickelt sich eine langsam und ständig zunehmende spastische Hemiplegie des rechten Armes und rechten Beines. Status 2 Jahre nach dem Trauma: Völlige Lähmung des rechten Rhomboideus, hoch-

gradige Atrophie und völlige Lähmung des Supraspinatus, Infraspinatus und Teres
minor. Die Ober- und Untergrätengrube bilden tiefe Löcher. Deltoideus gelähmt
und hochgradig atrophisch, desgleichen Bizeps, Brachialis internus und Korakobrachialis. Supinator longus gelähmt, aber weniger atrophisch, ebenso klavikulare
Portion des Pectoralis major. Alle bisher genannten Muskeln sind elektrisch entweder
überhaupt nicht erregbar, oder sie zeigen totale bzw. partielle E.R. Die klavikulare
Portion des Pectoralis major zeigt nur quantitative Herabsetzung. Der Supinator
brevis ist elektrisch vom Radialis her völlig unerregbar. Alle anderen Muskeln des
rechten Arms sind ebenfalls völlig gelähmt, aber spastisch, sie sind elektrisch normal
erregbar und zeigen reflektorische Übererregbarkeit. Die gelähmten und atrophischen
Muskeln sind reflektorisch nicht erregbar. Auch das Supinatorphänomen fehlt.
Am rechten Bein schwere spastische Beinlähmung. Links besteht nur hochgradige
Atrophie in der Fossa supra- und infraspinata, die Außenrotation des Armes erweist
sich beschränkt. Die Sensibilität zeigt an beiden oberen Extremitäten eine Thermanalgesie, rechts stärker wie links, rechts nimmt sie den ganzen Arm mit Ausnahme der über dem Deltoideus gelegenen Hautpartien ein, links ist sie stark nur an
der Hand und den Fingern ausgesprochen, verliert sich nach oben zu gradatim.
Liquor zeigt normale Beschaffenheit, aber erhöhten Druck. Wegen der andauernden
heftigen Genick- und Hinterhauptschmerzen Operation. Freilegung des gesamten
Halsmarkes. Es findet sich eine mäßige Arachnitis im Bereiche der oberen vier
Zervikalsegmente, welche besonders rechterseits die Zervikalwurzeln umhüllt. Es
gelingt gut, die Wurzeln aus dem dünnen arachnitischen Maschenwerk zu befreien.
Die hinteren oberen Wurzeln erscheinen ebenso wie die vorderen ganz normal,
dagegen sind die vorderen fünfte und sechste Zervikalwurzel, an denen aber keine
Arachnitis vorhanden ist, äußerst atrophisch, auch die vierte erscheint nicht ganz
normal. Die siebente und achte Zervikalis ganz normal. Im Bereiche des vierten
Zervikalsegmentes findet sich im Bereiche des rechten Hinterseitenstranges eine
Partie, an welcher die Pia eingezogen erscheint; dieselbe fühlt sich etwas verhärtet
an. Beim Einschneiden erweist sich die Stelle leicht grau verfärbt. Durchschneidung
der rechten hinteren zweiten bis vierten Zervikalwurzel. Schmerzen im Genick,
Hals und Schulterstumpf völlig beseitigt. Sonst Status idem.

Es handelt sich in diesem Falle um eine Arachnitis im Bereiche des oberen Halsmarkes, besonders rechterseits. Durch diese allein wird aber der klinische Befund
nicht erklärt. Außer der Arachnitis konnte bei der Operation ein sklerosierter
Herd im rechten Hinterseitenstrang festgestellt werden, durch den die rechtsseitige Hemiplegie ihre Erklärung findet. Die hochgradige Atrophie der fünften
und sechsten vorderen Zervikalwurzel weist auf einen Prozeß in den entsprechenden Vorderhörnern hin. Die klinisch festgestellte dissoziierte Thermanalgesie an beiden Armen lehrt, daß auch die Hinterhörner, und zwar im
Bereiche der unteren Zervikalsegmente und des ersten Dorsalsegmentes von
dem Prozeß betroffen sein müssen. Welcher Art dieser Prozeß ist, läßt sich
nicht mit Bestimmtheit sagen, es handelt sich jedenfalls um einen chronisch
progressiven Destruktionsprozeß. Es liegt nahe, hier an eine chronisch progressive Vasopathie im Sinne Marburgs zu denken. Jedenfalls lehrt der Fall,
ebenso wie die von anderen Seiten mitgeteilten Fälle von spinaler progressiver
Muskelatrophie, daß auch im Anschluß an die Einwirkung eines elektrischen
Starkstromes sich ganz langsam chronisch progressive Markprozesse entwickeln
können.

II. Die anatomischen Veränderungen.

Auf die anatomischen Veränderungen bei den traumatischen Schädigungen
des Rückenmarkes ist im vorigen Kapitel bereits mehrfach Bezug genommen
worden.

Hier sollen dieselben nochmals im Zusammenhang dargestellt werden.

1. Die frischen traumatischen Veränderungen.

Wir wollen zunächst die Veränderungen beschreiben, welche sich unmittelbar nach der Verletzung oder in den ersten Tagen nach derselben dem Auge präsentieren. Wir gehen von der schwersten Form der Verletzung, der anatomischen Totaltrennung aus. Beim Durchschuß kann das Mark auf eine größere oder kleinere Strecke völlig vernichtet sein. Roussy hat einen Fall beschrieben, bei dem die Medulla in einer Ausdehnung von 7 cm von D_{10} an bis L_3 völlig fehlte. In anderen Fällen ist der gesetzte Defekt klein, ja er kann nach Ricker auf eine so enge Spalte reduziert sein, daß es schwer verständlich ist, wie ein Infanterieprojektil, das nachweislich die Verletzung verursacht hat, einen so schmalen Defekt hinterlassen kann. Bei der Biopsie sah ich einmal, nachdem ich die beiden Stümpfe genügend aus ihrer arachnitischen Umhüllung und ihren Verwachsungen mit der Dura gelöst hatte, daß der obere Stumpf sich mit der Pulsation des Markes deutlich auf- und abbewegte, am unteren Stumpfe war dies weniger ausgesprochen.

Die beiden Stümpfe des Markes erwiesen sich in frischen Fällen von medullärer Totaltrennung blutig ödematös durchtränkt, sie zeigen in ihrem Gefüge eine mehr oder weniger völlige Aufhebung des Gewebsverbandes und eine Zerlegung in Bruchstücke (Kontusion). Oberhalb dieser eigentlichen Trümmerzone, die in ihrer Höhenausdehnung schwankt, finden sich schon bei makroskopischer Betrachtung mehr oder weniger zahlreiche größere und kleinere Petechien und Ekchymosen, die sich in der Regel um einige Segmente nach aufwärts und abwärts erstrecken, manchmal aber eine viel beträchtlichere Höhenausdehnung zeigen, indem sie über die gesamte Rückenmarkslänge verstreut sind und bis zur Oblongata reichen. In Fällen, in welchen die Wirkung des Geschosses sofort zum Tode führt, sei es, daß dieses das obere Halsmark oder die Oblongata durchquert oder gleichzeitig die Aorta verletzt hat, fand Ricker, daß die Petechien in den an den eigentlichen Kontusionsherd anschließenden und weiter abgelegenen Rückenmarkspartien vollkommen fehlen. Er erblickt darin den Beweis, daß die Petechien erst posttraumatisch, im prästatischen Zustande per diapedesin entstehen und daß für ihr Zustandekommen ein anfängliches gewisses Erhaltenbleiben der Zirkulation eine notwendige Voraussetzung sei. Zahl und Umfang der Ekchymosen sind um so größer, je mehr Tage seit der Verletzung verstrichen sind, und es werden selbst noch wochenlang nach der Verletzung an einzelnen Stellen frische Diapedesisblutungen festgestellt. Die Petechien und Ekchymosen bevorzugen die graue Substanz, sie sind besonders um den Zentralkanal und in den Hinterhörnern lokalisiert, fehlen aber auch in der weißen Substanz, besonders in deren Grenzschicht durchaus nicht ganz. Manchmal findet sich oberhalb und unterhalb der Trennungsstelle, in direktem Anschluß an den Kontusionsherd, eine stift- oder röhrenförmige Blutung in der grauen Substanz (Hämatomyelie). Dieselben sind von recht verschiedener Höhenausdehnung, manchmal erstrecken sie sich über mehrere Segmente nach aufwärts und abwärts. Außer den teils auf Rhexis, teils auf Diapedesis beruhenden Blutungen zeigt die Rückenmarkssubstanz regelmäßig ein mehr oder weniger ausgesprochenes Ödem, am stärksten an den Stümpfen selbst, die manchmal kolbig aufgequollen erscheinen und dadurch eine gewisse Verlängerung erfahren. Von der Verletzungsstelle aus erstreckt sich das Ödem oft sehr hoch hinauf (Borchardt), und tief im Rückenmark herab, teils den gesamten Querschnitt einnehmend, teils mehr auf einzelne Areale desselben beschränkt. Für das Ödem gilt dasselbe wie für die Petechien; es ist einige Tage nach der Verletzung stärker ausgesprochen und ausgedehnter als in Fällen, in welchen der Exitus kurze Zeit nach dem Trauma eintritt. Es soll nach Ricker in den

Fällen, in welchen der Tod unmittelbar folgt, gänzlich fehlen. Die Pia mater zeigt fast stets an der Stelle der Kontinuitätstrennung und in deren nächsten Nachbarschaft eine blutig-ödematöse Durchtränkung, die sich oft weit nach oben und unten ausdehnt, in anderen Fällen aber auffallend beschränkt ist. Diese blutige Durchtränkung geht von den verletzten Gefäßen der Pia an der Durchtrennungsstelle aus. Blutungen durch Diapedese sollen nach Ricker in der Pia nicht vorkommen, da sie keine Kapillaren führt, es sollen daher auch in den Abschnitten der Pia oberhalb und unterhalb der von der Verletzungsstelle her vorgedrungenen blutigen Infarcierung Petechien ganz fehlen. Ich möchte aber auf Grund eigener Erfahrungen hervorheben, daß doch gelegentlich auch abgelegene kleinere Hämorrhagien vorkommen, die wahrscheinlich per rhexis entstanden sind. Dagegen weist die Pia in den von der Verletzungsstelle abgelegenen Bezirken regelmäßig eine erhebliche Erweiterung und Schlängelung der Venen auf. Manchmal findet sich innerhalb des Duralsackes an der Stelle der Verletzung teils subarachnoideal, teils in den Arachnoideamaschen des Subduralraums gelegen, Kruor, aber selten in größerer Menge. Sehr oft fehlt derselbe ganz. Größere Kruormengen finden sich manchmal bei Durchschüssen im Gebiete der Cauda equina (Licen). Nicht selten werden Knochensplitter im Innern des Duralsackes angetroffen, im Gebiete der Kauda sind sie bisweilen zwischen die Wurzelstränge versprengt und in diese förmlich eingebettet.

Die Dura ist bei der Totaltrennung des Rückenmarks nicht immer völlig durchtrennt, recht oft verbindet eine erhaltene Brücke den supraläsionellen und infraläsionellen Abschnitt. Manchmal ist sie doppelt durchlocht (Doppelknopflochschuß). In den Fällen, in welchen sie ihre Kontinuität partiell gewahrt hat, ist die Diastase zwischen den Stümpfen des Rückenmarks oft auffallend gering, während bei totaler Duradurchtrennung eine starke Retraktion der Rückenmarksstümpfe beobachtet wird. Die Dura zeigt fast regelmäßig einen blutigen Belag, einen dünneren an ihrer Innen-, einen etwas dickeren an ihrer Außenseite. An der Innenseite beschränkt sich derselbe meist auf die Stelle der Verletzung und deren nächste Umgebung, höchstens finden sich vereinzelte kleinere Hämorrhagien in der weiteren Umgebung. Auf der Außenseite ist die Ausdehnung des epiduralen Hämatoms von Fall zu Fall verschieden (Frangenheim, Borchardt, Krause, Borst). Ausgedehnte Grade von Hämatorhachis sind beim Durchschuß selten. Eine direkte blutige Infarcierung der Dura fehlt ganz oder beschränkt sich höchstens auf die Ränder an der Verletzungsstelle. Das epidurale Fettgewebe zeigt recht verschiedene Grade blutiger Infarcierung, am stärksten in der Gegend der Geschoßbahn, weiter oberhalb und unterhalb finden sich in abklingender Intensität kleinere Hämorrhagien, die teils durch Rhexis, teils durch Diapedesis zustande gekommen sind. Die periduralen venösen Blutleiter sind meist im Bereiche der Geschoßbahn eröffnet.

Oft finden sich größere und kleinere Knochenfragmente und Knochensplitter im periduralen Raum, kleinere Splitter sind bisweilen in die Dura hineingetrieben oder im Kruor versteckt und eingebettet. Doch können auch beim Totaldurchschuß freie Knochenteile völlig vermißt werden, sei es, daß das Geschoß den Wirbelkanal durchsetzt hat, ohne den Knochen überhaupt zu verletzen (Benda, Ricker u. a.), sei es, daß die Knochenfragmente sich zusammen mit dem Geschoß weiter fortbewegt haben. Geschosse oder Geschoßteile werden bei der Totaltrennung des Rückenmarkes nur sehr selten im Wirbelkanal angetroffen. Ich habe einen Fall beobachtet, in welchem eine Schrapnellkugel, die das Mark völlig durchschlagen hatte, die Diastase zwischen den beiden Markstümpfen gerade ausfüllte. Analoge Beobachtungen liegen von Buzzard sowie von Claude und Petit vor.

Bei Stichverletzungen ist eine medulläre Totaltrennung höchst selten (Solieri). Dagegen ist die Totaltrennung im anatomischen Sinne bei Verletzungen durch stumpfe Gewalt keine allzu große Seltenheit. Das gilt sowohl für das Rückenmark wie die Cauda equina. Meist ist die Dura dabei mehr oder weniger erhalten, doch kann sie auch total mit durchtrennt sein. Im übrigen sind die Veränderungen am Rückenmark prinzipiell die gleichen wie beim Durchschuß. Hinzuweisen ist auf die beträchtliche Ausdehnung der Hämatomyelie, welche sich sowohl oberhalb wie unterhalb der Durchtrennungsstelle, manchmal über mehrere Marksegmente erstreckt, die graue Substanz bevorzugt, aber die weiße Substanz keineswegs freiläßt. Fast stets sind außer dem von der Durchtrennungsstelle ausgehenden hämatomyelitischen Hauptherd mehr oder weniger zahlreiche größere oder kleinere disseminierte Nebenherde vorhanden. Im übrigen ist aber die Zahl und die Extensität der von der Durchtrennungsstelle abliegenden Petechien und Ekchymosen bei der Totaltrennung durch stumpfe Gewalt geringer als beim Totaldurchschuß des Rückenmarkes. Hingegen ist die Ausdehnung des epiduralen Blutergusses im allgemeinen größer bei ersterem als bei letzterem.

Bei partieller Kontinuitätstrennung des Markes durch Schußverletzung sind die entsprechenden Defekte recht verschieden gestaltet, teils flach oder muldenförmig, teils tief und zerklüftet. Dementsprechend ist der Teil des Markquerschnittes, der seine Kontinuität äußerlich bewahrt hat, recht verschieden breit, er kann sich auf einzelne dünne Bänder oder Fäden beschränken, welche eine schmale Brücke zwischen dem oberen und unteren Stumpfe des fast in toto durchtrennten Markes bilden. Bei intramedullären Steckschüssen, mag es sich um Geschosse, Geschoßteile oder Knochensplitter handeln, findet man den Fremdkörper entweder im Innern versteckt, ganz von den nicht durchtrennten Lagen des Markes umhüllt, oder er ragt zum Teil aus der Kontusionshöhle heraus. Manchmal, besonders bei großen Projektilen, liegen die Verhältnisse auch so, daß das Geschoß größtenteils extramedullär gelagert ist und nur mit seiner Spitze in das Innere der Kontusionshöhle des Markes hineinragt oder diese ausfüllt (Dejerine und Mouzon, Ricker, Benda, Frangenheim, v. Frisch, Engelhardt, Marburg und Ranzi, Borchardt, Licen, Meyer, Heinecke, Tappeiner, Borst, eigene Beobachtungen, Lortat-Jacob, Girou und Ferrand, Pozzi, Rocher).

Bei den Kaudasteckschüssen findet man das Projektil, Teile desselben oder Knochenfragmente und Knochensplitter teils in unmittelbarer Nachbarschaft der durchtrennten Wurzeln, teils liegen sie versteckt zwischen den erhaltengebliebenen Strängen des Pferdeschwanzes (Marburg und Ranzi, Frangenheim, Benda, eigene Beobachtungen, Auvray, Bellot).

In keinem Falle von partieller Kontinuitätstrennung des Markes fand Ricker den nicht durchtrennten Teil des Markquerschnittes ganz unversehrt. Er bot entweder auch die Zeichen der Gewebszertrümmerung mit blutiger und ödematöser Infarcierung (vgl. auch Licen), oder aber, ohne Verschiebung des Gewebsverbandes, lediglich die Folgezustände der akuten Pressung in Form von Petechien, kleineren Ekchymosen und ödematöser Durchtränkung. So konstant diese Mitschädigung des nicht direkt durchtrennten Teiles des Markquerschnittes bei Durchschüssen auch sein mag, so muß doch hervorgehoben werden, daß es bei intramedullären Steckschüssen, wenn es sich um kleinere Projektile, Granatsplitter, Minensplitter, Fliegerbombensplitter u. a. handelt, gelegentlich vorkommt, daß der nicht durchtrennte Teil des Markquerschnittes überhaupt keine Alteration erfährt. Die beiden von mir bereits früher auf S. 1726/27 mitgeteilten Beobachtungen (Fall 2 und 3) von intramedullärem Granatsplitter- bzw. Armeerevolversteckschuß, in denen von Anfang an nur Brown - Séquardsche Halbseitenlähmung bestand, beweisen, daß hier die andere Rückenmarkshälfte der Geschoßwirkung völlig entgangen war. Vollends gilt dies für die intradural-extramedullären und extraduralen Steckschüsse und diejenigen Durchschüsse, bei welchen das Geschoß den Wirbelkanal mit und ohne Verletzung des Duralsackes seitlich vom Rückenmark passiert, für Knochenstücke und Fragmente, welche ins Rückenmark oder in den Duralsack versprengt werden oder extradural angreifen. In der Mehrzahl dieser Fälle zeigt zwar ein mehr oder weniger großer Teil des Markquerschnittes entweder eine äußerlich erkennbare Kontinuitätstrennung, oder doch eine erhebliche Kontusion. Die Größe dieses Kontusionsherdes ist von Fall zu Fall verschieden, nicht allzu selten ist die Pia unverletzt und der Trümmerherd liegt subpial. Manchmal finden sich sogar zwei räumlich getrennte Kontusionsherde in verschiedenen Höhen des Markes, hervorgerufen durch versprengte Knochensplitter. In der Mehrzahl aller dieser Fälle sind auch in dem nicht kontundierten Teil des Markquerschnittes die Zeichen der akuten Pressung in Form von Petechien, Ekchymosen und ödematöser Durchtränkung zu konstatieren. Aber nicht allzu selten entgeht dieser nicht kontundierte, juxtaläsionelle Markabschnitt doch völlig der Einwirkung des Geschosses, so daß klinisch von Anfang an nur die Symptome der halbseitigen oder partiellen Markschädigung bestehen.

Noch häufiger kommt es bei den Schußverletzungen der Cauda equina vor, daß ein Teil der Wurzeln von der Geschoßwirkung von Anfang an gar nicht berührt wird. Das gilt sowohl für Durchschüsse, durch das Gebiet der Kauda, als auch für intradurale und extradurale Steckschüsse. Entweder bleibt dabei eine Hälfte der Kauda von vornherein intakt, oder es können gelegentlich ganz elektiv nur die vorderen oder nur die hinteren Wurzeln von der Geschoßwirkung betroffen werden.

Außer den Veränderungen des nicht direkt kontundierten Teiles des Markquerschnittes in der Höhe der Verletzung finden sich in der Mehrzahl der Fälle von partieller Marktrennung, genau wie bei der Totaltrennung des Markes, auch mehr oder weniger ausgedehnte Nebenherde in den supra- und infraläsionellen Marksegmenten, teils in Form von Petechien und Ekchymosen, teils in Form von ödematöser Durchtränkung. Die Ekchymosen zeigen denselben Prädilektionssitz vornehmlich um den Zentralkanal herum und in der grauen Substanz, in der Grenzschicht der weißen Substanz, aber auch in den übrigen Abschnitten derselben. Sie sind einige Tage nach der Verletzung zahlreicher und größer, als unmittelbar nach derselben und können noch wochenlang später durch frische Diapedese zustande kommen. Desgleichen ist die Ödembildung in den infra- und supraläsionellen Markabschnitten in der Regel mehrere Tage nach der Verletzung ausgebreiteter und reichlicher als zu Anfang. Röhren- und stiftförmige Blutungen, die von dem Kontusionsherde ausgehen, erstrecken sich manchmal mehrere Zentimeter, ja fast durch die ganze Länge des Rückenmarkes aufwärts und abwärts (Borst); auch sie sind vornehmlich um den Zentralkanal und in der grauen Substanz lokalisiert, nehmen aber gar nicht selten auch erhebliche Teile der weißen Substanz ein. Sie sind aber bei Schußverletzungen nicht allzu häufig. Ricker beschreibt einen Fall von Schußverletzung mit Kontusion des Markes durch einen Knochensplitter im Bereiche des unteren Brustmarkes, in welchem sowohl abwärts wie aufwärts bis zur Oblongata durch das ganze Rückenmark hindurch Petechien und Ekchymosen angetroffen wurden.

Die Befunde an der Pia mater, der Arachnoidea und der Dura, sowie die des epiduralen Fettgewebes sind bei den partiellen Durchtrennungen und Markkontusionen im Prinzip dieselben wie bei der Totaltrennung. Daß die

Pia gelegentlich nicht mit einreißt und dann der Kontusionsherd subpial liegt, ist schon erwähnt worden.

Die Größe des epiduralen Blutergusses ist ebenso wie beim Totaldurchschuß nur selten eine beträchtliche. Ebenso ist der freie Bluterguß im Duralsack meist ein geringer, nicht selten fehlt er ganz, im Gebiete der Kauda hat er bisweilen größeren Umfang. Es kommt vor, daß sich von einem hoch im Bereiche des Markes gelegenen Kontusionsherde aus der Bluterguß nach abwärts zwischen die Wurzeln der Kauda senkt und hier später die Ursache von Verwachsungen und einer reaktiven Arachnitis wird. Geschosse, Geschoßteile, Knochenfragmente und Knochensplitter werden, wie schon erwähnt, teils im Rückenmark innerhalb des Kontusionsherdes versteckt, zum Teil frei herausragend, teils extramedullär, aber intradural, teils extradural angetroffen. Erwähnenswert ist es, daß nicht selten kleinere Granatsplitter oder Knochensplitter in die Pia getrieben werden und hier fest adhärieren, ebenso können sie in die Dura hineingesprengt werden. Benda beschreibt einen Fall, in dem ein scheinbar im Rückenmark gelegenes Infanterieprojektil in Wahrheit neben demselben lag und von einer meningealen Hülle völlig umgeben war. Im Bereiche der Kauda sind versprengte Knochensplitter, Geschosse, Geschoßteile, andere Fremdkörper, die von den durchtrennten und nicht durchtrennten Wurzeln umgeben sind, keine Seltenheit.

Höchst selten kommt es bei den Kontinuitätstrennungen und Kontusionen des Markes durch Schußverletzung zu einer Infektion des Rückenmarkes. In dieser Beziehung liegen die Verhältnisse bei der Medulla spinalis denen am peripheren Nerven durchaus analog. Immerhin liegen vereinzelte Beobachtungen einer echt entzündlichen Meningomyelitis vor, bei welcher das Rückenmarksgewebe eine hochgradige Infiltration mit Leukozyten aufweist. Dejerine erwähnt ihr Vorkommen. Licen beobachtete sie einmal bei partiellem Durchschuß des Markes und einmal im Anschluß an Osteomyelitis des Wirbelbogens. Benda sah unter 50 autopsierten Wirbelsäuleverletzungen nur in einem einzigen Falle eitrige Myelitis, die sich von der Verletzungsstelle des Markes aus röhren- oder stiftförmig innerhalb der grauen Substanz nach oben zu fortsetzte. Bisweilen bleibt die auf das Mark übergreifende Entzündung lokalisiert und es entsteht ein umschriebener Rückenmarksabszeß. Keppler sah diesen unter 27 Fällen zweimal. Eiselsberg fand bei Rückenmarkssteckschüssen das Projektil gelegentlich im Innern einer medullären Abszeßhöhle liegend. Borst fand einmal bei einer Schußverletzung des neunten Brustwirbels einen Abszeß im Halsmark.

Über die im Anschluß an die Verletzungen des Rückenmarks auftretenden meningealen Infektionen wird später berichtet werden.

Daß bei den Stichverletzungen des Markes die Totaltrennung eine Seltenheit ist, ist schon erwähnt. In der Mehrzahl der Fälle handelt es sich um partielle Kontinuitätstrennungen. Der nicht durchtrennte Teil des Markes bietet oft gar keine Veränderungen und auch klinisch bestehen gar keine Zeichen einer juxtaläsionellen Mitschädigung. In anderen Fällen aber erleidet der nicht direkt durchtrennte Abschnitt des Markes durch den Stoß der Waffe eine beträchtliche Gewebszertrümmerung, oder er bietet die Zeichen der Preßschädigung in Form von Petechien und hämorrhagischer und ödematöser Durchtränkung. Über das Vorkommen einer Mitschädigung supraläsioneller und infraläsioneller Markabschnitte in größerem Umfange liegen bei Stichverletzungen keine anatomischen Untersuchungen vor.

Bei den Verletzungen durch stumpfe Gewalten liegen die Verhältnisse außerordentlich verschieden, je nach der Art und der Gewalt des Traumas. Bei den Frakturen und Luxationen der Wirbelsäule, welche eine Verletzung des Markes herbeiführen, sehen wir teils partielle Kontinuitätstrennungen des Markes mit mehr oder weniger weitklaffender Diastase der Durchtrennungsflächen, teils bei äußerlich erhaltener Kontinuität eine mehr oder weniger ausgedehnte Zertrümmerung des Gewebsverbandes, welche bald den gesamten Markquerschnitt einnimmt, bald nur einen mehr oder weniger umschriebenen Abschnitt desselben einnimmt. Im letzteren Falle kann der juxtaläsionelle Abschnitt des Markes die Zeichen der akuten Preßschädigung in Form von Ekchymosen und ödematöser Durchtränkung bieten, aber auch ganz davon frei bleiben. Knochenfragmente und gänzlich abgelöste Knochensplitter können in die Kontusionshöhle hereinragen oder in ihrem Innern versteckt liegen. Nicht selten schließt sich an den Quetschherd eine mehr oder weniger ausgedehnte Hämatomyelie an, welche sich über mehrere Segmente aufwärts und abwärts vom Kontusionsherde erstreckt, vornehmlich die graue Substanz, speziell die Umgebung des Zentralkanals und das Gebiet der Hinterhörner einnimmt, aber auch die weiße Substanz keineswegs immer frei läßt. Teils bildet die Hämatomyelie einen kontinuierlichen Herd, der sich röhren- oder stiftförmig über mehrere Marksegemente erstreckt, teils bestehen daneben zahlreiche kleinere und größere hämatomyelische Nebenherde. Die Hämatomyelie ist bei den Verletzungen durch stumpfe Gewalt entschieden häufiger festzustellen, als bei den Schußverletzungen. Außer diesen Hämatomyelieherden finden sich aber auch zahlreiche disseminierte kleinere und größere Petechien und Ekchymosen, teils in der grauen, teils in der weißen Substanz im Bereiche zahlreicher supra- und infraläsioneller Marksegmente, und ebenso an den Wurzeln des Markes. Eine Unterscheidung zwischen diesen Petechien und Ekchymosen und den hämatomyelischen Herden ist oft gar nicht möglich. Die Extensität dieser ekchymotischen und petechialen Nebenherde ist im allgemeinen bei den Verletzungen des Rückenmarkes durch stumpfe Gewalt geringer, als bei den Schußverletzungen, aber es kommt auch vor, daß sie sich über zahlreiche Marksegmente, ja bis zur Oblongata hinauf und bis ins Lumbosakralmark heraberstrecken. Außer den Petechien und Ekchymosen zeigt das Mark sowohl im juxtaläsionellen Markabschnitt, wie in den supraläsionellen und infraläsionellen Marksegmenten eine mehr oder weniger ausgesprochene ödematöse Durchtränkung. Sie ist mehrere Tage nach der Verletzung meist stärker als unmittelbar danach. Die Pia ist im Bereiche des Kontusionsherdes und dessen Nachbarschaft fast stets hämorrhagisch infarciert und ödematisiert, desgleichen findet sich nicht selten eine blutige Durchtränkung der Arachnoidea und ihrer Maschen.

Die Größe des freien intraduralen Blutergusses schwankt beträchtlich; ein solcher kann überhaupt ganz fehlen. Die Dura zeigt auf ihrer Innenseite nicht selten einen dünnen, hämorrhagischen Belag. Der epidurale Bluterguß ist bei den Verletzungen der Wirbelsäule durch stumpfe Gewalt im allgemeinen umfangreicher als bei den Schußverletzungen, nicht selten sind Knochenfragmente in die Dura eingespickt oder liegen frei im epiduralen Raum von einem Blutkoagulum umhüllt. Das epidurale Fett ist in mehr oder weniger großer Ausdehnung blutig infarciert.

Das Vorkommen echter Kontusionsherde, d. h. einer primären Sprengung des Gewebsverbandes und einer Zerlegung der Gewebsbestandteile in Bruchstücke ist gelegentlich auch bei Traumen, die ohne Sprengung der Wandung des Wirbelkanals ablaufen, zu beobachten. Bei Schußverletzungen ist dies allerdings selten oder jedenfalls bisher nur selten festgestellt worden. Borst hebt aber das Vorkommen echter Markkontusionen bei Schußverletzungen der Wirbelsäule ohne Eröffnung des Wirbelkanals hervor, Ricker bestreitet dasselbe. Er betont, daß die Entscheidung, ob ein bestimmter Herd wirklich auf primäre Kontusion zurückgeführt werden darf, nur innerhalb der allererften Tage nach der Gewalteinwirkung möglich sei, da es später infolge der durch die akute Markpressung erzeugten Zirkulationsstörung, welche die eigentliche Grundlage der Prellschädigung bilde, zum nekrotischen Zerfall der Gewebsbestandteile, zur Erweichung kommt, und daß dieser sekundäre Gewebszerfall von einer primären, direkt durch das Trauma erzeugten Kontusion nicht mehr zu unterscheiden sei. Außer Zweifel steht das Vorkommen echter Kontusionsherde des Gehirns bei Schußverletzungen des Kopfes, welche ohne Verletzung des Gehirnschädels oder ohne eine Verletzung der Tabula interna einhergehen. Ich habe das selbst mehrere Male einwandfrei feststellen können.

Bei der Einwirkung stumpfer Gewalten steht das Vorkommen von primären Markkontusionen ohne Verletzung der Wirbelsäule ebenfalls außer Zweifel.

Ich habe einen Fall von Absturz aus einem Flugzeug aus großer Höhe beobachtet. Aufprall mit dem Rücken auf den Boden. Sofortiger Tod, keine Verletzung der Wirbelsäule, an der Dorsalseite des Markes zahlreiche, zum Teil miteinander konfluierende, meist flache Kontusionsherde von der Oblongata an bis zum unteren Brustmark herab, ferner zahlreiche größere und kleinere Kontusionsherde an der ventralen Fläche des Markes, besonders im Halsmark und im Lumbosakralmark. In einem anderen Falle handelte es sich um einen Automobilunfall, bei dem der Verletzte mit der Stirn gegen einen Baum geschleudert wurde. Der Tod erfolgte reichlich 24 Stunden nach dem Unfall. Bei der Autopsie erwies sich die Wirbelsäule unverletzt, im oberen Zervikalmark befand sich ein großer Kontusionsherd, außerdem war das ganze Halsmark ödematisiert, abwärts und aufwärts vom Kontusionsherd nur vereinzelte Petechien.

Der Hämatomyelie, welche nicht selten bei der Einwirkung stumpfer Gewalten auf die Wirbelsäule ohne jegliche Verletzung der letzteren entsteht, wird alsbald gedacht werden. Es ist sehr wohl möglich, daß ein Teil dieser Hämatomyelien durch grob-mechanische Wirkung, durch Quetschung oder Zerrung zustande kommt, aber in anderen Fällen dürfte eher die akute Pressung, welche das Mark durch Vermittlung der Liquorsäule erleidet, im Spiele sein. Bei stumpfen Traumen, welche den Schädel treffen, ist das Vorkommen von Kontusionsherden des Gehirns ohne Sprengung des Knochens, oder an Stellen, an welchen die Schädelkapsel intakt geblieben ist, ja seit langem bekannt. Ich bin immer wieder überrascht, wie oft man in Fällen von Schädeltraumen, die ohne jede Knochensprengung verlaufen und die rasch zum Tode führen, kleinere und größere Kontusionsherde an der Hirnoberfläche findet. Der bekannte Kontusionsherd durch Contrecoup ist ein seit langem bekanntes Beispiel von primärer Sprengung des Gewebsverbandes durch temporäre Einbiegung des Knochens ohne Berstung desselben.

Auch bei der Granatexplosion müssen wir mit dem Vorkommen echter Kontusionsherde gelegentlich rechnen. Ich habe das bereits früher bei Besprechung des Mechanismus der Explosionswirkung hervorgehoben. Ebenso wie unter der Stoßwirkung des Projektils, welches die Wirbelsäule trifft, oder unter der Einwirkung einer stumpfen Gewalt die Wand des Wirbelkanals eine temporäre Einbiegung erfahren und das Mark oder das Gehirn kontusionieren kann, ohne selbst eine Fraktur zu erleiden, so vermag auch der enorm heftige Luftstoß, welcher bei der Granatexplosion die Wirbelsäule und den Schädel trifft, denselben Effekt hervorzubringen. Weniger feste oder spröde Knochenteile können dabei bersten und ihrerseits die Kontusion bewirken oder vergrößern. So beobachtete Hansemann Sprengung der Lamina cribrosa und des Orbitaldaches mit Kontusionierung des Bulbus olfactorius und der anliegenden Partien der Basis des Stirnlappens nach Granatexplosion. Mairet und Durante stellten beim Kaninchen experimentell durch Granatexplosion im Gehirn mehrfach kleinere Kontusionsherde fest, welche meist durch abgesprengte Teilchen der Lamina interna des Schädeldaches hervorgerufen waren. Doch heben sie ausdrücklich hervor, daß auch ohne solche Knochenabsprengungen bei der Explosionswirkung mit der Kontusion oberflächlicher Rindenabschnitte durch den heftigen Luftstoß gerechnet werden müsse. Im großen ganzen aber bildet bei der Prellschädigung des Markes durch Schußverletzung, durch stumpfe Gewalten, durch Granatexplosion, die ohne Verletzung der knöchernen Wand des Wirbelkanals verlaufen, die Kontusionsschädigung eine Ausnahme.

Das Wesentliche der Veränderungen, welche bei der reinen Prellschädigung des Rückenmarkes und seiner Wurzeln durch die akute Markpressung hervorgerufen werden, liegt darin, daß der Gewebsverband keine primäre Sprengung oder Verschiebung erleidet. Wir gehen bei der Darstellung dieser Veränderungen zunächst wieder von der Prellschädigung des Markes durch Schußverletzungen der Wirbelsäule aus.

Strittig ist, wie dies früher schon ausgeführt wurde, bis heute noch die Frage, ob überhaupt eine primäre Schädigung des Nervenparenchyms durch die akute Markpressung erfolgt, wie dies Schmaus und Obersteiner und zum Teil auch Jakob und Licen annehmen, und wie es Marburg wenigstens für möglich hält; oder ob der primäre Angriffspunkt der Pressung allein im Gefäß- und Lymphapparat des Markes liegt und erst aus deren Schädigung die Veränderungen des nervösen Parenchyms sekundär hervorgehen, wie dies Hartmann und vor allem Ricker behaupten. Ein sicherer Beweis für eine primäre Parenchymschädigung ist, wie Marburg behauptet, bisher nicht erbracht. Dagegen sind die Veränderungen am Gefäß- und Lymphapparat fast durchweg von vornherein nachweisbar. Die Veränderungen des Gefäßapparates bestehen in erster Linie in einer Störung der Funktion der Blutgefäße. Es besteht eine Gefäßlähmung, welche im mikroskopischen Präparat in die Augen springt, die kleineren Venen und Kapillaren sind stark erweitert und strotzend mit Blut gefüllt (Henneberg, Licen, Jakob, Marburg). Marburg erwähnt auch Thrombenbildungen in kleineren Arterien und den Vasa vasorum, die wahrscheinlich auf eine partielle Ruptur der Intima und Elastika, die er direkt feststellen konnte, zurückzuführen sind. Diese Einrisse der Intima und Elastika konnte Marburg auch experimentell bei Ratten erzeugen, während Jakob derartige primäre Gefäßveränderungen bei seinen Experimenten nicht gesehen hatte. Außerdem führt die durch die Lähmung der Gefäße bedingte Stockung der Zirkulation in der Mehrzahl der Fälle zu zahlreichen Blutaustritten per diapedesin, die sich größtenteils bereits makroskopisch in Form von Petechien und Ekchymosen und hämorrhagischer Infarcierung zu erkennen geben, zum Teil aber erst durch die mikroskopische Untersuchung aufgedeckt werden (Ricker).

Es muß aber auch an dieser Stelle wieder von neuem betont werden, daß diese Blutaustritte nicht etwa die Ursache der Schädigung der Nervensubstanz sind und die Schuld an der Aufhebung der Funktion der letzteren tragen. Die Petechien sind nicht das Wesentliche des pathohistologischen Prozesses, sondern nur ein häufiges und besonders in die Augen fallendes Signum dieses Prozesses. Das Wesentliche des Prozesses ist die Stockung der Zirkulation, die Stase. Sie führt zur Aufhebung der Beziehungen des strömenden Blutes zum Nervengewebe und damit zur Aufhebung der Funktion des letzteren, sofern dieses nicht schon primär durch die akute Pressung lahmgelegt worden ist. Die Blutaustritte, die Petechien, die Ekchymosen und die blutige Infarcierung entstehen nach Ricker per diapedesin, und zwar in den der vollkommenen Stase vorausgehenden prästatischem Zustande, oder in dem ihr folgenden poststatischen Zustande, in welchem die völlige Stase sich bereits wieder löst. Die Diapedese kommt nach Ricker nur dann zustande, wenn die Zirkulation noch bis zu einem gewissen Grade im Gange und nur stark verlangsamt ist, also nur im prästatischen oder poststatischen Zustande. Dementsprechend vermißte Ricker, wie schon mehrfach erwähnt, die Diapedesisblutungen dann, wenn im Momente der Verletzung der Tod eintrat. Aber auch unter anderen, nicht näher zu ergründenden Umständen bleibt die Diapedese aus. Ricker vermißte sie wiederholt in ganz schweren, nach einigen Tagen zum Tode führenden Fällen von akuter Rückenmarkspressung durch Prellschuß oder durch Sturz aus beträchtlicher Höhe, ohne jegliche Verletzung der Wirbelsäule und ohne jegliche Kontusion des Markes. Daraus geht zur Genüge hervor, daß die Diapedese nur ein häufiges, aber keineswegs konstantes Signum der akuten Rückenmarkspressung ist und nicht das Wesen des pathologischen Prozesses ausmacht. Aber es ist sehr wahrscheinlich, daß die Blutaustritte, besonders da, wo sie größeren Umfang annehmen, sekundär zur weiteren Schädigung der nervösen Substanz beitragen können. Hervorzuheben ist, daß frische Diapedesisblutungen manchmal noch sehr lange Zeit nach der Einwirkung des Traumas beobachtet werden. Die Ekchymosen sind vornehmlich in der grauen Substanz, um den Zentralkanal herum und in den Hinterhörnern lokalisiert. Es finden sich aber auch in der weißen Substanz, besonders in der Grenzschicht mehr oder weniger zahlreiche Petechien. Besonders in den Hinterhörnern findet man bei mikroskopischer Betrachtung kleine, perivaskuläre Hämorrhagien und Blutaustritte im Gewebe, wo solche dem unbewaffneten Auge noch nicht erkennbar sind. Andererseits kann der Blutaustritt an manchen Stellen so reichlich sein, daß die einzelnen kleinen und kleinsten Herdchen miteinander konfluieren, daß das Bild einer starken, makroskopisch in die Augen springenden, hämorrhagischen Infarcierung des gesamten Markquerschnittes vorliegt. Es kommt auch vor, daß ein solcher hämorrhagischer Infarkt sich stift- oder röhrenförmig innerhalb der grauen Substanz, speziell wieder um den Zentralkanal herum und in den Hinterhörnern, aber zum Teil auch in der Grenzschicht der weißen Substanz über mehrere Marksegmente erstreckt. Solche Hämatomyelien sind aber beim Prellschuß des Markes nicht allzu oft beobachtet worden (Licen, Ricker, Reinhardt, Keppler, Jumentié, Rocher). Es ist fraglich, ob sie nur durch Diapedese entstehen, oder ob bei ihrem Zustandekommen nicht eine direkte Gefäßruptur mit im Spiele ist. Bei der Einwirkung stumpfer Gewalten ohne Verletzung der Wirbelsäule sind sie ja seit langem bekannt. Während des Krieges sind autoptisch belegte Fälle von Claude und Loyez, Jumentié, Winkler und Jochmann mitgeteilt worden.

Die Veränderungen von seiten des Lymphapparates bestehen in einer mehr oder weniger starken Erweiterung der perivaskulären Lymphräume, in welchen Marburg wiederholt eine zartgefärbte, fädig körnige, zellarme Masse, die er als geronnene Lymphe anspricht, feststellen konnte. Man sieht auch an den Gliamembranen, welche die Lymphräume abschließen, Einrisse und Rupturen. Die Folgen dieser Lymphstauungen und Lymphorrhagien treten makroskopisch in der Mehrzahl der Fälle in Form eines Ödems zutage, das Mark quillt auf dem Querschnitt mehr oder weniger stark hervor. Besonders sinnfällig springt die ödematöse Durchtränkung bei der Biopsie in die Augen, indem das Rückenmark mehr oder weniger aufgequollen erscheint und sich weich und sukkulent anfühlt. Das Ödem ist in der Regel einige Tage nach dem Trauma stärker ausgesprochen als unmittelbar darauf. Das traumatische Ödem ist ebensowenig wie die Petechien und Ekchymosen das Wesentliche des Prozesses der Preßschädigung, aber es ist kein Zweifel, daß es eine sekundäre Noxe für das Nervenparenchym darstellt.

In der Regel sind die beschriebenen Veränderungen des Gefäß- und Lymphapparates am stärksten in demjenigen Abschnitte des Markes ausgesprochen, welcher demjenigen Abschnitte der Wirbelsäule entspricht, an welchem das Trauma in specie das Projektil angreift. Hier ist die hämorrhagische Infarcierung am stärksten, oder hier findet sich die größte Zahl von Petechien, hier ist die Erweiterung der Blutgefäße und ihre pralle Füllung am sinnfälligsten, hier finden sich auch am ehesten Einrisse der Intima und Elastika und Thrombenbildung, hier ist auch das Ödem am ausgesprochensten. Diese Veränderungen bilden den sogenannten Hauptherd. Greift das Projektil an einer Seite der Wirbelsäule an, so ist der Hauptherd bisweilen auf die entsprechende Hälfte des Markes beschränkt, greift das Geschoß an der Hinterseite an, so nimmt der Hauptherd nicht selten die hinteren Partien des Markes ein, trifft das Projektil von vorne her die Wirbelsäule, so kann der Hauptherd vornehmlich in den vorderen Markabschnitten lokalisiert sein. Doch ist diese Übereinstimmung keineswegs immer festzustellen. Sehr oft nimmt der Hauptherd den gesamten Markquerschnitt ein, einerlei, an welcher Seite des Wirbelkanals der Angriffspunkt des Geschosses gelegen ist. Und nicht selten kommt es vor, daß der Hauptherd in seiner Lokalisation nicht mit dem Angriffspunkte des Geschosses an der Wirbelsäule übereinstimmt, vielmehr gerade gegenüber liegt. Coup und Contrecoup spielen beim Liquorstoß sicher eine Rolle, aber die Abhängigkeit der Lokalisation der Markschädigung von der Stoßrichtung des Geschosses tritt durchaus nicht immer klar zutage. Vor allem aber sind über die Stelle des eigentlichen Hauptherdes hinaus die geschilderten Veränderungen des Gefäß- und Lymphapparates als Nebenherde, teils makroskopisch, teils mikroskopisch, auch in den höher und tiefer gelegenen Abschnitten des Markes festzustellen, manchmal nur einige Zentimeter weit oberhalb und unterhalb, manchmal durch die gesamte Länge des Rückenmarks hindurch bis zur Oblongata empor und bis zum Conus terminalis herab.

Auch an den Wurzeln fehlen die primären Veränderungen der Gefäße und des Lymphapparates bei der akuten Rückenmarkspressung nicht. Liegt der Angriffspunkt des Geschosses im Bereiche der Lendenwirbelsäule oder des Kreuzbeines, so ist die Cauda equina der Hauptsitz der Veränderungen, doch reichen dabei die Nebenherde bis ins Rückenmark, manchmal sogar recht weit empor, wie umgekehrt bei einer Lokalisation des Traumas an der Brust- oder Halswirbelsäule die Kauda mitbeteiligt sein kann. Im allgemeinen pflegen die Nebenherde nach Größe und Zahl gradatim mit der Entfernung vom Hauptherde abzunehmen, doch bestehen in dieser Hinsicht auch gewisse Unregelmäßigkeiten. Wiederholt ist festgestellt worden, daß sich der Hauptherd nicht an der Stelle des Markes findet, an welcher das Trauma angreift, sondern manchmal beträchtlich davon entfernt liegt. Henneberg fand z. B. in einem Falle, in welchem das Geschoß den achten Brustwirbel gestreift hatte, den Hauptherd im Konus und Epikonus, und in einem anderen Falle, in welchem das Geschoß den vierten und fünften Lendenwirbel traf, den Hauptherd im achten Dorsalsegment. Auf Grund klinischer Erfahrungen müssen wir annehmen, daß bei der Prellschädigung gar nicht selten an der dem Angriffspunkte des Geschosses entsprechenden Rückenmarksstelle überhaupt kein eigentlicher Hauptherd entsteht, sondern daß vielmehr nur an mehr oder weniger weit abgelegenen Stellen multiple kleine, disseminierte Herde entstehen.

Bei der Prellschädigung des Markes ohne Verletzung der Wirbelsäule zeigt nach Ricker die Pia keine hämorrhagische Infarcierung, nach Krause, Knauer u. a. kommt aber eine blutige Infiltration der Pia auch bei reiner Prellschädigung im Bereiche des Hauptherdes vor. Diese Ekchymosen der Pia müssen, da letztere keine eigenen Kapillaren besitzt, durch Rhexis der Venen oder kleineren Piaarterien entstehen. Die Venen sind in der Regel selbst auf weite Strecken oberhalb und unterhalb des Hauptherdes stark erweitert und geschlängelt. Auch finden sich manchmal in einiger Entfernung von diesem noch vereinzelte kleine Ekchymosen.

Die Arachnoidea zeigt ebenfalls nicht allzu selten Gefäßrupturen, so daß es zu einem mehr oder weniger ausgesprochenen subarachnoidealen und subduralen Hämatom kommen kann.

Die Dura zeigt auf ihrer Innenseite entweder gar keine Veränderungen, oder aber einen meist dünnen, hämorrhagischen Belag. Auf der Außenseite findet sich ein größeres, epidurales Hämatom nur dann, wenn das Geschoß die Wandung des Wirbelkanals direkt verletzt hat, sei es auch nur in Gestalt einer Fissur an der Kompakta des Wirbelkörpers oder der inneren Kortikalis des Bogens. Ist aber die Wandung des Wirbelkanals ganz unversehrt, so finden sich nur eine mehr oder weniger ausgesprochene hämorrhagische Infarcierung des periduralen Fettgewebes am stärksten an der Stelle der Geschoßwirkung, von da nach aufwärts und abwärts abnehmend vereinzelte Petechien und ein meist mäßiger, hämorrhagischer, epiduraler Belag. Doch können alle diese extraduralen Veränderungen auch ganz oder so gut wie ganz fehlen.

Bei den Fällen, in welchen eine stumpfe Gewalt auf die Wirbelsäule wirkt und das Mark nur eine akute Pressung ohne Kontusion erleidet, sind die Verhältnisse etwas komplizierter. Ist der Angriffspunkt der Gewalt ein mehr oder weniger umschriebener, so treffen wir unter Umständen auch an dieser Stelle einen sogenannten Hauptherd an, der dieselben anatomischen Veränderungen zeigt, wie beim Prellschuß, und außerdem in mehr oder weniger beträchtlicher Ausdehnung kleinere Nebenherde. Doch ist die Extensität der letzteren im allgemeinen nicht so groß, wie bei der Prellschußschädigung. So erklären sich typische totale Querschnittsparaplegien nach umschriebener stumpfer Gewalteinwirkung im Bereiche des Thorakalmarkes ohne jegliche Verletzung der Wirbelsäule, totale Lähmungen des Lumbosakralmarkes nach umschriebener stumpfer Gewalteinwirkung in der Gegend des untersten Brust- und ersten Lendenwirbels, Kaudalähmungen nach gleichgearteter Einwirkung im Bereiche der mittleren und unteren Lendenwirbel. Es kommt auch bei der Einwirkung umschriebener stumpfer Gewalten auf die Wirbelsäule vor, daß das Mark an der Stelle, an welcher die Gewalt die Wirbelsäule zunächst trifft, keinen Schaden nimmt, daß dagegen durch die akute Pressung ein Hauptherd an abgelegener Stelle entsteht. Einen solchen Fall hat Cassirer beschrieben (vgl. S. 1813). Das Trauma betraf den ersten Lendenwirbel, der Hauptherd, welcher den gesamten Rückenmarksquerschnitt einnahm, lag im siebenten Dorsalsegment.

Nach Sturz auf die Füße, also einer umschriebenen Stoßwirkung, welche in longitudinaler Richtung von unten her gegen das Mark gerichtet war, fanden Winkler und Jochmann den Hauptherd im Halsmark. Das Auftreten von Hämatomyelien des Halsmarkes im Anschluß an einen Fall auf das Gesäß ist ja seit langem bekannt. Und schließlich kommt es auch bei der Einwirkung einer umschriebenen stumpfen Gewalt vor, daß ein eigentlicher Hauptherd überhaupt nicht entsteht, sondern nur vereinzelte, manchmal weit verstreute Herdchen auftreten.

Ist die Angriffsfläche der stumpfen Gewalt eine mehr diffuse, wie es mehr oder weniger der Fall ist, wenn der Körper in seiner ganzen Länge auf dem Boden aufschlägt, also bei vielen Fällen von Granatkontusion, beim Absturz aus großer Höhe, oder bei der Verschüttung, wenn von allen Seiten annähernd gleichmäßig die Erdmassen gegen die Wirbelsäule prallen, sind im Prinzip die Veränderungen von seiten des Gefäß- und Lymphapparates im Marke, an den Wurzeln und an den Meningen die gleichen wie bei umschriebener stumpfer Gewalteinwirkung und wie beim Prellschuß der Wirbelsäule. Nur die Lokalisation der Herde zeigt eine größere Mannigfaltigkeit, es kommen ganz umschriebene Hauptherde vor, bald im Halsmark, bald im Brustmark, bald im Lumbosakralmark, bald im Gebiete des Konus und Epikonus, bald in der Cauda equina. Es kommen weit ausgedehnte große multiple und miteinander konfluierende Herde vor, wie sie Leva nach Granatkontusion beobachtet hat, andererseits nur zahlreiche, diffus verstreute kleine Herde, welche das Substrat für die so häufig beobachteten isolierten Ausfallssymptome nach Verschüttung und Granatkontusion darstellen.

Diese, man möchte fast sagen, launenhaft erscheinende Lokalisation der Herde bei der Einwirkung stumpfer Gewalten mit diffuser Angriffsfläche entzieht sich der Erklärung, ebenso wie die Tatsache, daß bei umschriebener Gewalteinwirkung, mag es sich um eine Schußverletzung oder um einen umschriebenen Schlag oder Stoß gegen die Wirbelsäule handeln, der sogenannte Hauptherd bisweilen weit von der Stelle der Gewalteinwirkung abliegt.

Offenbar ist die Angriffsfläche der Gewalt oft nur scheinbar diffus, wahrscheinlich wirkt doch der Stoß an dem einen oder anderen Punkte mehr zirkumskript ein oder er kommt hier stärker zur Geltung, als an anderen Stellen, und auch bei erwiesenermaßen umschriebener Gewalteinwirkung ist es sehr gut möglich, daß eine forcierte Bewegung der Wirbelsäule an einer ganz abgelegenen Stelle die wesentlichste traumatische Noxe darstellt. Der Mechanismus des Traumas ist im einzelnen eben viel komplizierter, als es auf den ersten Blick hin den Anschein hat.

Während bei der akuten Markpressung durch Schußverletzungen der Wirbelsäule am Nervenparenchym frühzeitige primäre Veränderungen nach Ricker überhaupt nicht vorkommen sollen und nach Marburg bisher nicht mit Sicherheit nachgewiesen werden konnten, sind bei der akuten Markpressung durch stumpfe Gewalteinwirkungen deutliche Veränderungen des Nervenparenchyms, der Ganglienzellen und Nervenfasern schon ganz frühzeitig nach der Einwirkung des Traumas beobachtet worden. Jakob hat diese Veränderungen experimentell eingehend studiert und er hat besonders Veränderungen der Ganglienzellen in Form von Tigrolyse und Quellungsphänomenen, ferner vor allem an den Markscheiden in Form von schlechter Färbbarkeit durch Hämatoxylin, Unregelmäßigkeiten des Markrohrs, Unterbrechungen desselben besonders in der Randzone des Rückenmarkes sehr frühzeitig festgestellt. Die Marklichtung der Randzone ist ein sehr frühzeitiger Befund. Dasselbe läßt sich an den Wurzeln feststellen. Die Achsenzylinder zeigen Anschwellungen, Unregelmäßigkeiten ihrer Struktur, besonders in ihrem Fibrillengefüge. Die Existenz dieser frühzeitig feststellbaren Veränderungen des Nervenparenchyms haben Jakob zu der Auffassung geführt, daß wenigstens ein Teil der Markveränderungen bei der akuten Markpressung auf einer primären Schädigung des Nervenparenchyms durch das Trauma beruhe. Daneben stehen allerdings die Veränderungen des Gefäß- und Lymphapparates, Erweiterung der Gefäße, die alle strotzend mit Blut gefüllt sind, zahlreiche perivaskuläre Blutungen, Gefäßrupturen, Erweiterung der perivaskulären Lymphscheiden, starke Ödematisierung des Gewebes, und es besteht nach Jakob kein Zweifel, daß diese Gefäßveränderungen und das interstitielle Ödem ihrerseits wesentlich zu der definitiven Schädigung des Nervenparenchyms mit beitragen. Ich möchte an dieser Stelle nochmals auf die bereits früher mitgeteilten Befunde zurückkommen, welche ich in Fällen, die 6, 8, 12, 24, 48 Stunden nach der Einwirkung einer stumpfen Gewalt auf den Schädel ad exitum kamen, am Gehirn erheben konnte. Die auffälligsten Veränderungen sind die weit über die Hirnrinde, die Stammganglien, die Brücke, die Oblongata, den Balken, das Chiasma und andere Hirnabschnitte verbreiteten größeren und kleineren Blutungen, die teils schon makroskopisch erkennbar sind, teils aber erst durch mikroskopische Untersuchung aufgedeckt werden. Im letzteren Falle ist die perivaskuläre Anordnung der Hämorrhagien überall erkennbar. Teils halten sich letztere an die perivaskulären Lymphräume, teils sind diese durchbrochen und die Blutungen erstrecken sich in das umliegende Gewebe. Neben den Blutungen fällt die oft enorme Erweiterung der perivaskulären Lymphräume besonders auf, die teils mit Blut vollgestopft, teils aber ganz leer davon sind. Ferner ist mir an zahlreichen Gehirnen aufgefallen, daß sich innerhalb der Rinde abnorm große Schrumpfräume um die Ganglienzellen herum in großer Zahl finden. Ich habe in diesen abnormen Schrumpfräumen den Ausdruck eines interstitiellen Ödems erblickt, das man nicht selten bereits makroskopisch bei der Autopsie feststellen kann. Die Ganglienzellen selbst erscheinen vielfach abgerundet. Vor allem aber habe ich in zahlreichen Fällen, die 8, 12, 24 Stunden nach dem Trauma ad exitum kamen, gefunden, daß innerhalb der Hirnrinde die feinen Markfasern, besonders die horizontalen Fasern der oberflächlichen Rindenschichten, ganz besonders die sogenannten Tangentialfasern bei der Markscheidenfärbung mit Hämatoxylin sehr schlecht oder überhaupt nicht färbbar sind. Dieser Befund ist nicht gleichmäßig verbreitet, unmittelbar neben Stellen, in welchen eine normale Färbbarkeit der genannten Fasern besteht, finden sich Stellen, in denen die äußeren Rindenschichten sehr markarm oder völlig marklos sind. Besonders hervorzuheben ist, daß sich diese Markverarmung oder diese völlige Demyelinisation vielfach an Stellen finden, an denen perivaskuläre Blutungen weder an Ort und Stelle, noch in der näheren Umgebung feststellbar sind. Die Markarmut oder Demyelinisation stellt einen ausgebreiteteren Befund als die perivaskulären Blutungen dar. Dieser sehr frühzeitig feststellbare Befund an den Markscheiden der Horizontalfasern der oberflächlichen Rindenschichten spricht meines Erachtens dafür, daß eine primäre Schädigung des Nervenparenchyms bei der Hirnpressung im Spiele ist; er ist der frühzeitigen Marklichtung in der Randzone des Rückenmarkes, die Jakob experimentell festgestellt hat, an die Seite zu stellen.

Höchst bemerkenswert sind die Veränderungen des Rückenmarkes und seiner Wurzeln im Gefolge von Granatexplosionen, bei denen ebenso wie bei den Schußverletzungen und der Einwirkung einer stumpfen Gewalt auf die Wirbelsäule ohne Fraktur derselben das Mark eine akute Pressung erleidet. Auch bei diesen Preßschädigungen durch den Luftstoß der Explosion stehen zahlreiche, weit über das Zentralnervensystem verbreitete Hämorrhagien im Vordergrund. Zunächst ist hervorzuheben, daß sich in zahlreichen dieser Fälle in den ersten Tagen nach der Explosion bei der Lumbalpunktion der Liquor eine blutige Beschaffenheit zeigt. Leriche, der mehrere solcher Fälle wegen schwerer zerebraler Erscheinungen trepanierte, stellte an der Hirnoberfläche ein diffuses Ödem und zahlreiche kleinere und größere Hämorrhagien in der Pia fest. Sehr eingehend hat Mott in zwei Fällen, die, der eine wenige Stunden, der andere am nächsten Tage nach der Granatexplosion ad exitum kamen, die anatomischen Veränderungen des Gehirns studiert. Er fand in erster Linie eine ausgesprochene Stase in den Venen und Venulae, ihre Wände waren vielfach geborsten und von kleinen Hämorrhagien umgeben. Diese Veränderungen fanden sich sowohl an der Oberfläche des Großhirns, als auch im Innern, ferner im Kleinhirn, in der Brücke, in der Oblongata und im Rückenmark. Im Gegensatz zu der Erweiterung der Venen fand Mott die Arteriolen und Kapillaren auffallend eng. Sehr wesentlich ist, daß bereits in diesen frischen Stadien nach der Explosionseinwirkung eine diffus verbreitete Chromatolyse der Ganglienzellen, sowohl an den großen wie an den kleinen Elementen festgestellt werden konnte. Die gesamten Veränderungen haben nach Mott eine große

Ähnlichkeit mit denjenigen, welche im Tierexperiment nach der Unterbindung der Karotis und Vertebralis beobachtet worden sind. Ebenso wie Mott stellte Lépine in erster Linie zahlreiche Rupturen der kleinsten Gefäße und perivaskuläre Blutungen sowohl in den Meningen, als in der Gehirn- und Rückenmarksubstanz fest. Auch Berger beobachtete zahlreiche kapilläre Blutungen in der Hirnrinde in Fällen, welche bald nach der Explosion ad exitum kamen. Bekannt sind ja die Blutungen und Lymphorrhagien im Vestibular- und Kochlearapparat nach Granatexplosion. Ferner weisen zahlreiche andere innere Organe in mehr oder weniger beträchtlichem Umfange solche Hämorrhagien auf, besonders die Lungen, ferner die Nieren, die Leber, Milz, die Schleimhaut der Nase und des Mundes, und auch die Blase. Hämaturie und Albuminurie sind kein seltenes Vorkommnis im Anschluß an Granat- und Minenexplosionen (Ravaut, Leclercque, Sencert u. a.).

Experimentell sind die Veränderungen des Gehirns und Rückenmarkes nach Granatexplosion besonders von Mairet und Durante an Kaninchen und von Marinesco an Hunden studiert worden. Die ersteren fanden bei allen Tieren in frischen Fällen die Lungen übersät mit kleinen Hämorrhagien, in den Nieren kleine, periarterielle Blutungen, dagegen in der Leber nur in einem einzigen Falle eine Hämorrhagie. Die Meningen des Rückenmarks fanden sie stark hyperämisch und von zahlreichen kleineren Ekchymosen durchsetzt. Besonders reichlich fanden sie solche Ekchymosen in den freien Abschnitten der Wurzeln, keine Blutungen in den Spinalganglien. In der weißen Substanz des Rückenmarks zahlreiche perivaskuläre Hämorrhagien, seltener in der grauen Substanz. An den Ganglienzellen konnten sie keine Veränderungen feststellen. Die Randzone der weißen Substanz färbte sich bereits in den frischen Stadien schlecht mit der Hämatoxylinlackierung, das Myelin war vielfach fragmentiert und unterbrochen, die Achsenzylinder teils geschwollen, teils auffallend verdünnt, zum Teil ganz fehlend. Diese Veränderungen nehmen von der Markperipherie nach dem Zentrum zu ab, betreffen also vornehmlich die Randzone.

Im Gehirn fanden Mairet und Durante in frischen Fällen einzelne oberflächliche Ekchymosen in der Pia, in der Rinde perivaskuläre Blutungen, besonders zahlreich in den zentralen Ganglien, die Lymphscheiden der Gefäße sind enorm erweitert und zum Teil mit Blut gefüllt. Dieselben Veränderungen finden sich in der Oblongata und der Pons. An einzelnen Arteriolen bestehen aneurysmatische Erweiterungen. Vereinzelte Male fanden Mairet und Durante kleine Blutungen im Chiasma und im Corpus callosum. Auch im Gehirn konnten sie keine Veränderungen an den Ganglienzellen feststellen. Mehrfach fanden sie Knochenteilchen von der Tabula interna abgesprengt und im Gehirn versprengt, woselbst sie kleine Kontusionsherde erzeugten.

Marinesco stellte ebenfalls in erster Linie zahlreiche Blutungen um die Kapillaren und Venulae herum fest. In der grauen Substanz des Rückenmarks sind sie stärker ausgesprochen als in der weißen, ferner in der Oblongata, in der Pons, in der Gehirnrinde und in den großen Stammganglien. Im Rückenmark fand Marinesco die perivaskulären Blutungen und die Erweiterung der Gefäße stärker in den Vorderhörnern als in den Hinterhörnern ausgesprochen. Die perivaskulären Blutungen können konfluieren und größere Herde bilden. Zahlreiche Blutungen fanden sich auch in den Wurzeln des Markes, ferner vereinzelte in den Kapseln der Spinalganglien, aber nicht in deren Innern. Im Gegensatz zu Mairet und Durante und in Übereinstimmung mit Mott fand Marinesco bereits in den frischen Stadien merkbare Veränderungen an den Ganglienzellen in Form von Tigrolyse und von Verklumpung der Neurofibrillen. Vielfach fand er Blutkörperchen an die Ganglienzellen angeklebt. Außer im

Nervensystem waren auch besonders zahlreiche Blutungen in den Lungen, ferner in der Leber und der Milz feststellbar.

Wir sehen also, daß die Veränderungen des Rückenmarkes und Gehirns, welche in frischen Stadien nach der Explosion aufgedeckt worden sind, in allen wesentlichen Punkten mit denjenigen übereinstimmen, welche bei der akuten Markpressung durch Schußverletzungen der Wirbelsäule oder durch stumpfe Gewalteinwirkungen beobachtet worden sind, in erster Linie Veränderungen des Gefäßapparates, zahlreiche perivaskuläre Blutungen, die wohl teils durch Diapedese, teils sicher durch Rhexis zustande kommen, partielle Wandeinrisse an den Arteriolen, die Marburg bei Schußverletzungen der Wirbelsäule beobachtete und auch experimentell an Ratten feststellte, enorme Erweiterung der perivaskulären Lymphräume, Ödembildung stehen hier wie dort im Vordergrund des Bildes. Auf Grund klinischer Erfahrungen müssen wir annehmen, daß allmählich entstehende Thrombosen, aber auch Rupturen von Arteriolen mit konsekutiver Hämatomyelie bei der akuten Markpressung durch Granatexplosion vorkommen. Denn nur so sind die so oft erst einige Stunden, ja mehrere Tage nach der Explosion einsetzenden klinischen Ausfallserscheinungen zu deuten. Allerdings liegt meines Wissens bisher kein autoptischer Beweis für das Vorkommen einer Hämatomyelie nach Granatexplosion vor. Aber ebenso wie bei der akuten Markpressung durch stumpfe Gewalten bereits in ganz frischen Stadien neben den Veränderungen des Gefäß- und Lymphapparates auch deutliche Veränderungen an den Ganglienzellen und Nervenfasern gefunden worden sind, welche für eine primäre Schädigung des Nervenparenchyms durch das Trauma sprechen (Jakob, O. Foerster), so fehlen diese frühzeitigen Veränderungen an den Ganglienzellen und Nervenfasern auch bei der akuten Markpressung durch die Granatexplosion nicht (Mott, Mairet und Durante, Marinesco). Wir werden alsbald feststellen, daß auch die Veränderungen, welche in späteren Stadien nach der Granatexplosion allerdings bisher in wenig zahlreichen Fällen aufgedeckt worden sind, durchaus mit denen übereinstimmen, welche nach Schußverletzungen und nach der Einwirkung stumpfer Gewalten auf die Wirbelsäule hundertfältig beobachtet wurden.

Die bisher beschriebenen Veränderungen, welche sich unmittelbar oder in den ersten Tagen nach der Einwirkung des Traumas präsentieren, geben kein richtiges Bild von dem wahren Umfang der Schädigung, welche das Mark durch das Trauma erlitten hat, ab. Höchstens die Kontusion kann annähernd in vollem Ausmaß erkannt werden, aber sie stellt nur eine besondere Form der Schädigung dar, die in vielen Fällen ganz fehlt und die da, wo sie vorhanden ist, stets mit einer mehr oder weniger ausgedehnten Preßschädigung kombiniert ist. Letztere findet, wie dargelegt wurde, ihren Ausdruck zunächst vornehmlich in der Gefäßlähmung, der Erweiterung der Kapillaren und Venulae, die mit Blut strotzend gefüllt sind, in partiellen Einrissen der Gefäßwand, besonders der Intima, mit konsekutiver Thrombenbildung, in zahlreichen kleineren und größeren, durch Diapedese entstandene Petechien, Ekchymosen und hämorrhagische Infarcierung, eventuell auch in totaler Ruptur eines Gefäßes mit konsekutiver Hämatomyelie, ferner in starker Erweiterung der perivaskulären Lymphräume, in Einrissen der zarten Membranen, welche dieselben umgeben, in einer mehr oder weniger ausgesprochenen Ödembildung. Aber alle diese Veränderungen, auch diejenigen, welche unter Umständen am Nervenparenchym selbst in den ersten Tagen nach dem Trauma beobachtet werden können, geben durchaus kein klares Bild von dem Grade und dem Umfang, in welchem das Nervengewebe durch das Trauma geschädigt worden ist. Über den vollen Umfang der Schädigung des Markes erhalten wir erst dann ein klares Bild, wenn die Folgen der durch die akute Markpressung hervorgerufenen

Zirkulationsstörung mit ihrem destruktiven und nekrotisierenden Einfluß auf das Rückenmarksgewebe, oder wenn die primäre Parenchymschädigung der ektodermalen Bestandteile des Markes und seiner Wurzeln sich morphologisch völlig ausgewirkt haben. Das ist nach Ricker frühestens 2 Tage, in deutlicher Form aber erst 4—7 Tage nach der Einwirkung des Traumas der Fall. Dann erst werden die Zerfallserscheinungen am Nervenparenchym in vollem Umfange erkennbar. Aber abgeschlossen ist damit der Destruktionsprozeß oft durchaus noch nicht. Noch lange Zeit kann derselbe, infolge von ständig wirkenden oder akzessorischen Noxen seinen Fortgang nehmen und immer weitere Dimensionen annehmen.

2. Die Veränderungen des Nervenparenchyms und der Glia.

Die Veränderungen, welche das Rückenmarksgewebe nach der Einwirkung des Traumas erkennen läßt, zerfallen in destruktiv-degenerative, reparatorische und regenerative Erscheinungen (Spatz). Die destruktiv-degenerativen Veränderungen betreffen bei der Kontusion nicht nur die ektodermalen Bestandteile, sondern zum Teil auch die mesodermalen Bestandteile, den Gefäßapparat und die Pia, bei der akuten Markpressung in erster Linie das ektodermale Gewebe, wobei allerdings die Gefäße ebenfalls stets charakteristische Veränderungen aufweisen (Gefäßerweiterung, Einrisse der Intima, eventuell völlige Ruptur der Gefäßwand, in der Folge ausgesprochene Endarteriitis obliterans und Periarteriitis traumatica). Die reparatorischen Vorgänge gehen von der Glia und vom mesodermalen Gewebe, von der Pia und vom Gefäßapparat aus. Regenerative Vorgänge am Nervengewebe spielen eine sehr geringe Rolle und gehen höchstens von den Wurzeln des Markes aus.

a) Die Malazie.

Die destruktiv-degenerativen Veränderungen betreffen in den schwersten Fällen beide ektodermalen Bestandteile des Markes, das Nervenparenchym und die Glia in gleichem Maße. Beide verfallen der Nekrose und weiterhin der Auflösung und Verflüssigung, der Malazie. Sind größere Bezirke betroffen, so ist der Erweichungsherd schon makroskopisch ohne weiteres erkennbar. Je nachdem ein nekrotisierter und in Erweichung übergehender Bezirk vorher hämorrhagisch infarciert war oder nicht, entsteht das Bild der roten oder der weißen Malazie. Man kann den Bezirk, in welchem eine völlige Vernichtung sowohl des Nervenparenchyms wie der Glia stattfindet, als Trümmerzone bezeichnen. Diese totale Nekrose des Nervenparenchyms und der Glia kann sowohl durch direkte Kontusion erfolgen, als auch bei Schußverletzungen und stumpfen Gewalteinwirkungen ohne Verletzung des Wirbelkanals durch akute Pressung und die mit ihr verbundenen Ischämie zustande kommen. Auch bei Stichverletzungen, ja bei möglichst glatter Durchschneidung, wie sie im Tierexperiment durchführbar ist, kommt es an den Schnitträndern stets in einer bestimmten Zone zu einem Untergang des Nervenparenchyms und der Glia und zur Ausbildung einer regelrechten Trümmerzone (Spatz) an beiden Stumpfenden des Rückenmarkes. Und schließlich ist auch bei reiner Explosionswirkung totale Nekrose aller ektodermalen Markbestandteile beobachtet worden. Claude, L'Hermitte und Loyez fanden in einem Falle, welcher im Anschluß an eine Granatexplosion, ohne eine Verletzung zu erleiden und ohne der Einwirkung einer stumpfen Gewalt ausgesetzt zu sein, eine schwere Paraplegie bekam und an den Folgen des Dekubitus zugrunde ging, einen großen Erweichungsherd im Bereiche des vierten und fünften Dorsalsegmentes, der sich in nichts von den Erweichungsherden unterschied, welche bei Schußverletzungen der Wirbelsäule oder bei Einwirkung einer stumpfen Gewalt als Folge der akuten Markpressung zahlreiche Male beobachtet worden ist. Dietrich beschreibt bei einem Soldaten, der dem Explosionsdruck einer Granate, ohne eine Verletzung zu erleiden und ohne fortgeschleudert zu werden, ausgesetzt war und unter allmählich zunehmenden schweren Gehirnsymptomen starb, zahlreiche kleine lakunäre Erweichungsherde im Gehirn, die das Bild einer feinwabigen Porenzephalie boten. Wenn später durch die weiter unten zu besprechenden reparatorischen Prozesse die zerfallenen und erweichten Massen abgeräumt sind, findet sich an der Stelle der Erweichung eine Höhle oder Zyste, die mit klarer, manchmal auch leicht gelb gefärbter Flüssigkeit erfüllt ist und bisweilen noch von spärlichen Gefäß- und manchmal auch von restierenden Gliabalken durchzogen oder durchsetzt ist. Die reparatorischen Vorgänge bei der Malazie bestehen nicht nur darin, daß die zerfallenen Gewebsbestandteile abtransportiert werden, sondern auch darin, daß ein Ersatzgewebe für den Defekt geschaffen wird. Bei größeren Defekten gelingt allerdings dieser Ersatz meist nicht, aber in der Umgebung des Defektes bildet das Ersatzgewebe eine mehr oder weniger feste Membran, welche die Höhle oder Zyste umgibt, so daß diese regelrecht abgekapselt erscheint. Diese Membranen bestehen in erster Linie aus einer äußeren Schicht dichtgefügter Glia, der nach der an der der Höhle zugewandten Seite eine innere, bindegewebige, die Höhle auskleidende Membran anliegt.

Die Größe der Erweichungsherde und in späteren Stadien die der hydropischen Erweichungshöhlen und Zysten schwankt je nach dem Umfang der zugrunde liegenden Gewebsnekrose beträchtlich von Fall zu Fall. Sie kann sich über mehrere Segmente des Markes erstrecken und den gesamten Markquerschnitt einnehmen, sie kann in anderen Fällen kaum stecknadelkopfgroß und makroskopisch kaum mehr erkennbar sein; und in vielen Fällen sind die Erweichungsherde überhaupt nur unter dem Mikroskop auffindbar. Die größte Ausdehnung, welche bisher beschrieben ist, bietet ein Fall Cassirers. Es handelt sich um eine Prellschädigung in der Höhe des siebenten Brustwirbels. Das Mark war so erweicht, daß im Bereiche des gesamten unteren Brustmarkes und oberen Lendenmarkes überhaupt nur die meningeale Hülle erhalten war. Nach unten zu reichte die Erweichung bis in den Konus, der blasig aufgetrieben war, nach oben zu bis ins dritte Dorsalsegment. Aber in diesen letzteren Bezirken war an der Innenseite der meningealen Hülle, die von gut erhaltenen Wurzeln begleitet war, wenigstens ein Rest von Rückenmarksgewebe stehen geblieben, der nach oben und unten zu allmählich an Dicke zunahm. Leva fand in einem Falle, der durch den Luftdruck einer explodierenden Granate gegen eine Wand geschleudert war, eine fast über das gesamte Rückenmark ausgedehnte Erweichung. Roeßle beschreibt einen Fall, bei dem durch einen Streifschuß der vierte bis sechste Brustwirbelfortsatzdorn abgerissen war. Im Rückenmark fand sich an dieser Stelle ein großer Erweichungsherd, von dem aus sich nach oben zu bis ins Halsmark, besonders im Areal der Hinterstränge, röhren- und kanalartige Erweichungshöhlen aufwärts erstreckten, welche in ihrer Anordnung eine gewisse Ähnlichkeit mit dem Bilde der Syringomyelie boten. Benda erwähnt, daß sich bisweilen zystische Erweichungshöhlen röhrenförmig über zahlreiche Segmente des Markes erstrecken und speziell die graue Substanz einnehmen. Er spricht mit Unrecht von traumatischer Syringomyelie. Diese Gebilde haben mit der echten Syringomyelie nichts zu tun (Kienböck, Mendel, Marburg, Cassirer).

Ich habe bereits mehrfach darauf hingewiesen, daß im allgemeinen die Erweichungsherde an der Stelle des Markes lokalisiert sind, welche dem Angriffspunkte des Geschosses an der Wirbelsäule entsprechen. Doch kommt es, wie schon erwähnt, nicht selten vor, daß der Haupterweichungsherd mehr oder weniger weit davon entfernt liegt. So fand Henneberg in einem Falle, in dem das Geschoß den achten Brustwirbel gestreift hatte, den Haupterweichungsherd im Konus und Epikonus. Cassirer erwähnt einen Fall, in dem ein Rad, das über den Rücken gegangen war, eine Fraktur des ersten Lendenwirbels herbeigeführt hatte. Die klinischen Symptome wiesen auf eine Querschnittsläsion in der Höhe des siebenten Dorsalsegmentes hin und bei der Operation wurde auch tatsächlich an dieser Stelle ein großer Erweichungsherd gefunden. Es kommt nicht selten vor, daß außer einem größeren Erweichungsherd in geringerer oder größerer Entfernung von diesem mehrere kleinere malazische Nebenherde existieren. Ferner ist es nicht allzu selten, daß zahlreiche kleinere Erweichungsherde dicht nebeneinander gelegen sind und nur durch schmale, erhaltene Gliamembranen und vereinzelte blutgefäßhaltige Bälkchen voneinander getrennt sind. Der Gesamtherd hat in diesen Fällen ein wabiges Aussehen. Benda stellte in solchen Fällen innerhalb der Septen mehrmals auch völlig kernlose Sequester grauer Substanz fest. Die völlig kernlosen großen Ganglienzellen der Vorderhörner können dabei ihre äußere Form sehr wohl bewahrt haben, zum Teil sind sie verkalkt. Zahlreiche sehr kleine, über den Markquerschnitt verstreute Erweichungsherde verleihen demselben manchmal ein areoliertes Aussehen.

Es gibt, wie schon erwähnt, Fälle, in welchen der Erweichungsherd den ganzen Markquerschnitt einnimmt. Zumeist aber bleibt selbst dann ein mehr oder weniger breiter Saum der dicht unter der Pia gelegenen Randglia erhalten. Außerdem erweist sich auch das Ependym und die Umgebung des Zentralkanals als besonders resistent, so daß diese Partie erhalten bleiben kann. Ich habe einen Fall beobachtet, in welchem im Zentrum einer Erweichungshöhle, welche den gesamten Markquerschnitt einnahm, ein der Umgebung des Zentralkanals entsprechender Stift stehen geblieben war, der die Höhle in ihrer Mitte vom oberen bis zum unteren Ende durchsetzte. Daß außerdem öfters vereinzelte dünne Gliasepten und fast stets gefäßhaltige mesodermale Bälkchen das Innere der Erweichungshöhle durchziehen, ist schon erwähnt worden.

Die Form namentlich der kleineren Erweichungsherde läßt gar nicht selten den Anschluß an die Rückenmarksgefäße erkennen (Marburg). Namentlich die unmittelbar unterhalb der Pia gelegenen Herde zeigen häufig typische Keilform und werden wegen ihrer breiten Ausdehnung an der Oberfläche und ihrer spitzwinkligen und zackigen Begrenzung nach innen zu von Marburg als traumatischer Infarkt bezeichnet. Die Art der Gefäßverteilung ist es, welche die Form des Herdes und seine Größe bedingt, wie dies schon früher Mager ausgeführt hatte und Marburg neuerdings besonders betont. In den Hintersträngen haben entsprechend der anderen Gefäßverteilung die Herde mehr eine ovale Gestalt und eine über mehrere Segmente reichende Ausdehnung. Das gleiche gilt von Erweichungsherden, die vornehmlich die graue Substanz betreffen, wobei charakteristischerweise der Gefäßverteilung entsprechend die Grenzschicht meist mit erweicht ist. Auch die allerkleinsten Herde, welche nur mikroskopisch erkennbar sind, zeigen oft in ihrem Innern ein zantral gelegenes und bisweilen obliteriertes Gefäß.

Es muß hervorgehoben werden, daß es oft erstaunlich lange dauert, bis der Abtransport des nekrotisierten Nervenparenchyms und der Glia beendet ist und die Bildung der traumatischen Zyste ihren Abschluß erreicht hat. Das wird sowohl von Benda als von Marburg betont. Was aber besonders interessant ist, das ist der Umstand, daß bisweilen die Malazie sukzessive fortschreitet und ursprünglich erhaltene und anfangs funktionstüchtige Markabschnitte in ihren Bereich zieht, wobei auch die an der Abräumung und Abkapselung des

Erweichungsherdes beteiligte Glia ihrerseits wieder zum Teil einer regressiven Veränderung und einem Zerfall unterliegen kann, so daß dadurch die Höhlenbildung eine erneute Ausdehnung gewinnt. Marburg sagt geradezu, daß das, was wir als traumatische Zyste bezeichnen, in gewissem Sinne auf einem progredienten Vorgang beruhe, der zu seinem Abschluß einen Zeitraum von mehreren Jahren beanspruchen könne.

Dadurch können allerdings Bilder entstehen, die eine gewisse Ähnlichkeit mit der Höhlenbildung bei der Syringomyelie haben. Trotzdem ist es nicht angängig, mit Westphal und Nonne u. a. von einer traumatischen Syringomyelie zu sprechen. Es handelt sich, wie Marburg überzeugend darlegt, in diesen Fällen einfach um eine traumatische Myelopathie, Nervenparenchym und Glia zerfallen unter der Einwirkung des Traumas und die daraus resultierende Erweichungshöhle kann infolge sogenannter Spätmalazie und der regressiven Veränderungen, welche die benachbarte, anfangs reparatorisch proliferierende Glia durch Ernährungsstörungen in der Folge erleidet, eine weitere Ausdehnung gewinnen. Aber eine primäre, durch das Trauma ausgelöste, langsam chronisch progressive Gliaproliferation von typischem Sitz mit sekundärem Zerfall und anschließender Höhlenbildung, wie sie der echten Syringomyelie zugrunde liegt, ist bisher als Folge eines Rückenmarkstraumas noch nicht einwandfrei beobachtet worden. Die Befürchtungen, welche von manchen Autoren, besonders von Bittorf, von Souques und anderen geäußert worden sind, daß die durch das Trauma hervorgerufenen Veränderungen des Rückenmarks der Ausgangspunkt einer späteren Syringomyelie werden könnten, haben sich bisher als grundlos erwiesen. Auch der von Quensel 1920 mitgeteilte Fall (traumatische Schädigung der Kauda und des Konus, 10 Jahre später Symptome der Syringomyelie und Syringobulbi) bietet keinen genügenden Anlaß, um von dem ablehnenden Standpunkt, den Marburg, Cassirer und andere der traumatischen Syringomyelie gegenüber einnehmen und den ich vollkommen teile, abzurücken.

Ein Zusammenhang zwischen Syringomyelie und Trauma ist nicht nur für Traumen, welche die Wirbelsäule treffen, sondern auch für periphere Traumen angenommen worden. So hatte schon 1902 Guillain die Ansicht vertreten, daß von Verletzungen der Hand aus eine toxisch-infektiöse Noxe in den peripheren Nerven aufsteigen, allmählich das Rückenmark gewinnen und hier zur Entstehung einer Syringomyelie führen könne. Wie vorsichtig man in der Beurteilung eines solchen Zusammenhanges sein muß, das geht aus zwei Beobachtungen hervor, die während des Krieges von Villaret und Faure-Beaulien, sowie von Meuriot und L'Hermitte mitgeteilt worden sind. In beiden Fällen war kurze Zeit nach einer Verletzung der Hand bzw. eines Fingers, die längere Zeit geeitert hatten, das Bild einer typischen Syringomyelie festzustellen. Es konnte aber in beiden Fällen der Nachweis geführt werden, daß die Syringomyelie schon vor dem Trauma bestanden hatte.

Es muß ferner hervorgehoben werden, daß bisweilen Erweichungsherde fernab von der Stelle, an welcher das Trauma die Wirbelsäule getroffen hat, noch sehr spät auftreten können. Solche Spätmalazien sind sowohl von Borst als von Ricker beobachtet worden.

Durchaus nicht immer tritt da, wo Nervenparenchym und Glia dem völligen Untergang geweiht sind, eine Höhlenbildung ein. Der Defekt kann durch eine vollkommen solide Narbe aus der angrenzenden Glia ersetzt werden. Das gilt namentlich für kleinere malazische Herde. Aber selbst, wenn der ganze Querschnitt erweicht ist, kann es dennoch dadurch zu einem soliden Gewebsersatz kommen, daß neben der den Herd umgebenden restlichen Glia das Bindegewebe der Pia und der Gefäße weitgehend zur Narbenbildung herangezogen wird. Man kann dann, wie Marburg sagt, kaum mehr von einem Rückenmarksquerschnitt sprechen, man sieht eine derbe, fibröse, dicke Membran aus Glia- und Bindegewebe zusammengesetzt an Stelle des Rückenmarkes. Auch Henneberg hat solche ausgedehnte bindegewebige Durchwucherung einer traumatischen Rückenmarksnarbe beschrieben. Nach Benda soll dies aber nur dann eintreten, wenn das Rückenmark und die Pia direkt primär verletzt waren und von dem Kontusionsherde aus eine Eiterung auf das Rückenmark übergegriffen hatte. Wie weit diese Ansicht Bendas wirklich stichhaltig ist, ist wohl noch näher zu untersuchen.

Die feineren histologischen Einzelheiten des Vorganges, welcher bei der Malazie des Nervenparenchyms und der Glia Platz greift, und die Einzelheiten der damit verbundenen Reaktion des umgebenden Gewebes, des Abbaues, der Abräumung und der Reparation sind von Obersteiner, Schmaus, Jakob, Borst, Henneberg und Marburg eingehend studiert worden. Spielmeyer betont, daß diese Vorgänge im Prinzip genau dieselben sind, wie bei Kreislaufaufhebungen jedweder Genese. Der Vorgang wird von Spielmeyer als Kolliquationsnekrose bezeichnet. Ich gebe im folgenden die Darstellung Spielmeyers wieder, die sich allerdings nicht direkt auf die traumatisch bedingte Malazie des Rückenmarks bezieht, sondern mehr die Vorgänge der Kolliquationsnekrose infolge von Gefäßobliteration und anderen nekrotisierenden Noxen im Auge hat. Die Vorgänge sind hierbei aber mit den traumatisch durch Schuß oder stumpfe Gewalten bedingten Veränderungen identisch. In dem der Nekrose anheimfallenden Bezirke, in welchem die nervöse und die gliöse Substanz, und zum Teil auch das autochthone Gefäßnetz zugrunde gehen, treten, so sagt Spielmeyer, bereits in den ersten 24 Stunden, also noch ehe die Kerne der absterbenden Zellen unfärbbar werden oder zerbersten, spärliche polynukleäre Leukozyten auf, die rasch wieder unter Zerbröckelung verschwinden. Ihnen sind auch andere nicht polynukleäre Elemente hämatogenen Ursprungs beigemischt, die unter karyorhektischen Erscheinungen bald wieder zerfallen. Die ersten proliferatorischen Gewebsreaktionen beginnen 8—24 Stunden nach dem Einsetzen der Schädigung. Vom Rande des Herdes her dringen neugebildete Gefäße und fibroblastische Netze gegen den nekrotischen Bezirk vor. Das Vorsprossen junger Kapillarschläuche aus den Gefäßen kann man bei der Kolliquationsnekrose besonders schön verfolgen. Marburg betont, daß man bei den Erweichungsherden nach Schußverletzung des Rückenmarks sieht, daß unzählige Gefäßsprossen von der Pia her in das Mark eindringen. Man trifft dabei auf Gebilde, die wie ein Wundernetz anmuten. „Von den in netzigem Verbande bleibenden mesenchymalen Wucherungsprodukten lösen sich Einzelzellen ab und werden zu Phagozyten. Man kann ihre Ablösung aus dem mesenchymalen Netze gut verfolgen. Man sieht vielfach einen Teil der Zelle bereits in ein feines Gitter umgewandelt, während der andere noch das grobe Spongioplasma der Fibroblasten zeigt. Durchschnittlich, schon nach 40 Stunden, kann man solche mobilisierten Körnchenzellen in der peripheren Zone des Nekroseherdes sehen. Die fibroblastische Wucherung schreitet oft mit außerordentlicher Schnelligkeit nach dem Innern vor. Nach etwa drei Tagen sind die ursprünglichen Gewebsbestandteile des Nekroseherdes im Nisslpräparat unfärbbar und es haben sich dort lediglich wuchernde mesodermale Elemente färberisch herausgebildet. Die fibroblastische Wucherung und Gefäßneubildung erfolgt aber nicht immer nur vom Rande des Nekroseherdes aus; vielfach bleiben auch einige Gefäßschlingen, auch etwas größeren Kalibers, im Bereiche des Nekroseherdes erhalten, und so wird die mesenchymale Wiederbelebung des abgestorbenen Bezirkes, die überall vom Rande her im Gange ist, von den Wucherungen aus solchen erhaltenen Gefäßen unterstützt. Vielfach sieht man Mitosen an den Kernen der in Wucherung befindlichen mesenchymalen Plasmamassen und besonders auch der jungen Gefäßsprossen. Die freigewordenen mesenchymalen Gitterzellen vermehren sich ihrerseits durch Karyokinese, der Kernteilung folgt aber nicht immer auch die Zelleibsteilung. Die sich bei ihrer biologischen Aufgabe verbrauchenden Zellen werden durch neue, sich ablösende Elemente ersetzt und außerdem durch die soeben erwähnten Teilungen der Phagozyten selbst. Die Zerfallsprodukte der Markmassen, die Markballen und Markbrocken, sind wie beim Zerfall jedweder Genese zuerst noch mit Hämatoxylinlack färbbar (vgl. auch Henneberg); sie erscheinen bei Methylblaueosinfärbung als rötliche Kugeln, auch schollig; mit Théonin blaurot erscheinende Massen stammen von ihnen her, ebenso wie natürlich mit Osmium sich schwärzende Partikel. Diese primären Zerfallsprodukte der Markscheide verkleinern sich bald und färben sich nicht mehr mit Osmium, sondern sie erscheinen als Fetttröpfchen im plasmatischen Gitter der Körnchenzellen, und stellen sich im Scharlachpräparat meist als Kügelchen von gleicher Größe dar. Andere oder auch die gleichen Abräumzellen nehmen Achsenzylinderfragmente und Bestandteile in sich auf, ferner Reste nekrotisch gewordener Ganglienzellen, Chromatinklümpchen u. a. Bei hämorrhagisch infarcierten Herden überwiegen anfangs die mit Blutkörperchen gefüllten Gitterzellen. In solchen Elementen vollzieht sich der Umbau aus Bestandteilen von Erythrozyten bzw. von Hämoglobin in Hämosiderin. An den mesenchymalen Gitterzellen zeigen sich vielfach, besonders auf der Höhe des Prozesses ihrer Abräumetätigkeit Zerfallserscheinungen. Die in ihnen vorhandenen polyedrischen Waben werden immer abgerundeter, es überwiegen runde Hohlräume, die oft auffallend groß erscheinen; offenbar fließt der Inhalt zusammen und die Wände des Gitters werden gesprengt bzw. aufgelöst. Man sieht die ganze Zelle mit der Abgabe ihres Inhalts in sich selbst zusammensinken. Die Kerne können eine Karyolyse erleiden; wo sich die Gebilde länger erhalten, kommt es mehr zu Schrumpfungen.

Der Abtransport der Zerfallsprodukte vollzieht sich einmal in der Weise, daß in die durch den nekrotischen Zerfall des Gewebes eröffneten Lymphräume der Gefäße Phagozyten und wohl auch freie Zerfallsprodukte aufgenommen und hier weithin verschleppt werden können. Wir sehen sie nicht nur in den Gefäßen und Meningealräumen des Herdbereiches, sondern beträchtlich davon entfernt. In den an den erweichten Herd anstoßenden Randzonen gelangen nun die Abräumeprodukte nicht immer und unmittelbar mit den mesodermalen Phagozyten in die Lymphräume der Gefäße, sondern auch seßhafte und im Verbande bleibende Gliaelemente können solches abgebautes Material in sich aufnehmen und in den Straßen des Glianetzes nach dem Lymphraum zu abführen. Hier, wo jenseits von der absolut nekrotischen, erweichten Zone die Glia lebensfähig geblieben ist, sehen wir von vornherein auch proliferative Vorgänge an der ektodermalen Stützsubstanz. Es lösen sich Zellen aus dem gliösen Verbande, die sich unter Kernteilung vermehren, und außerdem werden wuchernde Gliazellen zu mächtigen Elementen mit auffällig großen Kernen und breiten Fortsätzen, in denen Bündel von Gliafasern entstehen. In dieser Zone ist es schwer, die gliösen von den mesodermalen Gitterzellen zu unterscheiden. Aber man kann sich leicht überzeugen, daß sich die gliösen Phagozyten hier im Grenzgebiete des Nekroseherdes mit mesodermalen Zellen in die abbauende und aufräumende Aufgabe teilen. Wir haben es also mit einem gemischt gliös-mesodermalen Abbau zu tun."

Dieser Darstellung Spielmeyers steht allerdings die Angabe von Spatz gegenüber, nach welcher im Gebiete der Trümmerzone Abbau, Abräumtätigkeit und Substitution allein vom mesodermalen Gewebe geleistet werden, und zwar hauptsächlich von nicht autochthonen, d. h. von Bindegewebe, welches von außen her in die Trümmerzone eingewuchert ist. „Die Abräumung vollzieht sich oft auffallend langsam und unvollständig. Es bleiben auch in sehr alten Erweichungsherden Abbaustoffe in Gitterzellen und fixen Elementen liegen. Bei umfangreichen Zerstörungen, die nicht völlig vernarben können, sondern zerklüftet bleiben, sind residuäre Abbaustoffe im allgemeinen reichlicher als in den kleineren, gutorganisierten, dichtfaserigen Defekten, während in den noch größeren, von glatten Wänden ausgestatteten und von Bindegewebsbalken durchzogenen Höhlen, die bei der Sektion mit klarer Flüssigkeit angefüllt getroffen werden, Reste von Zerfallsprodukten sehr spärlich verbleiben. In den zerklüfteten, von Septen durchzogenen Herden erhalten sich die Zerfallsstoffe am leichtesten. Man findet hier fettbeladene Körnchenzellen, im Verbande befindliche Zellen mit Zerfallstoffen, daneben aber auch verkalkte Ganglienzellen. Benda fand förmliche Sequester kernloser grauer Substanz. Die kernlosen großen Ganglienzellen der Vorderhörner waren innerhalb dieser Sequester an ihrer Form sehr gut erkennbar, zum Teil verkalkt. Die in den fixen Zellen enthaltenen Abbaustoffe haben vielfach eine starke Eigenfarbe, orangegelb oder schmutzig rostbraun. Nur zum Teil handelt es sich dabei um Umwandlungsprodukte des Hämoglobins.

Die proliferierenden gliösen und mesodermalen, nicht zu freien Phagozyten verbrauchten Zellen haben die Aufgabe, das Gewebsgleichgewicht durch Bildung

einer faserigen Stützsubstanz wiederherzustellen. Es treten vor allem in den Fibroblastenzügen primitive Mesenchymfibrillen, Silberfibrillen auf, welche, anfangs
sehr zart, allmählich zu derberen Zügen und Lagen zusammengeschlossen sind,
während kollagenhaltige Fasern mit den gewöhnlichen Bindegewebsfärbungen,
etwa mit Säurefuchsin, noch nicht oder nur ganz spärlich darstellbar sind. Bei
mäßigen Erweichungen mit größerer Höhlenbildung kommt es allerdings mit dem
Einrücken derberer Gefäße zur reichlichen Umbildung von primitiven Fibrillen
in kollagene Fasern, aber in den kleinen Herden können letztere ganz ausbleiben.
Zwischen den proliferierenden Fasersubstanzen des Mesoderms liegen Gliazellen
mit riesigen Kernen und breiten Fortsätzen. Viele derselben haben den charakteristischen Bau der gemästeten Gliazellen, andere entsprechen den Monstregliazellen. Beide beteiligen sich außer an der Faserbildung auch zum Teil an der Aufnahme von Abbaustoffen und an der Weitergabe und dem Abtransport derselben.
Anfangs überwiegt gewöhnlich das junge Bindegewebe, später entschieden die Neuroglia. In den Endstadien imponieren die kleineren, völlig organisierte Herde in der
Regel als vornehmlich gliöse Narben mit stärkerer oder schwächerer Durchsetzung
von Bindegewebe. Bei größeren, mit einem Defekt heilenden Herden erfüllt die
fäserige Glia vor allem die Aufgabe den Herd abzustützen und einen narbigen
Wall darum zu bilden. Der immer dichter werdende gliöse Filz um die Erweichungshöhle wird zu einer Gliarandschicht, welche eine neue Membrana limitans bildet.

Der letzte Ausgang einer Erweichung ist also entweder eine von Bindegewebsbalken durchzogene Höhle mit bindegewebiger Wand und faserig gliöser Außenzone, oder eine Narbe, welche in ihrem inneren bindegewebigen Teile noch zerklüftet
ist. Meist überwiegt in der Narbe die faserige Glia den mesenchymalen Anteil ganz
außerordentlich.

b) Die reine Nervenparenchymnekrose.

Der totalen Nekrose aller ektodermalen Bestandteile des Markes, d. h. also
des Nervenparenchyms und der Glia, welche den schwersten Grad der Markschädigung darstellt, steht diejenige Schädigung, bei welcher nur das
Nervenparenchym zugrunde geht, aber die Glia erhalten bleibt, als
leichterer Grad der traumatischen Markschädigung gegenüber. Ganglienzellen
und Nervenfasern verfallen der Nekrose und weiterhin der Auflösung, die Zerfallsprodukte werden in der Folge durch reparatorische Prozesse seitens der
in loco erhalten gebliebenen und der benachbarten Gliaelemente abgeräumt
und es tritt an die Stelle des destruierten Nervenparenchyms eine Glianarbe.
Diese Herde der traumatischen Nekrose des Nervenparenchyms (der traumatischen, parenchymatösen Degeneration Schmaus') zeigen je nach dem
Umfange, in welchem das Nervengewebe destruiert ist, naturgemäß eine von
Fall zu Fall wechselnde Ausdehnung. Sie sind selbst bei größerer Ausdehnung
makroskopisch oft schwer zu erkennen (Benda, Jakob). In anderen Fällen
sticht ihre graue Farbe von der der umgebenden weißen Stränge mehr oder
weniger deutlich ab. Die Herde können den ganzen Querschnitt einnehmen
und die graue und die weiße Substanz in gleichem Maße betreffen. Es gibt
Fälle, in denen die den ganzen Markquerschnitt einnehmende Glianarbe nicht
eine einzige Nervenfaser oder Ganglienzelle mehr enthält (Sittig, Benda).
In anderen Fällen ist der Nekroseherd nur auf Teile der weißen Substanz beschränkt, in wieder anderen nimmt er ausschließlich die graue Substanz oder
Teile derselben ein (Redlich, Gamper). Allerdings ist in diesen Fällen vielfach die der grauen Substanz anliegende Grenzschicht der weißen Substanz
mitbeteiligt (Jakob, Marburg).

Ebenso wie die malazischen Herde so lassen auch die Nekroseherde des
Nervenparenchyms in ihrer Form meist den Anschluß an die Gefäße deutlich
erkennen. Die dicht unter der Pia gelegenen Herde zeigen entweder deutliche
Keilform mit breiter, der Pia anliegender Basis und nach innen zu gerichteter

Spitze. Oder sie nehmen die gesamte subpiale Randzone des Markmantels ein und es entstehen Bilder, die eine große Ähnlichkeit mit der sogenannten funikulären Myelitis haben, wie sie auf dem Boden der perniziösen Anämie oder bei arteriosklerotischen Erkrankungen des Markes und anderen Gefäßschädigungen so oft beobachtet ist (Henneberg, Marburg, Jakob u. a.). Interessant ist, daß diese zirkuläre Randnekrose die Hinterstränge manchmal ganz frei läßt; diese haben teilweise ein anderes Gefäßsystem als die Hinterseitenstränge, Vorderseitenstränge und Vorderstränge. Besonders hervorzuheben ist ferner, daß ganz kleine zirkumskripte Nekrosen innerhalb eines Stranges vorkommen, innerhalb des Hinterseitenstranges oder des Vorderseitenstranges, wodurch die dissoziierten Syndrome, z. B. die isolierten Funktionsstörungen des Pyramidenbahnsystems oder der spinothalamischen Bahnen ihre Erklärung finden. Ja es können innerhalb des Pyramidenbahnsystems im Bereiche des Halsmarkes in isolierter Weise bald nur die Bahnen für den Arm, bald nur die für das Bein betroffen sein; im Vorderseitenstrang können gelegentlich nur die Bahnen der Temperaturempfindung oder nur die der Schmerzempfindung zerstört sein und innerhalb eines solchen sogenannten Qualitätsareals sind gelegentlich nur die Lamellen ganz bestimmter Segmentalzonen vernichtet. Auch isolierte Nekrose der Hinterstränge bei Integrität des übrigen Markabschnittes ist keine Seltenheit (isoliertes Hinterstrangsyndrom). In der grauen Substanz tritt entsprechend der Gefäßverteilung besonders deutlich die longitudinale, über mehrere Segmente ausgedehnte Anordnung der nekrotischen Herde hervor. Gar nicht selten ist nur eine über mehrere Segmente reichende isolierte Kernsäule innerhalb der grauen Substanz der Vorderhörner vernichtet, was sich klinisch in einer isolierten nuklearen Lähmung eines einzelnen Muskels oder mehrerer Muskeln, deren Kernsäulen einander benachbart liegen, oder einander in longitudinaler Richtung folgen, zu erkennen gibt. Bisweilen sind in verschiedenen Höhen mehrere solcher isolierter Nuklearnekrosen festzustellen. Im Bereiche der Hinterhörner können offenbar gelegentlich nur die Zellelemente, welche der Schmerzempfindung oder der Warmempfindung, oder der Kältempfindung dienen, isoliert zerstört sein, und diese Zerstörung erstreckt sich über mehrere Rückenmarkssegmente hintereinander. Zu erwähnen ist, daß bisweilen innerhalb eines solchen Herdes völlig kernlose Sequester grauer Substanz sich lange Zeit erhalten können, man erkennt die völlig kernlosen großen Ganglienzellen der Vorderhörner deutlich ihrer Form nach, teilweise sind sie verkalkt (Benda). Höchst selten existiert, wenigstens in den zur Autopsie gelangenden schweren Fällen, im Einzelfalle nur ein einzelner Nekroseherd, in der Mehrzahl der Fälle sind außer einem größeren Herde noch zahlreiche multiple, disseminierte Nebenherde vorhanden, die in der nächsten Nachbarschaft des Hauptherdes in großer Zahl vorhanden sind und über den ganzen Querschnitt des Markes oder einen großen Teil desselben verstreut sein können. Dadurch, daß diese einzelnen kleinsten Herdchen, die vielfach nur eine oder mehrere benachbarte Nervenfasern umfassen, in großer Zahl in die normale Rückenmarkssubstanz eingelagert sind, und durch die dem Untergang der Nervenfaser vorausgehende Aufquellung der Axone die Gliamaschen stark auseinander gedrängt worden sind, erscheinen im Markscheidenpräparat zahlreiche größere und kleinere Lücken. Der Markquerschnitt erscheint bisweilen wie ein Sieb durchlöchert und man spricht deshalb von sogenannter Lückenfeldbildung (Mayer, Henneberg). Diese Lückenzone, wie Spatz sie bezeichnet, schließt sich entweder an eine malazische Trümmerzone oder an einen größeren Parenchymnekroseherd an, sie erstreckt sich oft über mehrere, ja zahlreiche Segmente oberhalb und unterhalb des Hauptherdes hinauf und herab. Mit dem Abstand vom Hauptherd nimmt die Zahl und Dichtigkeit der Herdchen ab, allmählich verlieren sie sich ganz und das Querschnittsbild wird ganz herdfrei. Der Hauptherd erstreckt sich in schweren Fällen in der Regel über 2—3 Segmente, die Nebenherde über 6—8 Segmente (Marburg, Licen, Rosenfeld, Jakob). Im Höchstfalle fand Marburg sogar 18 Segmente ergriffen.

Höchst selten kommt es, wenigstens bei den schweren Markläsionen vor, daß sich an dem Hauptherd keine Lückenfeldzone anschließt. Benda berichtet über einen Fall, in welchem das Mark im Bereiche des oberen Lendenmarks total durchtrennt war; die Rückenmarksstümpfe waren oberhalb und unterhalb mit der Dura-Knochennarbe fest verwachsen. 10 Monate nach der Verletzung konnte er in dem infraläsionellen Abschnitte des Markes nur die Zeichen der typischen absteigenden Degeneration feststellen, aber darüber hinaus weder mit der Markscheidenfärbung, noch mit Fettfärbungen, noch mit der Bielschowskischen Methode irgendeine traumatische Nekrose des Nervenparenchyms konstatieren. Das einzig Erkennbare war eine stärkere Lipocheromatose der Vorderhornganglienzellen mit Schwellung des perinukleären fibrillenfreien Zellabschnittes und entsprechender Verschmälerung der neurofibrillären Zellzone, anscheinend mit mäßiger Verminderung der Neurofibrillen.

Es kommt vor, daß weitab vom Hauptherd größere oder kleinere Fernherde bei relativer oder absoluter Integrität der intermediären Marksegmente vorhanden sind, so bei Läsionen des unteren oder mittleren Brustmarkes im Halsmark, ja sogar in der Oblongata, bei Halsmarkläsion im Brustmark oder gar im Lumbosakralmark. Die klinische Bedeutung dieser Nebenherde und Fernherde ist früher eingehend gewürdigt worden. Es kommt auch vor, daß ein eigentlicher Hauptherd gar nicht existiert, sondern daß nur vereinzelte oder multiple, weit verstreute disseminierte kleinere Herdchen vorhanden sind. Auch diese Art der Verteilung der Herde kommt in der klinischen Symptomatologie vieler Fälle scharf zum Ausdruck. Es kommt schließlich auch vor, daß ein eigentlicher größerer Nekroseherd gar nicht vorhanden ist, sondern daß nur zahlreiche kleinere und kleinste Herdchen diffus über den Markquerschnitt verstreut gelagert sind. Diesen Fällen entsprechen klinisch die inkompletten Transversalsyndrome.

Der Aufnahme und dem Abtransport der Zerfallsprodukte der zugrundegegangenen Nervenfasern und Ganglienzellen dienen bei der reinen Nervenparenchymnekrose in erster Linie und wohl ausschließlich die Gliaelemente. Wir haben es mit dem rein gliösen Typus des Abbaues und Abtransportes zu tun. Herde, in deren Bereich die nervösen Elemente zugrunde gegangen sind, sind vollgestopft mit Körnchenzellen, die sicher gliöser Herkunft sind. Diese enthalten die Zerfallsstoffe der Markscheiden, die sich je nach dem Grade, bis zu welchem der Abbau gediehen ist, noch mit Hämatoxylin färben, die sich mit Osmium schwärzen oder bereits die Scharlachrotfärbung annehmen, ferner Fragmente und Zerfallsprodukte von Achsenzylindern und Ganglienzellen. Das Überwiegen der Körnchenzellen deutet darauf hin, daß der mobile gliöse Abbautypus im Vordergrunde steht. Wie weit auch der fixe gliöse Abbautypus (Spielmeyer) mit im Spiele ist, ist meines Wissens nicht näher untersucht. In der weiteren Folge nimmt der Abtransport seinen Weg nach den Gefäßen zu. Die mit Fettkügelchen und Fetttropfen beladenen Gitterzellen sammeln sich in der Umgebung der Gefäße und erscheinen im weiteren Verlaufe jenseits der gliösen Grenzmembran in den adventitiellen Lymphräumen der Gefäße, in denen sie vielfach bis in die Pia weiterbefördert werden. Ebenso wie der Abtransport allein der Glia untersteht, so liefert auch diese allein das Material zum definitiven Ersatz des zugrunde gegangenen Nervenparenchyms. Es liegen keine näheren Untersuchungen darüber vor, welche speziellen Formen der Glia bei diesem Organisationsprozeß beteiligt sind oder hervortreten. Jakob hebt hervor, daß die Glia beim Trauma fast stets eine sehr weitgehende Schädigung erfahre und keineswegs in gleicher Weise wie etwa bei der sekundären Degeneration in Wucherung geraten könne. Aber Marburg betont demgegenüber ausdrücklich, daß man doch staunen müsse, über die Vitalität dieses Gewebes bei der Narbenbildung. Es kommt nach ihm zur Bildung von Riesengliazellen, deren Plasma ganz blaß und vollständig homogen gefärbt erscheint, deren Fortsätze sich mit jenen anderer ähnlicher Zellen treffen und die so ein Synzytium bilden. Mitunter ist es, wie Fieandt und Pollack es beschreiben, ein Symplasma, eine homogene plasmatische Masse mit wenig eingestreuten Kernen und kleinen Lücken, die den Ausgangspunkt der Reparation darstellt. Es ist nach Marburg kein Zweifel, daß alles, was später als Fibrille in Erscheinung tritt, aus solchen plasmatischen Massen hervorgeht, wobei es ihm aber nicht gelang, nachzuweisen, ob dabei die Zelle zugrunde geht oder wenigstens in ihrem Kern erhalten bleibt. Der Endzustand ist jedenfalls die rein gliöse, aus einem dichten Filz von Fasern bestehende Narbe.

Es ist bei der reinen Nekrose des Nervenparenchyms ebenso wie bei der Malazie erstaunlich, wie lange Zeit der Vorgang des Abtransportes der nekrotisierten und zerfallenen Nervenelemente in Anspruch nimmt. Benda konnte noch ein Jahr nach der Verwundung deutliche Reste des Zerfallsmaterials innerhalb dieser Herde in Abräumzellen eingeschlossen feststellen. Und was wieder besonders interessant ist, auch hier erstreckt sich der Zerfallsprozeß des Nervenparenchyms unter Umständen auf einen sehr langen Zeitraum. Marburg fand ihn selbst nach drei Jahren noch nicht abgeschlossen. Es erliegen also selbst noch nach sehr langer Zeit Nervenelemente, die anfangs erhalten waren und ihre Funktion bewahrt hatten, nachträglich der Nekrose. Das wird auch von Benda betont, der die Zeichen frischen Parenchymzerfalls noch 10 Monate und 1 Jahr nach der Verletzung feststellen konnte. Wir haben diesen Prozeß der Spätnekrose im vorigen Kapitel in seiner klinischen Bedeutung bereits eingehend gewürdigt.

Die reine traumatische Nervenparenchymnekrose treffen wir besonders bei der akuten Markpressung an, einerlei ob diese durch Schußverletzung der Wirbelsäule, durch eine stumpfe Gewalteinwirkung oder durch den Luftstoß bei der Granatexplosion hervorgerufen wird. Bei letzterer ist sie allerdings nur selten beim Menschen festgestellt worden. Claude, L'Hermitte und Melle Loyez fanden in ihrem bereits mehrfach erwähnten Falle oberhalb und unterhalb des im Bereiche des vierten und fünften Dorsalsegmentes gelegenen Erweichungsherdes eine ausgesprochene Nekrose der Nervenelemente in der Randzone des Markes, mit starker Gliareaktion, auch das Ependym des Zentralkanals, der beträchtlich erweitert war, war in der gesamten Höhe des Rückenmarks, besonders aber in der Nachbarschaft des Erweichungsherdes stark gewuchert. Mairet und Durante fanden in zwei Fällen, die längere Zeit nach einer Granatexplosion ad exitum kamen, in dem einen Fall einen kleinen nekrotischen Herd im Hinterstrang des Lendenmarkes, im anderen Falle eine gliöse Narbe in einem Vorderhorn des Dorsalmarkes. Das letztere war stark verkleinert und enthielt weniger Ganglienzellen, als das der gegenüberliegenden Seite. Sehr interessant sind die Befunde, welche Mairet und Durante bei ihren experimentellen Studien der Folgezustände von Granatexplosionen in späteren Stadien, 5, 8, 9 Monate nach dem Trauma bei Kaninchen feststellten.

Im Gehirn fielen vor allem zahlreiche Nodositäten und Tuberositäten an der Oberfläche auf, die kernarm sind, sich mit Hämatoxylin kaum färben und zahlreiche Gefäße mit sehr verdickter Wandung enthalten. Ferner bestand in der Rinde ein sogenannter Etat criblé on vacuolaire, welcher auf eine Erweiterung der perivaskulären und interstitiellen Lymphräume zurückzuführen war. Die Ganglienzellen vielfach verkleinert, starke Vermehrung der Gliakerne. Die Anordnung der Ganglienzellen ließ eine charakteristische Veränderung erkennen, insofern, als sie keine kontinuierlichen horizontalen Linien mehr bildeten, sondern radienartig durchbrochen waren (Kolumnisation). Die erhaltenen Ganglienzellsäulen zeigten eine deutliche Nachbarschaft zu den Gefäßen. In den ganglienzellfreien Radien fehlen die Gefäße fast ganz, sie waren offenbar zugrunde gegangen und mit ihnen die Ganglienzellen. Vielfach Glianarben, die keilförmig in die Rinde eindringen. Niemals reichten diese Narben bis in die weiße Substanz.

Die bisher besprochenen destruktiven Veränderungen haben das gemein, daß das Nervenparenchym der Nekrose und der völligen Auflösung unterliegt, und daß die zugrunde gehende Substanz abgebaut, abtransportiert und in der Folge durch anderes Gewebe ersetzt wird, im Falle der Malazie, bei welcher auch die Glia mit zugrunde geht, durch das Mesenchym und die Glia der Nachbarschaft, im Falle der reinen Nervenparenchymnekrose nur oder fast nur durch die autochthon erhaltene und benachbarte Glia.

Ehe wir zur Besprechung des dritten noch leichteren Grades der traumatischen Schädigung übergehen, bei welcher die Nervenfasern und Ganglienzellen zwar erhalten bleiben, aber doch eine deutliche morphologisch erkennbare Veränderung ihrer Struktur erfahren, müssen wir zuvor noch diejenigen Veränderungen ins Auge fassen, welche die Folgezustände der Durchtrennung der Kontinuität der Nervenfasern darstellen, die sekundäre Wallersche Degeneration und die retrograde Degeneration.

c) Die sekundäre Degeneration.

Die sekundäre Degeneration ist die Folge der Abtrennung des peripheren Abschnitts des Axons von seinem trophischen Zentrum; sie ist bezüglich ihrer Ausdehnung ganz unabhängig von der Intensität und Art der Gewalt, welche die Unterbrechung herbeiführt, sofern diese Unterbrechung tatsächlich erfolgt. Sie ergreift den peripher von der Unterbrechungsstelle gelegenen Abschnitt des Axons in seiner gesamten Ausdehnung und befällt sämtliche unterbrochenen Axone ohne Ausnahme in gleicher Weise. Es ist von verschiedenen Seiten behauptet worden, daß die sekundäre Degeneration bei den traumatischen Schädigungen des Rückenmarks nicht so klar hervortrete, wie bei Schädigungen anderer Ätiologie. Marburg meint, daß sie nicht den typischen systematischen Ablauf wie sonst zeige und sich quantitativ, aber nicht qualitativ von den nicht traumatisch bedingten unterscheide. Auch Benda will gewisse Unterschiede bemerkt haben, die einerseits in einer auffallenden Reichlichkeit der gliösen Wucherung bestehen sollen, so daß im allgemeinen das normale Volumen des sekundär degenerierten Stranges erhalten bleibe und die sonst in der Regel eintretende deutliche Schrumpfung ausbleibe. Andererseits hebt Benda hervor, daß die sekundäre Degeneration vielfach einen abnorm protrahierten Ablauf nehme und er ist geneigt, dafür „sekundäre Entzündungen" verantwortlich zu machen. Den protrahierten Ablauf betont auch Marburg. Abgesehen davon, daß die sekundäre Degeneration beim Menschen überhaupt keineswegs denselben prompten Ablauf zeigt, wie er im Tierexperiment in Erscheinung tritt (Schroeder, Knick, Spielmeyer), sondern in recht verschiedenem Tempo vor sich geht, dürfte die manchmal besonders auffällige Verzögerung des Abbaues, Abtransportes und der Organisation bei den traumatisch bedingten, speziell bei den auf Schußverletzung beruhenden Kontinuitätsunterbrechungen in der Hauptsache auf einer Mitschädigung der Glia beruhen, die offenbar in weitester Ausdehnung durch die akute Pressung in ihrer Vitalität beeinträchtigt wird (Jakob) und die infolgedessen die ihr zufallende Aufgabe des Abbaues, Abtransportes und der Organisation langsamer und unvollkommener erfüllt, als unter anderen Bedingungen. Hierfür mit Benda sekundäre Entzündungen verantwortlich zu machen, geht nicht an, solange nicht deren Existenz erwiesen ist und dafür bessere Beweise beigebracht werden, als Zellansammlungen in den Gefäßscheiden,

wo sich doch bekanntlich bei jedwedem Abbau und Abtransport die Transportzellen, mag es sich um gliöse oder um mesenchymale Elemente handeln, stets
ansammeln. Ich möchte übrigens an dieser Stelle daran erinnern, daß wir schon
bei der Besprechung der sekundären Degeneration des peripheren Nerven nach
Schußverletzungen gesehen haben, daß auch hier der Ablauf des Abbaues
und Abtransportes oft auffallend lange Zeit in Anspruch nimmt (Spielmeyer).

Von dem durch den protrahierten Verlauf bedingten Unterschiede abgesehen,
zeigt aber die sekundäre Degeneration bei der Kontinuitätstrennung des Markes
durch Schußverletzung keinen irgendwie durchgreifenden Unterschied gegenüber der sekundären Degeneration anderer Ätiologie. Die von Marburg erwähnte quantitative Differenz beruht natürlich nur auf einer im Einzelfalle
nicht völligen Unterbrechung aller Axone eines bestimmten Strangsystems.
Ist die Unterbrechung eine vollkommene, so treten auch die Felder der sekundären Degeneration in voller Ausdehnung und typischer Konfiguration hervor.
Ich verweise z. B. auf die von Spielmeyer in seiner Pathohistologie des Nervensystems gegebenen Abbildungen 162a—c, welche die aufsteigende sekundäre
Degeneration der Gollschen Stränge, der Kleinhirnseitenstrangbahn und des
Gowersschen Bündels nach einer Schußverletzung im unteren Brustmark
zeigen. Ferner auf die aufsteigende Degeneration der Gollschen und teilweise auch der Burdachschen Stränge, der Kleinhirnseitenstrangbahn und
des Gowersschen Bündels und anderer Vorderseitenstrangbahnen, auf die
absteigende Degeneration der Pyramidenseitenstrang- und Vorderstrang-
bahnen und anderer absteigender Vorderstrang- und Vorderseitenstrangbahnen,
sowie die absteigende Degeneration des Schultzeschen Kommas im Areal
der Hinterstränge nach einer Prellschädigung des Markes in der Höhe des
sechsten Brustwirbels mit schwerer Schädigung des gesamten Markquerschnittes
in dieser Höhe (Beitzke).

Die näheren Einzelheiten der sekundären Degeneration sind besonders von
Jakob, Spielmeyer und Spatz eingehend studiert worden. Ich folge wieder
Spielmeyers Darstellung, die ich größtenteils wörtlich zitiere. Die Veränderungen
betreffen den Achsenzylinder und die Markscheiden, die beide völlig zugrunde
gehen. Am ersteren sind nach Bethe und Spielmeyer die einleitenden Veränderungen sinnfälliger, als an den letzteren. Im Methylblaueosinpräparat erkennt
man nach Spielmeyer teils mehr gleichmäßige, teils mehr umschriebene Anschwellungen und vielfach eine von der normalen abweichende Färbbarkeit. Der
normale Achsenzylinder färbt sich bei der Methylblaueosinfärbung blau, bei der
sekundären Degeneration vielfach rot, oder er zeigt blasse Partien mit körnigem
Zerfall. Im Bielschowskypräparat sind nach Spielmeyer die Achsenzylinder
anfangs teils auffallend blaß, teils streckenweise sehr stark imprägniert und ver-
breitert. Das Wesentliche ist aber der alsbaldige Zerfall des Achsenzylinders, seine
Fragmentierung in Körnerreihen, in stäbchenartige, hakenförmige, wurmförmige,
korkzieherartige, knäuelförmig gewundene Stücke (Spatz, Spielmeyer), die
das Phänomen der Aufrollung zeigen. Diese Fragmente des Achsenzylinders liegen
zunächst teils frei im Hohlraum des Markrohrs, teils in Markballen eingeschlossen
(Spielmeyer). Das Markrohr zeigt zuerst eine Zusammenballung zu kugeligen
Gebilden, zu den sogenannten Markballen, die bei der Anwendung der Alzheimer-
Mannschen Färbung sich durch Eosin oder Orange gut darstellen, aber ebenso
bei der Hämatoxylinlackierung, besonders bei der Spielmeyerschen Gefrier-
methode, noch deutlich blaugefärbt hervortreten. Bei Anwendung der Chrom-
osmiummethode färben sich diese Markballen und Markschollen auf der Höhe der
Entwicklung schwarz, während sie anfangs die Osmiumsäure noch nicht reduzieren,
also ungefärbt oder wenig gefärbt erscheinen. Die Marchischollen entsprechen in
ihrer kettenförmigen Anordnung dem Verlaufe der zugrundegehenden Nervenfasern.
Sie liegen innerhalb der feinen Maschen des Gliaretikulums, welches normaler-
weise das Markrohr mit feinen Fäden und Häutchen durchsetzt, und das zu Beginn
der sekundären Degeneration eine Anschwellung und Verstärkung erfährt (Jakob).

Die nächste Stufe des Abbaues wird durch das Auftreten der sogenannten Myeloklasten dargestellt, kleiner gliöser Zellelemente, welche innerhalb des Markrohrs
liegen und die dadurch charakterisiert sind, daß sie unter einer eigentümlichen,
in das Gebiet der Karyorrhexis gehörigen Kernveränderung rasch wieder zugrunde
gehen, der zerfallende Kern streut dabei Kügelchen, die sich im Methylorange- oder
Methyleosingemisch gelb oder rot färben, und Brocken, die im gleichen Gemisch
blau gefärbt erscheinen, aus (Jakob, Spatz, Spielmeyer). Die Myeloklasten
treten in der weiteren Folge zurück und der eigentliche Abbau und Abtransport
wird durch Gitterzellen besorgt, Zellelemente, welche aus dem synzytialen Sym-
plasmaverbande der Glia, der eine wabige Umwandlung und Kernvermehrung
aufweist, loslösen und die Zerfallsprodukte aufnehmen. Man trifft in ihnen Achsenzylinderfragmente und Markschollen an, erstere zeigen oft noch die spiralige und
zusammengerollte Form und erscheinen im Methyleosingemisch rötlich violett
gefärbt innerhalb der Gitterzellen. Die Markfragmente weisen innerhalb der Zellen
noch deutlich Ballen- und Schollenform auf und nehmen im Methylorangegemisch
die Orangefärbung an. Bei der Hämatoxylinlackierung erscheinen sie blau, bei
der Chromosmiumfärbung schwarz. In den Gitterzellen und durch ihre Tätigkeit
vollzieht sich die weitere Umwandlung der Abbaustoffe zu Neutralfett, das in Form
feiner Kügelchen und Tröpfchen das Innere der Zelle erfüllt und sich mit Sudan
oder Scharlach intensiv rot färbt. Man trifft Zellen an, welche in ihrem Innern
nebeneinander Achsenzylinderfragmente, grobe, mit Hämatoxylin blau, mit Chrom-
osmium schwarz gefärbte Schollen, und bereits feine, mit Scharlach rot gefärbte
Fetttröpfchen führen. Im weiteren Verlauf schwindet die Zahl der Gitterzellen,
welche die primären Zerfallsprodukte, die Markschollen und Ballen führen, mehr
und mehr, während die mit Fetttröpfchen beladenen Elemente überwiegen und
zuletzt das Feld völlig beherrschen. Der Abbau zu Neutralfett ist auf der ganzen
Linie oder doch in der Hauptsache vollzogen. Zu Anfang liegen die gliösen Elemente,
welche die Zerfallsprodukte aufnehmen, unmittelbar neben den zugrundegehenden
Markfasern und zum Teil innerhalb des Markrohrs, und auch die mit Fettstoffen
beladenen Phagozyten werden zunächst in direkter Nachbarschaft der zugrunde
gehenden Nervenfaser angetroffen. Im weiteren Verlaufe treten aber die beladenen
Phagozyten mehr und mehr an Stellen auf, die von dem Orte, an dem die Aufnahme
erfolgte, abliegen, der Abtransport ist im Gange, die abbauenden Gitterzellen treten
als Abräumzellen in Erscheinung. Der Weg führt zu den Gefäßen, um welche sich
die mit Fett beladenen Gitterzellen ansammeln, zuletzt treten die Abräumzellen
innerhalb der gliösen Grenzmembran der Gefäße, in deren adventitiellen Lymphraum, woselbst die Adventitiaelemente mit Fettkügelchen erfüllt erscheinen, und
in dem Lymphraum der Pia auf. Das Mesoderm beteiligt sich also am Abbau und
Abtransport anfangs nicht, erst in letzter Instanz erfüllt es diese Aufgabe, wobei
sich die Adventitiazellen der Gefäße ebenso in Gitterzellen umwandeln, wie vorher
die aus dem gliösen Symplasma sich loslösenden Zellen.

Außer der abbauenden und abräumenden Tätigkeit hat die Glia die Aufgabe,
den durch das Zugrundegehen der Nervenfaser gesetzten Defekt zu ersetzen. Zunächst entstehen an der Stelle der zerfallenen Markfasern Gliazellen mit großen
Kernen und breiten plasmatischen Fortsätzen, und sie bilden eine große Menge von
Gliafasern, deren Zahl und Dichtigkeit mehr und mehr zunimmt, während die
ursprünglichen zelligen Elemente des gliösen Ersatzgewebes mehr und mehr
schrumpfen.

d) Die retrograden Veränderungen.

Es leidet nun aber bei der Totaltrennung der Nervenfaser nicht nur der
periphere Abschnitt, welcher der sekundären Degeneration verfällt, sondern
es treten auch an den zentralen Abschnitten der Axone Veränderungen hervor,
welche als retrograde traumatische Degeneration, als akute retrograde Veränderung (Bielschowsky), als primäre retrograde Veränderung (Spatz) bezeichnet werden. Diese Veränderungen treten, wie
bereits Cajal gezeigt hatte, und besonders von Spatz wieder hervorgehoben

worden ist, sehr früh auf, im Gegensatz zu der später einsetzenden, oder wohl richtiger gesagt, erst später ihren Höhepunkt erreichenden sekundären Degeneration. Ein weiterer Unterschied gegenüber der sekundären Degeneration ist der, daß nicht alle Axone von der Veränderung ergriffen werden, nur ein Teil derselben zeigt die Alteration, ein Teil unterliegt schweren irreparablen Veränderungen, ein anderer Teil zeigt nur leichte und völlig reversible Quellungserscheinungen. Bei einzelnen Elementen reichen die akuten primären Veränderungen hoch hinauf und beteiligen die Ursprungsganglienzelle (primäre Reizung Nissls), bei anderen wieder hören die Veränderungen in mehr oder weniger geringem Abstande von der Stelle der Unterbrechung der Axone auf. Intensität und Extensität der Veränderungen sind in hohem Maße abhängig von der Stärke der traumatischen Gewalt, bei einfacher glatter Durchschneidung sind sie merklich geringer als bei gewaltsamer Zerreißung der Axone. Je näher der Ursprungszelle die Unterbrechung liegt, um so stärker ist die Ganglienzelle beteiligt und um so größer ist die Zahl der veränderten Zellen. Spatz vergleicht den Vorgang der primären Veränderung einer Welle, welche sich von der Läsionsstelle aus ein Stück weit, je nach der Stärke des Traumas, fortpflanzt und die Zelle nur dann ergreift, wenn einmal die Noxe stark genug war, und zweitens wenn die Zelle nicht zu weit von der Ausgangsstelle der Welle entfernt lag. Die primäre Zellreizung ist ebenso wie die primäre Veränderung der Nervenfaser als eine Reaktion auf die Verletzung aufzufassen. Sie ist der unmittelbare Ausdruck der traumatischen Schädigung des Neurons.

Das Wesentliche dieser akuten retrograden primären Veränderungen ist ein Quellungsvorgang des Hyaloplasmas des Achsenzylinders und der Ganglienzelle. Durch die Quellung, d. h. durch Wasseraufnahme, treten Auftreibungen und Anschwellungen am Achsenzylinder hervor, teils sind es mehr gleichmäßige, bandförmige Anschwellungen, teils mehr spindelförmige, kugelige Auftreibungen, die mehrfach hintereinander gereiht sind, aber anfangs noch durch schmale Brücken miteinander in Konnex bleiben. Diese spindeligen Gebilde treten, wie schon erwähnt, nicht an allen Axomen hervor, eine große Zahl, besonders die feineren Nervenfasern, bleiben frei davon. In der Folge lösen sich die schmalen Zwischenstücke zwischen den spindeligen Auftreibungen auf und es kommt zur Abstoßung der letzteren, welche dann als freie kugelige Gebilde hervortreten und lange Zeit frei im Gewebe liegen bleiben können. Marburg hat diese abgestoßenen, freien, kugeligen Gebilde bei Rückenmarksläsionen durch Schußverletzung mehrfach noch Monate nach der Verletzung angetroffen. Nach der Abstoßung der sphärischen Fragmente bleibt in der Regel an der Stelle, an welcher die Abstoßung Halt macht, ein letztes kugeliges Gebilde übrig, mit welcher der Achsenzylinder endet (Retraktionskugel Cajals). Diese beschriebenen Anschwellungen des Achsenzylinders zeichnen sich dadurch aus, daß sie sich mit Methylblau mehr oder weniger intensiv blau färben. Vor allem sind, wie Spatz nachgewiesen hat, die Anschwellungen vollgepfropft mit fuchsinophilen Granula, die nach Fixierung in Flemmingscher Flüssigkeit und Färbung mit Fuchsinlichtgrün deutlich hervortreten. Durch die Quellung des Hyaloplasmas erfahren die in ihnen eingelagerten Neurofibrillen eine Auflockerung. Der normaliter bei der Cajalschen Versilberung kompakt erscheinende Achsenzylinderstrang läßt eine deutliche Auffaserung in seine einzelnen Neurofibrillen erkennen, ein Phänomen, das Cajal als Effilochement bezeichnet und das besonders von Schob studiert worden ist. Bei stärkerer Quellung werden die Neurofibrillen gegen den Rand des Hyaloplasmas gedrängt, wo sie in Form eines zweidimensionalen Gitters erscheinen (Spatz). Gleichzeitig kommt es aber auch zu Erscheinungen eines körnigen Zerfalls an den Neurofibrillen (Spatz).

Es muß nun hervorgehoben werden, daß die Quellungserscheinungen und die in ihrem Gefolge hervortretenden Veränderungen des Achsenzylinders später zum Teil wieder verschwinden. Die Veränderungen führen nicht immer zum Untergange des befallenen Stückes des Achsenzylinders, sondern sie sind zum Teil mehr oder weniger vollkommen reversibel. Die Rückbildung der Veränderungen hat allerdings im Falle der Durchtrennung des Axons der Strangfasern des Rückenmarkes keine praktische Bedeutung bezüglich der Wiederherstellung der Funktion. Die prinzipiell mögliche Reversibilität dieser Quellungsphänomene muß aber deswegen hervorgehoben werden, weil, wie wir später ausführen werden, genau dieselben Quellungserscheinungen auch bei erhaltener Kontinuität auftreten können; sie stellen eine häufige Form der Schädigung der Nervenfaser im Gefolge der verschiedenartigsten Noxen dar und sie treten auch bei traumatischer Schädigung des Markes oft in weiter Ausdehnung hervor, ohne daß die Nervenfaser distalwärts durch das Trauma unterbrochen zu sein braucht. Gerade für diese Fälle hat aber die Reversibilität der Quellungserscheinungen eine große Bedeutung.

Die primären retrograden Veränderungen der Markscheiden des zentralen Achsenabschnittes, welche der Unterbrechung der Nervenfaser folgen, sollen nach Spatz die gleichen sein, wie die bei der sekundären Degeneration am peripheren Abschnitte sich abspielenden Veränderungen, während die primären retrograden Veränderungen des zentralen Abschnittes des Achsenzylinders sich von denen bei der sekundären Degeneration dadurch wesentlich unterscheiden, daß der Achsenzylinder im zentralen Abschnitt Quellungserscheinungen zeigt, im peripheren, sekundär degenerierenden Abschnitte aber von vornherein Zerfallserscheinungen und die Fragmentierung in Bruchstücke und Körper hervortreten. Die retrograden primären Veränderungen der Markscheide bestehen in der Bildung von Schollen, die aber meist viel feiner sind, als bei der sekundären Degeneration. Bezeichnend ist auch hierbei wieder, daß die Veränderungen nur einen Teil der Markscheiden betreffen, während andere nicht oder wenig verändert erscheinen. Ebenso reichen die Veränderungen an der einzelnen Markscheide sehr verschieden hoch hinauf, genau wie dies für die Veränderungen des Achsenzylinders beschrieben worden ist. Auch an die retrograden primären Veränderungen der Nervenfasern schließt sich naturgemäß ein reaktiver gliöser Prozeß an, welcher dem Abbau, Abtransport und weiterhin dem Ersatz der zerfallenden Nervenfasern dient. Dieser Reparationsvorgang ist im Prinzip genau derselbe wie bei der sekundären Degeneration; es handelt sich um den reinen gliösen Typus des Abbaues und Gewebsersatzes, wenn man davon absieht, daß natürlich beim Abtransport, nachdem die Zerfallsstoffe die gliöse Grenzmembran der Gefäße passiert haben, nun auch adventitielle Elemente in Körnchenzellen umgewandelt werden.

Der Prozeß bei der primären retrograden Veränderung unterscheidet sich in seiner Extensität von dem bei der sekundären Degeneration und bei den Herden reiner traumatischer Nervenparenchymnekrose größeren Umfanges dadurch, daß bei der retrograden primären Veränderung auf dem Querschnitt nur ein Teil der Nervenfasern dem Untergang verfällt, während andere zwar auch anfängliche Quellungserscheinungen zeigen, die sich aber später wieder zurückbilden, und noch andere gar nicht verändert erscheinen. Durch die Quellungen, welche die Nervenfasern nach der Durchtrennung erfahren, werden die Maschen des Glianetzes, in welches jede Nervenfaser eingebettet ist, stark auseinander gedrängt und es treten bei der Anwendung von Färbemethoden, welche die veränderten Nervenfasern nicht mehr tingieren, mehr oder weniger zahlreiche größere und kleinere Lücken innerhalb des Gliaretikulums auf. Man spricht deshalb auch hier von Lückenfeldbildung und bezeichnet mit Spatz den Bezirk, in welchem diese Lückenfelder stark hervortreten, als Lückenzone. In jeder Lücke liegen die dem Abbau und der Abräumung dienenden Gliazellen und späterhin, wenn die Abräumung beendet ist, wird die Lücke durch Faserglia ausgefüllt. Je weiter von der Durchtrennungsstelle entfernt, um so spärlicher werden die Lücken auf dem Querschnitt, um in einer Entfernung, die je nach der Intensität der Gewalt, welche die Durchtrennung herbeiführt, von Fall zu Fall wechselnd, ganz zu verschwinden. Andererseits reicht bei der Durchtrennung des Rückenmarkes, selbst wenn diese durch einen haarscharfen Schnitt, wie es im Experiment ja möglich ist, erfolgt, die Lückenzone nicht bis an die Durchtrennungsfläche heran. Vielmehr geht in dieser und einer anschließenden, mehr oder weniger breiten Zone das gesamte Rückenmarksgewebe, Nervenparenchym und Glia völlig zugrunde. Man bezeichnet diese letztere Zone mit Stroebe und Spatz als Trümmerzone.

In dieser Trümmerzone erfolgt der Abbau durch mesenchymale Elemente, die teils von den Schnitträndern der Pia, teils von den Gefäßen des der Trümmerzone proximal angeschlossenen Rückenmarksabschnittes, teils von Gefäßen der Trümmerzone selbst, die zum Teil erhalten bleiben, herstammen. Abbau, Abtransport und Organisation vollziehen sich in erster Linie nach dem mesodermalen Typus, durch Gefäßsprossung, Vermehrung und Ablösung von Adventitiaelementen, Umwandlung der letzteren in mobile mesodermale Gitterzellen usw. In den an die Trümmerzone unmittelbar anstoßenden Markpartien beteiligt sich auch die Glia an dem Abtransport und späterhin auch an der Organisation der Trümmerzone, genau wie wir es bei der Organisation der Malazie gesehen haben. Insofern zeigt also auch hier in der Trümmerzone bei Durchtrennung des Markes der Reparationsvorgang einen gemischten, mesodermal-gliösen Typus. Aber in der Hauptsache ist das Ersatzgewebe jedenfalls in seiner äußeren, an den Defekt angrenzenden Zone mesodermaler Herkunft.

Wir sehen also, daß die Trümmerzone bei der Rückenmarksdurchschneidung in allen wesentlichen Punkten dem nekrotischen Herde bei der Malazie entspricht, mag diese nun durch direkte Kontusion des Markes oder durch Gefäßlähmung und Stase infolge von Prellschädigung und akuter Rückenmarkspressung entstehen. Deshalb haben wir auch früher schon den Bezirk, in welchem Nervenparenchym und Glia durch Kontusion oder akute Markpressung zugrunde gehen, als Trümmerzone bezeichnet. Wir haben auch gesehen, daß der sich an den malazischen Herd räumlich anschließende Bezirk, in welchem nur das Nervenparenchym nekrotisiert ist, die Glia aber erhalten und suffizient bleibt, vielfach den Charakter einer typischen Lückenzone trägt. Nur muß im Auge behalten werden, daß nach einfacher experimenteller Durchschneidung in dem an die Trümmerzone anschließenden Markbezirke von vornherein nicht alle Nervenfasern, sondern nur ein Teil zugrunde geht, während bei der akuten Markpressung, speziell bei Schußverletzung, durch die weitreichende Wirkung des Traumas nicht selten über den gesamten Markquerschnitt hin und in großer Höhenausdehnung buchstäblich alle nervösen Elemente geradezu elektiv nekrotisiert werden können, während die Glia erhalten bleibt. Dieser Umstand bringt es mit sich, daß bei den Schußverletzungen an die Stelle der Totaltrennung oder an einen größeren malazischen Herd sich oft ein Bezirk von mehr oder weniger großer Ausdehnung anschließt, in welchem überhaupt kein nervöses Gewebe, sondern nur die Glia erhalten ist. Solche Herde haben, wenn sie ausgedehnt sind, natürlich rein äußerlich betrachtet, keine große Ähnlichkeit mit dem Gefüge der Lückenzone, welche sich an die Trümmerzone bei der experimentellen Durchschneidung des Markes anschließt. Und doch sind im Prinzip die Verhältnisse in den großen und kleinen traumatischen Parenchymnekroseherden genau die gleichen wie in der Lückenzone nach der Durchschneidung. Nur das Nervenparenchym leidet, die Glia ist erhalten und sie besorgt den Abbau, den Abtransport und die Organisation. Der Unterschied liegt lediglich in der Zahl der nekrotisierten bzw. zugrunde gehenden Nervenfasern begründet. Daß aber auch dieser Unterschied nichts weniger wie durchgreifend ist, erhellt sofort, wenn man berücksichtigt, daß außer den größeren Parenchymnekroseherden und im Anschluß an sie zahlreiche kleinere und kleinste Herde existieren, in welchen nur einige Nervenfasern nekrotisiert sind und zerfallen. Liegen solche Herdchen in größerer Zahl auf dem Querschnitt relativ eng benachbart, so gleichen die Verhältnisse vollkommen denen, welche die Lückenzone bei der experimentellen Durchschneidung zeigt, und es ist natürlich oft gar nicht möglich, im Einzelfalle zu entscheiden, ob eine solche Lückenzone, die wir nach einer Schußverletzung antreffen, direkt der Markpressung an Ort und Stelle ihre Entstehung verdankt, oder ob sie die Folge einer distal gesetzten Kontinuitätstrennung der Nervenfaser durch Kontusion, Malazie oder reine Parenchymnekrose darstellt. Die Verhältnisse sind eben bei der Schußverletzung infolge der weitreichenden Markpressung mit ihrer ausgedehnten Angriffsfläche erheblich komplizierter, als bei der einfachen experimentellen Durchschneidung des Markes, bei welcher die traumatische Gewalt auf eine enge Stelle beschränkt ist.

Die retrograden Veränderungen nach Kontinuitätsunterbrechung betreffen nun aber, wie schon erwähnt, nicht nur die Nervenfaser, sondern sie reichen vielfach bis zur Ganglienzelle empor. Hier sind sie seit langem bekannt und von Nissl mit der Bezeichnung primäre Reizung belegt. Spatz hat nun nachgewiesen, daß die Veränderungen der Zelle durchaus auf demselben Grundvorgang beruhen, wie die Veränderungen des Achsenzylinders.

Es handelt sich um einen Quellungsvorgang des Hyaloplasmas der Ganglienzelle, welcher zu einer charakteristischen Veränderung der Zelle führt. Diese besteht erstens in einer Schwellung und Abrundung des Zelleibes, wobei die Fortsätze kürzer und dicker und abgerundeter werden, zweitens in Randverdrängung des Kernes, und drittens in einer Verdrängung der Tigroidkörperchen an die Peripherie der Zelle, unter gleichzeitiger beginnender Tigrolyse um den anfangs noch zentral gelegenen Kern. Im Nisslpräparat erscheint die Partie des Zelleibes, in welcher die Tigrolyse einsetzt, anfangs von einer feinen, schmutzigblauen Staubmasse erfüllt, später mehr gleichmäßig blaß blau gefärbt und bald darauf homogen farblos. Dafür färbt sich aber jetzt das gequollene Hyaloplasma, in welchem die Tigrolyse beendet ist, mit Methylblau, Eosin oder Säurefuchsin mehr oder weniger diffus. Außerdem ist es ebenso, wie das durch Quellung veränderte Hyaloplasma des Achsenzylinders vollgepfropft mit fuchsinophilen Granulis. Im Bielschowskypräparat erkennt man, daß ebenso wie der Kern und die Tigroidkörperchen auch die Fibrillen durch die Quellung des Hyaloplasmas an die Peripherie gedrängt werden, wo sie, wie in den Achsenzylindern, unter der Form eines zweidimensionalen Gitters erscheinen. In der Folge tritt an ihnen auch ein körniger Zerfall hervor.

Charakteristisch für diese primären retrograden Ganglienzellveränderungen ist wieder die Tatsache, daß nicht alle Zellen, deren Axome durchtrennt sind, diese Veränderungen zeigen, daß sie an den einzelnen Zellen in ganz verschiedenem Grade hervortreten und in einer Anzahl ganz fehlen können. Der Grad der Veränderungen und die Zahl der veränderten Zellen sind der Intensität der Gewalt, mit welcher die Durchtrennung erfolgte, und dem Abstand der Durchtrennungsstelle von der Ganglienzelle proportional.

Diese primäre retrograde Zellveränderung kann sich nun, genau wie die analogen Veränderungen des Achsenzylinders, wieder zurückbilden, sie kann nach Bielschowsky dauernd bestehen bleiben, sie kann aber auch allmählich zu einer Atrophie, ja zu völligem Untergang der Zelle führen. Die Rückbildung zur Norm ist nicht immer vollkommen.

Es kommt vor, daß im Innern des Zelleibs neben normalen Tigroidkörperchen große, abnorm angeordnete Tigroidbrocken enthalten sein können (Spielmeyer). Geht die Zelle zugrunde, so wird sie blaß, wandelt sich in die sogenannten Zellschatten um und verschwindet ganz. Zwischen beiden Endausgängen, der vollen Erholung und dem völligen Untergang liegt ein anderer häufiger Endprozeß, die Atrophie der Ganglienzelle. Sie hängt nach Spatz hauptsächlich damit zusammen, daß das Neuron infolge der Durchtrennung des Achsenzylinders seine Funktion nicht erfüllen kann. Spatz bezeichnet sie daher als Inaktivitätsatrophie infolge der Unmöglichkeit der Reizabgabe. Mit der Zellatrophie Hand in Hand geht eine allmähliche Atrophie des mit der Zelle in Verbindung gebliebenen zentralen Abschnittes der

Nervenfaser, die besonders von Elzholz, Pilcz, Raimann, van Gehuchten und Biondi studiert worden ist und welche vor allem durch eine streckenweise an einzelnen Fasern hervortretende Vermehrung der Elzholzschen Körperchen und Anschwellungen, Verklumpung und Ballenbildung an den Markscheiden in Erscheinung tritt. Spatz bezeichnet diese spät und infolge von Inaktivität hervortretenden Veränderungen des zentralen Abschnittes des Neurons als tertiäre Degeneration.

Nachdem wir nunmehr die Veränderungen kennen gelernt haben, welche als Folge der Durchtrennung der Nervenfaser sowohl im peripheren wie im zentralen Abschnitte des Neurons Platz greifen, nehmen wir jetzt die Besprechung der unmittelbar durch das Trauma hervorgerufenen Veränderungen des Nervenparenchyms wieder auf.

e) Feinere Strukturveränderungen des Nervenparenchyms.

Wir haben bisher nur die schweren Veränderungen ins Auge gefaßt, die darin bestehen, daß entweder alle ektodermalen Bestandteile zugrunde gehen, oder daß nur das spezifische Nasenparenchym der Nekrose verfällt, während die Glia erhalten und suffizient bleibt. An diese schweren Nekrosen reihen sich nun diejenigen Veränderungen an, bei welchen die Nervenfasern und Ganglienzellen zwar erhalten sind, aber doch eine deutliche, morphologisch erkennbare Veränderung ihrer Struktur aufweisen. An der Nervenfaser treten solche Veränderungen sowohl an der Markscheide wie am Achsenzylinder hervor. Letztere erweisen sich wie andere Schädlichkeiten so auch der traumatischen Noxe gegenüber vielfach resistenter als erstere. Die Markscheiden können ausgesprochene, bis zur Demyelinisation gehende Veränderungen aufweisen, ohne daß der Achsenzylinder wesentlich beteiligt ist. Sie erscheinen vielfach abnorm dünn, sind auf einen feinen grauen Streifen reduziert, oder fehlen ganz. Oft zeigt in einem Bezirk nur ein Teil der Markfasern diese Veränderung, marklose liegen mit markhaltigen untermengt, das Gesamtbild ist das der Marklichtung. Solche markgelichtete Bezirke schließen sich nicht selten räumlich an Nekroseherde und an Lückenzonen an. Die Marklichtung kann diffus über den Querschnitt verteilt sein, bevorzugt aber im allgemeinen die Randzone (Jakob), auch kann sie in Form von subpialen, keilförmigen Herden auftreten (Marburg).

Die eben beschriebene Verdünnung der Markscheiden (die Demyelinisation) ist nicht selten ein unmittelbarer Folgezustand der akuten Markpressung. Sie ist nach Schußverletzungen, ohne Eröffnung des Wirbelkanals, nach der Einwirkung einer stumpfen Gewalt auf die Wirbelsäule ohne Fraktur derselben besonders in der Randzone des Markes vielfach beschrieben. Jakob fand sie bei seinen experimentellen Untersuchungen nach Einwirkung einer stumpfen Gewalt bereits sehr frühzeitig und Mairet und Durante stellten sie bei ihren Experimenten über die Explosionswirkung bei Kaninchen bereits sehr frühzeitig auch gerade in der Randzone des Markes fest. Am Gehirn fand ich nach der Einwirkung stumpfer Gewalten eine frühzeitige Demyelinisation der horizontalen Fasern in den oberflächlichen Rindenschichten. Die Demyinisation wird aber auch anderwärts beobachtet.

Eine andere Form der Veränderung des Markrohres besteht in umschriebenen Anschwellungen und Auftreibungen, in einer streckenweisen Vermehrung der Elzholzschen Körperchen, streckenweiser und oft diskontinuierlicher Markballenbildung, wobei die Ballen teils noch das Hämatoxylin annehmen, teils sich mit Osmium schwarz färben und später dem weiteren Abbau in Neutralfett unterliegen. Dieser Zerfall des Markrohrs ist von reaktiven gliösen Prozessen begleitet, die dem Abbau und Abtransport der Zerfallsprodukte dienen.

Dieser Markscheidenzerfall ist sowohl bei akuter Markpressung, als auch bei chronisch wirkendem Druck beobachtet. Er bedeutet keineswegs immer, daß die ganze Faser nun tatsächlich zugrunde geht. Marburg hat frische degenerative Veränderungen an einzelnen Markfasern, oft noch sehr spät beobachtet, jahrelang nach dem Trauma. Sie sind der Ausdruck einer chronisch wirkenden Noxe, wobei es vorläufig unentschieden bleibt, ob sie auf eine chronische Vasopathie, auf eine konkomitierende Arachnitis oder andere Meningopathie, oder auf zytotoxische Faktoren im Sinne von Joannowics zurückzuführen sind. Die gleichen Veränderungen der Markscheide werden nach Kontinuitätstrennung am zentralen Abschnitte der Nervenfaser beobachtet. Sie haben hier die Bedeutung einer chronisch degenerativen retrograden Atrophie infolge der dauernden Absperrung des zentralen Teiles des Neurons von seinem Erfolgsorgan (Spielmeyer).

Von den Veränderungen, welche an den Achsenzylindern beobachtet werden, sind vornehmlich Anschwellungen zu erwähnen, welche auf Quellungsvorgänge des Hyaloplasmas zurückzuführen sind, teils in Form mehr regelmäßiger, bandförmiger Verbreiterung, teils in Form von mehr umschriebenen, kugeligen oder spindelförmigen, in ihrem Innern bisweilen vakuolisierten Auftreibungen, deren mehrere, durch schmale Brücken verbunden, hintereinander gereiht sind. Meist sind sie mit einer Auflockerung des Fibrillengefüges und Randverdrängung derselben verbunden.

Diese Quellungsphänomene der Achsenzylinder werden manchmal bereits sehr frühzeitig nach akuter Markpressung beobachtet, oft sind sie der Ausdruck einer ödematösen Durchtränkung des Markes, teils im Gefolge des akuten traumatischen Ödems, teils im Gefolge von Lymphstauungen, welche durch eine posttraumatische Meningitis serosa und Arachnitis adhaesiva bedingt werden. Sie sind daher wiederholt noch sehr spät nach dem Trauma beobachtet worden (Benda). Diese Schwellungen des Achsenzylinders gleichen durchaus den Veränderungen, welche Cajal und Spatz als unmittelbare Folge der Kontinuitätstrennung der Nervenfasern im zentralen Abschnitte des Neurons beobachtet und als primäre retrograde Veränderung beschrieben haben. Dieselben oder ähnliche Quellungserscheinungen sind aber auch ohne Kontinuitätstrennung der Nervenfasern bei allen möglichen anderen Noxen beobachtet worden (Creutzfeldt, Spielmeyer, Mayer), und Schmaus, Benda, Marburg, Jakob, Licen u. a. beschreiben ihr Vorkommen auch bei Rückenmarkstraumen, ohne daß eine Kontinuitätstrennung zugrunde liegt. Bei schweren Markverletzungen ist es natürlich im Einzelfalle unmöglich, zu entscheiden, ob diese Quellungsphänomene die Folge einer an abliegender Stelle vorhandenen Kontinuitätsunterbrechung, oder der Ausdruck einer in loco durch akute Marktrennung oder konsekutives Ödem bewirkten Schädigung des Achsenzylinders sind.

Die Veränderungen an den Ganglienzellen bestehen einerseits in Anschwellung und Abrundung des Zelleibes, in Randverdrängung des Kernes, in Randverdrängung der Tigroidkörperchen und zentral beginnender Tigrolyse, in Vakuolisation und wabigem Zerfall des Zelleibes, in dem Auftreten von Zellschatten und völligem Zugrundegehen einzelner Zellen. Andererseits sieht man ausgesprochene Zellschrumpfung und Zellatrophie, und vor allem fällt, besonders in spätere Stadien, schwerste fettig-pigmentöse Degeneration der Ganglienzellen, die sogenannte Lipochromatose auf (Marburg). Diese erstreckt sich nach Marburg bisweilen über das gesamte Rückenmark. Begleitet sind alle diese Zellveränderungen wieder, besonders die schwereren, von einer reaktiven Veränderung der umgebenden Glia. Man sieht vielfach phagozytäre Gliaelemente in solche zugrunde gehenden Zellen eindringen (Marburg). Nicht selten werden auch verkalkte Ganglienzellen angetroffen (Marburg, Benda). Letzterer beschreibt auch das Vorkommen von völlig kernlosen, nekrotisierten Ganglienzellen, die trotzdem ihre Gestalt bewahrt haben und an denen eine reaktive Abbautätigkeit seitens der Glia fehlt. Die

Zellen liegen wie tote Sequester im Gewebe. Zu erwähnen ist, daß solche schwere Zellveränderungen, hochgradige Atrophie und völliger Zellschwund bisweilen in der grauen Substanz, sei es im Vorderhorn, sei es in den Clarkschen Säulen, beobachtet werden, ohne daß eine wesentliche Zerstörung der übrigen Bestandteile des Graus, d. h. der einstrahlenden weißen Markfasern und der Glia stattgefunden hat. Es handelt sich bisweilen geradezu um eine elektive Ganglienzellnekrose.

Die beschriebenen Zellveränderungen, besonders die unter Anschwellung und Abrundung des Zelleibes und Tigrolyse einhergehenden Formveränderungen werden vielfach schon sehr früh nach der Einwirkung des Traumas beobachtet. Sie sind offenbar ein frühzeitiger Ausdruck der akuten Markpressung. Mott fand sie nach Granatexplosion in zwei Fällen, welche wenige Stunden bzw. einen Tag danach ad exitum kamen, bereits sehr ausgesprochen. Marinesco stellte sie im Tierexperiment nach Granatexplosion beim Hunde fest. Er beobachtete auch gleichzeitig eine Verklumpung der Neurofibrillen der Ganglienzelle. Die Veränderungen gleichen durchaus denen, welche nach experimenteller Durchschneidung des Rückenmarkes oder der vorderen Wurzeln unter der Bezeichnung akute primäre Zellreizung, akute retrograde Zellveränderung, akute primäre Zellveränderung bekannt sind. Marburg hebt ausdrücklich hervor, daß er mehrfach solche retrograde Veränderungen an den motorischen Vorderhornganglienzellen da beobachtet habe, wo an den vorderen Wurzeln eine primäre Kontinuitätsunterbrechung bestand.

Aber sie werden auch vielfach in Fällen beobachtet, in denen eine Kontinuitätstrennung fehlt oder wenigstens nicht die von den veränderten Zellen entspringenden Nervenfasern betrifft.

Eine bestimmte Art der Zellveränderung ist eben keineswegs nur an eine bestimmte Art der Noxe gebunden und für diese allein charakteristisch, sondern sie ist nur der Ausdruck einer Zellschädigung überhaupt, mag diese nun im Falle einer distal gelegenen Kontinuitätsunterbrechung des Axons durch Wasseraufnahme an der Stelle der Durchtrennung zustande kommen, oder mag die Quellung des Hyaloplasmas durch akute Markpressung zustande kommen und durch die den Zelleib umspülende und wahrscheinlich chemisch veränderte Gewebslymphe entstehen, wobei möglicherweise eine durch die akute Markpressung und die ihr folgende Zirkulationsstörung bedingte Veränderung der Zellmembranen mit im Spiele ist.

Die andere Form der Zellveränderung, die Zellatrophie, wird in späteren Stadien nach der Einwirkung des Traumas oft beobachtet. Sie kann einmal der Endausgang der retrograden Zellveränderung sein, welche der Unterbrechung des Axons folgt (tertiäre Veränderung von Spatz), und tritt besonders dann an einzelnen Zellelementen hervor, wenn die von einem bestimmten Ganglienzellkomplex entspringenden Nervenfasern nicht wieder vereinigt worden sind. Sie ist also der Ausdruck einer Inaktivitätsatrophie. Die Zellatrophie wird aber auch ohne Kontinuitätstrennung der Nervenfasern beobachtet und ist dann der Ausdruck einer die Zelle chronisch progressiv schädigenden Noxe. Hier kommen in erster Linie die durch das Rückenmarkstrauma erzeugten chronischen Zirkulationsstörungen, die Vasopathien Marburgs in Betracht, ferner die chronischen Meningopathien mit ihrer Druckwirkung und Lymphstauung, vielleicht auch zytotoxische Prozesse im Sinne von Joannowics, und toxisch-infektiöse Noxen, ausgehend von Dekubitalgeschwüren und eitriger Zystopyelitis. Die Ganglienzellatrophie kann disseminiert über das Mark verbreitet sein. Marburg fand ausgesprochene Grade von Lipochromatose in allen von ihm untersuchten Fällen von Schußverletzung der Wirbelsäule in weiter Ausdehnung über das ganze Mark. Oder die Zellatrophie zeigt eine herdförmige Beschränkung. Mairet und Durante fanden in zwei Fällen, die lange Zeit nach einer Granatexplosion ad exitum kamen, das eine Vorderhorn im Lendenmark verkleinert, die Zahl der Ganglienzellen war sehr beschränkt, und diese selbst waren stark verkleinert und atrophiert. Dieselben Veränderungen fanden sie bei ihren experimentellen Untersuchungen über die Explosionswirkung im Rückenmark der Kaninchen 5, 8, 9 Monate nach dem Trauma. Bemerkenswert erscheint mir, daß sie sowohl beim Menschen wie beim Kaninchen als Ursache für diese Zellveränderungen ausgesprochene Gefäßveränderungen im Sinne einer enormen Wandverdickung feststellen konnten. Am ausgesprochensten ist die Atrophie der Ganglienzellen in den Fällen von spinaler Muskelatrophie, die sich in einem kleineren oder größeren zeitlichen Abstand von dem Trauma entwickelt, mehr oder weniger rasch fortschreitet und zum völligen Schwund aller motorischen Vorderhornganglienzellen in zahlreichen Marksegmenten führen kann.

Es muß nun hervorgehoben werden, daß die hier beschriebenen Veränderungen der Nervenfasern und Ganglienzellen vielfach als reversibel anzusehen sind. Das gilt für die Atrophie der Markscheide, für den Markscheidenzerfall, besonders aber für die Schwellungen des Achsenzylinders und des Zellhyaloplasmas. Alle diese Veränderungen können eine Stufe auf dem Wege zum totalen Zugrundegehen der Nervenfaser darstellen, sie können aber auch ebenso gut wieder schwinden und zur Norm zurückkehren. Wir haben ja im ersten Kapitel ausführlich dargelegt, daß die Reversibilität der Rückenmarksveränderungen eine sehr große Rolle spielt. Ein Teil der anfänglichen Störungen geht oft rasch zurück, ein anderer Teil langsam und manchmal beginnt die Rückbildung erst sehr spät, kann aber trotzdem beträchtlich sein, ja zur Heilung führen. Wir wissen in diesen Fällen natürlich nicht, welche speziellen Veränderungen im Einzelfalle an den Nervenfasern und Ganglienzellen vorgelegen haben, wir können nur sagen, daß es sich hierbei nicht um Veränderungen handeln kann, die zu einem totalen Zerfall und damit zur Kontinuitätsunterbrechung der Nervenfasern geführt haben.

f) Regenerationsvorgänge.

Die Beobachtungen über eine wirkliche Regeneration von zentralen Nervenfasern sind bisher sehr spärlich. Anzeichen einer solchen Regeneration sind von Stroebe, Eichhorst, Fickler, Borst, Saltykoff, Naunyn, Raymond, Touche, A. Thomas, Lortat-Jakob, Roussy und L'Hermitte beobachtet worden. Teils handelt es sich in diesen Fällen um Syringomyelie, teils um Kompression des Markes durch Mal de Pott, teils um traumatische Läsionen des Markes. Boeke hat das bisher vorliegende experimentelle Material einer kritischen Beleuchtung unterzogen und kommt zu dem Ergebnis, daß wohl Ansätze zur Regeneration auch im Zentralnervensystem existieren, daß es aber aus bestimmten anatomischen Gründen niemals zu einem wirklich praktischen Ergebnis komme, weil die Widerstände, welche sich den aussprossenden Neurofibrillen stets entgegenstellen, für diese unüberwindlich seien.

Roussy und L'Hermitte beschreiben einen Fall von Durchtrennung des Markes in der Höhe des siebenten Halswirbels. Nur ein kleiner Rest des Vorderstranges hatte seine Kontinuität bewahrt. Die Pia und die Gefäße waren erhalten. Die Diastase zwischen den Rückenmarksstümpfen war von einem spongiösen Gewebe erfüllt, das aus Glia bestand. Innerhalb dieser gliösen Bälkchen wurden zahlreiche neugebildete Nervenfasern beobachtet. Außerdem fanden sich solche neugebildeten Fasern entlang den Verzweigungen der Arteria spinalis anterior, zum Teil lagen diese Fasern innerhalb der Pia, zum Teil begleiteten sie die Gefäße auf ihrem Wege ins Markinnere und in den oben erwähnten spongiösen Hohlraum. Dabei lagen die Fasern alle innerhalb der Gefäßscheiden. Sie waren durchweg marklos. Ein Teil dieser neugebildeten Fasern stammte, wie die Autoren feststellen konnten, aus einer durchtrennten hinteren Wurzel, ein anderer spärlicher Anteil aber soll durch Regeneration aus Strangfasern des Markes selbst hervorgegangen sein.

L'Hermitte ist in einer späteren Mitteilung noch einmal auf die Regenerationsvorgänge bei Totaltrennung des Markes zurückgekommen. Er hat vier derartige Fälle genau untersucht. Am oberen Stumpfe fand er niemals die geringsten Regenerationszeichen, sondern nur am unteren Stumpfe. Die regenerierten Fasern erschienen stets zu Bündeln gruppiert, sie zeichnen sich durch ihren tiefschwarzen Ton bei der Bielschowskyfärbung aus. Sie sind niemals geradlinig, sondern gewellt oder spiralig gewunden, sie durchflechten und durchkreuzen sich gegenseitig, sie sind sehr zart, von regelmäßigem Kaliber und alle marklos; sogenannte Wachstumskeulen (Massues d'acroissement) sind selten. Die regenerierten Fasern finden sich fast niemals in der gliösen Kappe, welche den peripheren Stumpf abschließt, sondern außerhalb derselben, teils innerhalb der an diese gliöse Grenzmembran sich anschließenden Nekroseherden, teils innerhalb der Pia, teils in der bindegewebigen Membran, welche den Stumpf oder die Erweichungshöhle begrenzt, teils innerhalb der mesodermalen gefäßhaltigen Bälkchen, welche die Erweichungshöhle durchsetzen. Sie folgen zum größten Teil den Gefäßen, liegen in den perivaskulären Gefäßscheiden, im Virchow - Robinschen Lymphraum, aber auch in Bindegewebszügen, in den alten Bahnen der nekrotisierten oder sekundär degenerierten Nervenfasern und in der erhalten gebliebenen Glia werden sie angetroffen. Sie sind entweder ganz nackt oder sie liegen den protoplasmatischen Massen der Bindegewebszüge oder des Gliasynzytiums eng an, bzw. innerhalb derselben. Durch Serienschnitte konnte nun L'Hermitte nachweisen, daß sämtliche neugebildeten Nervenfasern Abkömmlinge von durchtrennten hinteren Wurzelfasern waren, welche in den peripheren Rückenmarksstumpf eingewachsen waren.

Diese Feststellung L'Hermittes deckt sich durchaus mit den Angaben von Marburg und Benda, die auf das Bestimmteste behaupten, daß sie niemals die geringsten Regenerationserscheinungen an zentralen Rückenmarksfasern beobachtet haben. Alles was man an regenerativen Erscheinungen nach Kontinuitätstrennung des Rückenmarks gelegentlich zu sehen bekommt, ist nach Marburg, Henneberg und Reich ausschließlich auf Regenerationsvorgänge zurückzuführen, die von den hinteren Rückenmarkswurzeln ausgehen. Damit stehen die praktischen Erfahrungen, welche man bisher bezüglich der Wiederherstellung der Funktion nach Wiedervereinigung der Stümpfe des durchtrennten Markes durch Naht oder durch Katgutüberbrückung gemacht hat, in vollkommener Übereinstimmung. Es existieren allerdings in der Literatur einige Fälle, in welchen nach Naht oder gar Überbrückung des durchtrennten Rückenmarkes eine Wiederherstellung der Funktion beobachtet worden sein soll (Fowler, Stewart und Harte, Mayo - Robson, Shirres, Lortat-Jacob, Giroux und Ferrand). Aber diesen Fällen stehen so zahlreiche Fälle mit völlig negativem Ergebnis gegenüber, daß wir zu dem Schluß kommen, daß entweder in bezug auf die angeblichen funktionellen Resultate Beobachtungsfehler und eine falsche Einschätzung tatsächlich beobachteter Bewegungsphänomene im Spiele sind, oder daß, wenn wirklich die Beobachtungen bezüglich der Wiederherstellung der Funktion einwandfrei sind, letztere jedenfalls ein durchaus ungewöhnliches und vorläufig nicht erklärbares Vorkommnis bedeuten würde.

In dieser Beziehung besteht ein fundamentaler Unterschied zwischen der Medulla und dem peripheren Nerven. Am letzteren haben wir nicht nur mit reversiblen pathologischen Veränderungen der Nervenfaser, sondern mit einer weitgehenden Regeneration durchtrennter Fasern zu rechnen. Dementsprechend sahen wir, daß die Wiederherstellung der Funktion des peripheren Nerven zwei grundsätzlich verschiedene Typen erkennen läßt, einen relativ schnellen Typus, der auf der Reversion der traumatischen Veränderungen beruht, und einen langsamen Typus, der auf der Regeneration durchtrennter Nervenfasern basiert, und der eine gesetzmäßige Reihenfolge in der Wiederherstellung der Funktion der einzelnen Erfolgsorgane erkennen läßt, welche durch die Länge der Wegstrecke bestimmt wird, die die auswachsenden Fasern zurückzulegen haben.

g) Veränderungen an den Rückenmarkswurzeln.

Wir haben bisher nur die Veränderungen ins Auge gefaßt, welche sich im Rückenmark abspielen. Neben den medullären Veränderungen spielen aber auch die Veränderungen an den Rückenmarkswurzeln eine große Rolle. An erster Stelle sei die Totaltrennung einzelner, ja zahlreicher Kaudastränge beim Durchschuß oder Kaudasteckschuß erwähnt. Daß eine völlige Totaltrennung aller Wurzeln des Kaudaquerschnittes bei Schußverletzungen selten ist, habe ich schon früher erwähnt; bei Luxationsfrakturen der Wirbelsäule habe ich sie viel häufiger beobachtet. Auch Durchtrennung anderer thorakaler oder zervikaler Wurzeln habe ich bei Wirbelfrakturen und bei Schußverletzungen wiederholt beobachtet. Die Veränderungen, welche der Durchtrennung der Rückenmarkswurzeln folgen, bestehen in der sekundären Degeneration des peripheren, in retrograder Veränderung des zentralen Abschnittes. Sind vordere Wurzeln durchtrennt, so verfällt der kaudal von der Unterbrechungsstelle gelegene Abschnitt der sekundären Degeneration. Handelt es sich um hintere Wurzeln, so ist es der oral von der Verletzungsstelle gelegene Abschnitt, welcher sekundär degeneriert. Dieses gegensätzliche Verhalten der vorderen und hinteren Wurzeln sah ich einige Male bei Operationen an der Cauda equina in vivo sehr drastisch zum Ausdruck kommen, in denen oral von der Unterbrechungsstelle die hintere Wurzel graurot und schmal war, die vordere aber ihre normale weiße Farbe bewahrt hatten. Distal von der Läsionsstelle bestand gerade das umgekehrte Verhalten. Außerordentlich scharf hoben sich auch in einem Falle, in welchem die sakralen Wurzeln durch eine Verletzung der linken Kreuzbeinhälfte unterbrochen waren, an der Eintrittsstelle der Wurzeln in das Lumbosakralmark die Fila radicularia der total degenerierten hinteren Sakralwurzeln von denen der nicht degenerierten lumbalen Wurzeln und von allen vorderen Wurzelfäden ab. Es muß aber hervorgehoben werden, daß die Unterschiede am zentralen und peripheren Wurzelabschnitt durchaus nicht immer ausgesprochen sind. Das kommt daher, daß der zentrale Abschnitt sehr häufig durch die Nachbarschafts- oder Fernwirkung des Geschosses eine direkte Mitschädigung erfahren hat und der Sitz selbständiger schwerer Veränderungen ist.

Die der Unterbrechung der hinteren Wurzeln folgende aufsteigende Hinterstrangdegeneration zeigt das typische Verhalten (Benda, Reinhardt, Marburg). Aber auch hier fällt bisweilen der protrahierte Verlauf des Abbaues und Abtransportes auf. Benda fand in einigen Fällen von Durchtrennung innerhalb der Cauda equina die sekundäre Degeneration in den extramedullären Wurzeln bereits völlig abgeschlossen, dagegen in den zugehörigen Hinterstrangabschnitten noch in vollem Gange, wie aus den zahlreichen hier anwesenden Körnchenzellen hervorging. Die von Benda bei Kaudaschüssen auch außerhalb der Hinterstränge beobachteten atypischen Degenerationsfelder beruhen auf einer Fernschädigung des Markes durch akute Pressung. Dasselbe gilt von einer Beobachtung Reinhardts, der in einem Falle von Durchschuß der zwölften Thorakalwurzel eine aufsteigende sekundäre Degeneration im Hinterstrang, aber auch eine Degeneration im Seitenstrang feststellte. Letztere war die Folge einer direkten Markschädigung und wahrscheinlich durch Zerrung bedingt, welche das Projektil im Momente der Durchreißung der Wurzel auf das Mark ausgeübt hatte.

Die retrograde Veränderung tritt besonders bei Unterbrechung der vorderen Wurzeln an den motorischen Vorderhornganglienzellen in Erscheinung. Marburg hat diesbezügliche Angaben gemacht. Retrograde Veränderungen an den Spinalganglienzellen nach Durchtrennung hinterer Wurzeln sind meines Wissens nicht besonders erwähnt oder gesucht worden.

Im Gegensatz zum Mark sind an den Wurzeln desselben wiederholt Regenerationserscheinungen beobachtet worden. Benda, Marburg u. a. beschreiben das Vorkommen von echten Neuromen an der Durchtrennungsstelle der Wurzeln, und zwar sowohl an den vorderen wie an den hinteren Wurzeln. Von den hinteren Wurzeln gehen auch die Regenerationserscheinungen aus, welche gelegentlich im Rückenmark beobachtet worden sind und irrtümlicherweise auf eine Regeneration zentraler Markfasern bezogen worden sind. Es wachsen gelegentlich hintere Wurzelfasern eine Strecke weit ins Rückenmark hinein und durchdringen dortgelegene Parenchymnekroseherde. Aber sehr weit dringen sie niemals. Die Regeneration kommt offenbar aus demselben Grunde bald ins Stocken, aus welchem eine Regeneration zentraler Strangfasern nicht zustande kommt, das gliöse Narbengewebe erfüllt offenbar die Bedingungen nicht, welche für eine Regeneration nennenswerten Grades Vorbedingung ist.

Auch partielle Wurzeldurchtrennungen und Kontusionen sind vielfach beobachtet worden. Die konsekutiven sekundären Degenerationen und die retrograden Veränderungen infolge der Kontinuitätstrennung sind die gleichen wie bei der Totaltrennung. Oft sind bei äußerlich nur partieller Durchtrennung einer Wurzel oder bei Kontusion derselben doch sämtliche Nervenfasern im Innern unterbrochen. Und auch bei diesen partiellen Wurzelunterbrechungen und Kontusionen erweisen sich die zentral von der Unterbrechungsstelle gelegenen Abschnitte der Wurzeln schwer verändert infolge ihrer Mitschädigung durch den Seitendruck des Geschosses. Dieselben Veränderungen finden wir bisweilen an einer größeren Zahl von Wurzeln, die oberhalb der Läsionsstelle abgehen; bei einseitiger Verletzung der Kauda sind fast stets auch die Wurzeln der gegenüberliegenden Seite verändert. Aber auch bei Verletzungen des Rückenmarkes sind gar nicht selten zahlreiche Wurzeln verändert, die weitab von der Stelle der Läsion ins Mark eintreten. So kann bei Verletzungen des Brust- und Halsmarkes eine Mitschädigung der Lumbosakralwurzeln und umgekehrt bei tiefsitzenden Schüssen eine Schädigung thorakaler und zervikaler Wurzeln vorliegen. Alle diese Mitschädigungen benachbarter und fernabliegender Wurzeln beruhen auf akuter Pressung.

Die akute Pressung ist aber häufig auch die einzige Ursache der Schädigung der Wurzeln an der Stelle, an welcher das Geschoß an der Wirbelsäule angreift, ohne daß der Wirbelkanal eröffnet wird. Reine Prellschädigungen der Cauda equina sind keine Seltenheit. Ebenso leiden die Wurzeln bei der akuten Pressung durch stumpfe Gewalteinwirkungen und vor allem auch durch den Luftstoß bei der Granatexplosion.

Die anatomischen Veränderungen der Wurzeln infolge von akuter Pressung sind im Prinzip die gleichen wie die des Markes. Auch an den Wurzeln tritt in erster Linie die Rolle zutage, welche dem Gefäßsystem bei dem Zustandekommen der Veränderungen zukommt. In frischen Stadien sind Hämorrhagien an den Wurzeln keine Seltenheit. Malazische Herde, wie sie am Marke beobachtet werden, kommen allerdings an den Wurzeln bei reiner Pressung nicht zur Beobachtung, deshalb, weil das endoneurale mesodermale Stützgewebe der Wurzeln, ebensowenig wie das mesodermale Gewebe des Markes durch die akute Pressung zugrunde geht und den Parenchymdefekt stets ohne Höhlenbildung deckt. Im übrigen aber lassen die Nekroseherde an den Wurzeln durchweg den Anschluß an die Gefäße überall deutlich erkennen, wie dies besonders Marburg hervorhebt. Sie zeigen die typische Keilform, bisweilen ist die gesamte Randzone der Wurzel nekrotisiert, während die Nervenfasern im Innern der Wurzel erhalten bleiben. In anderen Fällen sind gerade die zentralen Bündel schwer verändert, da vielfach die größeren Gefäße in den Wurzeln der Kauda zentral gelegen sind. In manchen Wurzeln sind buchstäblich sämtliche Nervenfasern zugrunde gegangen, und was das auffälligste ist, das ist der Umstand, daß in der Kauda neben einer völlig nervenfaserfreien Wurzel eine vollständig normale liegen kann. Die Launenhaftigkeit der Preßschädigung ist hier eine geradezu überraschende. Marburg hebt hervor, daß manchmal an gegenüberliegenden homologen Wurzeln ganz symmetrische Nekroseherde vorkommen. Daß manchmal eine ganz elektive Schädigung nur der hinteren Wurzeln bei Integrität der vorderen und gelegentlich auch, aber seltener, eine elektive Nekrose der vorderen Wurzeln bei Integrität der hinteren besteht, müssen wir aus entsprechenden klinischen Beobachtungen unbedingt schließen. Vielfach sind innerhalb einer Wurzel nur eine Anzahl von Fasern, die diffus über den Querschnitt verteilt sind, zugrunde gegangen, während andere ganz intakt sind oder nur leichtere Veränderungen erkennen lassen.

Wie sich der Abbau und Abtransport und weiterhin die Organisation der durch die Markpressung hervorgerufenen Parenchymnekroseherde im einzelnen gestaltet, ist nicht näher untersucht. Im Prinzip müssen die Vorgänge genau dieselben sein, wie am peripheren Nerven. Auf sie sei darum hier verwiesen.

Nun kommen aber an den Wurzeln genau wie am Mark auch leichtere Veränderungen zur Beobachtung, bei welchen die Nervenfasern im groben erhalten sind, aber eine deutliche Veränderung ihrer Struktur aufweisen.

Dahin gehören in erster Linie wieder Veränderungen der Markscheide ohne nennenswerte Schädigung des Achsenzylinders. In einem Teil der Fälle wird eine Atrophie der Markscheiden ja völlige Demyelinisation, beobachtet. Sie kommt gelegentlich bei akuter Pressung zur Beobachtung, scheint aber besonders da aufzutreten, wo ein ständiger Druck auf den Wurzelfasern besteht. Besonders in den derben Schwielen, in welche die Cauda equina nicht selten eingebettet ist, werden zahlreiche demyelinisierte Nervenfasern angetroffen. Aber auch bei Arachnitis adhaesiva, bei welcher die Wurzeln teils von Strängen stranguliert sind, teils in ihrem Innern von bindegewebiger Proliferation durchsetzt sind, kommt diese Druckatrophie der Markscheiden zur Beobachtung. Es muß betont werden, daß diese Markscheidenatrophie zu den reversiblen Veränderungen gehört. Es ist erstaunlich, wie schnell sich manchmal die Funktion der Wurzeln wieder herstellt, wenn die komprimierende oder strangulierende Noxe beseitigt ist. Natürlich führt sehr lange anhaltender Druck auf die Wurzeln auch sehr oft zum völligen Untergang der Fasern und zur sekundären Degeneration der peripher von der Unterbrechungsstelle gelegenen Abschnitte. Doch kann es auch in solchen Fällen nach Beseitigung der Kompression zur Wiederherstellung der Wurzelfasern durch Regeneration kommen.

In anderen Fällen erleidet das Markrohr Veränderungen im Sinne der Auftreibung und Markballenbildung; die Markballen färben sich teils mit Hämatoxylin, teils mit Osmium. Die Zerfallsprodukte werden von Abräumzellen aufgenommen und erfahren hier eine weitere Umwandlung in Neutralfett, so daß sie mit Sudan rot gefärbt werden. Der Markscheidenzerfall ist vielfach nur ein diskontinuierlicher und betrifft durchaus nicht alle Fasern einer Wurzel. Wenn diese Erscheinungen des Markzerfalls auch an sich die gleichen sind, welche beim völligen Zugrundegehen der Nervenfaser beobachtet werden, so handelt es sich doch andererseits in vielen Fällen, besonders wenn sie nur diskontinuierlich auftreten, um eine reversible Veränderung. Jedenfalls ist Markscheidenzerfall nicht ohne weiteres ein Zeichen dafür, daß die Faser tatsächlich zugrunde geht. Solche Fasern können sich manchmal wieder völlig erholen. Die Erscheinungen des Markscheidenzerfalls sind vielfach die direkte Folge der akuten Pressung, auch bei ständig wirkendem Druck kommen sie zur Beobachtung, vor allem aber auch bei der Arachnitis. Ob sie hierbei mehr durch Druck seitens der strangulierenden Schwarten und endoneuralen Bindegewebswucherung oder mehr durch Quellung infolge von Lymphstauung entstehen, ist schwer zu sagen. Wahrscheinlich spielen beide Momente eine Rolle. Bemerkenswert ist, daß solche leichteren Erscheinungen des Markzerfalls an Wurzeln mehrfach, ohne entsprechende klinisch radikuläre Ausfalls- oder Reizsymptome festgestellt werden konnten. Sie stellen ein sehr feines, morphologisches Reagens der akuten

Markpressung dar. Aber auch bei der chronischen Druckerhöhung, z. B. bei Meningitis serosa, bei Rückenmarkskompression durch Wirbelaffektionen oder Tumoren, ja beim Tumor cerebri sind sie seit langem bekannt.

Über Veränderungen der Achsenzylinder der Wurzelfasern ist wenig mitgeteilt worden. Es werden nur gelegentlich Quellungen, bandartige oder umschriebene Anschwellungen und Vakuolenbildung erwähnt. Wir gehen wohl nicht fehl, wenn wir annehmen, daß auch diese Erscheinungen unter Umständen reversibel sein können. In anderen Fällen allerdings stellen sie nur eine Stufe des Prozesses dar, welcher zum definitiven Untergang des Achsenzylinders führt. Daß sie nach Durchtrennung einer Wurzel das Hauptmerkmal der akuten retrograden Veränderung darstellen, sei nochmals erwähnt.

3. Die Veränderungen des Blutgefäßsystems.

Nachdem wir nunmehr die Veränderungen kennen gelernt haben, welche das Nervenparenchym und die Glia erleiden, wenden wir uns zur Besprechung der Veränderungen, welche das Gefäßsystem aufweist. Bei der Totaltrennung des Markes sind außer dem Marke selbst auch dessen Gefäße an Ort und Stelle durchschossen, durchschnitten oder durchquetscht. Sehr selten kommt es vor, daß eine Totaltrennung der eigentlichen Marksubstanz vorliegt, die Gefäße aber und die Pia erhalten sind. Einen solchen Fall haben Roussy und L'Hermitte beschrieben. Auch bei der partiellen Kontinuitätstrennung des Markes sind stets einzelne Gefäße mit durchtrennt und auch bei der Kontusion sind wohl stets wenigstens kleinere Gefäße in gewisser Zahl verletzt. Bei der reinen Prellschädigung dagegen ist eine primäre Gefäßverletzung keineswegs immer vorhanden. Selbst bei der schwersten Form der Markveränderung nach akuter Pressung, der traumatischen Malazie, bleiben nicht selten die Gefäße im Bereiche des Erweichungsherdes erhalten und sie bilden sogar teilweise den Ausgangspunkt der mesodermalen Proliferation (Gefäßneubildung und adventitielle Gitterzellbildung, später Silberfibrillenbildung und Bildung von kollagenen Fasern), welche dem Abbau und Abtransport der nekrotischen Zerfallsmassen und der Organisation des entstandenen Defektes dient. In anderen Fällen geht allerdings ein Teil der autochthonen Gefäße des malazischen Bezirkes zusammen mit dem ektodermalen Gewebe zugrunde. Trotz dieser relativ großen Resistenz des Gefäßapparates gegenüber der akuten Markpressung ist gerade das Gefäßsystem derjenige Teil des Markes, an welchem die akute Markpressung in erster Linie angreift und auch von vornherein charakteristische Veränderungen hervorruft. Bereits unmittelbar nach dem Trauma ist stets eine Gefäßlähmung zu konstatieren (Marburg, Jakob, Licen, Henneberg, Ricker u. a.). Die Kapillaren und Venulae sind erweitert und strotzend mit Blut gefüllt. Vielfach trifft man auf Thrombosen an größeren und kleineren Arterien und besonders auch in den Vasa vasorum (Marburg). Selbst an der Hauptarterie des Markes der Arteria spinalis anterior und an größeren Wurzelarterien stellte Marburg solche Thrombenbildung fest. Diese Thrombosen sind nach Marburg darauf zurückzuführen, daß die Intima und die Elastika im Momente des Traumas einreißen. Er sah wiederholt, daß sich das Blut zwischen die zerrissenen Membranen und die Media gewühlt hatte. Bisweilen betreffen die Einrisse ausschließlich die Intima, die streckenweise abgehoben und von Blut unterminiert ist. Mott fand in zwei Fällen, die ganz kurze Zeit nach einer Granatexplosion ad exitum kamen, aneurysmatische Erweiterungen an kleinen Arteriolen. Nicht selten kommt es auch zur völligen Ruptur der Gefäßwand. Die zahlreichen Ekchymosen, Petechien und perivaskulären Blutungen, welche in frischen Stadien sowohl nach Schußverletzungen der Wirbelsäule, als auch nach der Einwirkung stumpfer Gewalten, als auch nach Granatexplosionen angetroffen werden, beruhen teilweise auf einer Rhexis der kleineren Gefäße. Dagegen ist die völlige Ruptur der Wand größerer Gefäße und der ihr folgende freie Bluterguß ins Gewebe, die Haematomyelie per rhexim, bei den Schußverletzungen des Markes selten, jedenfalls seltener als bei der Einwirkung stumpfer Gewalten. Die Hämatomyelie betrifft in der Regel die Umgebung des Zentralkanals und die graue Substanz, die Hinterhörner stärker wie die Vorderhörner, doch läßt sie die weiße Substanz keineswegs immer frei, speziell die Grenzschicht ist oft mitbeteiligt, aber auch die übrigen Stränge sind keineswegs immer frei. Die Höhenausdehnung der Hämatomyelie schwankt natürlich ebenso wie die Breitenausdehnung von Fall zu Fall erheblich, in manchen Fällen liegt eine einfache, stift- oder röhrenförmige Blutung vor, die sich über ein bis zwei Rückenmarkssegmente erstreckt, in anderen Fällen umfaßt die Blutung eine sehr große Zahl von Rückenmarkssegmenten, ja den größten Teil der Rückenmarkslänge. Sehr oft handelt es sich nicht um einen einzigen kontinuierlichen Herd, sondern es bestehen außer einem Hauptherd, der eine recht verschiedene Breiten- und Höhenausdehnung haben kann, mehrere, ja zahlreiche kleinere Nebenherde. Bemerkenswert ist, daß eine Hämatomyelie sowohl im Anschluß an einen Kontusionsherd auftreten kann und dann meist von ihm ihren Ausgang nimmt, als auch ohne direkte Verletzung des Markes infolge akuter Markpressung entstehen kann. Der Wirbelkanal ist in diesen Fällen nicht verletzt und oft fehlt, besonders bei Einwirkung einer stumpfen Gewalt, überhaupt jede Verletzung der Wirbelsäule. Es ist ferner daran zu erinnern, daß sich die Hämatomyelie nicht selten erst nach einem gewissen freien Intervall nach dem Trauma entwickelt. Die Gefäßruptur erfolgt in diesen Fällen offenbar erst später, nachdem durch das Trauma zunächst nur einzelne Lagen der Gefäßwand eingerissen waren. Die endgültige Ruptur schließt sich dann manchmal erst unter dem Einfluß einer akzessorischen Noxe, einer Gemütsbewegung, eines zweiten leichteren Traumas, einer Anstrengung an.

In der Literatur, besonders in der französischen, ist vielfach von Hämatomyelie im Anschluß an Granatexplosionen die Rede. Wenn auch zweifellos das Vorkommen zahlreicher kleiner Blutungen in den Meningen und zum Teil auch in der Rückenmarkssubstanz und im Gehirn hierbei festgestellt ist, so ist doch andererseits bisher in keinem Falle die Existenz einer größeren, über mehrere Marksegmente reichenden stift- oder röhrenförmigen Blutung bei reiner Explosionsschädigung anatomisch festgestellt worden. Es muß aber zugegeben werden, daß in manchem der Fälle, in welchem eine Hämatomyelie angenommen wird, das verspätete Auftreten der Symptome nach einem freien Intervall und die Art der Symptome, welche auf eine ausschließliche oder vorzugsweise Beteiligung der grauen Substanz hinweist, eine Hämatomyelie höchstwahrscheinlich macht.

Während Blutungen infolge von Rhexis, jedenfalls größere intramedulläre Blutungen, bei der akuten Markpressung relativ selten sind, sind andererseits Blutungen per diapedesin ein sehr häufiges Vorkommnis. Sie treten vielfach bereits makroskopisch erkennbar als Petechien, Ekchymosen und hämorrhagische Infarcierung in Erscheinung. Ein Teil dieser Diapedesisblutungen ist nur mikroskopisch erkennbar und besteht in Blutaustritten in die perivaskulären Lymphscheiden und durch diese hindurch ins Gewebe. Zahl und Umfang dieser Diapedesisblutungen nimmt in der Regel in den ersten Tagen nach dem Trauma noch zu, ja es treten manchmal frische Diapedesisblutungen noch recht lange Zeit nach dem Trauma auf (Ricker, Borst, Jakob). Andererseits sollen bei reiner Prellschädigung des Markes in den Fällen, in welchen sofort im Momente des Traumas der Tod eintritt, Diapedesisblutungen ganz fehlen. Daß diese Diapedesisblutungen nach Ricker aus der Gefäßlähmung hervorgehen und speziell im prästatischen und poststatischen Zustande auftreten, in welchem noch eine gewisse, aber sehr verlangsamte Blutströmung vorhanden ist, ist ja bereits mehrfach betont worden. Wenn die hämorrhagische Infarcierung des Gewebes eine sehr dichte ist, so kann sie, äußerlich betrachtet, der durch Rhexis entstandenen Hämatomyelie völlig gleichen, besonders wenn sich der Infarkt röhren- oder stiftförmig über mehrere Segmente der grauen Substanz erstreckt. Diese Anordnung des hämorrhagischen Infarktes hängt zweifellos mit der Gefäßverteilung in der grauen Substanz auf das innigste zusammen. Die Diapedesisblutungen bevorzugen die graue Substanz, die Umgebung des Zentralkanals, die hintere graue Kommissur, die Hinterhörner sind Prädilektionsstellen. Doch sind andererseits auch in der weißen Substanz zahlreiche Petechien und Ekchymosen vorhanden. Die hämorrhagische Infarcierung kann sich an der Stelle der ärgsten Markschädigung über den ganzen Querschnitt ausbreiten. Nach oben und unten nimmt dann allmählich Zahl und Umfang der multiplen disseminiert angeordneten Diapedesisblutungen sukzessive ab. Wenn die Diapedesisblutungen sich in Bezirken finden, welche so schwer durch die Pressung gelitten haben, daß es zur Malazie kommt, so entsteht das Bild der roten Erweichung. Befinden sich die Blutaustritte an Stellen, an welchen das Nervenparenchym primär durch das Trauma nicht nennenswert gelitten hat, so kann dasselbe jetzt sekundär durch den Blutaustritt leiden und teilweise dem Untergange verfallen. Daß durch stärkere Grade hämorrhagischer Infarcierung und durch Hämatomyelie per rhexin beträchtliche Teile der grauen und auch weißen Substanz leiden, und entsprechende klinische Symptome nach sich ziehen, ist selbstverständlich. Dabei kann ein mehr oder weniger beträchtlicher Teil des Nervengewebes dauernd zugrunde gehen. Aber es ist andererseits erstaunlich, bis zu welchem Grade die initialen Ausfallserscheinungen allmählich wieder zurückgehen können. Die Blutungen per rhexin et per diapedesin gehören zu den an sich reversiblen Veränderungen und die nervösen Elemente, welche nicht durch die Blutung definitiv erdrückt worden sind, können nach der Resorption des hämorrhagischen Ergusses ihre Funktion wiedererlangen. Die Resorption vollzieht sich, je nachdem, ob durch die Blutung die Glia mit zerstört ist oder nicht, nach dem mesodermal-gliösen oder rein gliösen Typus.

Mit der Gefäßlähmung und Stase, mit der Thrombose, mit den Blutungen per rhexim et per diapedesim ist aber die Rolle, die das Gefäßsystem beim Rückenmarkstrauma spielt, keineswegs erschöpft. Man sieht schon, wie das besonders Marburg nachgewiesen hat, in den ersten Wochen nach dem Trauma Veränderungen der Intima im Sinne umschriebener Wucherung des Endothels. Es handelt sich um eine Endarteriitis obliterans traumatica. Diese Gefäßveränderungen treten an der Stelle der stärksten Einwirkung des Traumas am deutlichsten hervor, sind aber auch in näherer, ja selbst weiterer Entfernung von derselben deutlich nachweisbar (Marburg). Diese Endarteritiden sind schon seit langem durch Kronthal, Bernhardt, Friedmann u. a. bekannt. Nach Granatexplosionen haben sie Mairet und Durante nachgewiesen. Marburg konnte in relativ frischen Fällen mehrfach nachweisen, daß die Intima von der Elastika abgehoben war, in etwas späteren Fällen fand er dann bereits unter der abgehobenen Intima wuchernde Endothelzellen. Ebenso sah er bei primärem Einriß der Intima oder der Intima und Elastika reparatorische Wucherungen an dem Gefäßendothel auftreten. In der Regel erreichen diese endarteritischen Veränderungen erst nach vielen Monaten ihren Höhepunkt, es kann zum völligen Gefäßverschluß kommen. In späteren Jahren fand Marburg die Veränderungen eher etwas weniger ausgesprochen. Außer der Intima zeigt auch die Adventitia nicht selten ausgesprochene Proliferationsvorgänge, in den Rückenmarkshäuten kann sie später vielfach die Matrix zur Bildung freier Zellen abgeben. Die Media beteiligt sich entweder gar nicht oder zeigt nur eine sekundäre Beteiligung, wenn die Intimaveränderungen einen höheren Grad erreicht haben. Ausgesprochen hyaline Wandveränderungen der Gefäße beschreibt L'Hermitte. Marburg bezeichnet diese posttraumatisch auftretenden und chronisch progressiv sich entwickelnden Gefäßveränderungen als traumatische Vasopathien. Die Folgen dieser Vasopathien können nicht ausbleiben. Marburg sagt zwar, daß er im Rückenmark niemals eine echte selbständige Spätmalazie beobachtet habe, wie solche im Gehirn als Folge von chronisch progressiven Gefäßveränderungen ja seit langem bekannt sind. Borst und Ricker haben aber solche Spätmalazien auch im traumatisch geschädigten Rückenmark mehrfach angetroffen. Ich selbst habe sie auch einwandsfrei festgestellt. Ricker bringt allerdings diese Spätmalazien nicht mit einer Gefäßwanderkrankung in Verbindung, sondern erklärt sie durch spätes Auftreten einer kapillaren Stase. Ich habe schon früher betont, daß die Rickersche Auffassung mit der Erklärung der Spätmalazien durch Vasopathien nicht unvereinbar ist. Beide Faktoren können die Ursache für Spätmalazien abgeben. Spätblutungen durch nachträgliches Bersten einer endarteritisch veränderten Gefäßwandung oder durch Arrosion der Wandung infolge von Erweichung des umgebenden Gewebes, wie sie Bollinger im Gehirn beschrieben hat, sind im Rückenmark bisher nicht beobachtet worden.

Marburg bezieht das späte Auftreten von degenerativen Veränderungen und Zerfallserscheinungen an einzelnen Nervenfasern und Zellen, die er des öfteren beobachtet hat, auf die chronisch progressiven Gefäßveränderungen. Es ist nach seinen Ausführungen sehr wahrscheinlich, daß diese Gefäßveränderungen auch bei dem Zustandekommen der Pseudotabes posttraumatica, der posttraumatischen, chronisch progressiven Muskelatrophie und anderer posttraumatischer progressiver Krankheitsbilder, die symptomatologisch an die multiple Sklerose erinnern, eine beträchtliche, wenn auch nicht die einzige Rolle spielen.

Die Gefäße des Rückenmarkes können auch sekundäre Veränderungen durch die Erkrankungen der Meningen erleiden. Besonders die Arachnitis adhaesiva sero-fibrosa führt nicht selten zur Umklammerung und Kompression kleinerer und größerer Rückenmarksgefäße. Marburg beobachtete, daß selbst eine so beträchtliche Arterie, wie die Spinalis anterior, von der sie umhüllenden meningitischen Schwarte so stranguliert werden kann, daß es zur Thrombose in ihrem Innern kommt. Auch in den Fällen, in welchen vor allem die Pia der Sitz der chronisch-meningealen Veränderungen ist, leiden die ins Mark eintretenden Randgefäße, besonders die kleineren Kalibers, bisweilen beträchtlich, und es kommt infolgedessen zu einer typischen Randdegeneration, welche der bei anderen Meningitiden beobachteten sehr stark ähnelt.

4. Die Veränderungen des Lymphgefäßsystems.

Wir kommen nunmehr zur Besprechung der Veränderungen seitens des Lymphgefäßsystems. Zunächst gehört eine mehr oder weniger starke Ödematisierung mehr oder weniger ausgedehnter Markbezirke zu den konstantesten initialen Erscheinungen der traumatischen Markveränderungen. Bei der Totaltrennung des Markes sind die beiden Stümpfe anfangs oft beträchtlich ödematös durchtränkt und angeschwollen, am stärksten im Bereich der Trümmerzone, aber auch weitab von dieser finden wir ausgedehnte Bezirke mehr oder weniger durchtränkt. Die Marksubstanz quillt beim Einschneiden stark vor. Besonders bei der Biopsie tritt die sukkulente Beschaffenheit und die Schwellung des Organes oft deutlich hervor. Ebenso ist bei der partiellen Durchtrennung des Markes und bei der Kontusion das Gewebe im Bereiche der Verletzung stark ödematös durchtränkt, aber auch weitab von dieser Trümmerzone findet sich ein diffuses oder auch mehr herdförmig umgrenztes traumatisches Ödem. Auch bei der reinen Prellschädigung des Rückenmarkes gehört das Ödem mit zu den am frühesten hervortretenden sinnfälligen Veränderungen.

Das sogenannte akute traumatische Ödem nimmt nicht selten in den ersten Tagen nach dem Trauma an Intensität und Extensität zu. Besonders bei Halsmarkläsionen wird das aufsteigende Ödem zu einer ernsten Gefahr dadurch, daß der Phrenikuskern von ihm ergriffen wird und sehr oft tritt der Tod unter dem Bilde typischer Atemlähmung ein. Man kann nicht selten verfolgen, wie sich das Ödem von einem kleinen, zirkumskripten Kontusionsherd allmählich über den gesamten Querschnitt verbreitet und die anfänglich umgrenzten Ausfallserscheinungen in das Bild der vollkommenen Querschnittsunterbrechung übergehen, und kann ferner beobachten, wie das Ödem von dem Kontusionsherde aus aufsteigt und sukzessive ein Marksegment nach dem anderen befällt. Inzidiert man in einem solchen Falle den Kontusionsherd, oder auch im Falle einer reinen Prellschädigung den malazischen Herd, so kann man beobachten, wie nach der Säuberung der Kontusions- oder Erweichungshöhle aus deren Wandung fortgesetzt Gewebsflüssigkeit nachquillt und wie sich allmählich mit dem Hervorsickern der ödematösen Flüssigkeit die Anschwellung des Rückenmarks und die sukkulente Beschaffenheit desselben in der Umgebung der Erweichungshöhle mehr und mehr verlieren und ausgleichen. Das akute traumatische Ödem, das sich klinisch in einer Zunahme der Ausfallserscheinungen in den ersten Tagen nach dem Trauma zu erkennen gibt, bildet eine wichtige Indikation zum operativen Vorgehen.

Das traumatische Ödem wird von Ricker in erster Linie auf die Gefäßlähmung zurückgeführt. Infolge der verlangsamten oder aufgehobenen Blutzirkulation kommt es zum Austritt von seröser Flüssigkeit aus den Gefäßen und damit zur ödematösen Durchtränkung des Markes. Es ist aber sehr wahrscheinlich, daß das Lymphgefäßsystem selbst von vornherein durch das Trauma in ähnlicher Weise geschädigt wird wie das Blutgefäßsystem (Henneberg, Duret, Gussenbauer, Marburg, Jakob, Licen, Spatz u. a.). Infolge der plötzlichen starken Druckerhöhung, welche im Momente der akuten Markpressung auch im Lymphgefäßsystem eintreten muß, kommt es vielfach zum Bersten der zarten gliösen Membranen, welche die Lymphräume des Rückenmarkes begrenzen. Solche Rupturen an der gliösen Limitans der Gefäße sind von Marburg und anderen mehrfach festgestellt worden. Ein sehr auffälliger Befund, den ich schon 1904 als eine der wesentlichsten Erscheinungen bei akuter Hirnpressung beschrieben habe, ist die starke Erweiterung der perivaskulären Lymphräume. Marburg fand innerhalb dieser Räume, sowohl in dem perivaskulären Hisschen Lymphraum, als auch in dem zwischen den beiden Blättern der gliösen Membrana limitans eingeschlossenen Kammersystem, welches er als Heldschen Lymphraum bezeichnet, eine geronnene, zartgefärbte und spärliche zellige Elemente enthaltende Masse, die er als geronnene Lymphe anspricht.

Es kann wohl keinem Zweifel unterliegen, daß der Austritt von Lymphe aus den Lymphgefäßen und von seröser Flüssigkeit aus den Blutgefäßen, und die ödematöse Durchtränkung des Markes eine Noxe für das Nervenparenchym bedeutet. Sie geben sicher zu Quellungserscheinungen der Markfasern und Ganglienzellen Veranlassung. Bauer und Amos haben nachgewiesen, daß besonders die weiße Substanz des Rückenmarks gegenüber den verschiedensten Agenzien eine enorme Quellbarkeit besitzt. Die geringste Änderung der Isotonie der umspülenden Flüssigkeit führt nach Bauer bereits zu sehr starker Quellung. Es ist daher sehr wahrscheinlich, daß die Schwellungen, welche an Achsenzylindern und Ganglienzellen beobachtet werden, zum Teil auf das akute Marködem zurückzuführen sind. Diese Veränderungen des Nervenparenchyms durch Quellung sind aber in hohem Grade reversibel, und da das akute traumatische Ödem selbst sehr oft bald wieder resorbiert wird, so nimmt es nicht wunder, daß die auf dasselbe zurückgehende Zunahme der Ausfallserscheinungen in den ersten Tagen nach dem Trauma auch wieder früher oder später zurückgeht. Geradezu frappierend ist der fast unmittelbare Rückgang der Ausfallserscheinungen, wenn durch Inzision des Kontusionsherdes die akute ödematöse Durchtränkung der Nachbarschaft rasch und gründlich behoben wird. Andererseits muß an dieser Stelle nochmals betont werden, daß das akute Ödem, besonders wenn es sich rasch entwickelt, zunächst eine so schwere Noxe für die Nervenfasern und Ganglienzellen darstellt, daß deren Funktion zunächst total aufgehoben wird. Das sehen wir besonders deutlich bei Halsmarkverletzungen, bei denen durch das aufsteigende Ödem sukzessive ein Marksegment nach dem anderen völlig ausgeschaltet wird und der Tod unter Atemlähmung eintritt, wenn das Ödem das vierte Zervikalsegment und die hier gelegenen Phrenikuskerne ergreift. So führt ein an sich völlig reversibler Prozeß und eine an sich völlig reversible Ganglienzellveränderung zum Tode, weil die auch nur temporäre Ausschaltung derselben mit der Fortdauer des Lebens unvereinbar ist. Darin liegt eine große Tragik und ein Mahnruf, bei jeder Halsmarkverletzung, unbedingt operativ zu intervenieren und der Ausbreitung des akuten Ödems wenn irgend möglich Einhalt zu gebieten.

Schädigungen des Nervenparenchyms durch Störungen der Lymphzirkulation treten nun aber nicht nur in der ersten Zeit nach dem Trauma, in welcher das akute traumatische Ödem eine wesentliche Rolle spielt, auf, sondern solche kommen auch in der Folge vielfach dadurch zustande, daß sich an den Meningen, besonders an der Pia und der Arachnoidea ein chronisch progressiver Proliferationsprozeß entwickelt, der bei den innigen Wechselbeziehungen, welche zwischen dem intramedullären Lymphsystem des Markes einerseits und den Meningen und dem Liquor cerebrospinalis andererseits bestehen, zu Lymphstauungen und zur Ödematisierung führen muß. Das tritt bei der Meningitis serosa und der Arachnitis serofibrosa adhaesiva cystica klar hervor. Nicht nur das Mark leidet hierbei unter den Folgen der Lymphstauung, sondern auch besonders die Wurzeln, an denen diese meningealen Prozesse ganz besonders stark ausgeprägt sind. Die Schwellung und ödematöse Durchtränkung des Markes und der Wurzeln ist bei der Arachnitis oft sehr ausgesprochen und der oft überraschend schnelle Rückgang schwerer radikulärer und medullärer Reiz- und Ausfallserscheinungen, welcher der operativen Beseitigung der meningealen Störungen und der Wiederherstellung normaler Kommunikationen zwischen dem intramedullären und intraradikulären Lymphsystem und dem Liquor cerebrospinalis folgt, spricht mit großer Wahrscheinlichkeit dafür, daß die klinischen Symptome einer ödematösen Durchtränkung des Gewebes wenigstens zum Teil ihre Entstehung verdankten. Die bisweilen überraschenden Besserungen, welche einer ausgiebigen Lumbalpunktion unmittelbar folgen, können in demselben Sinne gedeutet werden.

5. Die Veränderungen an den Meningen.

Die Dura mater kann bei den traumatischen Schädigungen des Rückenmarkes direkt mitverletzt sein. Völlige Kontinuitätstrennung des gesamten
Duralrohrs ist aber immerhin eine Seltenheit. Liegt eine solche vor, so bewirkt
sie, daß die beiden Stümpfe des gleichfalls durchtrennten Markes weit auseinander weichen, während die Diastase der Markstümpfe da, wo die Dura
wenigstens teilweise ihren Zusammenhang bewahrt hat, viel geringer ausfällt.
Bemerkenswert ist auch, daß bei den Totaltrennungen des Markes durch stumpfe
Gewalten, in specie bei den Totalluxationsfrakturen der Wirbelsäule die Dura
fast niemals total durchtrennt ist. Es kommt sogar gar nicht selten vor, daß
das Mark eine völlige Totaltrennung aufweist und die Dura selbst überhaupt
keine Lücke erkennen läßt; ihre feste Gewebsbeschaffenheit ist gegenüber der
Quetschung viel widerstandsfähiger als das weiche Rückenmarksgewebe. In
der größten Mehrzahl der Fälle, in welchen die Dura durch ein Geschoß, ein
Knochenfragment, ein spitzes Instrument verletzt ist, handelt es sich um mehr
oder weniger umschriebene Einrisse oder Durchlöcherungen. Bei Durchschüssen
durch den Duralsack kommt es gelegentlich zu einer Durchlöcherung der Hinterwand und der Vorderwand (sogenannter Doppelknopflochschuß). Nicht selten
sind kleinere Geschoßsplitter, Knochenfragmente oder Knochensplitter, aber
auch von außen eingeschleppte Fremdkörper, besonders Tuchfetzen in die
Dura eingespickt, oder bei kleinerem Kaliber regelrecht eingesprengt. An der
Außenfläche der Dura findet sich bei Verletzungen des Wirbelkanals ein mehr
oder weniger umfangreicher Bluterguß, der bei den Schußverletzungen im
allgemeinen nicht so groß ist, daß er eine selbständige, kompressive Noxe für
das Mark darstellt, bei der Fraktur und Luxation der Wirbelsäule durch
stumpfe Gewalt aber oft doch eine so beträchtliche Ausdehnung erlangt, daß
er eine akzessorische Mark- oder Wurzelschädigung mit sich bringt. Gelegentlich
kommt es vor, daß ein epiduraler Bluterguß, welcher von einer Wirbelfraktur
und der Eröffnung der im Wirbelkanal gelegenen venösen Blutleiter ausgeht,
die alleinige Quelle der Mark- bzw. Wurzelschädigung darstellt. Innerhalb
des epiduralen Blutergusses können Knochensplitter oder Fragmente, Geschoßsplitter, ja selbst ganze Projektile versteckt liegen. Bei reiner Prellschädigung
des Markes, d. h. also in den Fällen, in welchen der Wirbelkanal nicht eröffnet
wird, fehlt ein freier epiduraler Bluterguß entweder ganz, oder wenn er vorhanden ist, so beschränkt er sich auf einen dünnen hämorrhagischen Belag.
Fast stets zeigt auch das epidurale Fettgewebe eine mehr oder weniger starke
hämorrhagische Infarcierung. Diese ist stärker bei direkter Verletzung des
Wirbelkanals, kommt aber in gewissem Umfange auch bei reiner Prellschädigung
des Rückenmarkes ohne Eröffnung des Wirbelkanals vor. Die hämorrhagische
Infarcierung kommt im letzteren Falle im wesentlichen durch Diapedese zustande. An der Innenseite zeigt die Dura in den Fällen, welche mit ihrer Verletzung einhergehen, nicht selten einen dünnen, hämorrhagischen Belag; ein
solcher kann aber auch ganz fehlen. Bei reiner Prellschädigung fehlt er fast
stets, ist aber gelegentlich auch hierbei beobachtet worden. Die weiteren Veränderungen beruhen nun in der Hauptsache auf der Organisation der epiduralen
Auflagerungen. Es kommt zu einer reichlichen Vaskularisation derselben und
jenem mesodermalen Prozesse, welcher dem Abbau und Abtransport des Blutes
dient. Man findet noch nach sehr langer Zeit Reste vom Blutpigment meist
innerhalb von mesodermalen Abräumzellen. Mauß beschreibt frische Spätblutungen innerhalb der epiduralen, in der Organisation begriffenen Auflagerungen, offenbar durch Ruptur der zarten neugebildeten Gefäße bedingt. Er
begegnete aber auch wiederholt kleinen entzündlichen Granulationsherden,

besonders im epiduralen Fettgewebe, und ferner einer starken, perivaskulären, leukozytären Infiltration. Derartige echt entzündliche Veränderungen treten aber nur auf, wenn eine Infektion des epiduralen Blutergusses zustande gekommen ist.

Völlige Vereiterung eines epiduralen Hämatoms ist äußerst selten. Ich sah es nur einmal. Dagegen kommt es bei der eitrigen Osteomyelitis der Wirbelsäule bisweilen zur Ansammlung eines größeren eitrigen Exsudates im periduralen Raum mit mehr oder weniger starkem Druck auf das Mark und die austretenden Wurzeln und bisweilen mit konsekutiver Meningitis (Goldstein, eigene Beobachtungen). Auch kommt es vor, daß um extradural gelegene Geschosse gelegentlich eine Eiterung entsteht und daß durch diese die Dura allmählich arrodiert wird und eine Leptomeningitis purulenta auftritt (Bauer).

Mit dem Fortschreiten des Organisationsprozesses wandelt sich der epidurale Bluterguß mehr und mehr in eine derbe Schwiele um. Diese peripachymeningitischen Schwielen haben oft eine beträchtliche Dicke, in ihrem Innern trifft man nicht selten auf Knochensplitter oder Geschoßsplitter. Sie können unter Umständen das Mark beträchtlich komprimieren, ja bisweilen so strangulieren, daß es zu sanduhrförmigen Einschnürungen des Rückenmarkes kommt, wie es Marburg beschrieben hat. Diese Pachymeningitis externa tritt manchmal als eine selbständige Spätnoxe auf und kann da zu schwerster Schädigung des Markes führen, wo dasselbe anfänglich durch die direkte Einwirkung des Traumas gar nicht oder wenig geschädigt war. Der fibröse Anteil der Dura selbst ist bei dieser Schwielenbildung nach Marburg sehr wenig oder gar nicht beteiligt. Er erleidet beim Rückenmarkstrauma keine nennenswerte Veränderung, die peripachymeningitische Schwielenbildung kommt fast ausschließlich auf das Konto der epiduralen, in der Folge organisierten Auflagerungen. An dieser Schwielen- und Schwartenbildung beteiligt sich bisweilen auch die periostale Auskleidung des Wirbelkanals (Benda), die mit der epiduralen Schwiele innig verwachsen sein kann und an ihrer Bildung einen beträchtlichen Anteil nimmt. Die Veränderungen an der Innenfläche der Dura bestehen einmal in der Organisation eines hier vorhandenen hämorrhagischen Belages. Diese geschieht wiederum durch reichliche Gefäßneubildung von der Dura aus. Die neugebildeten Gefäße können bersten und zu erneuten frischen Blutungen führen, doch ist das Bild der typischen Pachymeningitis interna haemorrhagica im ganzen selten. Aber auch da, wo ein innerer hämorrhagischer Belag an der Innenfläche der Dura ganz fehlt, bestehen doch fast stets erhebliche Veränderungen, die in einer bisweilen geradezu exorbitanten Wucherung des Duraendothels bestehen. Diese sind begleitet von ausgesprochenen Gefäßveränderungen im Sinne einer Proliferation des Gefäßendothels, Adventitiawucherung, Thrombosen in diesen Gefäßen selbst und in den Vasa vasorum. Die extraduralen und die an der Innenfläche der Dura sich abspielenden Veränderungen addieren sich zueinander und bilden zusammen die pachymeningitische Schwiele, welche die vorhin beschriebenen Einwirkungen auf das Mark ausübt.

Die Veränderungen der Arachnoidea bestehen bei den direkten Verletzungen des Markes in einer mehr oder weniger ausgedehnten Zerreißung. Aber auch bei der reinen Prellschädigung kommt es nicht selten zur Sprengung feinerer Lamellen und zur Gewebslockerung; das ist kein Wunder, wenn man berücksichtigt, daß der Liquor cerebrospinalis hierbei eine plötzliche enorme Drucksteigerung erfährt, welche naturgemäß auch auf die feine, in ihm gleichsam ausgespannte Spinnwebehaut, in deren Kammern und Maschen der Liquor zirkuliert, stark einwirken muß. Die Arachnoidea besitzt zwar kein eigenes Gefäßsystem, wohl aber ziehen in ihr zahlreiche Gefäße von der Dura zur Pia herüber. Diese Gefäße bersten leicht, sowohl bei direkter Markverletzung,

als auch gelegentlich bei reiner Prellschädigung, und so kommt es zu einer
Ansammlung von Blut im Subduralraum und Subarachnoidealraum. Im
letzteren fängt sich der Bluterguß leicht in dem Maschenwerk der Arachnoidea
und kann an Ort und Stelle liegen bleiben. In den Subarachnoidealraum ergießt
sich aber auch leicht Blut, das aus verletzten Gefäßen der Pia und des Markes
stammt. Auch diese subarachnoideale Blutung kann mehr oder weniger lokal
in den Maschen der Arachnoidea aufgehalten werden, sie kann sich aber auch
mehr und mehr nach abwärts senken und bei hochsitzender Markverletzung
in den Subarachnoidealraum der Kauda gelangen, wo sie zwischen deren Strängen
verfangen bleibt. Gelegentlich finden sich auch im Subarachnoidealraum oder
Subduralraum kleinere oder größere Knochensplitter, Geschoßsplitter, ja ganze
Projektile. Auch eingeschleppte Fremdkörper, besonders Kleiderfetzen sind
festgestellt worden. Diese Corpora alinea haben eine besondere Bedeutung
insofern, als sie ebenso wie ein eventueller hämorrhagischer Erguß einen ständigen Reiz auf das hierfür offenbar besonders empfindliche zarte Arachnoideal-
gewebe ausüben, welcher zu einem chronisch progressiven, proliferatorischen
Prozeß an der Arachnoidea führt. Diese Fremdkörper haben aber noch dadurch eine besondere Bedeutung, daß sie unter Umständen die Träger von
Infektionskeimen sind, welche durchaus nicht immer zur eitrigen Meningitis
führen, aber auf den Grad und die Ausdehnung der chronisch progressiven
Arachnitis, die in der Mehrzahl der Fälle sich früher oder später an das Rückenmarkstrauma anschließt, einen erheblichen Einfluß ausüben. Infektiöse Momente
sind es auch, welche bei der Osteomyelitis oder bei einer anders bedingten, z. B.
um extradurale Geschosse lokalisierten Eiterung auf die Intensität und Extensität der Arachnitis einwirken.

Histologisch betrachtet bemerkt man bei der Arachnitis stets, daß sich
die starken Wucherungen des Endothels der Dura, von denen vorhin schon
die Rede war, auf die Arachnoidea fortsetzen und längs der Arachnoidealbalken
pialwärts streichen (Marburg). Außerdem besteht aber eine starke Proliferation des Arachnoidealendothels selbst, nur wird dieses nicht, wie an der Dura
mehrschichtig, sondern bleibt einschichtig und führt daher zu einer starken
flächenhaften Vermehrung, zur Entstehung von Arachnoidealzotten und zur
Bildung neuer kleiner und kleinster Kammern. In diesen Kammern enthält
der Liquor oft freie, zellige Elemente in größerer Zahl, Lymphozyten, Leukozyten, Plasmazellen, Abräumzellen, welche aus dem Marke stammen, abgelöste
Adventitiaelemente. In den Kammern kann es zu Gerinnungsvorgängen
kommen, welche zu Verklebungen und Verbackungen der Kammerwände
untereinander und zur Bildung größerer und kleinerer arachnoidealer Zysten
führen. Man spricht in solchen Fällen von Arachnitis cystica. Die Zysten
erreichen oft eine beträchtliche Größe und sind meist prall mit Liquor gefüllt.
Oder es kommt zur Verklebung der Arachnoidea mit der Pia und bisweilen
auch mit der Dura (Arachnitis adhaesiva). In anderen Fällen ist es weniger
das Endothel der Arachnoidea, als vielmehr das fibröse Gewebe derselben,
das in Wucherung gerät; es kommt zur Ausbildung einer derben Membran,
welche aus fibrillärem, kernarmem Bindegewebe besteht, das lamellär gefügt
ist und mit Zotten und Vorsprüngen besetzt ist (Arachnitis fibrosa). Die arachnitischen Membranen, Zysten und Adhäsionen finden sich nicht nur um das
Rückenmark herum, sondern sie umgeben auch ganz besonders die Wurzeln.
Speziell an der Cauda equina ist der Prozeß oft ganz besonders stark ausgesprochen. An den Wurzeln greift der Prozeß direkt auf das endoneurale
Bindegewebe über, das eine ausgesprochene Proliferation erkennen läßt. Nicht
selten finden sich gerade im Bereiche der Kauda, in die arachnitischen Membranen und das zystische Kammermark derselben Knochensplitter, Geschoß-

splitter, ja ganze Projektile eingeschlossen. Meist sind diese Fremdkörper von derbem, fibrösem Gewebe abgekapselt. Daneben stößt man auf völlig abgekapselte, von einer derben Membran umschlossene Zysten, die teils mit klarer, teils von gelb gefärbter Flüssigkeit gefüllt sind. Im letzteren Falle sind in der Zystenwand noch Reste des ursprünglich hier vorhandenen Blutergusses festzustellen. Benda fand außerdem wiederholt im Bereiche der Kauda abgekapselte Eiterherde. Es scheint auch, als ob die fibröse Bindegewebsproliferation im Bereiche der Kauda zu einer Knochenneubildung führen kann. Marburg erwähnt ein solches Vorkommnis und betont die Aussichtslosigkeit, zu welcher in solchen Fällen die operative Therapie verdammt ist.

Die Schädigungen, welche das Mark und die Wurzeln durch die Arachnitis erleiden, liegen auf der Hand. Teils handelt es sich um eine direkte mechanische Kompression durch abgesackte und prall gefüllte größere Zysten, teils um Strangulierung durch arachnitische Membranen und Stränge, vielfach werden gerade Wurzeln durch solche fibröse Stränge regelrecht abgeknickt. Außer der mechanischen Druckschädigung kommt aber noch das Moment der Lymphstauung in Betracht. Durch die arachnitischen Verklebungen ist die Liquorpassage auf das schwerste behindert, die aus dem Mark normaliter in den Subarachnoidealraum übertretende Lymphe staut sich und das muß zu Ödematisierung des Markes, zu Quellungserscheinungen der Nervenfasern und Ganglienzellen, und bei stärkerer Stauung zur Kompression der einzelnen nervösen Parenchymelemente führen. Dazu kommt noch als dritter schädigender Faktor, daß der Liquor cerebrospinalis teils durch Behinderung seiner Zirkulation, teils wohl aber auch infolge vermehrter Liquorbildung eine oft erhebliche Drucksteigerung erfährt, die naturgemäß ihren schädigenden Einfluß auf das Mark und die Wurzeln nicht verfehlen kann. Dementsprechend bestehen die Veränderungen der Nervenfasern und Ganglienzellen bei der Arachnitis in Atrophie der Markscheiden, ja völliger Demyelinisation, in Anschwellungen der Markscheiden mit Markballenbildung, in Zerfall der Markscheiden, in Quellungserscheinungen an den Achsenzylindern, in schweren Fällen in totalem Untergang der Nervenfasern. Besonders im Gebiete der Kauda stößt man auf Wurzeln, die keine einzige Faser mehr enthalten. In anderen Wurzeln findet man eine beträchtliche Marklichtung, teils diffus über den Querschnitt verbreitet, teils mehr die Randzone betreffend, teils mehr an den zentralen Bündeln. Die Ganglienzellen zeigen Quellungsvorgänge, Zellauflösung, Zellschatten, Zellatrophie.

Die durch den mechanischen Druck und die Lymphstauung mit anschließender Quellung bewirkte Schädigung der Markelemente ist, sofern die Noxe noch nicht zu lange bestanden und zum völligen Untergang der letzteren geführt hat, zum Teil als reversibel anzusehen. Wir sehen jedenfalls nach operativer Beseitigung der komprimierenden und strangulierenden Zysten und Membranen, nach Lösung der Verklebungen und Verwachsungen die schwersten Reiz- und Ausfallserscheinungen von seiten des Rückenmarkes und der Wurzeln oft überraschend schnell verschwinden oder geringer werden. In anderen Fällen, in denen die Beseitigung der schädigenden Faktoren nicht oder nur ungenügend gelingt, hat die Operation keinen oder nur geringen Erfolg und nicht selten beobachtet man nach einer Besserung der Symptome, die der Operation anfangs folgte, früher oder später wieder eine Verschlechterung, da der arachnoideale Prozeß seinen Fortgang nimmt.

Bemerkenswert ist die große Ausdehnung der Arachnitis. Sie ist zwar zumeist in der dem Angriffspunkte des Traumas entsprechenden Höhe am stärksten ausgesprochen, erstreckt sich aber von hier aus fast stets über weite Strecken des Markes aufwärts und abwärts. Bei Affektionen der Kauda und der unteren Markabschnitte kann sie bis zum Halsmark, ja bis zur Oblongata reichen, bei Affektionen des Halsmarkes und oberen Brustmarkes bis zum Konus und zur Cauda equina. Allerdings bedeutet diese anatomisch feststellbare Ausdehnung des arachnitischen Prozesses keineswegs, daß nun im gesamten Bereiche desselben auch Mark und Wurzeln eine Schädigung aufweisen, die sich in Reiz- und Ausfallssymptomen zu erkennen geben müßte. Davon ist keine Rede. Aber im Bereiche und in der nächsten Umgebung des traumatischen Rückenmarksherdes, in welcher die Arachnitis am stärksten ausgeprägt ist, gibt sie sich doch sehr oft in mehr oder weniger schweren Ausfalls- und Reizerscheinungen von seiten der juxta-, supra- und infraläsionellen Markabschnitte und Wurzeln zu erkennen. Entscheidend ist hierbei die Intensität des meningealen Prozesses.

Schließlich sei auch hier noch einmal darauf hingewiesen, daß die Arachnitis, die ja überhaupt erst eine gewisse Zeit nach dem Trauma zur vollen Entwicklung gelangt, bisweilen in solchen Fällen, in denen eine initiale Markschädigung durch das Trauma gar nicht stattgefunden hat, als selbständige akzessorische Noxe besonders klar hervortritt. Bemerkenswert ist auch, daß sie wiederholt in Fällen beobachtet worden ist, in denen eine Verletzung der Wirbelsäule überhaupt nicht stattgefunden hat. Das gilt besonders für Fälle mit Einwirkung einer stumpfen Gewalt, aber dieses Vorkommnis ist auch bei Schußverletzungen von Marburg und Mauß und Krüger beobachtet worden. Bei posttraumatischen Krankheitsbildern, wie der Pseudotabes posttraumatica, der chronisch progressiven posttraumatischen Muskelatrophie, den der multiplen Sklerose symptomatologisch ähnelnden Krankheitsbildern, die Marburg, Mauß und Krüger u. a. beschrieben haben, und die auch ich beobachtet habe, spielen offenbar neben den Vasopathien auch meningeale Prozesse eine hervorragende Rolle.

Den Veränderungen der Pia mater kommt nicht die gleiche praktische Bedeutung zu, wie denen der Dura und Arachnoidea. Bei der Totaltrennung des Markes ist die Pia fast stets total mit durchtrennt. Ebenso ist sie bei partieller Kontinuitätstrennung an der Stelle der Läsion zerrissen und auch bei Kontusionen oft mehr oder weniger tiefgreifend zerstört. Doch gibt es auch echte Markkontusionen, bei denen der piale Überzug seine Kontinuität und seinen Gewebsverband bewahrt, während die darunterliegende Markpartie eine Zerlegung in Bruchstücke erleidet. Darin gibt sich die größere Widerstandskraft der mesodermalen Pia gegenüber der kontundierenden Gewalt im Gegensatz zu dem empfindlichen ektodermalen Markgewebe deutlich zu erkennen. Bei jeder Kontinuitätstrennung oder Kontusion der Pia ist dieselbe hämorrhagisch infiltriert. Der intrapiale und subpiale Bluterguß kann sich verschieden weit ausdehnen. Die eröffneten pialen Gefäße ergießen ihren Inhalt aber auch zum Teil in den Subarachnoidealraum, worauf wir ja bereits vorhin hingewiesen haben. Bei reiner Prellschädigung des Markes ist die Pia meist unverletzt, im Gegensatz zur Arachnoidea, deren zartes, im Liquor ausgespanntes Netzwerk bei der akuten Pressung gar leicht hier und dort gesprengt wird. Es ist wiederholt beobachtet worden, daß infolge der Prellschädigung der gesamte Markquerschnitt der Nekrose und Erweichung verfällt, während die piale Hülle vollkommen unbeschädigt stehen bleibt. Cassirer hat einen Fall beschrieben, bei dem sich diese totale Auflösung des Markgewebes über zahlreiche Marksegmente durch das ganze untere Brustmark und obere Lumbosakralmark erstreckte. Roussy und L'Hermitte haben eine solche völlige Aufhebung der Markkontinuität bei erhaltener Pia im Bereiche des Halsmarkes beobachtet. Ich habe einen Fall beobachtet, bei dem vom gesamten Markquerschnitt außer der Pia nur ein schmaler, subpialer, gliöser Randsaum und ein zentral gelegener, der Umgebung des Zentralkanals entsprechender gliöser Stift erhalten geblieben war. Zeigt also die Pia der Prellschädigung gegenüber eine große Resistenz, so kommt es doch gelegentlich zur Berstung kleiner pialer Gefäße und damit zu intrapialen und subpialen Hämorrhagien. Diese Hämorrhagien stellen bei der reinen Explosivschädigung einen fast konstanten Befund dar. Die Pia zeigt in den Fällen, in welchen sie keine direkte Verletzung erleidet und keine hämorrhagische Infiltration erfährt, im Gegensatz zur Arachnoidea, in der Regel auch in der dem Trauma folgenden Zeit keine sehr ausgesprochenen Veränderungen. Es kommt zu einer gewissen Vermehrung des Bindegewebes (Marburg). Nur in einzelnen Fällen ist der Prozeß stärker ausgesprochen, besonders dann, wenn eine Blutung in die Pia stattgefunden hatte. Dann entwickelt sich ein stärkerer proliferatorischer Prozeß, der dem Abbau, Abtransport und der Organisation der Hämorrhagie dient, der aber darüber hinaus zu einer Verklebung der Pia mit der Arachnoidea und unter Umständen auch mit der Dura führt, so daß alle drei Häute eine fest verbackene, einheitliche Membran bilden. In jedem Falle, in welchem die Pia solche chronische Veränderungen aufweist, kommt es auch zu einer mehr oder weniger festen Verlötung derselben mit dem Marke selbst, die Randglia des Markes, die eine starke Wucherung erfährt, treibt überall zapfenförmige und kammförmige Vorsprünge vor, die in die Pia einwachsen. Es kommt hierbei gelegentlich zu einer Verlegung und Verödung des pialen Gefäßnetzes und der von ihm ins Mark eindringenden Gefäße und damit zu einer Randnekrose des Rückenmarkes. In leichteren Fällen gibt sich der piale Prozeß lediglich in einer mehr oder weniger deutlichen Markscheidenlichtung zu erkennen. Die Veränderung erinnert, wie Marburg hervorhebt, sehr an die Randdegeneration, welche man bei Meningitiden gelegentlich beobachtet. Dafür, daß ein solcher schwerer pialer Prozeß gelegentlich zu schwerster Nekrose fast des ganzen Markquerschnittes und zum klinischen Bilde der Querschnittslähmung führen kann, dafür habe ich auf S. 1800 im Falle 130 einen interessanten Beleg mitgeteilt.

Im Gegensatz zu den so häufigen chronisch-progressiven Meningopathien ist die eitrige Meningitis bei den traumatischen Schädigungen des Rückenmarkes im ganzen selten. Licen fand unter 15 Fällen von Schußverletzung des Rückenmarks zweimal eitrige aszendierende Meningitis, das eine Mal nach völligem Durchschuß des Rückenmarks, das andere Mal nach Schußfraktur des zweiten Lendenbogens mit Eröffnung der Dura; im letzteren Falle ging die Infektion von einem intradural gelegenen Blutkoagulum aus. Marburg sah unter 30 Fällen dreimal Meningitis purulenta. Alle drei Fälle beträfen die Cauda equina. Benda stellte sogar bei 20 autopsierten Kaudaverletzungen 7 mal eitrige Meningitis als Todesursache fest. Wie oft letztere unter seinen 30 autopsierten Fällen mit rein medullären Verletzungen vorlag, gibt Benda nicht an. Weichselbaum sah unter 6 Fällen 1 mal, Keppler unter 38 Fällen 6 mal, Noehte unter 20 Fällen 1 mal Meningitis. Die eitrige Infektion wird zumeist durch das Geschoß oder mitgerissene Fremdkörper, Knochensplitter, Tuchfetzen u. a. eingeschleppt. Es ließ sich wiederholt feststellen, daß die Entzündung von diesen Fremdkörpern direkt ihren Ausgang nahm (Benda), oder daß sie von einem intradural gelegenen Blutkoagulum sich entwickelte (Licen, Borst, Benda). Es ist aber immerhin auffallend, wie selten es bei den Schußverletzungen des Markes und beim Eindringen von Geschossen, Knochensplittern und anderen Fremdkörpern zur eitrigen Meningitis kommt und wenn eine solche Platz greift, wie torpide sie häufig verläuft. Aber eine ruhende Infektion wird doch häufiger gesetzt und diese kann früher oder später zu neuem Leben erwachen. Einen sehr charakteristischen derartigen Fall hat Bellot mitgeteilt, in welchem ein in der Cauda equina gelegenes Infanterieprojektil 17 Monate lang, ohne jede Störung ertragen worden war, als plötzlich ohne jede erkennbare äußere Ursache eine akute, rasch zum Tode führende Meningitis auftrat, der auch durch die sofort vorgenommene operative Entfernung des Geschosses kein Einhalt mehr geboten werden konnte. Es ist wiederholt beobachtet worden, daß das Erwachen der Infektion im Anschluß an einen operativen Eingriff, der zum Zwecke der Entfernung eines intradural gelegenen Projektils oder Knochensplitters unternommen wurde, erfolgte (Marburg und Ranzi, Eiselsberg). Es kann aber auch, ohne daß die Dura durch das Geschoß oder abgesprengte Knochensplitter eröffnet wurde, von dem rein extradural gelegenen Fremdkörper aus früher oder später zur Infektion kommen Weiß beobachtete eine solche Spätmeningitis bei vollkommen extraduraler Lage des Geschosses, Bauer sah sie 7 Wochen nach der Verletzung infolge direkter Arrosion der Dura durch ein ihr anliegendes Geschoß auftreten. Im Anschluß an eitrige Osteomyelitis der Wirbelsäule sahen Benda, Goldstein und Wolff und ich selbst eitrige Meningitis auftreten. In dem Goldsteinschen Falle dokumentierte sich dieselbe wesentlich nur an der Gehirnoberfläche. Auch bei den Stichverletzungen des Rückenmarkes ist die Gefahr der Meningitis keine sehr große. Aber es muß doch mit ihr gerechnet werden. Amberger hat zwei sehr interessante Fälle mitgeteilt, von denen der eine operativ geheilt werden konnte. Die Fälle sind bereits früher S. 1808 erwähnt worden. Bei Einwirkung stumpfer Gewalten kommt es wohl kaum jemals zur eitrigen Meningitis, da dabei der Duralsack ja so gut wie niemals mit einer eventuell vorhandenen äußeren Wunde in Kontakt tritt. Ich sah einmal von einer im Anschluß an eine Wirbelfraktur entwickelten eitrigen Osteomyelitis eitrige Meningitis entstehen. Donath hat eitrige Meningitis im Anschluß an eine Granatexplosion beschrieben. Hansemann hat zur Erklärung dieser Meningitiden auf die durch den Luftdruck hervorgerufene Frakturierung der Lamina cribrosa mit gleichzeitiger Verletzung der Dura hingewiesen.

Das patho-histologische Bild der eitrigen Meningitis beim Rückenmarkstrauma ist das typische Bild der eitrigen Meningitis schlechthin. Betont muß aber der langsame, aszendierende Verlauf der Entzündung werden. Beginnt die Meningitis im Gebiete der Kauda, so sind anfangs nur deren Stränge geschädigt und es kann das Bild einer reinen Kaudalähmung vorliegen, während allgemeine meningeale Symptome, die von vornherein eine diffuse Ausbreitung des Prozesses andeuten, ganz fehlen können. Diese Eigentümlichkeit ist für die Diagnose von großer Bedeutung. Der Prozeß ist anatomisch anfangs mehr lokalisiert, in loco aber so stark entwickelt, daß er hier eben zu schweren Ausfallssymptomen führt, bei anfänglicher nur geringer Beteiligung der übrigen Meninx in ihrer Gesamtheit. Auch die Fiebersteigerung ist oft eine auffallend geringe. Klarheit in die Diagnose bringt in solchen Fällen allein die Lumbalpunktion. Wenn die Meningitis an einer höher gelegenen Stelle des Rückenmarkes beginnt, so sehen wir auch hier manchmal, daß der Prozeß zunächst relativ lokalisiert bleibt, hier aber gleich als ein besonders schwerer in Erscheinung tritt, so daß entsprechende schwere Herdsymptome in Form der Querschnittsparaplegie auftreten, sofern nicht von vornherein eine solche durch die Gewalteinwirkung selbst hervorgerufen worden ist. Die eitrige Meningitis kann in manchen Fällen sogar völlig lokalisiert bleiben. Benda fand wiederholt völlig abgekapselte Eiterherde im Bereiche der Cauda equina.

6. Die Veränderungen an den peripheren Nerven.

In jedem Falle, in welchen vordere Wurzeln durchtrennt sind oder eine Zerstörung der motorischen Kerne der Vorderhörner erfolgt, kommt es zu einer sekundären Degeneration innerhalb der zugehörigen peripheren Nerven. Auch die leichteren Grade von Ganglienzell- und Wurzelschädigung, welche durch die akute Markpressung bedingt sind, oder die durch das akute traumatische Ödem, und späterhin vor allem durch die Arachnitis zustande kommen, haben sekundär-degenerative Veränderungen in den peripheren Nerven leichterer Art zur Folge. Sie werden nicht selten auch in Fällen beobachtet, in welchen die eigentliche Markläsion supranukleär lokalisiert ist, sie finden sich bei Hals- und Brustmarkläsionen in den Nerven der unteren Extremität, besonders im Cruralis und Peroneus, aber auch in anderen Nerven. Hier sind sie besonders von Marie und Foix, von Claude und L'Hermitte, von Gamper beschrieben worden. Die degenerativen Veränderungen sind in dem peripheren Teile der Nervenstämme stärker ausgesprochen als in den proximalen Abschnitten. Gamper fand sie speziell in den feineren intramuskulären Nervenverzweigungen. Diese degenerativen Veränderungen in den peripheren Nerven bei supranukleären Markläsionen können zum Teil auf einer Fernschädigung der Vorderhornzellen des Lumbosakralmarkes und der vorderen Wurzeln durch die akute Markpressung beruhen, im Falle der Totaltrennung kann auch die Unterbrechung der Arteria spinalis anterior eine Rolle spielen. In der Folge können dieselben durch eine Schädigung des Lumbosakralmarkes und seiner Wurzeln durch hinzutretende Arachnitis hervorgerufen, oder wenn schon vorher vorhanden, unterhalten werden. Außerdem kommt aber noch in der von Dekubitalgeschwüren und Zystopyelitis ausgehenden septischen Intoxikation eine wichtige Noxe hinzu, welche sowohl die Ganglienzellen der Vorderhörner, als die Nervenfaser der Wurzeln als auch besonders die peripheren Nerven selbst schädigt und eine degenerative Neuritis erzeugt. Und schließlich ist es nicht ausgeschlossen, daß auch zytotoxische Substanzen im Sinne von Joannowics, welche auf das zerfallende Markgewebe direkt oder indirekt zurückzuführen sind, eine Schädigung der Ganglienzellen und Nervenfasern hervorrufen oder unterhalten.

Literatur.

d'Abundo: Riv. Neur. **9**, 5 (1916).
Albers-Schoenberg: Röntg.-Atlas d. Kriegsverletzg. Hamburg 1916.
Aschaffenburg: Arch. Psychiatr. **56**, 345 (1916).
Ascher und **Licen:** Beitr. klin. Chir. **105**, H. 4.
Asher: Dtsch. med. Wschr. **1915**, Nr 24.
Auvray: Bull. Acad. Méd. 5. Febr. **1916**. Bull. Soc. Chir. 25. Juli **1916**.
Babinski: Revue neur. **1915**, 581.
Ballet: Revue neur. **1915**, 768.
Barré: Revue neur. **1915**, 567.
Baudet: Soc. de Chir. 11. Novi. **1914**.
Bauer: Neur. Zbl. **1915**, 174; Wien. med. Wschr. **1917**, Nr 46/47.
v. Baumgarten: Münch. med. Wschr. **1918**, Nr 7.
Beitzke: Berl. klin. Wschr. **1917**, Nr 3.
Bellot: Bull. Acad. Méd. 5. Juni **1917**.
Benda: Dtsch. med. Wschr. **1916**, 898; Neur. Zbl. **1915**, Nr 1. Handbuch der ärztlichen Erfahrungen im Weltkrieg. Ältere Stadien der Hirn- und Rückenmarksverletzungen.
Berger: Z. neur. **35**, 293.
v. Bergmann: Z. Neur. Ref. **12**, 270.

Bittorf: Feldärztl. Beil. Münch. med. Wschr. **1915,** Nr 27; Münch. med. Wschr. **1916,** Nr 12.
Boettiger: Neur. Zbl. **1915,** 410; Berl. klin. Wschr. **1915,** 303; Neur. Zbl. **1915,** 41.
Borchardt: Zbl. Chir. **1916,** Nr 29; Neur. Zbl. **1915,** 324; Berl. klin. Wschr. **1915,** 222.
Bornstein: Z. Neur. **31,** 184.
Borst: Slg klin. Vortr. Nr 735.
Boursier et **Ducastéing:** Revue neur. **1916.**
Braun und **Lewandowsky:** Dtsch. Z. Chir. **94.**
Bruns: Berl. klin. Wschr. **1915,** Nr 38.
Bury: Brit. med. J. **1916,** 2, 212.
Busch: Med. Klin. **1915,** 317.
Büscher: Berl. klin. Wschr. **1918,** Nr 3.
Buzzard: Proc. roy. Soc. Med. **10,** 4. Neur. Sect. **40** (1917).
Capelle: Dtsch. med. Wschr. **1915,** 543.
Cassirer: Dtsch. Z. Nervenheilk. **58;** Neur. Zbl. **1916,** 175 u. 253; **1915,** 137; Z. Neur. **70** (1921).
Chartier: Revue neur. **1916;** Revue neur. **1917**
Chatelin et **Patrikios:** Revue neur. **1917.**
Chiari: Dtsch. med. Wschr. **1915,** 1295.
Claude: Revue neur. **1915, 1916.**
Claude et **L'Hermitte:** Rev. Méd. **1917;** Ann. Méd. Okt. **1915;** Ann. Méd. **1916,** 4; Bull. Soc. méd. Hôp. Paris, 15. Febr. u. 7. Juli **1916;** Paris méd. Juli **1917.**
Claude et **M**elle **Loyez:** Revue neur. **1073.**
Claude et **Meuriot:** Progrès méd. 5. Dez. **1916.**
Claude et **Petit:** Revue neur. **1915,** 217.
Claude et **Porak:** Acad. Méd. 31. Aug. **1915;** Encéphal. Dez. **1915.**
Claude, Vigouroux et **L'Hermitte:** Revue neur. **1915.**
Coenen: Berl. klin. Wschr. **1915,** Nr 30; Beitr. klin. Chir. **103.**
Collier: Proc. roy. Soc. Med. **10,** 4, Sect. neur. **38** (1917).
Collins and **Craig:** Amer. neur. Assoc. 8.—10. Mai **1916;** J. nerv. Dis. **1916,** 155.
Cortesi et **Bonoler:** Revue neur. **1916.**
Craig: N. Y. med. J. 25. Nov. **1916.**
Dejerine et **Mouzon:** Revue neur. **1915,** 405, 711 u. 742.
Derby: Ann. Surg. **1915,** Nr 6.
Dide et **L'Hermitte:** Progrès méd. **1917.**
Dietlen: Beitr. klin. Chir. **101.**
Dobrokottow: Gaz. psychiatr. russ. **1915,** Nr 141.
Donáth: Wien. klin. Wschr. **1915,** Nr 27/28.
Donnet et **Roussy:** Revue neur., Nov.—Dez. **1915.**
Dreyer: Zbl. Chir. **1916,** Nr 21.
Dupérié: Revue neur. **1916,** 374.
Dupouy: Bull. Soc. méd. Hôp. Paris, 29. Okt. **1915;** Revue neur. **1915,** 1077.
Dupré, Lefur et **Raimbault:** Revue neur. **1915,** 445.
Ehrenpreis: Revue neur. **1916,** 375.
Eiselsberg: Verh. 2. Kriegschir. Tagg Berlin **1916;** Arch. f. Chir. **108;** Handbuch der ärztlichen Erfahrungen im Weltkriege (Rückenmark-, Wirbel- und Kreuzbein-schüsse).
Elliot: Brit med. J. 12. Dez. **1915.**
Elsberg: J. amer. med. Assoc. **67,** H. 3 (1916); Surg. etc. **16,** 117.
Enderlen: Bruns' Beitr. **98,** 419 (1916).
Engelhardt: Münch. med. Wschr. **1917,** Nr 26.
Erb: Berl. klin. Wschr. **1914,** Nr 47.
Faure-Beaulieu: Revue neur. **1916,** 148; Juni **1916.**
Fearnside: Proc. roy. Soc. Med., Neur. Sect. 25. Nov. **1915.**
Fickler: Dtsch. Z. Nervenheilk. **29,** 1.
Finkelnburg: Dtsch. med. Wschr. **1915,** 755; Dtsch. med. Wschr. **1914,** Nr 50; Dtsch. med. Wschr. **1916,** Nr 31.

Foerster, O.: Berl. klin. Wschr. 1917, Nr 17; Dtsch. med. Wschr. 1917, Nr 18; Neur. Zbl. 1916, 808; Handbuch der ärztlichen Erfahrungen im Weltkrieg. Rückenmarksverletzungen.

Fraenkel: Dtsch. med. Wschr. 1915, Nr 19.

Français: Revue neur. 1916.

Frangenheim: Erg. Chir. 11; Feldärztl. Beil. Münch. med. Wschr. 1915, Nr 43; 1916.

v. Frisch: Berl. klin. Wschr. 1915, Nr 49; Wien. klin. Wschr. 1915, 1239.

Froehlich: Berl. klin. Wschr. 1914, Nr 45.

Froment: Revue neur. 1915, 1205.

Fuchs: Berl. klin. Wschr. 1915, 227.

Fürnrohr: Dtsch. med. Wschr. 1914, 2082.

Gajkiewitz: Gaz. lek. 1915, 23; Neur. Zbl. 1915, 368.

Gamberini: Revue neur. 1916.

Gamper: Wien. klin. Wschr. 1916, Nr 7; 1915, Nr 5 u. 16/17.

Gauducheau et **Bouttier:** Revue neur. 1917.

v. Gaza: Dtsch. med. Wschr. 1916, Nr 32.

v. Gehuchten: Bull. Acad. Méd. Belg. 37, 191.

Gerstmann: Berl. klin. Wschr. 1915, 623.

Geßner: Berl. klin. Wschr. 1915, Nr 28.

Goldammer: Beitr. klin. Chir. 91, 14 (1914).

Goldstein: Neur. Zbl. 1915, Nr 4; Dtsch. med. Wschr. 1915, Nr 8/9; 1915, Nr 10.

Grégoire et **Demange:** Paris méd. 24. Mai 1915.

Grisson: Dtsch. med. Wschr. 1915, Nr 29.

Grünewald: Med. Klin. 1916, Nr 29; Dtsch. med. Wschr. 1916, 930.

Guibé: Gaz. méd. Paris 1916.

Guleke: Münch. med. Wschr. 1914, Nr 45, Feld. Beil.

Guillain et **Barré:** Presse méd. 1916, No 62; Ann. Méd. 1917, 178—222; Bull. Soc. méd. Hôp. 26. Mai 1916; 1917, 896—898.

v. Hansemann: Neur. Zbl. 1915, 135.

Head: Brain 1917.

Head und **Riddoch:** Brain 40, 188.

Heineke: Lehrbuch der Kriegschirurgie. J. A. Barth 1917, Verletzungen der Wirbelsäule und des Rückenmarkes.

Heitz: Paris méd. 22. Mai 1915.

Henneberg: Berl. klin. Wschr. 1915, Nr 9, 859, 166; 1917, 638; Neur. Zbl. 1917, 252.

L'Hermitte: Ann. Méd., Juni—Juli 1917; Progrès méd. Aug. 1917.

Herzog: Dtsch. med. Wschr. 1915, 1175.

Higier: Neur. Zbl. 1916, 376.

Hildebrand: Arch. klin. Med. 94, 203 (1911).

Hirschlaff: Diss. Freiburg 1915.

Hoffmann: Dtsch. Z. Chir. 92, 537 (1908).

Holmes, G.: Brit. med. J. 27. Nov. 1915, 4. u. 11. Dez.

Hotz: Münch. med. Wschr. 1914, Nr 46.

Hubotter: Dtsch. med. Wschr. 1915, 237.

Hull: J. Army med. Corps, Jan. 1917.

Jakob: Z. Neur. 51, H. 2/3 (1919).

Joubert: Paris méd. 23. Okt. 1915; Revue neur. 1915, 1077.

Jourdan: Réunion Méd. IV armée 17. Dez. 1915.

Jumentié: Revue neur., Mai—Juni 1915, 1. Juli 1915; 1915, 730, 732.

Jumon: Revue neur. 1916.

Karplus: Wien. klin. Wschr. 1915, Nr 6; 1916, Nr 31.

Kastan: Med. Klin. 1916, Nr 3; Berl. klin. Wschr. 1916, 150.

v. Kaulbersz: Mitt. Grenzgeb. Med. u. Chir. 30, H. 1/2.

Keppler: Beitr. klin. Chir. 106, H. 3.

Knauer: Münch. med. Wschr. 1916, Nr 25, Feld. Beil.

Kocher: Verletzungen der Wirbelsäule 1896.

Koelichen: Neur. Zbl. 1918, 91.

Koelichen und **Syesszynski:** Neur. Zbl. 1918, Nr 4.

Krassnig: Wien. klin. Wschr. 1918, Nr 25.
Krause: 3. Kriegschir. Tagg Brüssel 1917. Dtsch. mil.ärztl. Z. 1918, H. 9/10.
Kroh: Beitr. klin. Chir. 97, H. 4.
Küttner: Bruns' Beitr. klin. Chir. 28.

Laspeyres: Dtsch. med. Wschr. 1915, 575.
Lévy, F.: Bull. Soc. méd. Hôp. Paris 1917, 253.
Leclercque: Revue neur. 1915.
Leighton: Surg. etc. 1917, 235.
Lemberg: Dtsch. Z. Chir. 137.
Lépine: Revue neur. 1916.
Léri: Rev. gén. Path. guerre Paris 1918. Revue neur. 7. Juni 1916.
Léri, Froment et Mahar: Revue neur. 1915, 754.
Léri et Schaeffer: Revue neur. 1917.
Leriche: Lyon chir. 1. Sept. 1915.
Leva: Münch. med. Wschr. 1915, Nr 27, Feld. Beil.; Dtsch. med. Wschr. 1915, 844.
Lewandowsky: Berl. klin. Wschr. 1914, Nr 51; Zbl. Neur. 1915, 47; Dtsch. med. Wschr. 1915, Nr 43.
Licen: Mschr. Psychiatr. 42, H. 1—3.
Lortat-Jacob, Giroux et Ferrand: Revue neur. 1915.
Lortat Jacob, Giroud et Ferrand: Revue neur. 22, 989.
Lortat Jacob et Haller: Revue neur. 1917.

Mairet et Durante: Presse méd. 46 (1917).
Marburg: Wien. klin. Wschr. 1915, 1240; Berl. klin. Wschr. 1915, Nr 49; Neur. Zbl. 1915, Nr 6; Berl. klin. Wschr. 1915, 227; Jkurse ärztl. Fortbildg Mai 1916; Mai 1917; Kriegsverletzungen des Zentralnervensystems. Wiesbaden 1917; Dtsch. Z. Nervenheilk. 70; Arb. neur. Inst. Wien 1919.
Marburg und Ranzi: Arch. klin. Chir. 111, H. 1; Arb. neur. Inst. Wien 22; Wien. klin. Wschr. 1914, Nr 46; 1915, Nr 5; Neur. Zbl. 1915, 546.
Maresch: Wien. klin. Wschr. 1916, Nr 23.
Marie: Bull. Acad. Méd. 8. Juni 1915.
Marie et Mme Bénisty: Revue neur. 1915, 392; 1915, 1300.
Marie et Chatelin: Revue neur. 1915, 777.
Marie et Foix: Revue neur., Juli 1915; 1916, 402.
Marinesco: Revue neur. 1916, 1917.
Matti: Dtsch. med. Wschr. 1916, Nr 23.
Mauclaire: Soc. de Chir., 21. Okt. 1914; Soc. de Chir. 9. März 1915.
Mauß: Z. Neur. 66 (1921).
Mauß und Krüger: Münch. med. Wschr. 1916, Nr 30; Bruns' Beitr. 108; Dtsch. Z. Nervenheilk. 62 (1918).
Mayer: Münch. med. Wschr. 1915, Nr 19, Feld.Beil.; Berl. klin. Wschr. 1916, Nr 19; Münch. med. Wschr. 1918, 920.
Mendicini: Revue neur. 1916.
Merkel: Dtsch. med. Wschr. 1915, 693.
Meuriot et L'Hermitte: Revue neur. 1916.
Meyer: Berl. klin. Wschr. 1915, Nr 12.
Michaelis: Dtsch. med. Wschr. 1915, Nr 28; Berl. klin. Wschr. 1915, Nr 28.
Mingazzini: Riv. Acad. med. Roma 26. Nov. 1916; Policlinico, sez. prat. 1917, 22.
Mott: Brit. med. J. 1917.
Mouzon et Paulian: Revue neur. 1915, 411.
Muskens: Neur. Zbl. 1915, Nr 7.

Nast-Kolb: Erg. Chir. 3, 347 (1911).
Nègre et Bourdet: Revue Neur. 1916.
Netousek: Neur. Zbl. 1916, Nr 3.
Noehte: Dtsch. med. Wschr. 1915, Nr 1.

Odelga: Arch. klin. Chir. 110, 501 (1918).
Oehleker: Dtsch. med. Wschr. 1915, 224.
Oliver and Wienfeld: Brit. med. J. 1915.

Oppenheim: Neur. Zbl. 1915, Nr 1; Berl. klin. Wschr. 1915, Nr 45; Z. ärztl. Fortbildg 1915, Nr 4; Berl. klin. Wschr. 1914, Nr 48; 1915, Nr 2; Neur. Zbl. 1915, Nr 2.
Oppenheim und **Borchardt:** Berl. klin. Wschr. 1915, 858.

Pelz: Berl. klin. Wschr. 1918, 170.
Perthes: Beitr. klin. Chir. 97, H. 1; Dtsch. Z. Chir. 132.
Petermann und **Hancken:** Med. Klin. 1915, Nr 5.
Peters: Posttraumatische Gliomatose. Diss. München 1916.
Pieri: Revue neur. 1916.
Pieron: Revue neur. 1915.
Pitres et **Marchand:** Revue neur. 1916.
Pitres Français et **Parot:** Revue neur. 1916.
Podmaniczky: Berl. klin. Wschr. 1915, 35.
Porges und **Fuchs:** Beitr. klin. Chir. 107.
Porot: Revue neur. 1916.
Pozzi: Revue neur. 1915.

de Quervain: Les traumatismes du rhachis. Rapport congrès internat Bruxelles 1908.

Ranzi: Wien. klin. Wschr. 1915, 135; Berl. klin. Wschr. 1915, 49; Wien. klin. Wschr. 1915, 1239; 1916, 1606; Beitr. klin. Chir. 113, H. 2.
Ravaut: Presse méd. April u. 26. Aug. 1915; Bull. Acad. Méd. 22. Juni 1915; Revue neur. 1915.
Redlich: Neur. Zbl. 1915, Nr 5; Jb. Psychiatr. 1917.
Redlich und **Karplus:** Mschr. Psychiatr. 39 u. 40.
Reinhardt: Dtsch. med. Wschr. 1915.
Reitsch und **Roeper:** Neur. Zbl. 1918, Nr 3.
Ricker: Handbuch der ärztlichen Erfahrungen im Weltkrieg. Verletzungen des Wirbelkanals und seines Inhaltes.
Riddoch: Brain 40, 198.
Rocher: Revue neur. 1916, 374.
Roeßle: Dtsch. med. Wschr. 1916, 962.
Rosenfeld: Dtsch. med. Wschr. 1916, Nr 7; Beitr. klin. Chir. 101.
Rothmann: Dtsch. med. Wschr. 1915, 237; Neur. Zbl. 1915, Nr 5.
Roussy: Revue neur., März 1915; Presse méd. 1916, Nr 34; Bull. Acad. Méd. 1915.
Roussy et **Donnet:** Revue neur. 1915.
Roussy et **Bertrand:** Revue neur. 1915, 1202; Revue neur. 1916.
Roussy et **Boiseau:** Revue neur. 1916.
Roussy et **Cornil:** Revue neur. 1916.
Roussy et **L'Hermitte:** Blessures de la moëlle Paris 1918. Acad. Méd. 7. Dez. 1915; Ann. Méd. Dez. 1915; Juli u. Aug. 1917.
Rumpel: Münch. med. Wschr. 1915, Nr 19, Feld. Beil.
Rumpf: Med. Klin. 1915, Nr 4; Dtsch. med. Wschr. 1915, 575.

Saenger: Röntgenatlas der Kriegsverletzungen 1914—1916.
v. Sarbó: Med. Klin. 1916, Nr 38; Wien. klin. Wschr. 1916, Nr 20.
Schlagwitz: Med. Klin. 1920, 927.
Schlesinger: Neur. Zbl. 1915, Nr 13.
Schultz und **Hancken:** Münch. med. Wschr. 1916, Nr 18, Feld. Beil.
Schuster: Neur. Zbl. 1915, 615; Berl. klin. Wschr. 1915, 165.
Selberg: Z. Chir. 1917, Nr 18.
Sicard: Revue neur. 1916, 1917.
Simmonds: Dtsch. med. Wschr. 1915, 1053.
Sittig: Neur. Zbl. 1916, Nr 22; Dtsch. med. Wschr. 1916, 1616; Mschr. Psychiatr. 38.
Sollier: Presse méd. 1918, 70.
Souques: Revue neur. 1915, 1916, 1917.
Souques et **Demol:** Revue neur. 1916, Nr 7.
Souques et **Henry:** Revue neur. 1916.
Souques et **Mégevand:** Revue neur. 1916, 280.
Spatz: Z. Neur. 68 (1920).
Spiegel: Zit. bei Marburg. Dtsch. Z. Nervenheilk. 1920.
Spielmeyer: Pathohistologie des Nervensystems.

Sporl: Münch. med. Wschr. **1915,** Nr 33, Feld. Beil.
Stiefler und **Sabat:** Wien. klin. Wschr. **1916,** Nr 52.

Tappeiner: Münch. med. Wschr. **1916,** Nr 5.
Thomas, A.: Revue neur. **1915, 1916, 1917.**
Thomas et **Jumentié:** Revue neur. **1915,** 783.
Tilney et **Nichols:** J. nerv. Dis. **42,** 98 (1915).
Tobias: Dtsch. med. Wschr. **1916,** Nr 5.
Troemner: Dtsch. med. Wschr. **1915,** 901 u. 1144.

Villaret et **Faure Beaulieu:** Revue neur. **1916.**
Vincent: Rev. de Chir. **12,** 89 (1892).

Wagner und **Stolper:** Dtsch. Chir. **1898,** Lief. 40.
Warrington and **Montsarrat:** Lancet **1** (1908).
Weichselbaum: Wien. klin. Wschr. **1915,** 133.
Weiß: Münch. med. Wschr. **1915,** 303.
Wetzell: Münch. med. Wschr. **1917,** Nr 22.
Winkler und **Jochmann:** Dtsch. Z. Nervenheilk. **35,** 222.
Wolff: Dtsch. med. Wschr. **1915,** Nr 17.

Zawadski: Zbl. Chir. **1917,** 1056.

Sachverzeichnis.